耳鼻咽喉头颈外科指南手册

《中华耳鼻咽喉头颈外科杂志》编辑委员会
中华医学会耳鼻咽喉头颈外科学分会
等 组织编写

中华医学电子音像出版社
CHINESE MEDICAL MULTIMEDIA PRESS
北京

版权所有　侵权必究

图书在版编目（CIP）数据

中华医学会耳鼻咽喉头颈外科指南手册 /《中华耳鼻咽喉头颈外科杂志》编辑委员会等组织编写 . -- 北京：中华医学电子音像出版社, 2025.5. -- ISBN 978-7-83005-313-0

Ⅰ . R762-62；R65-62

中国国家版本馆 CIP 数据核字第 20255SK009 号

中华医学会耳鼻咽喉头颈外科指南手册
ZHONGHUA YIXUEHUI ERBI YANHOU TOUJING WAIKE ZHINAN SHOUCE

组织编写：	《中华耳鼻咽喉头颈外科杂志》编辑委员会
	中华医学会耳鼻咽喉头颈外科学分会　等
责任编辑：	裴　燕　李超霞
责任印刷：	李振坤
出版发行：	中华医学电子音像出版社
通信地址：	北京市西城区东河沿街 69 号中华医学会 610 室
邮　　编：	100052
E - mail：	cma-cmc@cma.org.cn
购书热线：	010-51322635
经　　销：	新华书店
印　　刷：	廊坊市佳艺印务有限公司
开　　本：	889 mm×1194 mm　1/32
印　　张：	17.875
字　　数：	534 千字
版　　次：	2025 年 5 月第 1 版　2025 年 5 月第 1 次印刷
定　　价：	78 元

购买本社图书，凡有缺、倒、脱页者，本社负责调换

内容提要

本书主要汇总了近年来由《中华耳鼻咽喉头颈外科杂志》编辑委员会(耳科组、鼻科组、咽喉组、头颈外科组)、中华医学会耳鼻咽喉头颈外科学分会(耳科学组、鼻科学组、咽喉学组、嗓音学组、头颈外科学组、听力学组、小儿学组)等组织专家编写的29篇重要指南与共识,涉及耳科、鼻科、咽喉嗓音、头颈外科、儿童耳鼻喉等领域,旨在推动耳鼻咽喉头颈外科规范化临床诊治工作的有效实施。本书可供各级耳鼻咽喉头颈外科医师、护理人员,以及其他相关人员培训、工作、学习参考之用。

编写组名单

《中华耳鼻咽喉头颈外科杂志》编辑委员会
 《中华耳鼻咽喉头颈外科杂志》编辑委员会耳科组
 《中华耳鼻咽喉头颈外科杂志》编辑委员会鼻科组
 《中华耳鼻咽喉头颈外科杂志》编辑委员会咽喉组
 《中华耳鼻咽喉头颈外科杂志》编辑委员会头颈外科组
中华医学会耳鼻咽喉头颈外科学分会
 中华医学会耳鼻咽喉头颈外科学分会耳科学组
 中华医学会耳鼻咽喉头颈外科学分会鼻科学组
 中华医学会耳鼻咽喉头颈外科学分会咽喉学组
 中华医学会耳鼻咽喉头颈外科学分会嗓音学组
 中华医学会耳鼻咽喉头颈外科学分会头颈外科学组
 中华医学会耳鼻咽喉头颈外科学分会听力学组
 中华医学会耳鼻咽喉头颈外科学分会小儿学组
中华医学会老年医学分会
中华医学会小儿外科学分会
中华医学会儿科学分会呼吸学组
中国医疗保健国际交流促进会耳内科学分会
中国残疾人康复协会无喉者康复专业委员会
国际耳内科医师协会中国分会
全国防聋治聋技术指导组
中国听神经病临床诊断与干预多中心研究协作组
中国耳聋基因筛查与诊断临床多中心研究协作组
中国儿童阻塞性睡眠呼吸暂停诊断与治疗指南制订工作组
中国幼年型复发性呼吸道乳头状瘤病诊断与治疗指南制订工作组

序

作为一名长期致力于耳鼻咽喉头颈外科领域的临床工作者，我深感荣幸能够为这本《中华医学会耳鼻咽喉头颈外科指南手册》撰写序言。本书的出版，不仅是对近年来耳鼻咽喉头颈外科领域临床实践与研究成果的系统总结，更为广大临床医生、科研人员及医学生提供了一本极具实用价值的参考资料。它凝聚了众多专家学者的智慧与心血，体现了《中华耳鼻咽喉头颈外科杂志》编辑委员会及中华医学会耳鼻咽喉头颈外科学分会在推动学科规范化发展方面的不懈努力。

耳鼻咽喉头颈外科是一个涵盖多个亚专科的复杂学科，其临床实践涉及耳科、鼻科、咽喉科、头颈外科及儿童耳鼻喉科等多个领域。近年来，随着医学技术的飞速发展，该领域的知识体系也在不断更新与完善。为了更好地指导临床实践，提高医疗质量，《中华耳鼻咽喉头颈外科杂志》编辑委员会和中华医学会耳鼻咽喉头颈外科学分会一直致力于推动相关指南的制定与更新工作。这些指南的发布，为临床医生在面对复杂疾病时提供了科学、规范的诊疗依据，有助于减少误诊误治，提高患者的治愈率和生活质量。

本书汇总了近年来《中华耳鼻咽喉头颈外科杂志》刊登的耳科、鼻科、咽喉科、头颈外科及小儿耳鼻喉科的指南和共识。这些指南与共识涵盖了从常见疾病到疑难病症的诊断与治疗，从基础检查到先进技术的应用，从成人到儿童的个体化治疗方案等多个方面。每一部分都经过了严格的专家论证和临床验证，确保了其科学性、权威性和实用性。通过阅读本书，读者可以快速获取最新的诊疗规范和专家共识，为临床决策提供有力支持。

然而，医学的发展永无止境，新的研究不断开展，新的技术不断涌现，指南也需要随之更新。目前，一些指南正在积极更新中，如突发性耳聋、人工耳蜗植入、眩晕、鼻出血等领域的指南。这些疾病在耳鼻咽喉头颈外科领域具有较高的发病率和临床关注度,其诊疗技术也在不断进步。为了保证本书的时效性和准确性,我们暂未将这些正在更新中的指南纳入本书。待更新版指南正式发布后,我们将及时对其进行补充,以确保本书能够持续为临床医生提供最新的诊疗指导。

本书的编撰得到了众多专家学者的大力支持与帮助。他们不仅参与了指南的制定、修订工作,还为本书的编撰提供了宝贵的意见和建议。在此,我谨代表《中华耳鼻咽喉头颈外科杂志》编辑委员会,向所有为本书付出辛勤努力的专家学者们表示衷心的感谢。同时,也要感谢每一位读者,是你们对医学知识的渴望和对患者健康的关注,鼓舞了我们不断前行。

《中华医学会耳鼻咽喉头颈外科指南手册》的出版,是我们对耳鼻咽喉头颈外科领域规范化诊疗的一次重要尝试。我们希望通过这本书的传播,能够进一步提高临床医生的诊疗水平,促进学科的健康发展。我们相信,在全体医学工作者的共同努力下,耳鼻咽喉头颈外科领域将迎来更加美好的未来,为更多患者带来健康与希望。

最后,我衷心祝愿本书能够成为每一位耳鼻咽喉头颈外科医生的良师益友,陪伴大家在医学的道路上不断探索、不断前行。

《中华耳鼻咽喉头颈外科杂志》总编辑

2025年4月

目　录

耳科篇

1 老年听力损失诊断与干预专家共识（2019） ……………2
2 中国听神经病临床实践指南（2022版） ………………15
3 中国耳聋基因诊断与遗传咨询临床实践指南（2023）…51
4 先天性耳廓畸形耳模矫正技术专家共识 ………………68
5 先天性外中耳畸形患者骨传导助听器应用专家共识 ……76
6 外耳道癌规范化诊断和治疗中国共识（2022版）………88
7 咽鼓管功能障碍专家共识 ………………………………104
8 术中面神经监测专家共识 ………………………………112

鼻科篇

1 中国变应性鼻炎诊断和治疗指南（2022年，修订版）…130
2 儿童变应性鼻炎诊断和治疗指南（2022年，修订版）…167
3 慢性鼻窦炎诊断和治疗指南（2024）……………………186

咽喉嗓音篇

1 咽喉内镜检查专家共识（2021）…………………………228
2 喉气管狭窄诊断与治疗专家共识 ………………………242
3 喉白斑诊断与治疗专家共识 ……………………………249
4 声带麻痹诊断及治疗专家共识 …………………………259
5 嗓音功能评估专家共识（2024）…………………………278
6 咽喉反流性疾病诊断与治疗专家共识
（2022年，修订版）………………………………………297

7 便携式睡眠监测在阻塞性睡眠呼吸暂停诊疗中的临床应用专家共识（2021）·················327

头颈外科篇

1 颈深部脓肿诊断与治疗专家共识（2022）·················340
2 头颈部鳞状细胞癌免疫检查点抑制剂治疗专家共识·····355
3 原发灶不明的颈部转移性鳞状细胞癌诊治专家共识（2024）·················385
4 喉全切除术后辅助发音管植入专家共识（2024版）·····398
5 经口机器人咽喉肿瘤手术专家共识（2025版）·············411

儿童耳鼻喉篇

1 中国儿童阻塞性睡眠呼吸暂停诊断与治疗指南（2020）·················424
2 中国幼年型复发性呼吸道乳头状瘤病诊断与治疗指南（2024）·················462
3 儿童咽喉疾病低温等离子手术临床技术规范专家共识（2021）·················493
4 中国儿童气管支气管异物诊断与治疗专家共识·············504
5 儿童分泌性中耳炎诊断和治疗指南（2021）·················527
6 儿童助听器验配临床实践指南（2024）·····················544

耳科篇

1 老年听力损失诊断与干预专家共识（2019）

全国防聋治聋技术指导组
中华医学会耳鼻咽喉头颈外科学分会
中华耳鼻咽喉头颈外科杂志编辑委员会
中华医学会老年医学分会

听力损失是老年人身体功能衰退的常见表现之一，不仅会导致听觉言语交流障碍，还能引发虚弱感、孤独感、猜疑感、焦虑、抑郁等精神心理问题和社会隔离现象。近年研究发现，听力损失还与老年认知功能下降密切相关[1-2]，更加重了家庭和社会负担。随着我国步入老龄化社会，关注听力损失对老年人群生活质量的影响，做到早发现、早诊断、早干预，已成为我们迫在眉睫的重点工作。

基 本 概 念

老年听力损失，是指60岁以上老年人（世界卫生组织关于老年人群年龄的界定：发达国家推荐以65岁为界限，发展中国家推荐以60岁为界限）因年龄增长、耳科疾病、遗传因素、噪声损伤、耳毒性药物以及代谢性疾病和不良生活习惯等因素导致的听觉功能下降的总称[3-4]。

老年听力损失可能由单一因素引起，也可能是几种致聋因素相互叠加作用的结果。本共识主要针对其中最具代表性的、因年龄增长因素导致的听力损失（传统意义上的老年性聋，即随着年龄增长出现双耳对称性、缓慢进展的、以高频听力首先受累为主的听力损失和言语识别能力下降）进行重点解读[5-6]。

流行病学

2018年世界卫生组织数据显示,约1/3的65岁以上老年人存在中度或中度以上的听力损失[7]。国内1997年一项针对6个城市共8252名老年人的横断面流行病学调查显示,60岁以上老年人听力损失的总患病率为33.7%[8]。基于我国第二次全国残疾人抽样调查数据推算,60岁以上老年人听力残疾比例高达11%,人数超过2000万[9]。2016年一项我国四省调查研究发现,听力损失现患率随年龄增长显著升高,60～74岁老年人占比53.65%[10]。

2018年末我国大陆60周岁及以上人口约2.4949亿,其中≥65周岁的人口约1.6658亿,占总人口的11.9%[11]。预计到2050年前后,中国老年人口数将达4.87亿,占总人口的34.9%[12]。据此,老年人群听力损失的防治工作形势严峻、刻不容缓。

危 害 性

老年听力损失可以引起听觉言语交流能力减退和生活质量下降等一系列严重问题,需要全社会给予足够的重视,积极开展早期干预。

一、言语交流能力下降

老年听力损失早期以高频听力损失为主,主要表现为言语识别率下降,特别是在噪声环境下言语交流更加困难[13-15];当听力损失累及中低频率时,即使在安静环境下言语交流也很困难[5]。因此,老年人会主动减少社会交往。

二、情感和社会交流能力下降

老年人出现听力损失和言语识别能力下降,导致对周围事物不感兴趣,久之则变得多疑、猜忌和自卑,甚至出现焦虑、抑郁等心理精神问题以及社会隔离现象[16]。研究发现,24%的老年听力损失患者有不同程度的心理或精神异常,同时约40%伴有耳鸣、20%伴有平衡障碍[17-18]。老年人随着听力损失加重,接受和处理外界信息的能力减弱,导致老化加速、生活质量急剧下降。

三、认知能力下降

在老年听力损失患者中认知能力下降比较常见。研究发现，阿尔兹海默症在伴有轻、中、重度听力损失老年人中的发病率分别是听力正常老年人的2倍、3倍和5倍[19]。但二者之间的具体关系和发生机制目前尚不十分清楚[20]。

四、避险能力下降

老年听力损失患者对日常生活中的危险警告声（如交通工具鸣笛、火警、周围人的提醒声等）的感知能力下降，同时伴随年龄增长会出现声源定位能力下降，对危险警告信号的方位判断也会出现问题。因此，老年听力损失带来的安全风险不容忽视。

临 床 表 现

一、听力损失

由于增龄、耳病和全身性疾病等多种致病因素的交互作用，可导致老年人出现不同形式的听力损失。当伴有外、中耳疾病时，会出现传导性、混合性听力损失；当发生突发性聋、梅尼埃病等内耳疾患时，可出现眩晕和不同程度的感音神经性听力损失。因年龄增长导致的听力损失通常表现为双侧对称性、以高频听力下降为主的进行性感音神经性听力损失[5]。一些全身慢性疾病引起的听力损失也会表现为以高频听力下降为主[4, 21-23]。

二、言语识别能力下降

老年听力损失患者多伴有明显的言语识别率下降，表现为听得见但听不清、轻声听不清大声又嫌吵[5]；同时由于听觉系统时域信息处理能力下降，在噪声环境下和快语速交流情景下，言语识别能力会明显下降[24-27]。

三、耳鸣及其他临床表现

老年听力损失患者通常伴有耳鸣，多表现为持续性高调耳鸣[5]，严重者可影响睡眠质量，出现互为影响的恶性循环。此外，听力损失与老年人跌倒概率增加相关[28]。如前述，患者常伴有孤独、焦虑、抑郁等异常情绪以及认知功能下降[16, 29]。

早期发现与诊断

一、老年听力损失的早期发现

老年听力损失的早期发现极为重要,患者本人或亲近的人应该具备相关的常识以便早期发现、尽早干预。

1. 生活中的自我观察或家庭成员等看护人员的日常观察。

2. 医师简单评估法和问卷筛查法:受检者根据日常生活中的经验回答医师提出的听力相关问题,由医师进行评估[30];也可以选用老年听力障碍筛查量表简化版(HHIE-S),请受检者在5 min内回答听力相关问题,根据得分加以判断[6, 31]。

3. 简易设备筛查法:是指基于通信工具和数字测听程序的远程听力筛查。目前已经实现了基于固定电话、网络软件或手机App的远程听力筛查[32-34],但需要注意的是,上述筛查结果可能与真实听力之间存在差异。

4. 听力计筛查法:由经过听力学培训的人员在隔声室或安静环境下,使用纯音听力计进行500、1000、2000、4000和8000 Hz的纯音气导测听,若各频率均达到筛查标准,即通过听力筛查。这种筛查方法专业性强、灵敏度高[35]。

二、临床诊断

(一)病史问询

在老年听力损失的诊断中,病史询问非常重要,应包括以下内容。

1. 听力损失的侧别、诱发因素、发生时间及程度、加重或缓解因素等。

2. 听力损失对日常生活的影响。

3. 是否伴有其他耳部症状,如耳鸣、耳痛、耳溢液、眩晕等。

4. 既往史包括外伤史、噪声暴露史、耳毒性药物使用史、慢性病史(高血压、糖尿病、高血脂等)。

5. 吸烟史、饮酒史。

6. 家族史。

(二)推荐的临床检查

1. 耳科专科检查。

2. 听力学基本检查:(1)纯音测听,包括常规测试频率的气导和骨导听阈测定，建议加做3000和6000 Hz测试；（2）声导抗测试，包括鼓室图和同侧及对侧镫骨肌声反射测试；（3）言语测听，对于老年听力损失的评估非常重要，包括言语识别阈、言语识别率以及噪声下言语测试等。伴有认知功能障碍的患者，其行为测听结果可能不准确，建议增加电生理测试。

（三）其他临床检查

1. 位听功能检查：包括听性脑干反应（ABR）、耳声发射、耳鸣匹配等，若伴有眩晕可行前庭功能和平衡功能检查。

2. 认知功能评估[36]：常用的认知评估工具可分为两大类，一类是反映总体认知，例如简明精神状态量表（MMSE）与蒙特利尔认知评估量表（MoCA）；另一类反映的是单个认知域，例如反映记忆功能时选择听觉词语学习测验（AVLT），反映语言功能时选择言语流畅性测验与Boston命名测验（BNT），反映注意/执行功能时选择连线测验（TMT）A与B。认知功能的评估应由相关专业人员完成，部分患者听力损失较重，会影响评估操作，可矫正听力后再行评估或换用主要依靠视觉完成的评估工具。

3. 影像学检查：根据病情需要酌情选择颅脑MRI和颞骨CT检查，主要用于鉴别诊断，排除中枢性病变以及桥小脑角占位病变等。

（四）老年听力损失的程度

世界卫生组织1997年依据患者较好耳的平均气导听阈，将听力损失分为四级，见表1。

表1 世界卫生组织（1997年）听力损失程度分级标准

听力损失程度	平均听阈（dBHL）	日常表现
正常	≤25	能听到耳语声
轻度	26～40	能够在1 m远的地方听到并复述正常言语声
中度	41～60	能够在1 m远的地方听到并复述提高音量后的言语声
重度	61～80	对着相对好耳喊话时，能够听到一些单词
极重度或全聋	≥81	即使是喊话也听不到、听不懂

注：平均听阈是指500、1000、2000、4000 Hz四个频率气导听阈的平均值

值得注意的是由于老年听力损失以高频听力下降为主,因此言语识别能力的评估相对于纯音听阈的评估更为重要。

(五)老年听力损失的早期发现与诊断流程

建立一套适用于基层的、能分级的、可推广普及的老年听力损失评估体系,对于早期发现、早期干预具有重要意义(图1)。将老年听力损失的发现和筛查落实在社区医院,发现问题后及时转诊至上级医院,将有利于建立老年听力损失干预体系。

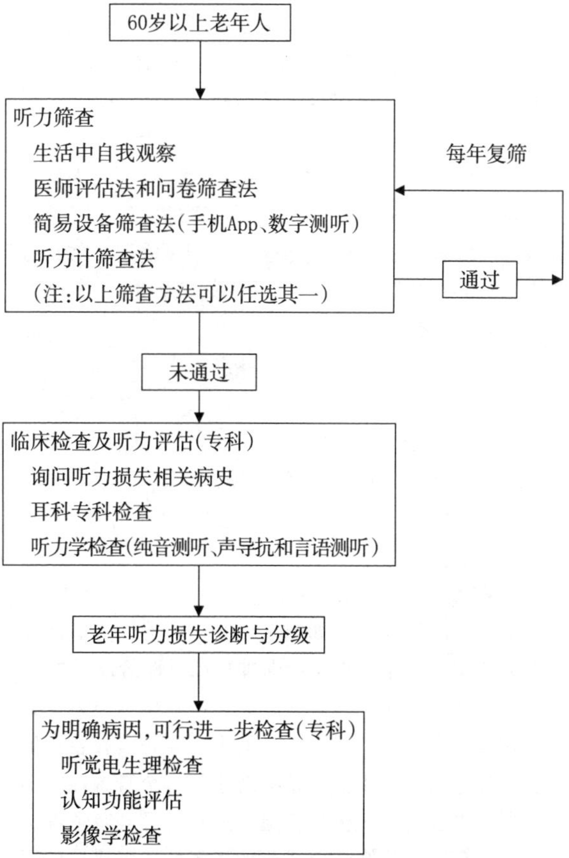

图1 老年听力损失评估体系及流程

预防保健

一、提倡健康生活方式

合理膳食、适度运动、远离噪声并加强对全身慢性疾病的管理。随着年龄的增长，老年人患慢性疾病的概率增加，对高血压、糖尿病、高血脂等加速听力损失的风险因素要引起足够重视并及时干预[37-38]。

二、减少危险因素

1. 避免使用耳毒性药物：老年人群药物不良反应的发生率明显高于年轻人群，且同时服用多种药物时，药物相互作用的风险加大[39-40]。故建议老年人服药前需咨询医生，尽量规避氨基糖苷类抗生素等耳毒性药物。

2. 避免噪声损伤：高强度、持续性噪声会对人耳造成伤害，导致耳聋、耳鸣等[41]。加强噪声防护应该从年轻做起，预防因突然爆震引发的听力损伤[42]，根据需要佩戴符合卫生标准的个人防护用品以及避免娱乐性噪声损伤。

干 预

老年听力损失的治疗和干预与其病因密切相关。首先强调对原发疾病的治疗，同时按照听力损失程度选择适宜的干预方法。早期以药物和聆听训练为主，效果不佳时酌情验配助听器或植入人工耳蜗。

一、药物

对于常见内耳疾病，如突发性聋、梅尼埃病等所导致的听力损失，应参考相关临床指南进行针对性治疗[43-44]；对伴有耳鸣的患者可使用药物减轻症状，提高生活质量（如银杏叶提取物等）[45-46]；对伴有眩晕的患者要积极查找原因，通过药物减轻症状提高生活质量；对于伴有全身慢性疾病的老年听力损失患者，应积极治疗原发疾病并开展听觉保护性随访；对于伴有轻度认知功能障碍的患者，建议尽早使用改善认知功能的药物[47-48]。

1 老年听力损失诊断与干预专家共识（2019）

二、助听器

助听器是帮助老年听力损失患者提高听力、改善听觉言语交流的有效手段，但在未经充分医学评估和听力学评估的情况下，应避免不恰当使用助听器。

为老年人验配助听器的关键是使其能在不同聆听环境下轻松理解言语，重新获得对声音的真实感受，最终接受助听器并从中获益[49]。

（一）助听器验配适应证及一般原则

1. 轻、中度听力损失者，尤其是安静环境下言语识别率较好者，建议首选助听器作为听力补偿手段。

2. 重度、极重度听力损失者，在佩戴助听器后不能满足听力基本需求时，要及时考虑人工耳蜗植入。如暂时不具备手术条件，则仍建议使用大功率助听器。

3. 双耳听力损失者，推荐双耳验配助听器。

（二）验配前的医学评估和听力学评估

助听器验配前应请耳鼻咽喉科医师进行专科医学评估。听力学评估包括纯音测听、声导抗测试和言语测听以及不舒适阈测试。综合分析测试结果，明确听力损失的性质与程度。对怀疑有认知或中枢处理障碍的老年听力损失患者，应请神经/精神科医师进行认知能力及中枢功能等相关检查。

（三）助听器验配流程[50]

1. 助听器预选：老年听力损失可能存在持续加重的趋势，选择助听器时应留有一定备用增益空间；对年龄较大且手指灵活度欠佳的患者，推荐选配耳背式助听器；对轻、中度听损者可选用较舒适的"开放耳"助听器，也可制作硬耳模。总之，老年听力损失患者应尽量避免选配定制式（耳内式、耳道式、深耳道式）助听器。

2. 助听器验配：助听器的验配水平直接影响其使用效果。因此，建议老年听力损失患者到专业医疗机构或有资质的助听器验配中心进行验配。验配师可通过模拟日常生活场景，根据患者的感受适当调整助听器参数，增进其对助听器的适应[51]。

3. 验配后评估及处置：老年人佩戴助听器欲达到满意效果，在验配前、后过程中都要进行精准微调[52]，且避免过多使用程序选择功能。对于学习接受能力良好者,可根据其需求推荐适合的助听器辅助装置。

4. 助听器的使用及维护:应仔细地向老年听力损失患者和/或监护人交待使用助听器的各种注意事项。

5. 跟踪随访:助听器验配后要进行定期随访,了解助听器的使用以及患者听力损失的变化情况,据此优化调整助听器参数或转诊至专科门诊做进一步诊治。

(四)助听器验配的注意事项

1. 遇到以下情况应首先考虑转诊就医,暂时不宜验配助听器:(1)传导性听力损失;(2)3个月内的突发性听力损失;(3)进行性或波动性听力损失;(4)伴有耳痛、耳漏、耳鸣、眩晕或头痛;(5)外耳道耵聍栓塞或外耳道狭窄/闭锁[50]。

2. 对于言语识别率过低,有中枢病变和/或认知障碍的老年听力损失患者,应耐心解释助听器效果的期望值。

3. 耳鸣可能会影响助听器的使用效果,但部分患者佩戴助听器后耳鸣会有不同程度的缓解,应耐心向患者解释并建议其尝试佩戴助听器。

4. 在使用助听器过程中,如果出现听力下降、头晕等不适症状,应及时转诊至专科医师进行评估。

(五)康复指导

详见下文听觉康复训练部分。

三、人工耳蜗

人工耳蜗植入是目前解决重度或极重度感音神经性听力损失最为直接有效的康复手段,对改善老年人言语识别率和交流能力有良好效果[5]。目前我国老年听力损失人群接受人工耳蜗植入的比例偏低,可能与认知观念、经济收入、保险政策以及担心手术风险等因素有关[53-54]。

(一)老年人工耳蜗植入的适宜人群

老年听力损失患者既往具有良好的听觉言语基础,人工耳蜗植入后多效果明确。临床上应结合老年患者自身的预期寿命和听力下降趋势综合考量,当符合人工耳蜗植入手术适应证时,应尽早植入人工耳蜗,提高生活质量[55]。

适应证包括:(1)双耳重度或极重度感音神经性聋,依靠助听器不能进行正常听觉言语交流;(2)能耐受全身麻醉手术;(3)具备良好的心理素质,本人及家庭对手术效果有合理的期望值;(4)能够坚持听觉康复训练并有良好的家庭支持;(5)通过术前中枢功能和认知功能评估。

(二)老年人工耳蜗植入的安全性

临床研究显示,老年人工耳蜗植入者麻醉和手术相关并发症的发生率与其他年龄植入者相比,差异无统计学意义[56-58]。

由于老年患者常伴发其他全身疾病,且衰老引起的身体机能降低程度存在个体差异,出现麻醉和手术相关并发症的概率不等,因此术前、术中的综合评估极为重要[56-57]。

(三)老年人工耳蜗植入的效果

老年听力损失患者植入人工耳蜗后,各频率听阈改善显著[56-62];术后的言语识别率较术前有显著提高,在安静环境下的言语识别率与60岁以下成人语后聋植入者相比,差异无统计学意义[58]。相对于助听器,人工耳蜗可更好地提高老年听力损失患者在安静和噪声环境下的言语识别率和理解能力[57]。

由于老年听力损失患者植入效果的个体差异较大[61],评估时更应注重患者主观满意度和生活质量的改善情况,以及在家庭和社会生活中交流能力的有效提高。

(四)康复指导

详见下文听觉康复训练部分。

听觉康复训练

在老年听力损失患者中开展听觉康复训练可加速对人工听觉装置的接受及适应进程,促进提高言语识别和交流能力[63]。同时,还可以激发记忆力、注意力等认知能力[64]。在整个听觉康复训练中,应该建立以家庭为中心,辅以康复机构以及多学科人员(包括医生、听力师以及心理咨询师等)协同参与的康复模式[65]。随着网络功能和应用的迅速扩展,远程教育和智能手机软件逐渐成为家庭康复训练的好帮手[66]。

一、基本原则[67]

1. 建立合理的期望值。
2. 建立良好的心理状态和培养听觉言语交流习惯。
3. 创建良好的康复适应性训练环境。

4. 建立个体化方案，积极开展康复适应性训练。

二、训练内容

（一）未使用助听装置者

因各种原因未使用助听装置干预的老年听力损失患者，应积极采用以下交流方式改善言语交流能力[68]。

1. 缩短谈话距离。
2. 讲话者要吐字清晰、放慢语速，并适度提高音量。
3. 充分发挥视觉功能，面对面交流，最大限度地利用唇读和肢体语言。
4. 利用残余听力，对听觉察知、识别、辨别、理解分别进行训练，掌握聆听技巧。

（二）使用助听装置者

已接受助听装置干预的老年听力损失患者，康复训练应建立在适应佩戴助听装置的基础上，对装置的调试、验证和效果评估应贯穿整个康复过程。

听觉康复包括认知训练和听力训练：常用的认知训练方法为记忆训练、处理速度训练等；听力训练则从听觉察知、识别、辨别、理解四个方面逐步进行。大多数情况下，特别是在嘈杂的噪声环境中，老年患者仅依靠助听装置无法进行有效的交流时，需要改进交流策略[69]，或配合使用其他辅助技术（如FM系统等）。

展　望

随着国家人口老龄化进程加剧，预计老年性听力损失患者人数将会大幅度增加，应引起全社会共同关注，提高防治意识，做到早期发现、早期诊断和早期干预，从而有效提高老年人群的生活质量、减少社会负担。今后工作重点建议考虑以下几个方面。

一、病因及流行病学研究

老年听力损失的病因及危险因素尚不明确，多因素的交互作用以及其他因素对老年听力损失的促进作用尚待揭示[22, 70-74]。我国应组织开展多中心、大样本的流行病学基线调查，分析相关危险因素，推动病因学研究。此外，通过健康大数据分析，结合人工智能技术，推动老年人群听力筛查，建立科学精准的预警方式，实现老年听力损失的早期干预。

二、发病机制及干预措施的研究

老年听力损失的工作重心应由治疗为主转向防控为主，深入研究发病机制，积极探寻致病因素，开展分子遗传学研究，加快诊断技术以及干预手段等方法学研究。

1. 药物的研究：深入老年听力损失的病因学研究，揭示其病理生理学机制，为预防及治疗药物的研发奠定理论基础。

2. 助听器和人工耳蜗等人工听觉技术的研究：开展人工听觉技术在声音处理策略及无线集成等方面的工作，将有助于提高患者使用依从性，增强其独立生活能力[75]。进一步改善声信号的人工智能处理策略、提高言语识别率，将是未来研究和开发的重点领域[76]。

3. 基因治疗：有研究报道微小RNA（microRNA）可调控衰老进程[77-78]，也有研究尝试将外源性DNA导入内耳，替换缺陷基因诱导毛细胞和神经纤维再生[79]。实现基因治疗仍需大量试验确定其安全性和有效性。

三、合并老年慢性疾病的相关研究

老年听力损失与多种慢性疾病、认知及心理精神障碍等密切相关。因此，应加强老年慢性疾病对听力产生影响的基础和临床研究。

老年听力损失增加了认知功能障碍的发生概率，中枢听觉处理障碍可能是阿尔茨海默病的早期表现[80]。因此探讨老年听力损失与认知功能障碍的相关性以及影响因素，将有助于加深对老年身体机能衰退的认识，优化听力损失与认知功能障碍的干预模式。

四、老年人群听力干预及康复体系建设

应根据老年人群的特点开展预防为主、关口前移的社会化工作模式，应用大数据分析和人工智能手段，构建全方位、全覆盖和全过程的老年听力损失康复和干预体系。

随着我国人口老龄化进程加速，加强惠及城乡的老年人群听力损失防治体系建设，义不容辞，刻不容缓。保障听力健康，始于当代，功在千秋。

共识执笔专家：韩德民、刘博、黄治物、冯艳梅、冀飞、

张甡琳、于普林、郭起浩、金昕

共识起草顾问：吴皓、高志强、韩东一、孔维佳、孙建军、杨仕明、殷善开、王海波、邱建华、倪道凤、卜行宽、房玉新

其他参与共识讨论的专家（按姓氏拼音排序）：巴罗、陈雪清、戴朴、刁明芳、冯永、傅新星、高下、龚树生、郭明丽、郭玉芬、胡国华、姜鸿彦、姜学钧、李华伟、李希平、林鹏、刘勇智、刘玉和、卢伟、马瑞霞、马新春、马秀岚、彭丹涛、亓贝尔、任晓勇、阮标、单培彦、孙敬武、唐安洲、涂秋云、王宁宇、王秋菊、王硕、肖玉丽、徐磊、徐亚萍、杨华、叶胜难、余力生、张存泰、张华、张剑、赵厚育、赵长青、郑虹、郑亿庆、朱冬冬

参考文献从略

（通信作者：韩德民）

（本文刊载于《中华耳鼻咽喉头颈外科杂志》2019年第54卷第3期第166-173页）

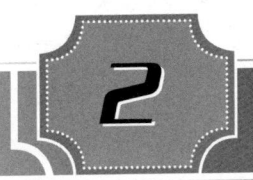

中国听神经病临床实践指南（2022版）

中国听神经病临床诊断与干预多中心研究协作组
中华耳鼻咽喉头颈外科杂志编辑委员会
中华医学会耳鼻咽喉头颈外科学分会
国际耳内科医师协会中国分会
中国医疗保健国际交流促进会耳内科学分会

前　言

听神经病（Auditory neuropathy，AN）是一种累及听觉微环路功能的听觉障碍性疾病。自20世纪90年代发现听神经病以来，国内外专家学者对听神经病的诊断、鉴别、治疗和干预经历了一个从临床发现到渐入精准的发展历程[1-2]。随着听神经病发生机制的逐步揭示、诊断检测技术的进步，确诊的听神经病患者日益增多，其精准评估干预和有效治疗康复成为耳科学领域的难点和热点，也是听神经病患者及其家庭期望得到准确治疗和良好转归的关键。

20多年来，听神经病的临床特征分析、听力学诊断与鉴别诊断、电生理学检测、心理声学测试及遗传代谢机制研究取得了长足进步。在发现听神经病之前，国内外已建立了针对新生儿感音神经性听力损失的早期评估与管理方法，但其不能完全满足婴幼儿听神经病诊断和鉴别的特定需要，因此针对婴幼儿听神经病的评估与管理指南不断更新并逐渐完善[3-6]。我国学者早在2007年的首届"全国听神经病专家论坛"发布了听神经病临床诊治的讨论草案[7]，但无针对听神经病的发病机制、临床分型、医学诊断、干预与处理的综合实践指南，尤其缺乏儿童（4~12岁）、青少年和成人听神经病的评估与干预指南，缺乏结合病因学（基因、免疫、病毒等）、影像学、定位分型、自然病程、干预效果分析的实践指南。更为重要的是，由于各个国家的国情和患者特征不同，每个国家制定的指南主要是依据本国的医疗实践，虽可借鉴，但不能照搬和复制，因此，有必要建立与我国医疗实际相符合的临床实践指南。

在结合国内外听神经病研究进展和中国临床实践成果的基础上，2016年至2020年，由解放军总医院主办的"听神经病进展与指南国际高峰论坛"，邀请了国内外200余名专家学者讨论，并牵头制订适合于中国医疗条件和特点的《中国听神经病临床实践指南》，即本指南。本指南由中国听神经病临床诊断与干预多中心研究协作组、中华耳鼻咽喉头颈外科杂志编辑委员会、中华医学会耳鼻咽喉头颈外科学分会、国际耳内科医师协会中国分会、中国医疗保健国际交流促进会耳内科学分会共同推出，旨在疾病诊断的一致性、操作流程的规范性、疾病亚型分类、病变部位分类、遗传学精准诊断、个性化干预和自然病程随访等方面体现我国研究的特色与贡献，建立和完善符合我国医疗条件的中国听神经病临床实践指南。

定义与命名

一、听神经病的定义

听神经病是指一种以内毛细胞、突触、螺旋神经节细胞（spiral ganglion cell，SGC）和/或听神经本身功能不良所致的听觉信息处理障碍性疾病[2, 8-9]。临床主要表现为可以听到声音却不能理解其语义，患者的听觉时域处理功能下降，言语识别率与纯音听阈不成比例的下降；耳声发射（otoacoustic emission，OAE）和/或耳蜗微音电位（cochlear microphonic，CM）可引出，提示外毛细胞的功能正常；听性脑干反应（auditory brainstem response，ABR）严重异常或未引出，即听神经功能异常；可伴有中枢或周围神经病变[1]。

二、听神经病的命名

从20世纪90年代发现听神经病这一临床特殊类型的疾病以来，其命名经历了几个不同的认识阶段。1992年，我国学者顾瑞将这类疾病称之为"中枢性低频感音神经性听力减退（central low frequency hearing loss）"[10]。1993年，Berlin等提出了"Ⅰ型传入神经元病（type Ⅰ afferent neuron dysfunction）"的命名概念[11]。1996年，Starr首次将其命名为"听神经病（auditory neuropathy）"[12]。日本的Kaga于1996年发表文章报道了"听神经疾病（auditory nerve disease）"的临床表现[13]。1998年，Berlin提出了"听同步不良（auditory dys-synchrony，AD）"的观点[14]。1999年，Hood指出听神经病有多种病因，准确地说是"听神经病症候群（auditory neuropathies）"[15]。2003年，Berlin提出用"听神经同步不良（auditory neuropathy dys-synchrony）"更为合适[16]。2004年，英国听神经病指南采用的术语是听神经病/听同步不良（auditory neuropathy/auditory dys-synchrony，AN/AD）[3]。2007年，中华医学会耳鼻咽喉头颈外科分会在专家共识论坛上，建议在我国临床实践的中文诊断中应用"听神经病"命名，便于临床诊断和患者的理解[7]。2008年，在意大利的科莫会议上将这类疾病统称为听神经病谱系障碍（auditory neuropathy spectrum disorder，ANSD）[8]。2013年和2019年，由英国听力学会更新的"婴幼儿听神经病谱系障碍诊断和处理指南"沿用"听神经病谱系障碍"这一定义，制定了主要针对婴幼儿的听神经病诊断与干预指南[4-5]。本指南借鉴2015年Starr和Rance发表的关于听神经病新进展综述的建议[17]，结合由我国学者主导的历届国际听神经病进展与指南研讨会的成果，执笔专家们就在我国的临床实践中应用"听神经病"这一诊断名词达成共识。

在听神经病的认识和发展中，根据不同的临床伴随症状，在以听神经病为核心的诊断名词之上，进一步延伸出"婴幼儿听神经病""温度敏感听神经病""获得性听神经病""听突触病""迟发型听神经病"以及"遗传性听神经病""遗传性听突触病""综合征型听神经病""非综合征型隐性遗传性听神经病""非综合征型显性遗传性听神经病""非综合征型X-连锁遗传性听神经病"等听神经病亚型的诊断名词[2,18-21]。

流行病学

听神经病是导致婴幼儿及青少年听力言语交流障碍的难治性疾病之一,占儿童永久性听力损失的10%[3-5, 22],在具有听力损失高危因素的人群中患病率为0.2%~4%,在重度/极重度感音神经性听力损失人群中为:8%~40%[5, 23-24]。新生儿人群中听神经病患病率为(0.6~3)/万[25]。新生儿听力筛查是早期发现听神经病的关键,但需要关注的是,普通产房中的新生儿如仅采用OAE进行听力筛查,有可能漏诊听神经病病例[5]。因此,普通产房中的新生儿即使通过了初步的OAE听力筛查,也应在42 d复筛时,结合自动听性脑干反应(automated auditory brainstem response,AABR)联合筛查,以早期发现听神经病患儿。在新生儿重症监护室(neonatal intense care unit,NICU)中,发现高达24.1%的新生儿属于OAE筛查通过而AABR筛查未通过的情况[26],其中有可能包括听神经病的病例。听神经病在NICU中的平均发病率为0.028%~0.064%[27]。因此,NICU中的新生儿应首先进行AABR筛查,可及时发现听觉传导通路中的异常,并进一步进行听力医学诊断以便及时发现听神经病患儿。

病因及发病机制

听神经病是一种与环境和遗传因素密切相关的疾病,具有显著的异质性。由于早期多为散发病例的报道,学者们多关注新生儿期及围产期的高危因素,如新生儿高胆红素血症、新生儿缺氧、病毒感染等病因学机制。进入21世纪,随着听觉传导通路中遗传致病基因的发现以及高通量测序技术的临床应用,听神经病的遗传致病机制逐渐被揭示,发现有超过40%的听神经病患者存在遗传因素,遗传致病成为阐释听神经病发病机制、确定不同类型听神经病病变部位、判断疾病转归和治疗效果的关键。

一、环境因素

新生儿高胆红素血症、缺氧或窒息、感染、药物、噪声等是听神经病发病的主要环境病因[3-5, 24, 28]。

（一）新生儿高胆红素血症

新生儿高胆红素血症是诱发新生儿听神经病的主要危险因素，位居听神经病环境因素首位。当足月新生儿血清总胆红素超过220.6 μmol/L（12.9 mg/dl）、早产儿血清总胆红素水平超过255 μmol/L（15.0 mg/dl）时，称为新生儿高胆红素血症。超过60%的足月新生儿及80%的早产儿会出现暂时性总胆红素增高，多数为生理性，在出生后3~5 d达到高峰，随后逐渐恢复正常。胆红素脑病是新生儿高胆红素血症最严重的并发症，以听力损失为主要表现的核黄疸则以听神经病为最突出甚至唯一的临床症状[29]。胆红素引起的听神经病可累及内毛细胞突触、螺旋神经节细胞、听神经纤维及听觉中枢[30]。因此，NICU的听力筛查建议OAE联合AABR，从而对由高胆红素血症造成的听觉通路损伤进行早期诊断[31]，同时要动态监测新生儿/婴幼儿的听力状况，了解其变化规律并给予及时干预。

（二）缺氧

围产期缺氧是婴幼儿听神经病的另一危险因素，所占的比重仅次于高胆红素血症。在多项听神经病临床研究中也发现围产期缺氧与听神经病发病关联密切[32-33]。动物研究表明[34]，内外毛细胞对缺氧的敏感性有着明显的差异。较外毛细胞而言，内毛细胞/耳蜗传入系统更容易受到缺氧影响，表现为内毛细胞肿胀、纤毛紊乱、胞质溢出等。与此同时，有学者对NICU婴儿耳蜗的尸检也验证了缺氧对内毛细胞损伤的模式[35]，结合其拟听神经病的听力学表现，认为缺氧可能是有高危出生史的新生儿罹患听神经病的原因之一。

（三）感染

感染是非婴幼儿期（尤其是儿童/青少年期）听神经病患者发病的危险因素之一。迄今为止，巨细胞病毒感染、腮腺炎、麻疹脑炎、弓形虫病、脑膜炎等多种感染性疾病均可诱发听神经病[32, 36]。感染引起听神经病的机制尚未被阐明，部分病毒可诱发神经的脱髓鞘病变，推测病毒感染导致脱髓鞘病变累及听神经可能在其发病中起到一定的作用[37]。

（四）药物

耳毒性药物，如庆大霉素、链霉素、丁胺卡那霉素等是导致听神经病的危险因素之一。研究发现，在0～18岁的听神经病患者中，28.76%存在耳毒性药物接触史[33]；部分患者同时合并感染史，推测耳毒性药物可能与感染因素存在协同作用导致听神经病的发生。随着听神经病病因学研究的进展，发现万古霉素、哇巴因、卡铂等也与听神经病的发病相关[38-40]。

（五）噪声

噪声直接诱发听神经病的病例鲜有报道，但目前多项研究表明噪声与听神经病有着密切关联。内毛细胞和I型听神经纤维之间的突触对噪声十分敏感，这种突触的损伤可能是噪声导致的隐性听力损失的重要原因。有噪声暴露史的人即使其听力图正常，仍会存在言语感知和时阈处理能力的缺陷[41]。在噪声暴露导致的短暂性阈移动物模型中，毛细胞虽未损伤，ABR阈值最终也能恢复正常，但50%的内毛细胞和听神经之间的突触连接却受到了不可逆的永久性损伤，高刺激强度引出的ABR的波I幅度明显下降，临床上可表现为听神经病、听突触病或隐性听力损失[42-43]。

二、遗传因素

听神经病的遗传致病基因研究为确定听神经病病因及明确不同类型的听神经病作出了重要贡献[1]。目前认为超过40%的听神经病与遗传因素相关，遗传方式主要包括：常染色体隐性遗传、常染色体显性遗传、X-连锁遗传、线粒体突变母系遗传[44]。已发现20余种与听神经病相关的致病基因：*SLC17A8*、*OTOF*、*PJVK*、*DIAPH3*、*DIAPH1*、*AIFMI*、*ATP1A3*、*FDXR*、*FXN*、*GJB1*、*GJB3*、*MPZ*、*NARS2*、*NF-L*、*NDRG1*、*OPA1*、*PMP22*、*ROR1*、*TMEM126A*、*TIMM8A*、*WFSI*及线粒体基因突变 *12S rRNA*（*T1095C*）和 *MTND4*（*11778 mtDNA*）等。不同致病基因在听觉传导通路中的不同部位起作用，通过致病基因分析可以进行听神经病的精准分子分型：如 *SLC17A8* 为突触前型（内毛细胞型）相关基因；*OTOF* 为突触型相关基因；*ATP1A3*、*DIAPH3*、*OPAI*、*RORI* 等为突触后型中的螺旋神经节型相关基因；*AIFM1*、*MPZ*、*NARS2*、*PJVK*、*PMP22*、*TIMM8A* 等为突触后型中的听神经型，即SGC胞体和轴突近侧端受损型的相关基因[3]。目前已知的与听神经病发病相关的部分基因的遗传致病机制阐释如下。

（一）SLC17A8基因

SLC17A8基因编码囊泡谷氨酸转运体3（Vesicular glutamate transporter3，VGluT3），在内毛细胞突触囊泡膜上特异性表达，装载胞质中的谷氨酸进入囊泡内。缺乏VGluT3的内毛细胞表现为毛细胞带状突触中囊泡摄取功能障碍，而Ca^{2+}内流和突触囊泡循环正常以及突触前膜形态正常或仅轻微改变，使囊泡含有的谷氨酸水平降低，进而释放到突触间隙的谷氨酸水平下降，不足以激发传入神经末梢产生动作电位，使得毛细胞突触信号传递缺陷，表现为没有兴奋性突触信号传递到SGC，不能测得听觉通路的声诱发活动[45-46]。在SLC17A8基因诱发听神经病学说上存在两个观点：一个观点是单倍体剂量不足可形成无功能的SLC17A8等位基因；另一个观点是功能增强型突变导致囊泡谷氨酸负荷增加、信号传导增强，由此出现突触后的兴奋毒性损害。

（二）OTOF基因

OTOF基因编码的蛋白Otoferlin集中表达于内毛细胞基底外侧部，是突触前结构的重要组成部分。Otoferlin作为带状突触处的一种钙离子感应器，触发膜融合，在突触囊泡的胞吐过程中发挥重要作用。OTOF基因突变患者，以突触及突触前型听神经病为主。OTOF的无义或截短突变导致内毛细胞中Ca^{2+}触发的胞吐作用几乎完全停止；错义突变会降低毛细胞中的Otoferlin蛋白水平，导致囊泡补充缺陷，这可能彻底损害内毛细胞突触的编码作用。只有用强声压级的声音、低频率的给声刺激时，才能触发SGC的单个神经元放电，但SGC的集团响应仍然检测不到。OTOF基因错义突变患者的心理物理学和生理学测试提示传入信号渐进性减弱，易产生听觉疲劳现象[47-54]。OTOF基因是首个被确定的与常染色体隐性遗传性非综合征型听神经病相关的基因，该基因突变是引起婴幼儿听神经病的重要病因之一。在不同人群中均发现OTOF基因的高突变携带率，在我国婴幼儿听神经病中OTOF基因突变频率高达41.2%[55]。因此，婴幼儿听神经病患儿应重点关注该基因检测。

（三）DIAPH3基因

DIAPH3基因编码的蛋白Diaphanous是突触生长的重要调控

因子，Diaphanous蛋白既存在于果蝇的神经肌肉接头处的突触前成分，也存在于其突触后成分[1]。DIAPH3基因可调控突触前肌动蛋白[56]，维持细胞及静纤毛形状、囊泡转运[57-58]，调控微管细胞骨架的活动，突变时可导致突触前病变[59]。DIAPH3基因突变也可上调蛋白表达，使听神经纤维末梢突形态发生改变，影响SGC树突棘的功能，产生迟发性的毛细胞功能损伤，导致突触后病变[56]。

（四）PJVK基因

PJVK基因编码的蛋白质Pejvakin影响细胞的增殖、分化等，主要表达于耳蜗Corti器、SGC以及前三级听觉传入通路（耳蜗核、上橄榄复合体、下丘）的神经元中，突变所致病变主要影响听觉信号传导通路动作电位的传导及细胞内物质交换，而内毛细胞功能不受影响，导致的听神经病以突触后型为主[60-61]。

（五）OPA1基因

OPA1基因编码的OPA1蛋白C末端的截短突变主要是由于单倍剂量不足导致非综合征型常染色体显性视神经萎缩（DOA）[62-63]；错义突变可能通过突变蛋白的显性负效应而导致综合征型常染色体显性视神经萎缩（DOA＋）[64]。DOA＋相关的听力障碍主要是由OPA1基因p.Arg445His错义突变导致的，该突变可引起视神经和听神经脱髓鞘及突触丢失[64-65]。

（六）ATP1A3基因

ATP1A3基因编码Na^+/K^+ATPase的α3亚基（NKAα3）显著表达于SGC的外周神经轴突，对维持神经末梢的静息跨膜电位至关重要。NKAα3可能在毛细胞和SGC的突触信号传递调控中起更直接的作用，有研究将NKAα3的特异性抑制剂哇巴因经沙鼠圆窗灌流至耳蜗后，发现复合动作电位降低或消失，但兴奋性电位无明显变化[66]。ATP1A3基因的p.E818K突变导致CAPOS综合征（小脑性共济失调、反射消失、高弓足、视神经萎缩和感音性神经性听力损失，OMIM#601388）以及不伴神经系统症状的常染色体显性非综合征型听力损失。这种听力损失近年来被认为是一种听神经病，影响突触后结构。

(七) AIFM1 基因

AIFM1 基因编码凋亡诱导因子（apoptosis inducing factor, AIF），是一种定位于线粒体内膜间隙的黄素蛋白。AIF 蛋白主要是诱导细胞凋亡，参与调控线粒体的结构和氧化代谢过程，影响细胞有氧呼吸功能。AIF 被认为是 caspase-非依赖性凋亡效应分子，在凋亡损伤时由线粒体转运至细胞核，诱导细胞凋亡[1]。在听觉通路中，无论是内毛细胞、神经通路中的胶质细胞还是 SGC 等，正常的能量代谢均是其维持生理活性的关键[67]。AIFM1 基因是与 AUNX1 基因座相关的 X-连锁遗传性听神经病的致病基因，患者发病年龄多数在 5～19 岁，听力图以低频上升型为主，听力损失多在中度到中重度，其听觉异质性随着时间的推移逐渐恶化[68-70]。我国学者发现 AIFM1 基因是迟发型听神经病患者的一个常见致病基因，突变频率可达 18.6%[71]。因此，对于迟发性听神经病患者（尤其是男性）应重点关注该基因的检测、分析与干预随访。

(八) TIMM8A 基因

TIMM8A 编码的蛋白多表达在听神经、视神经、纹状体、基底核等区域，该基因突变导致这些蛋白表达丰富的区域多发生退行性改变，造成 X 连锁隐性遗传性耳聋综合征，即耳聋-肌张力障碍-视神经元病（deafness-dystonia-optic neuronopathy, DDON）综合征，又称 Mohr-Tranebjaerg 综合征。该基因在胎儿及成人脑组织中的表达水平较高，在人类神经发育中起到重要作用，此基因的缺陷可导致线粒体内膜蛋白的输入异常，造成线粒体功能障碍，从而使神经细胞发生退行性病变。临床主要表现为儿童期早发的进行性听神经病，到青少年期或成人期则出现肌张力障碍和视神经萎缩，多数患者还可出现精神障碍如痴呆、激惹行为和智力迟滞等[72]。目前，在我国的临床实践中已有相应患者的发现，并在进行长期的随访与干预指导中。

(九) MPZ 基因

MPZ 基因编码的 MPZ 蛋白在髓鞘形成和连接中起重要作用。纯合型突变导致 MPZ 蛋白的完全缺失，从而产生周围神经的脱髓鞘病变[73]。杂合突变导致蛋白水平的低下，或通过显性负效应破坏 MPZ 复合体的形成或功能。突触丢失与神经纤维脱髓鞘均可减少传入数量及迟滞动作电位的传导而导致听觉信号时间编码紊乱[57]。

(十)*PMP22*基因

*PMP22*基因编码的PMP22蛋白与其他的髓鞘蛋白质可相互作用,它可能与层黏连蛋白、整合素或P0蛋白等发生联合免疫沉淀。变异的PMP22蛋白常常会在内质网或高尔基复合体中形成蛋白质聚积体。这些变异蛋白质聚积体还可阻断正常PMP22蛋白向细胞膜的运输[74]。*PMP22*点突变导致严重的髓鞘发育不全或脱髓鞘[75]。

(十一)*FDXR*基因

*FDXR*基因编码线粒体铁氧还蛋白还原酶,是唯一参与铁硫簇(iron-sulfur clusters,ISC)生物合成和血红素形成的人类铁氧还蛋白还原酶。ISC在酶催化、基因表达、DNA复制和修复过程中发挥重要作用。*FDXR*突变的成纤维细胞中可观察到铁稳态的失衡,以及线粒体铁超负荷的间接证据。其临床表现为儿童期或青少年期发病的听神经病和视神经萎缩,影像学检查未见明显异常[76]。

三、病变部位

听神经病的病变部位可分为累及突触前内毛细胞的内毛细胞型、累及内毛细胞带状突触的突触型以及突触后型。突触后型又可进一步分为累及无髓鞘听神经树突的树突型、累及SGC的节细胞型和累及有髓鞘神经轴突的轴突型或听神经型[1,20]。各病变部位的发病机制如下。

(一)突触前型之内毛细胞型,即内毛细胞功能异常/缺失

耳蜗内毛细胞作为感受器,连接着听神经。毛细胞束发生摆动时,位于静纤毛顶端的机械传感通道开放,引发毛细胞的去极化,激活带状突触释放化学递质,实现物理信息向生物信息的转化。内毛细胞丢失或异常会引起感受器电位(summating potential,SP)振幅减小或缺失[1,20],从而导致投射于传入神经末梢和SGC的声音信息量缺失。由于动作电位(action potential,AP)和ABR均是基于大量SGC的同步化响应,因此,当单一动作电位变异迟滞和神经元活性丧失同时存在时,会导致SGC总体效应失同步化,无法记录到动

作电位叠加波形,故听神经病患者的AP和ABR通常无法引出或异常。

(二)突触型,即内毛细胞带状突触结构和功能异常

内耳通过高度分化的带状突触,从内毛细胞向SGC以亚毫秒的时间精度,高速率、持续地传递声音信息。内毛细胞突触,即带状突触,是通过非传统的突触前与突触后的分子结构来实现声音信息的严密传递[77]。突触前即为内毛细胞底部区域,含有活性区域,组成突触前膜[78];而突触后则由SGC传入神经末梢形成,构成突触后膜[79]。每个内毛细胞与10~30个神经末梢形成突触结构,通常认为每个SGC神经纤维主要接受一个内毛细胞的突触信号输入。内毛细胞的活性区域存在突触致密体,有助于Ca^{2+}通道与受体的大量聚集,从而实现神经递质的快速释放和同步化信号传导,同时维持囊泡的持续补充[80-82]。带状突触前膜由多种蛋白形成复合体,目前已知的重要突触蛋白包括Otoferlin和VGluT3,Otoferlin主要依赖Ca^{2+}内流来介导带状突触的胞吐作用,VGluT3的缺陷则可导致突触囊泡摄取或转运的异常[83-84]。编码Otoferlin蛋白、VGluT3和Ca^{2+}通道复合体的基因发生缺陷时,神经递质不能正常释放,从而导致ABR和复合动作电位(compound action potential,CAP)异常,但SP正常,对应于内毛细胞突触活性降低或激活时间延迟。

(三)突触后型

听神经功能异常可发生在耳蜗内无髓鞘的树突、有髓鞘的树突、中心轴突以及有髓鞘的SGC等多个部位,上述结构的功能下降可导致听神经同步不良,即信号传导同步化能力下降,电位的整体振幅降低或消失。

1. 树突神经病变:传入神经末梢是无髓鞘的,与内毛细胞的带状突触相连接。树突神经末梢沿着基底膜走行,其数目、大小因与毛细胞相对位置的不同而不同。树突神经末梢病变的电生理表现与带状突触病变相似:反映内毛细胞功能的SP正常,但听神经反应(CAP)异常[1, 20]。

2. 轴突神经病变:是由于听神经和脑干神经纤维活性降低而产生的病变,耳蜗毛细胞的功能可不受累。患者传入神经纤维数量可有不同程度的减少,表现为CAP及ABR的振幅降

低或缺失,而SP正常[1,20]。

3. SGC病变:人单侧耳蜗内有约25 000个双极SGC,其活性容易受到包括高胆红素血症在内的许多病理因素的影响[85]。黄疸合并听神经病患者ABR缺失,SP正常,CAP消失或代之以低幅值的持续负波,说明神经树突反应性降低[86]。

4. 髓鞘病变:部分听神经病患者由于脱髓鞘作用出现了神经同步放电减弱。正常听神经纤维的内在长度是恒定的,而脱髓鞘纤维再生后的纤维长度出现变化,也可对神经同步性产生不利影响[87-89]。

临 床 分 型

听神经病典型的临床表现为患者可以听到声音却不能理解其语义,患者言语识别率与纯音听阈不成比例地下降,可伴有中枢或周围神经病变,临床上患者表型多样。根据其发病年龄、病因、病变部位以及伴发症状等不同的限定条件可延伸出不同的临床分型。

一、根据发病年龄分型

听神经病发病年龄跨越了从婴幼儿到青少年及成人的各阶段,尤以婴幼儿和青少年发病多见。不同年龄段发病的听神经病患者其病因、病理机制以及临床表型具有差异性和特征性,据此将其分为以下类型。

(一)婴幼儿型听神经病

是指在婴幼儿期(3岁以内)发病或被确诊的听神经病。

(二)儿童型、青少年型和/或成人型听神经病

亦称迟发型听神经病,是指在儿童期(4~12岁)、青少年期(13~18岁)或成人阶段(>18岁)发病或被确诊的听神经病。

二、根据病因分型

听神经病的病因学涉及遗传因素和环境因素。遗传因素所致听神经病是指以内毛细胞、突触和听神经为中心轴的听觉信息传导通路上的基因变异和蛋白功能表达异常导致不同类型的听神经病。环境因素所致听神经病是指由高胆红素血症、缺

氧、早产、耳毒性药物等导致的听神经病。不同病因导致的听神经病，临床干预疗效具有明显的差异性。据此将听神经病分为以下类型。

（一）遗传性听神经病

由遗传因素导致的听神经病，根据遗传方式不同可分为：常染色体隐性遗传性听神经病、常染色体显性遗传性听神经病、X-连锁遗传性听神经病以及线粒体突变母系遗传性听神经病。

（二）非遗传性听神经病

主要由环境因素导致的听神经病，在新生儿/婴幼儿期以高胆红素血症、低出生体重、早产、缺氧、感染等为主；在其他年龄阶段则多以免疫、感染、肿瘤和代谢性疾病等因素为主。

三、根据病变部位分型[1, 20-21, 90-91]

根据目前对听神经病病变部位的认识，可分为以下类型。

（一）突触前型之内毛细胞型

累及内毛细胞本身的突触前病变。

（二）突触型

累及内毛细胞带状突触的突触病变。

（三）突触后型之树突型

累及无髓鞘听神经树突的突触后病变。

（四）突触后型之节细胞型

累及SGC的突触后病变。

（五）突触后型之轴突型

累及有髓鞘神经轴突的突触后听神经病变。

四、根据伴发症状分型

听神经病可单独发病，也可伴发中枢或周围神经病变，据此将其分为以下类型。

（一）非综合征型听神经病

仅以听神经病为主要临床表型，不伴有中枢及其他周围神经系统疾病的，称为非综合征型听神经病或孤立性听神经病[92]。

（二）综合征型听神经病

除听神经病的临床表型外，还伴有其他中枢或周围神经病变，称为综合征型听神经病或非孤立性听神经病。目前已发现了多种综合征型听神经病，包括遗传性感觉运动性神经病（腓骨肌萎缩症）、常染色体显性遗传性视神经萎缩、常染色体隐性遗传性视神经萎缩、Friedreich共济失调、Refsum病等多种综合征[19, 57]。

五、特殊类型听神经病

除上述临床表型及分型外，临床上还存在一些特殊类型的听神经病，主要包括：温度敏感性听神经病、暂时性听神经病和单侧听神经病。这些患者除具有听神经病的表型外，还具有各自特殊的表型特征。

（一）温度敏感性听神经病[17, 93-94]

是一种罕见的特殊类型的听神经病，患者不仅符合听神经病的诊断标准，同时表现出其言语识别能力、听力阈值甚至ABR的结果随体温变动或剧烈运动而出现相应的波动，目前发现该类患者多为*OTOF*基因突变。

（二）暂时性听神经病[5, 23, 95]

是指某些初诊为听神经病的患者，随着生长发育，其听功能可自行改善，甚至ABR结果也"恢复"正常。

（三）单侧听神经病[96-97]

可以表现为一侧耳符合听神经病诊断，而另一耳听力正常或表现为感音神经性聋。

综合检查与评估

听神经病具有诊断的复杂性和干预效果的不确定性，综合检查与评估包括翔实准确的听力学测试、影像学评估和遗传学诊断。同时要结合全面的问诊与查体、言语发育评估和交流能力评估等。

一、听力学测试

婴幼儿听神经病常常在新生儿OAE和AABR联合筛查中发现，表现为OAE通过，而AABR不通过，随后经过婴幼儿听力学诊断性检查而逐步确诊。儿童（4～12岁）、青少年或成人听神经病主诉常以能听到声音但不理解其义，尤其在噪声环境下听不清、交流困难为主，临床听力学评估结果以ABR严重异常但OAE能引出为典型表现。

本指南根据临床实践设计以下测试项目组合（表1），包

表 1 听神经病听力学评估组合 [3-6, 8, 21, 98-106]

婴幼儿听神经病		儿童/青少年/成人听神经病	
检查项目	异常表现	检查项目	异常表现
必查项目:		必查项目:	
1. 听性脑干反应	最大刺激强度不能引出或严重异常	1. 听性脑干反应	最大刺激强度不能引出或严重异常
2. 耳声发射	可引出,对侧抑制试验失败	2. 耳声发射	可引出,对侧抑制试验失败
3. 耳蜗微音电位	可引出	3. 声导抗	鼓室图正常,镫骨肌反射消失或阈值升高
4. 声导抗	鼓室图正常,镫骨肌反射消失或阈值升高	4. 行为测听(4~5岁)	阈值正常或轻至重度听力损失
5. 行为测听	阈值正常或轻至重度听力损失	5. 耳蜗电图	-SP/AP比值异常
6. 多频稳态反应	可表现为与行为测听或ABR阈值不符的升高或降低	6. 纯音测听(>5岁)	正常或轻度至重度听力损失
		7. 言语识别率	言语识别率与纯音听力不成比例下降
可选项目:		可选项目:	
7. 耳蜗电图	-SP/AP比值异常	8. 听觉皮层诱发电位	潜伏期显著延长
		9. 间隔觉察阈	阈值升高
		10. 前庭功能	部分患者出现前庭功能下降

括主观测试和客观测试。所有患者均需先行ABR测试和OAE测试以发现和鉴别出可能的听神经病患者。对于婴幼儿,建议于校正年龄6周后行诊断型听力学评估,必查项目应包括表1中的条目1～6,条目7在患儿能够配合的情况下应尽早完成;对于儿童(4～12岁)、青少年或成人,必查项目包括条目1、2、4、5/8、7、9,条目10～12为可选项目。医疗机构可根据检测仪器配备及临床工作情况进行组合,具备测试条件且受试者配合程度高者应尽可能完善各项评估检测。

在表1的听力学测试项目中,ABR检测在月龄较小的婴幼儿中存在不稳定的情况,且部分听神经病患者表现为迟发性或暂时性的特点,建议定期复查;OAE检测在婴幼儿中,常因分泌性中耳炎干扰而影响OAE的引出[8, 24];在非婴幼儿听神经病中,部分患者随着病情进展可出现OAE消失[107-108],这些均会对临床诊断和鉴别听神经病带来困扰和困难。因此,针对婴幼儿及儿童/青少年或成人听神经病的听力学评估均需有不同的测试组合、操作流程,以实现精准诊断的统一和规范。

为能够在临床中发现、鉴别和诊断出听神经病,涉及的听力学测试项目的定义和异常表现如下。

(一)听性脑干反应(ABR)

ABR是一种由气导或骨导声刺激诱发,起源于内耳、听神经和听觉脑干,在头颅表面记录到的神经电活动,可以评估从内耳到听觉脑干的听觉通路的完整性[103, 109]。ABR的结果异常提示听觉传导通路神经纤维的神经冲动发放失同步性,表示听神经功能的缺失或异常。

异常表现[8, 102, 110]:听神经病患者常表现为最大给声强度刺激下,引不出反应或波形严重异常。ABR严重异常可表现为:①Ⅰ、Ⅲ、Ⅴ波均消失(平坦无波形分化);②仅见Ⅰ波;③仅见Ⅰ波和Ⅲ波,Ⅴ波消失;④仅在高刺激强度出现潜伏期延长的Ⅴ波;⑤潜伏期不随刺激强度的改变而改变;⑥幅值异常改变等。对于婴幼儿患者,为了排除神经发育迟缓等因素,在作出明确诊断之前应尽可能进行复测。在校正年龄6周龄(42 d)进行首次ABR及CM测试后,推荐在校正年龄8～12周龄时行ABR复测,并建议在12～18月龄时考虑再次复测。

（二）耳声发射（OAE）

OAE是由耳蜗外毛细胞主动运动逆行传递到外耳道并在耳道内收集到的能量，反映耳蜗外毛细胞功能。耳蜗外毛细胞的运动为OAE提供了机械能量，中枢听觉神经系统能够通过传出神经对这一机制进行调节，由于不受传入神经纤维活动的影响，因此OAE的结果异常提示耳蜗外毛细胞的功能异常，可用以鉴别内毛细胞损伤或神经性听力损失。

异常表现：听神经病患者常表现为OAE各频率均能引出或部分频率可引出，且OAE会随着病程发展而受到影响，对侧抑制试验失败。OAE的引出标准为信噪比大于等于6 dB[100]。由于OAE的结果易受中耳功能状态及听力损失的影响，因此建议结合由ABR或耳蜗电图（Electrocochleography, ECochG）结果中得到CM进行验证以评估外毛细胞的功能。

（三）耳蜗微音电位（CM）

CM是耳蜗受到声音刺激后产生的交流电位变化，与刺激声信号波形类似，主要来源于耳蜗外毛细胞[106]。CM是评价耳蜗外毛细胞功能的客观听力学检查方法[8, 104]，对于ABR反应异常但OAE无法引出，无法排除患听神经病可能时，可作为补充参考测试[3-4, 104, 111]。

异常表现：在进行ABR或ECochG测试时，可从波形中得到清晰的CM波，CM主要反映外毛细胞功能，听神经病患者CM常可引出[4]。婴幼儿通过进行ABR测试即可记录到CM，而青少年及成人用ABR测试方式记录到的CM往往幅值较小且难以辨认，在这种情况下可通过ECochG测试来记录CM。建立CM的输入/输出（input/output, I/O）曲线，即刺激声强度与CM振幅的关系，可有助于小儿听神经病的定位诊断：当OAE引出、CM振幅正常且I/O曲线呈非线性时，提示外毛细胞功能正常，病变可能在内毛细胞、突触间或突触后；当OAE未引出、CM振幅下降提示外毛细胞功能不正常，同时，I/O曲线非线性减弱，也提示外毛细胞损伤，病变可能在突触间或突触后。此外，在CM测试中要注意伪迹干扰，可使用夹管法排除伪迹[24, 106, 112]。

（四）声导抗

声导抗检查包括鼓室图、镫骨肌反射及声反射衰减。鼓室图有助于分析中耳功能，镫骨肌反射及声反射衰减可检查听觉脑干通路的功能。声导抗的检查结果异常提示中耳或镫骨肌反射弧上的病变。

异常表现：听神经病患者常表现为鼓室图正常，镫骨肌反射消失或阈值升高。鼓室图测试通常采用226 Hz的探测音，但6个月及以下的婴幼儿应使用1000 Hz的高频探测音进行测试[5, 24, 100]。此外，镫骨肌声反射衰减试验用于诊断蜗后病变，也可辅助听神经病诊断，对于无明显中耳病变，但声反射引不出或反射阈升高的患者，可以进行镫骨肌声反射衰减试验进一步确诊。需要注意的是，当鼓室图不正常，声反射阈值升高或引不出时，不能排除听神经病的可能，需结合多项结果综合判断。

（五）行为测听（behavioral audiometry，BA）

行为测听是重要的主观听力测试技术之一，可弥补ABR等客观测试的局限性，测试出低频部分的听阈，提供全面的听力参考。

异常表现：听神经病患者可表现为正常或轻度至重度听力损失。行为测听根据年龄段的不同而采取不同的测听方法：6个月以内，采用行为观察测听（behavioral observation audiometry，BOA）和非正式观察测听；6个月至2岁半，采用视觉强化测听（visual reinforcement audiometry，VRA）；2岁半至6岁，采用游戏测听（play audiometry，PA）[100, 113]。有些听神经病患儿可能同时伴有复杂的疾病或发育问题，给行为测听带来挑战。除了考虑年龄外，应根据患儿的具体发育状况综合考虑，谨慎地选择测试方法和解读结果。对于伴有严重发育迟缓而无法获得可靠结果的患儿，BOA和非正式观察测听可能有助于诊疗。

（六）多频稳态反应（auditory steady-state response，ASSR）

ASSR是在头皮记录到的听觉系统产生于刺激声调制波形相位锁定的反应，可为听神经病的诊断提供一定的参考。ASSR所用的记录方法对神经反应同步化的要求没有ABR那样严格，虽然听神经病患者的神经同步化功能不良，但仍存在一定的非同步化反应可以传到中枢。

异常表现：婴幼儿听神经病患者的ABR严重异常或引不出，但仍可引出ASSR，且阈值明显低于ABR引不出的极重度感音神经性聋患者，甚至表现为上升型的听力曲线。迟发型听神经病ASSR阈值同纯音听阈之间存在明显的不一致性，显著高于纯音听阈[1, 114-115]。

（七）耳蜗电图（ECochG）

耳蜗电图是在耳蜗周围近场记到的一组电位，包括CM、SP、AP。CM主要来源于耳蜗外毛细胞，属局部电位；SP是耳蜗感受器电位的直流成分，来源于耳蜗外毛细胞及内毛细胞，也是一种局部电流；AP则来源于数千根听神经，为动作电位。通过近场记录提高信噪比，使得SP和AP波形分化更好，以获得更精确的耳蜗定位信息。

异常表现：听神经病患者常常表现为ECochG异常，幅值显著降低，峰值潜伏期延迟，持续时间增加。波形异常的特征主要包括：①总和电位SP可正常、可减小，也可出现优势-SP；②动作电位AP幅度减低或消失；③-SP/AP比值>0.4，大多>1；④-SP呈多峰型，SP-AP复合波的波形增宽等[112, 116-117]。只要患者能配合，ECochG测试应尽可能早期进行，其结果有助于明确病变部位和预测人工耳蜗植入效果。一般认为如果-SP和AP均异常，提示病变在突触前，可能与内毛细胞感受器功能障碍相关；-SP和AP均消失，但可记录到一个类似潜伏期延迟、幅值增大的SP异常正电位，提示带状突触的神经递质释放异常；-SP存在、AP幅值明显低于正常或缺失，提示听神经活性降低、失同步化或发育不全；-SP和AP均存在，提示病变部位位于突触后听神经近端[20]。对于青少年及成人患者发现OAE未引出，且ABR最大给声刺激表现为未引出或严重异常时，都应进行ECochG测试，在常规观察SP、AP之外还应主要观察是否引出CM。

（八）纯音测听（pure tone audiometry，PTA）

纯音测听是临床上最常用的听力检查方法，根据受试者对各频率纯音信号的反应，判断听力损失的程度和类型，为听力评估主观配合的"金标准"。纯音测听为定性、定量地了解患者的听力情况提供参考。

异常表现：听神经病患者纯音听力表现多样，可表现为正常或轻度至重度听力损失,听力图以低频下降为主的上升型曲线多见[1],但随着病程的进展,听力损失会由低频区向高频区扩展而表现出不同的曲线特征。测试环境应在符合GB/T 16296.1(2018)的隔声室进行,测试仪器及耳机要经过定期校准。

(九)言语识别率(speech discrimination score,SDS)测试[118-119]

听神经病患者的言语感知困难往往大于其听力损失程度,进行SDS测试,尤其是噪声下的SDS测试,能全面评估患者的言语交流能力。言语识别能力较好的听神经病患者病变部位较低,局限于内毛细胞或内毛细胞与SGC突触结合部位,安静环境下言语识别率较差的患者,其传入神经通路可能受损,无法有效传递信息。

异常表现:听神经病患者常表现为SDS与纯音听力不成比例地下降[1]。按照GB/T 16296.3(2017)标准进行最大言语识别率(PBmax)测试,正常人的SDS随言语强度的增大成比例地升高。临床上可通过患者PBmax低于其SDS下限来认定其SDS与纯音听阈不成比例地下降,SDS下限$=100-10\times P/11$,此处P代表500、1000、2000、4000 Hz的纯音气导平均听阈。若听力损失程度符合测试要求且配合程度较高,可进行I/O曲线绘制,对蜗后病变的鉴别也起到重要作用。在保证测试结果准确性的基础上,建议言语测试的年龄尽可能放宽,有助于明确诊断及随访研究。

(十)听觉皮层诱发电位(cortical auditory evoked potential,CAEP)[120]

CAEP是大脑在对声音信号进行感觉、认知、记忆过程中产生的电位。CAEP的P1产生于丘脑和初级听觉皮层,是听觉刺激诱发的最早的皮层电位。失匹配负波(mismatch negativity,MMN)由一系列重复听觉刺激(即标准刺激)中偶然穿插的偏差刺激所诱发,无须受试者选择性注意,反映大脑对变异刺激声信号的自动处理功能,是一种自动识别、分析的前注意加工过程。P1潜伏期反映了听觉通路从外周到中枢的突触传递时间的总和,为听觉皮层成熟度的标记物。同时,P1的引出与否可判断刺激声是否到达受试者的皮质,可作为听神经病患者听觉察觉能力的评估手段。MMN反映对标准刺激和偏差刺激之间差异的辨别能力,是评估听神经患者听觉和言语辨别能力的有效工具。常用的主观和客观测听(如PTA、OAE、ABR)结果与言语识别率相关性较差,对预估听神经病患者的言语识别能力较为局限,而MMN潜伏期和言语辨别率显著负相关[1]。

异常表现:听神经病患者的P1和MMN潜伏期常表现为延长。潜伏期缩短提示听觉皮层发育改善的迹象,即更多的神经元响应声音刺激、树突分支增加、神经元髓鞘化增加、突触同步和连接改善等。此外,CAEP对听神经的同步化依赖性较低,在AP和ABR消失的情况下,P1和MMN仍可能记录到。二者在评估听神经病患者听觉皮层功能和预估干预效果方面具有重要作用。

(十一)间隔觉察阈(gap detection threshold,GDT)

GDT是指受试者刚能察觉到一段连续刺激声中的中断间隔时,该间隔的最小时程。GDT的大小可以反映出听觉系统对时间上快速变化的声音的灵敏度。这是一种应用最广的检测听觉系统时间分辨率的心理物理学方法。听神经病患者的GDT明显大于感音神经性聋患者和听力正常人群,因此可根据GDT结果鉴别听神经病与感音性聋[121]。GDT能分别从频域和时域两方面评估患者的感知能力,因此GDT结果有助于细化听神经病的分型诊治。

异常表现:听神经病患者通常表现为GDT明显增大。正常青年人的GDT平均阈值在5 ms以内[122-123],而听神经病患者的阈值在10~30 ms,甚至达到了30 ms以上。

(十二)前庭功能检查[124-139]

除耳蜗神经受损以外,听神经病患者常常伴有潜在的前庭功能损害和异常。虽然在疾病的早期阶段,大多数听神经病患者不会表现为明显的头晕或眩晕症状,但是随着患者年龄的增加和病程的延长,前庭症状有可能会逐渐显现。因此,阶段性的前庭功能检查能够实时监测患者前庭系统功能变化。应用多种前庭功能检测方法能够对听神经病患者的前庭功能状态进行早期评估,有助于对病变范围做出客观准确的判断,可以对疾病进展情况进行监测,并及时制定相应的治疗与康复计划。

前庭诱发肌源性电位（vestibular-evoked myogenic potential, VEMP）可以检测前庭耳石器传导通路的异常，听神经病患者气导声刺激诱发的VEMP常常表现为无法引出或参数异常。眼震电图（electronystagmograph, ENG）和前庭双温试验（Caloric test）常常可以发现单侧或双侧半规管麻痹或功能降低。旋转试验（Rotatory test）可以发现和了解水平半规管低频和中频机能损害，表现为受检耳增益降低和/或耳间增益不对称比增加。视频头脉冲试验（video head impulse test, vHIT）和头脉冲抑制试验（suppression head impulse paradigm, SHIMP）可以检测3对半规管的高频前庭眼反射特征，但在疾病的早期多表现为参数正常。

此外，可应用心理物理学测试诊断和鉴别听神经病，如声源定位能力和时间分辨率指标，听神经病患者远差于感音神经性聋患者，其时间辨别能力的损伤为听神经病的诊断和干预提供了新的研究思路[140]。

二、影像学评估[141-143]

影像学评估在听神经病的诊断中很有必要。通过影像学评估可明确患者蜗神经的发育状况，结合其临床表型和听力学检测结果有助于诊断听神经病，鉴别蜗后病变、蜗神经发育不良等类似听神经病表现的其他疾病。典型的听神经病患者，在发病之初的磁共振成像上可见蜗神经、前庭神经及面神经的走行完整，神经直径正常，并可排除占位病变。高分辨率CT主要用于内听道及蜗神经管的测量，了解有无狭窄和发育异常；MRI对于蜗神经的发育状况和病变进展的评估优于CT。对于听神经病患者，影像学评估亦可对治疗和干预提供有益的指导。

三、遗传学诊断

对听神经病患者开展遗传学诊断与评估，不仅可以帮助明确病因，还可以为听神经病的病变定位分型诊断提供依据，进而指导个性化干预和治疗。

（一）遗传学诊断与评估的目标人群

对所有考虑诊断为听神经病的患者均应进行遗传学致病基

因的诊断与评估。

(二)遗传性听神经病相关的致病基因

目前已发现了20余种与听神经病相关的致病基因,遗传方式主要包括以下4种。

1. 常染色体隐性遗传:*FDXR*、*FXN*、*NARS2*、*NDRG1*、*OTOF*、*PJVK*、*ROR1*、*TMEM126A*、*WFS1*等。

2. 常染色体显性遗传:*ATP1A3*、*DIAPH3*、*DIAPH1*、*GJB3*、*MPZ*、*NF-L*、*PMP22*、*OPA1*、*OPA8*基因座、*SLC17A8*等。

3. X-连锁遗传:*AIFM1*、*GJB1*、*TIMM8A*等。

4. 线粒体遗传:12S rRNA T1095C突变与11778 mtDNA突变。

其中,*OTOF*是婴幼儿听神经病最常见的致病基因,占41.2%[55],*AIFM1*基因是迟发型听神经病最常见的致病基因,占18.6%[71],建议优先排查。

(三)遗传致病基因的检测方法

目前临床上常用新一代测序技术,即二代测序技术来实现致病基因的检测。新一代测序技术主要包括:目标区域测序、全外显子组测序和全基因组重测序,为获得更多的可用于分析的信息,全外显子组测序和全基因组重测序方法也会被首先考虑。与听神经病相关的致病基因的解读与临床意义的阐释要结合美国医学遗传学与基因组学学会(The American College of Medical Genetics and Genomics,ACMG)指南[144-145],人类表型标准术语(Human Phenotype Ontology,HPO)和在线孟德尔遗传(Online Mendelian Inheritance in Man,OMIM)以及常用的基因变异解读数据库进行候选致病基因的解读和最终明确听神经病的致病基因。数据库包括人群数据库(如gnomAD、1000 Genomes Project、dbSNP、dbVar等)、疾病数据库(如Clin Var、OMIM、HGMD、DECIPHER等)、序列数据库(NCBI、LRG、MitoMap等)、其他特殊数据库(Deafness Variation Database、Hereditary Hearing Loss Homepage、Shared Harvard Inner-ear Laboratory Database等)。

诊断与鉴别诊断

一、听神经病的诊断标准

听神经病诊断的通用标准为：ABR缺失或严重异常，OAE或CM可引出[3-5, 8, 24]。上述两个条件的同时出现是确诊听神经病的必要条件，也是听神经病区别于感音神经性聋的关键。听神经病患者存在临床表型的差异性、多样性和异质性，部分患者的听力有可能恢复，也可能保持长时间稳定，还可能进一步恶化。因此，要动态监测听力学指标，结合影像学、基因学结果来诊断听神经病。听神经病在婴幼儿、儿童、青少年及成人的诊断标准和临床表现亦有所不同。

（一）婴幼儿听神经病的诊断标准

是指<3岁的患儿，常常通过了常规的新生儿OAE听力筛查，即复筛和诊断型OAE正常，CM亦可正常引出，但ABR常表现为无明显分化的波形或严重异常。遗传学诊断可发现致病基因变异，影像学检查未提示蜗后病变和听神经发育异常[1]。

（二）儿童（4～12岁）、青少年和/或成人听神经病的诊断标准

亦称迟发型听神经病，临床表现为患者可以听到声音却不能理解其语义，尤其在噪声环境中，言语识别能力明显下降。临床检查发现ABR未引出或波形分化差，OAE多表现为正常或轻度改变，纯音测听多为轻度、中度到重度听力损失，言语识别率与纯音听阈不成比例地下降，鼓室图多为A型，镫骨肌声反射消失或阈值升高。遗传学诊断亦可发现相关致病基因变异，影像学检查排除蜗后占位性病变和听神经发育异常[1]，但随着病程的进展，可有听神经纤细的情况发生。

二、听神经病的鉴别诊断

听神经病作为临床表现特殊的听觉障碍性疾病，需与其他病因（如药物中毒性、噪声性、遗传性等）导致的感音神经性聋进行鉴别。在婴幼儿中，发现ABR严重异常，但OAE和CM均未记录到，且有证据显示存在中耳炎的条件下，不能排除听神经病，后续应通过随访评估加以鉴别；对于伴有早

产、低体重的婴幼儿，初次评估提示听神经病，应持续跟踪听觉言语发育评估以鉴别是否为暂时性听神经病；在迟发型听神经病，特别注意伴有毛细胞损伤导致OAE异常时的鉴别诊断。同时，部分蜗后占位和中枢病变可表现出与听神经病类似的主诉或症状，需根据制定的测试组合和诊断标准精准定位和鉴别。

（一）与感音神经性聋的鉴别

感音神经性聋是指由于内耳毛细胞、血管纹、听神经或听觉传导径路受损，声音的感受与神经冲动传递障碍导致的听力减退或听力丧失。在婴幼儿中，当ABR波形异常或不能引出时，不能简单地诊断为感音神经性聋，一定要对患儿进行耳声发射、声导抗镫骨肌反射以及CM和ASSR等检查来综合判断。陡降型感音神经性聋可表现为4000～8000 Hz听力重度损失，导致click ABR最大刺激强度未引出反应，波形分化差，类似于听神经病表现，应结合CM引出情况、言语识别率和影像学、遗传学检测结果，并密切观察评估加以鉴别[5, 24]。

（二）与蜗神经发育不良的鉴别

蜗神经发育不良（cochlear nerve deficiency，CND）指单侧或双侧蜗神经纤细或缺失，先天性听神经发育不全或听神经缺如，可见于外毛细胞功能正常的患儿，可单侧亦可双侧发病。电生理检查提示典型的ABR和CAP消失，SP可存在，说明内毛细胞功能正常[20]。影像学检查显示听神经"缺如"或"纤细"，可据此鉴别。CND诊断标准为：①在垂直于内耳道长轴斜矢状位图像上，蜗神经直径减小，小于同侧面神经、前庭上下神经和/或对侧蜗神经即可诊断为蜗神经纤细或发育不良；②在横断面、冠状面及斜矢状面扫描或重建时均不能显示蜗神经，诊断为蜗神经缺失。有学者建议在MRI的斜矢状位T2图像的截面上观测，当蜗神经的面积小于毗邻面神经面积的50%时，则可诊断为（CND[146-147]。值得注意的是，影像学检查诊断的蜗神经缺失除了包括蜗神经确实未发育的情况外，还包括了由于人为操作、神经周围血管袢的影响、颞骨畸形以及神经走行异常等因素导致的蜗神经未成像的情况。

（三）与有类似听力学特征的蜗后占位或中枢病变的鉴别

听神经瘤、多发性硬化及脑外伤后遗症等疾病在病变未侵及耳蜗时可表现出与听神经病类似的听力学特征。ABR可表现为从波形完全消失到Ⅰ-Ⅴ波间期延长等不同程度的异常，部分病例切除肿瘤后ABR可恢复正常，提示电生理异常是由于神经传导阻滞所致[20]。听神经瘤患者多为单侧高频听力下降，MRI或CT可显示内听道或桥小脑角占位性病变。多发性硬化除听力下降外，尚可有眩晕、其他颅神经及精神、皮层功能受损的表现，且症状可有缓解期，MRI显示桥脑多发性硬化灶。

干预与处理

听神经病的干预及处理面临巨大的临床实践挑战，需要包括耳科学、听力学、遗传学、影像学、言语治疗学、儿科学、神经内科学等多学科团队联合协作，同时还需要进行患儿家长宣教及疾病管理知识普及。对于听神经病诊疗经验较少的人员，建议向具有高水平专业知识和具备诊治经验的单位寻求帮助，建立听神经病诊治共同体和转诊机制。进一步的临床干预包括助听器验配、人工耳蜗植入及药物治疗等，同时建议对听神经病患者进行长期的动态随访与咨询指导。

一、临床干预

听神经病的临床干预原则在婴幼儿、儿童、青少年/成人有很大的不同。

对婴幼儿听神经病的干预原则主要是根据不同年龄采用不同的策略：（1）0~6个月，在没有获得可靠的行为听阈前主要是对家长进行相关宣教；（2）6~9个月，通过反复测试得到可靠的行为听阈，建议对行为听阈明确提高的患儿进行助听器干预，助听后的评估随访不容忽视；（3）9~12个月，听阈稳定且听觉言语发育呈现改善趋势，应继续助听器干预并密切观察、跟踪随访。如有可靠的行为听阈显示为重度或极重度听力损失，和/或无法从助听器获益，则应考虑人工耳蜗植入[148]。

对儿童期听神经病的干预原则主要是关注儿童听说能力的发育和进步，鼓励开展以家庭为中心的康复训练。助听器效果的评估取决于患儿语言感知技能的发展，而不是助听听阈的改善。这是指患儿经助听器干预，如果听觉和/或言语识别没有取得改善或改善甚微，即便助听听阈改善理想，仍建议患儿考虑人工耳蜗术前评估和手术干预。

对青少年及成人听神经病的干预原则主要是通过药物、助听器、人工耳蜗和辅助技术等提高患者的言语识别能力和保留言语交流能力。对于不同病因和不同类型的听神经病患者，在干预方法的选择上会有所不同，要结合听力学、遗传学、影像学的结果综合评估和咨询，给予个性化的指导。

（一）助听器验配

关于是否使用助听器进行干预，应基于可靠的行为阈值和听觉皮层诱发电位，同时需要结合家长和早期干预者提供的儿童对声音的行为反应，综合作出决定。越来越多的研究显示，行为阈值升高的听神经病患儿能从助听器获益，而行为听阈接近正常的患儿能否获益于助听器仍存在争议，因此行为听阈明确升高的患儿才应建议进行助听器干预[3-5, 149]。

听神经病患者具有较差的时域处理和频率分辨能力，在低频处更为明显。因此，听神经病患者的放大需求与感音神经性听力损失也不尽相同。低频消减、增强时域和频率线索以及将低频信息处理转移至高频的移频策略等可用来改善助听效果[150-151]，目前尚未有明确证据表明上述策略会改善患者的言语识别能力。

助听器验配除遵循常规的助听器验配指南外，还应格外重视验配前听力学、影像学、遗传学综合评估和验配后跟踪随访。听神经病患者助听器验配后的随访可表现出主客观听力结果的不一致性、多次评估结果间的波动性等，上述情况的发生并不能说明病情的恶化，临床上应综合助听器干预效果建议是否进一步考虑人工耳蜗植入。

（二）人工耳蜗植入[148, 152]

听神经病患者的人工耳蜗植入效果具有多样性，部分患者通过人工耳蜗植入可获益，但其效果与典型感音神经性听力损失患者存在差异。伴有其他周围神经病变及影像学证实蜗神经发育不全或缺如的患者，通常植入效果欠佳，医生和家属需慎重选择。听神经病患者耳蜗植入前详细的MRI和CT检查非常必要[20]，以确定是否存在听神经发育不良和耳蜗神经缺如的情况，从而判断术后效果。

对于婴幼儿听神经病患儿，获得稳定的听力测试结果并有明确证据显示为永久性听神经病是考虑进行人工耳蜗植入的前提，部分患儿可能属于发育迟缓，随着月龄的增长听觉状况可能会有波动，是否存在发育延迟的情况必须作为人工耳蜗植入前评估的一部分。目前建议耳蜗植入年龄不宜过早，一般在2岁左右（除外由遗传因素导致，表现为极重度听力损失的患儿，如OTOF基因突变所致听神经病，其人工耳蜗植入效果良好，可与常规感音神经性听力损失儿童一样尽早进行人工耳蜗植入）。对于青少年/成人听神经病患者，当言语识别能力较差且双侧为重度-极重度听力损失时，人工耳蜗植入是可能有效的听觉康复手段。

耳蜗植入的效果与病变部位密切相关。根据现有研究，突触前型/突触型听神经病患者显示出和普通感音神经性聋相似的术后获益，突触后病变的患者手术效果各异，但平均差于突触前型/突触型患者的术后效果。

1. 突触前型/突触型听神经病的人工耳蜗植入：突触前/突触型听神经病患者表现出较好的术后效果，说明人工耳蜗是直接电刺激SGC水平而绕过了周围感觉系统[153-155]。电诱发听性脑干反应（electrically evoked auditory brainstem response，EABR）的引出，说明被激活的神经纤维数目增多，放电同步化加强。内毛细胞缺失或功能异常以及内毛细胞带状突触异常的患者均显示出植入后语言感知和交流能力的改善[156-162]。建议有条件单位进行术中EABR检测，以指导预后。

2. 突触后型听神经病的人工耳蜗植入：突触后患者的耳蜗植入效果各异，体现了病变部位不同、致病机制不同、神经损伤程度多样的特点。最佳效果者的言语识别能力等同于感音神经性聋同等条件的患者，而最差的效果是对电刺激无反应，或能听到声音但无实用听觉能力。轴突病变、听神经/脑干病变、核黄疸患者的效果通常不佳[20]，在进行人工耳蜗干预时要与患者和/或家属耐心沟通,使其理解。

值得注意的是:在听力测试结果稳定并有明确证据显示为永久性听神经病之前,不应过早作出人工耳蜗植入的决定,建议人工耳蜗干预在24月龄左右。如果听力恶化或助听器无效,患儿言语-语言技能的发育不能达到应有水平,或者尽管测听阈值较好,但患儿没有获得期望的进步,应考虑人工耳蜗植入。建议3岁以前每3~6个月进行一次听力学监测评估,之后根据情况每年一次。家长要配合医疗机构尽可能做到可以随时监测听神经病儿童整个幼儿和学龄阶段的听觉和交流发育以及学习成绩。

(三)辅助听觉技术

理论上,任何能够提高信噪比的方法都可以提高听神经病患者的言语识别和语言学习能力,所以在结构性或自然语言学习过程中,可以通过减少环境噪声、利用扩音器增加说话者音量、使用调频(frequency modulation,FM)系统、手语等方法实现信噪比的优化,帮助婴幼儿听神经病患儿改善交流能力[3-5, 149]。

(四)药物治疗

除了助听器和人工耳蜗植入,目前关于药物治疗听神经病的效果尚无大宗病例的确切报道。某些听神经病可能和神经脱髓鞘存在密切关联,因此可考虑选择抗脱髓鞘药物、营养听神经药物、抗氧化剂、重塑突触功能以及线粒体能量代谢合剂等药物[151, 163]。由于青少年及成人听神经病患者是在言语发育完成之后出现的疾病,其言语交流能力和言语识别率的下降是疾病的主要特征,在药物治疗过程中,改善其言语识别率,提高交流能力是患者感受到治疗有效的主要指征。

综上,由于听神经病在不同人群中的临床表型不尽相同,在明确诊断为听神经病之后还应对其进行定位分型并采取不同的干预方案或诊疗建议。听神经病患者干预效果呈现较大的异质性,在很大程度上具有不可预测性。因此,听神经病的干预较常规听力损失的干预需要更为严谨的诊断、评估、跟踪随访以及对听神经病更为全面深入的认识。建议对此类患者的干预转诊至有经验的医疗机构或区域中心。

二、随访原则

（一）婴幼儿听神经病的随访[5-6, 24, 149, 164]

婴幼儿听神经病的动态听阈评估得出的结果和结论是决定治疗康复方案的基础。听神经病患儿有发生交流困难和言语障碍的高风险，因此需要建立一个持续的听力监测和交流发展能力评估的康复计划。

1. 疾病的宣教和家长的认知积累：为了确诊听神经病，需要进行翔实的听力学组合检测、影像学评估、遗传学诊断、神经发育评估等。这可能要比诊断感音神经性聋或传导性聋花费更多的时间。在考虑患儿为听神经病的过程中，应告知家长诊断过程需要花费的时间及检查的目的和原因。

2. 帮助患儿家长选择康复方案：康复治疗对所有的听障儿童都是可行的。听神经病患儿的治疗需要一个多学科的医疗小组，包括耳科学、听力学、听力康复学、小儿神经学、言语治疗学、早期教育的支持以及遗传学、新生儿科学、家庭教育专家的加入，共同制定康复方案。

3. 制定个性化的治疗方案：听神经病患儿受益于个性化的治疗康复，目前婴幼儿听神经病的助听器验配及人工耳蜗植入均有成功的案例。听力损失较重的听神经病患儿应尽早佩戴助听器，有效的听觉补偿有助于语言的发育。人工耳蜗植入在治疗一些类型的听神经病患儿上取得了显著的成效，而另外一些患儿却疗效欠佳，因此，人工耳蜗植入前翔实的多学科会诊评估以及家长的充分认知很有必要。

4. 听神经病患儿的四类预后情况：第一类为病情好转，听力恢复，在1～2年后开始有听说能力，表现为暂时性听神经病；第二类为病情恶化，OAE、CM消失，言语发育障碍；第三类为病情稳定，听力和言语能力均未进一步恶化；第四类为出现其他外周神经病变，多见于迟发型听神经病，多与遗传因素相关。

（二）儿童（4～12岁）、青少年及成人听神经病的随访

由于该年龄段听神经病患者的言语发育已完成，主要在动态的听力评估基础上进行治疗，根据听力状况和言语辨别能力进行内科药物治疗、助听器验配和人工耳蜗手术治

疗。随访主要关注患者听力学检测中OAE引出和消失的变化特征、言语识别能力的提高或下降以及交流能力减弱或丧失的时间点，分析药物治疗的有效性和判断人工耳蜗植入的必要性。

三、遗传咨询

听神经病患者的遗传咨询是预防听神经病再发、指导选择听神经病治疗方案的一个新手段。听神经病患者及家属的遗传咨询主要包括遗传学检测前和检测后两部分，咨询过程中需严格执行知情同意原则及趋利、避害、公平、自主四大伦理学原则，严格质量控制，确保结果准确，对结果进行非倾向性的客观解读和咨询[165-166]。

（一）遗传学检测前的咨询

主要包括患者信息采集和初步临床诊断，表型信息的准确收集整理和认知有益于精准高效的基因检测方法的选择，协助制定个性化的检测策略。

1. **明确表型**：通过详细问诊及耳科听力学相关检查、影像学及实验室相关检查明确患者的临床表型。根据相关听力检查或是已经确诊的听力学记录来判断患者的听力损失情况，确定患者的听力损失类型及听力损失程度，询问患者的发病年龄以及家族中相同症状患者的情况。

2. **绘制家系图**：根据患者临床表型家族史，绘制出家系图谱，通过分析家系图谱的遗传特性，提出最可能的遗传规律和模式。

3. **遗传学检测**：告知患者及家属遗传学检测的目的和意义、不同检测方法及局限性、所需时间、费用、可能的检测结果等信息，指导患者及其家庭在知情同意的前提下选择适当的基因检测方法，帮助寻找听神经病的遗传致病因素。

（二）遗传学检测后的咨询[167]

主要包括听神经病病因、遗传方式与病变部位、预后、干预及预防、再发风险评估等内容。遗传性听神经病包含多种不同遗传模式和病变部位，不同检测结果的遗传咨询需根据咨询目的、咨询者与先证者的关系给出相应指导，并同时疏导由基因检测结果产生的患者及家属的心理问题。

1. **再发风险评估**：对患者的基因型与临床表型信息进

行综合分析，评估疾病遗传方式与规律、发生发展趋势、预后及再发风险。遗传性听神经病可表现为常染色体显性遗传、常染色体隐性遗传、X连锁遗传及线粒体遗传等不同遗传方式，患者同胞、后代及其他家庭成员的再发风险与遗传方式有关。

（1）常染色体隐性遗传：对于常染色体隐性遗传患者（如*OTOF*基因纯合或复合杂合突变患者），患者父母多为听力正常的致病基因突变携带者，再次生育听神经病后代的风险为25%，先证者的同胞有25%的概率为听神经病，50%的概率为听力正常的致病基因突变携带者，25%的概率为健康人；先证者（如*OTOF*基因纯合或复合杂合突变患者）与健康人婚配的后代100%为携带者，先证者与携带相同致病基因突变的正常携带者婚配，后代50%为听神经病；先证者与携带相同致病基因纯合或复合杂合的听神经病患者婚配，其后代100%为听神经病，男女患病概率相等。

（2）常染色体显性遗传：对于常染色体显性遗传患者（如*DIAPH3*基因突变的患者），如果先证者的父母之一有突变等位基因，则其同胞发病风险为50%；如果先证者的父母均无突变的等位基因，则先证者为新生突变，需排除低比例嵌合现象，父母再生育仍然存在遗传风险，可行产前诊断或胚胎植入前遗传学诊断（preimplantation genetic diagnosis，PGD）；先证者的后代发病风险为50%，男女患病机会均等。

（3）X-连锁隐性遗传：对于X-连锁隐性遗传患者（如*AIFM1*基因突变的男性患者），如父亲正常，母亲为携带者时，后代中男性有50%的概率患病，女性有50%的概率为携带者，生育时可行产前诊断或PGD；该男性患者与正常女性婚配，后代中男性无此基因突变致病风险，女性全部为携带者。不同基因的女性携带者的发病情况存在差异，部分基因突变的女性携带者也可出现听神经病，通常表型异质性较大，发病年龄较晚。

（4）线粒体遗传：携带均质性线粒体突变的女性，其后代均携带突变，而男性携带者则不会遗传给下一代。

2. 选择合理的干预措施：帮助患者选择合理的干预措施，如药物、助听器、人工耳蜗等，同时给出预防建议。治疗效果与听神经病病变部位及机制有关,病变位于突触前,人工耳蜗效果较好,与普通感音神经性聋效果相似;而病变位于突触后,效果各异,但普遍差于突触前患者。

3. 疾病预防:包括新生儿筛查、产前诊断、PGD等。对于明确遗传致病因素的患者和家庭,生育时可行产前诊断和PGD。除遗传因素外,听神经病与环境因素密切相关,如新生儿高胆红素血症、缺氧等也需密切关注。

4. 未找到遗传病因患者的遗传咨询:听神经病患者中超过40%存在遗传因素,对于暂未找到遗传病因的患者,包括阴性结果和意义未明等结果,考虑可能与遗传检测方法、生物信息分析、表观遗传和环境因素等非遗传因素以及目前医学对听神经病认识的有限性有关。对该类患者,根据听力损失类型、程度等临床表型给予适当的临床干预;需明确是否需要进一步检查检验或实验来明确变异的致病性或良性趋势,尤其是针对意义不明的变异,如对于符合常染色体显性遗传模式的家系,若检出意义未明的变异,应建议家系内共分离验证,评估该变异是否可上升为致病或可疑致病变异;进一步补充其他系统检查,进行定期随访;根据检测技术发展选择新的遗传学检测方法或数据重分析;关注疾病或可能致病变异的最新进展,进行知识更新。对于此类遗传病因暂不明确的个人或家庭,不建议进行产前诊断和/或PGD,产前诊断和PGD必须严格遵循规范化流程和伦理审批。

本指南经同行专家共同讨论制定,回顾了听神经病的定义命名演化过程、强调了听力学诊断标准、遗传学诊断意义、提出了临床定位分型医学诊断的必要性、阐述了听神经病的主要发病机制、探讨了个性化干预随访模式,对指导临床发现和认识听神经病,提高诊断的准确率和干预的有效性具有重要的指导意义。本指南听神经病临床实践要点及流程见附录1。

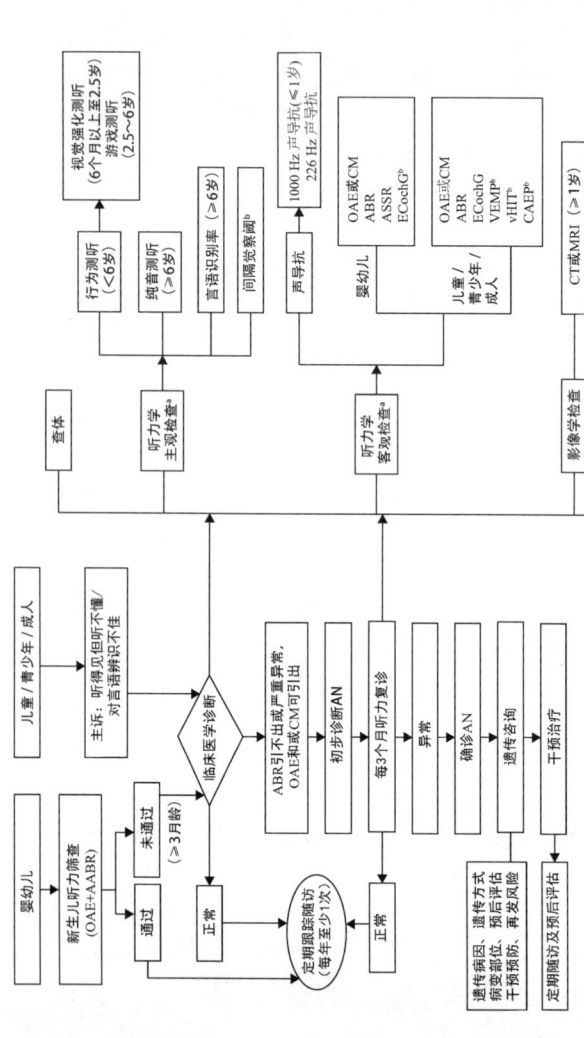

附录1 听神经病临床实践要点及流程

2 中国听神经病临床实践指南（2022版）

指导专家：韩德民（首都医科大学附属北京同仁医院）、王正敏（复旦大学附属眼耳鼻喉科医院）、韩东一（解放军总医院）、高志强（北京协和医院）、吴皓（上海交通大学医学院附属第九人民医院）

执笔专家：王秋菊（解放军总医院）、殷善开（上海交通大学附属第六人民医院）、杨仕明（解放军总医院）、李华伟（复旦大学附属眼耳鼻喉科医院）、时海波（上海交通大学附属第六人民医院）、王洪阳（解放军总医院）、金昕（中华耳鼻咽喉头颈外科杂志编辑部）

参与撰写及讨论专家（按姓氏笔画排序）：卜行宽（江苏省人民医院）、刁明芳（解放军总医院）、于宁（解放军总医院）、于黎明（解放军总医院）、于澜（解放军总医院）、马秀岚（中国医科大学附属盛京医院）、王大勇（解放军总医院）、王宁宇（首都医科大学附属北京朝阳医院）、王利一（北京医院）、王秋菊（解放军总医院）、王洪阳（解放军总医院）、王海波（山东省耳鼻喉医学院）、王锦玲（空军军医大学西京医院）、王慧（上海交通大学附属第六人民医院）、孔维佳（华中科技大学同济医学院附属协和医院）、卢连军（空军军医大学唐都医院）、叶胜难（福建医科大学附属第一医院）、史伟（解放军总医院）、白兰（内蒙古鄂尔多斯市残疾人联合会）、冯永（南华大学附属长沙中心医院）、冯艳梅（上海交通大学附属第六人民医院）、兰兰（解放军总医院）、华清泉（武汉大学人民医院）、冰丹（华中科技大学同济医学院附属同济医院）、刘玉和（首都医科大学附属北京友谊医院）、刘海红（首都医科大学）、刘博（首都医科大学）、齐悦（首都医科大学附属北京友谊医院）、关静（解放军总医院）、江文（联勤保障部队第921医院）、孙建军（解放军总医院）、孙珊（复旦大学附属眼耳鼻喉科医院）、李文妍（复旦大学附属眼耳鼻喉科医院）、李永新（首都医科大学附属北京同仁医院）、李华伟（复旦大学附属眼耳鼻喉科医院）、李兴启（解放军总医院）、李进（解放军总医院）、李佳楠（解放军总医院）、李蕴（上海交通大学医学院附属第九人民医院）、杨仕明（解放军总医院）、杨华（北京协和医院）、杨军（上海交通大学医学院附属新华医院）、肖自安（中南大学湘雅二医院）、时海波（上海交通大学附属第六人民医院）、邱建华（空军军医大学西京医院）、余力生（北京大学人民医院）、冷辉（辽宁中医药大学附属医院）、张宏征（南方医科大学珠江医院）、张青（上海交通大学医学院附属新华医院）、张秋静（解放军总医院）、张娇（解放军总医院）、张娟（首都医科大学附属北京朝阳医院）、张梦茜（解放军总医院）、张甦琳（华中科技大学同济医学院附属协和医院）、张㳘（西安交通大学第二附属医院）、陈伟（解放军总医院）、陈晓巍（北京协和医院）、林颖（空军军医大学西京医院）、金玉莲（上海交通大学医学院附属新华医院）、金昕（中华耳鼻咽喉头颈外科杂志编辑部）、周慧芳（天津医科大学总医院）、郑亿庆（中山大学孙逸仙纪念医院）、单春光（河北医科大学第二医院）、赵立东（解放军总医院）、赵辉（解放军总医院）、查定军（空军军医大学西京医院）、柳珂（首都医科大学附属北京友谊医院）、郗昕（解放军总医院）、姜子刚（秦皇岛市第一医院）、姜鸿彦（海南省人民医院）、娄昕（解放军总医院）、洪梦迪（解放军总医院）、聂国辉（深圳市第二人民医院）、柴人杰（东南大学附属中大医院）、钱迪（深圳市龙华区人民医院）、倪道凤（北京协和医院）、殷善开（上海交通大学附属第六人民医院）、高下（南京大学医学院附属鼓楼医院）、郭明丽（河北省人民医院）、郭维维（解放军总医院）、黄丽辉（首都医科大学附属北京同仁医院）、黄治物（上海交通大学医学院附属第九人民医院）、龚树生（首都医科大学附属北京友谊医院）、梁勇（南方医科大学南方医院）、梁巍（中国听力语言康复研究中心）、蒋晴晴（解放军总医院）、舒易来（复旦大学附属眼耳鼻喉科医院）、曾祥丽（中山大学附属第三医院）、谢林怡（解放军总医院）、翟所强（解放军总医院）、熊观霞（中山大学附属第一医院）、熊芬（解放军总医院）、冀飞（解放军总医院）

参考文献从略

（通信作者：王秋菊）
（本文刊载于《中华耳鼻咽喉头颈外科杂志》2022年第57卷第3期第241-262页）

3 中国耳聋基因诊断与遗传咨询临床实践指南（2023）

中国耳聋基因筛查与诊断临床多中心研究协作组
中华耳鼻咽喉头颈外科杂志编辑委员会
中华医学会耳鼻咽喉头颈外科学分会

前　言

世界范围内新生儿耳聋发病率为2‰~3‰，先天性耳聋中，遗传因素致聋占比50%以上[1-4]。我国新生儿耳聋发病率为1‰~3.47‰，遗传因素致聋占比达50%~60%[5]。我国自然人群中，常染色体隐性遗传耳聋基因致病变异携带率超过15%[6-9]；另外还有2.3‰的药物性耳聋线粒体DNA易感变异携带者[10]，这些个体对某些特定环境因素，特别是氨基糖苷类抗生素易感而容易发生耳聋。遗传性耳聋的防控是提高人群听力健康水平的主要切入点之一，而基因诊断在遗传性耳聋防控中发挥着重要作用。临床医生对耳聋基因诊断及遗传咨询的认知程度，决定了这项工作在临床诊疗中的应用和推广。目前，国内外皆缺少基于循证医学证据的遗传性耳聋诊断临床实践指南。本指南的制定旨在明确耳聋基因诊断在耳聋诊疗中的价值，规范我国遗传性耳聋基因诊断流程，促进多学科整合，为遗传性耳聋的科学管理和三级预防提供专业性指导。

遗传性耳聋基因的定义

遗传性耳聋是指由遗传变异致聋，或因携带遗传变异而对某种环境因素易感、在暴露于该环境因素后而发生的耳聋。遗传性耳聋按照是否合并其他表型分为综合征型和非综合征型。

综合征型耳聋是指除耳聋外，还伴有其他器官或系统的功能或结构异常；非综合征型耳聋不伴其他器官或系统的异常，可伴有耳鸣、眩晕等[11]。

遗传性耳聋的表型谱较广，致病基因遗传异质性强。在临床实践中对遗传性耳聋基因的定义，推荐参考ClinGen专家组对基因和耳聋表型关联的评级[12]，等级为Moderate及以上的基因称之为遗传性耳聋基因。截至2022年4月1日，ClinGen Hearing Loss专家组审校认定了112个等级为Moderate及以上的基因，其中109个（除外*DSPP*、*GJB3*、*GJB6*）推荐用于耳聋诊断。此外，ClinGen其他疾病专家组审校认定*COL4A3*、*COL4A4*、*PTPN11*、*COL1A1*等四个与综合征型耳聋有关的基因也可用于耳聋诊断。需要注意的是，虽然ClinGen数据库是持续更新的，但仍未能对所有已知的耳聋候选基因进行审校注释。例如*ATP6V1B2*、*LMX1A*等基因致病性明确，但尚未被ClinGen专家组审校[13-16]。在临床实践中，如果在ClinGen未审校的基因中发现潜在的致病变异，建议临床医生根据ClinGen Gene-Disease Validity Standard Operating Procedures对未审校或未更新的基因进行审校。耳聋候选基因来源可参考以下数据库：Hereditary Hearing Loss Homepage（https://hereditaryhearingloss.org），Online Mendelian Inheritance in Man（OMIM，https://www.omim.org）[17]，Human Phenotype Ontology（HPO，https://hpo.jax.org/app）[18]，PanelAPP（https://panelapp.genomicsengland.co.uk）[19]，Genetic Testing Registry（GTR，https://www.ncbi.nlm.nih.gov/gtr）[20]，Orphanet（https://www.orpha.net），The Gene Curation Coalition（https://thegencc.org）。

相关专业术语

单基因病：是指由一对等位基因控制的疾病或病理性状，传递方式遵循孟德尔遗传定律。根据决定该疾病或病理性状的基因所在染色体不同（常染色体或性染色体），以及该基因不同变异遗传性质的不同（显性或隐性），单基因病中又可分为常染色体显性遗传病、常染色体隐性遗传病、X连锁显性遗传病、X连锁隐性遗传病及Y连锁遗传病。

等位基因：位于父源和母源染色体相同基因座位上的一对基因。

野生型：一般指正常基因，即和参考基因组比对未发现致病性变异的基因。

致病性纯合变异：一对等位基因的相同位点发生相同的致病性变异。

致病性复合杂合变异：一对等位基因上的不同位点发生致病性变异或同一位点发生不同的致病性变异。

致病性（单）杂合变异：只有一个等位基因上发生致病性变异。

耳聋基因座位表示方法：

DFNA（nonsyndromic deafness，autosomal dominant）：常染色体显性遗传性耳聋基因座位

DFNB（nonsyndromic deafness，autosomal recessive）：常染色体隐性遗传性耳聋基因座位

DFNX（nonsyndromic deafness，X-linked）：X连锁遗传性耳聋基因座位

DFNY（nonsyndromic deafness，Y-linked）：Y连锁遗传性耳聋基因座位

DFNM（nonsyndromic deafness modifier）：耳聋修饰基因座位

AUN（auditory neuropathy）：听神经病基因座位

AUNA（auditory neuropathy，autosomal dominant）：显性遗传的听神经病基因座位

AUNX（auditory neuropathy，X-linked）：X连锁遗传的听神经病基因座位

临床问题、推荐意见、证据概述和推荐说明

本指南包括7个临床问题，涉及诊断、预防和治疗三个方面。

本指南对推荐类别的表述沿用国际通用的方式[21]。

Ⅰ类：指已证实和/或一致公认有益、有用和有效的操作或治疗。

Ⅱ类：指证据支持的有用和/或有效的操作或治疗，但尚有矛盾或存在不同观点。

Ⅱa类：有关证据/观点倾向于有用和/或有效，应用这些操作或治疗是合理的。

Ⅱb类：有关证据/观点尚不能被充分证明有用和/或有效，可考虑应用。

Ⅲ类：指已证实和/或一致公认无用和/或无效，并对一些病例可能有害的操作或治疗，不推荐使用。

由于遗传性耳聋的致病原因特殊，遗传异质性强，故开展基于基因诊断的大规模随机对照临床试验并不合适，因此常用疾病指南的证据水平分类方法并不适用于本指南。本指南根据遗传性耳聋的病因特点、疾病规律和研究模式，参考同类指南，对证据来源的水平表述如下。

A级：证据来源于大规模或中等规模人群队列或大量家系报道。

B级：证据来源于小规模人群队列或多个家系报道。

C级：证据来源于少量家系报道或专家共识意见。

问题1 耳聋基因诊断的目的及价值

明确耳聋患者的分子病因和疾病的预后，指导遗传性耳聋的治疗及预防；明确遗传性耳聋高风险个体（药物性耳聋敏感个体/迟发性耳聋），通过用药指导及专业指导预防耳聋发生或延缓疾病进程；确定遗传性耳聋基因致病性变异携带者，预警下一代遗传性耳聋的风险，为进一步遗传阻断及未来可能的基因治疗提供证据。

问题2 耳聋基因诊断的适用人群

1. 先天性耳聋患者（Ⅰ，A）。

2. 迟发性耳聋患者（Ⅰ，A）。

3. 综合征型耳聋患者（Ⅰ，A）。

针对以上三类人群，耳聋先证者发现携带意义未明的基因变异时，应通过家系检测结合耳聋基因变异评级指南明确变异的致病性（Ⅱa，B）[22]。

4. 有耳聋家族史的听力正常者，婚前或生育前进行基因诊断明确是否为致病性耳聋基因变异携带者，以评估下一代耳聋的风险（Ⅱa，B）。

5. 耳聋基因筛查结果未通过的个体（Ⅱa，A）[23]，包括遗传性耳聋高风险者和携带者两大类。遗传性耳聋高风险者包括：①检出常染色体隐性遗传基因的双等位基因（纯合及复合杂合）致病变异；②检出线粒体DNA m.1555 A>G或m.1494 C>T均质或异质性变异，这类变异携带者在使用氨基糖苷类药物后会发生耳聋。这里的携带者可能为疑似病例或致病变异携带者。

问题3　遗传性耳聋基因诊断流程及方法

遗传性耳聋的基因诊断应由具备资质的技术人员在相应实验室开展，实验室应取得国家卫生健康委员会临床检验中心或省级临床检验中心的临床基因扩增检验实验室技术验收合格证书。

（一）样本采集

对于胚系遗传疾病，首选乙二胺四乙酸（EDTA）抗凝管采集外周血，也可采用血斑、颊黏膜脱落细胞等，方便核酸提取（Ⅰ，A）[24]。

（二）收集临床资料

进行基因诊断前，除详细采集病史和家族史外，应完善患者相关临床检查，包括耳外形检查、听力学检查、颞骨影像学检查、颅脑磁共振等；如考虑综合征型耳聋，还应进行其他器官系统检查，如皮肤、毛发、指甲、骨骼发育、体态、步态、虹膜和巩膜颜色、视力、视野、眼底等，必要时结合超声、血液生化、影像（X线、CT、MRI）检查等以明确临床诊断。

（三）基因诊断方法

用于遗传性耳聋基因诊断的主要方法包括基因芯片（gene chip）、Sanger测序、目标耳聋基因靶向捕获测序（即已知耳聋基因二代测序Panel）、全外显子组测序（whole exome sequencing，WES）及全基因组测序（whole genome sequencing，WGS）等。基因芯片是杂交测序方法，即通过与一组已知序列的核酸探针杂交进行核酸序列测定的方法，主要检测已知耳聋基因的热点致病性变异，其主要优点是快速、高效、自动化，但检测范围有限。Sanger测序，即第一代DNA测序技术，被认定为基因检测的金标准，读长较长、准确性高，但其单个碱基的测序成本高、通量低。目标耳聋基因靶向捕获测序、WES和WGS均以下一代测序（next-generation sequencing，NGS）技术为基础，NGS相比第一代测序大幅降低了单个碱基的测序成本和测序时间，保持了较高的准确性和检测通量。NGS技术检测出的致病、可能致病或意义不明的变异，应使用Sanger测序进行验证（Ⅱa，A）。

随着测序成本的下降以及生物信息学分析的规范化和流程化，目标耳聋基因靶向捕获测序和WES逐渐成为遗传性耳聋基因诊断的重要手段。文献报道的超过100例耳聋患者的基因诊断中：（1）包括59～181个基因的耳聋基因靶向捕获测序，能在38.8%～39.3%的散发耳聋患者中明确诊断分子病因[25-26]，在33.5%～47.6%的散发和家系耳聋患者中明确诊断分子病因[5,27-28]，在48%～56%的家系耳聋患者中明确诊断分子病因[29-30]；（2）排除由*GJB2*或排除由*GJB2*、*SLC26A4*、线粒体DNAm.1555A＞G致聋的患者后，包括79～213个基因的耳聋基因靶向捕获测序，能在15.5%～31%的耳聋患者中明确诊断分子病因[31-35]；（3）WES能在47.3%的散发耳聋患者中明确诊断分子病因[36]，而排除由*GJB2*基因致聋的患者后，WES能在35.5%的散发耳聋患者中明确诊断分子病因[37]，在56%的家系耳聋患者中明确诊断分子病因[38]。可见，与散发耳聋患者相比，有家族史的耳聋患者应用NGS能获得更高的分子诊断率；与耳聋基因靶向捕获测序相比，WES无论在散发还是有家族史的耳聋患者中都具有更高的分子诊断率；遗传性耳聋具有明确的常见致聋基因（如*GJB2*），优先检测常见致聋基因不失为一种经济高效的策略。

（四）耳聋基因检测方案的选择

关于检测基因的选择，遗传性耳聋虽主要为单基因疾病，但遗传异质性强，除少数遗传性耳聋类型对应明确的致病基因外，其他类型难以通过表型判断致病基因。针对表型、基因型对应性不明确的遗传性耳聋，本指南推荐优先检测明确的耳聋致病基因（ClinGen经过评估认为该基因与疾病相关性是"Definitive"或"Strong"）（Ⅰ，A）[39]。若检测可能的致病基因（ClinGen经过评估认为该基因与疾病的相关性是"Moderate"）[22]，对发现的基因变异致病性评级应遵循下调一级的原则，并结合不同证据进行综合判断，如特异性临床表型、家系共分离证据、功能实验等，并谨慎解释（Ⅱa, B）[40]。考虑到国内同证婚配频发的现象，同一患者有可能携带多种基因的致病变异，医学检验实验室及临床医生需对数据谨慎分析及解释。

对于表型、基因型对应性明确的遗传性耳聋类型，可以有针对性地进行特定基因检测，如颞骨CT显示单纯前庭水管扩大（enlarged vestibular aqueduct, EVA）的患者可进行*SLC26A4*基因检测（Ⅱa, A），显性遗传耳聋甲发育不全（dominant deafness-onychodystrophy, DDOD）综合征可以检测*ATP6V1B2*基因、内耳畸形IP-Ⅲ可检测*POU3F4*基因（Ⅱa, B）。临床医生对表型的认识决定了选择基因检测范围的准确性及全面性。在检测费用相当的情况下，基于NGS的目标耳聋基因靶向捕获测序是首选方法[25, 28, 41-48]。考虑到患者的经济条件，也可以进行梯级遗传检测。梯级遗传分析是以表型-基因型及家系分析为核心技术，分步骤鉴定遗传性耳聋的致病基因[49-51]。具体如下：（1）对前来咨询的耳聋先证者首先结合表型进行临床诊断，对于可以从表型推断基因型的耳聋患者可直接检测致病基因并进行家系验证，确定其遗传病因；（2）对于无法从表型推断基因型的耳聋患者，进行常见耳聋基因测序，对结果阳性的患者进一步行家系成员验证，明确致病基因变异；（3）对于常见耳聋基因检测阴性的患者，进行已知耳聋基因二代测序Panel检测，如发现候选变异则进一步在家系中进行验证，确定致病基因变异，如仍未发现候选变异，则通过WES（必要时结合连锁分析）寻找新的致病基因。图1为耳聋基因诊断流程图。

当NGS未检测出致病基因变异或检测出的致病基因变异不足以解释患者表型或家系遗传规律时，应酌情采用其他方法进行检测，如多重连接探针扩增技术（multiplex ligation-dependent probe amplification, MLPA），基因芯片、WGS、三代测序技术（third-generation sequencing, TGS）等以检测大片段变异等情况[52-53]。例如*STRC*基因致病变异（主要是拷贝数变异，copy number variation, CNV）是导致轻中度听力损失的主要原因之一，高度同源的假基因的存在对NGS检测构成挑战。因此临床实践中检测*STRC*基因CNV需结合

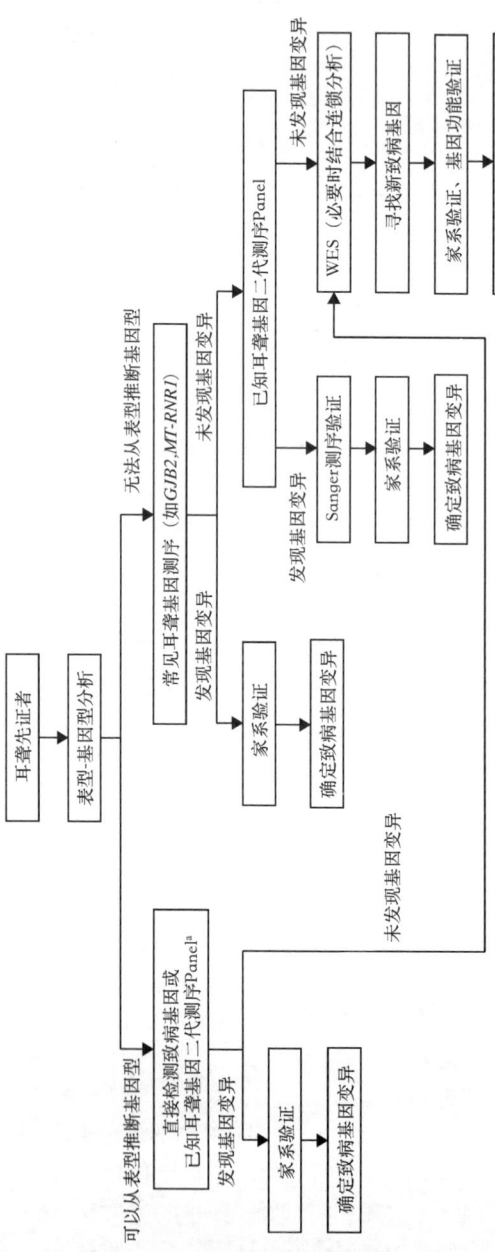

图 1 耳聋基因诊断流程图

WES：全外显子组测序；a：对于表型特异目责任基因单一的耳聋类型，如耳聋甲发育不全综合征、内耳畸形 IP-Ⅲ、显性遗传耳聋甲发育不全综合征，可分别直接对其责任基因 SLC26A4、POU3F4、ATP6V1B2 进行检测，而对于 Waardenburg 综合征等责任基因多或责任基因编码区序列过长的耳聋类型可直接行已知耳聋基因二代测序 Panel 检测

MLPA、微滴式PCR（droplet digital PCR，ddPCR）、长片段PCR（long-range PCR，LR-PCR）或长读长的TGS等有效手段[53-63]（Ⅱa，B）。

（五）数据及报告解读

下一代测序能否有效服务于耳聋基因诊断不仅依赖于检测技术的更新，还与数据分析及变异解读密不可分。越来越多的检测中心开始采用美国分子病理学会（Association of Molecular Pathology，AMP）和美国医学遗传学与基因组学学会（American College of Medical Genetics and Genomics，ACMG）提出的序列变异解读指南[22,64]。但现阶段，上述变异解读指南仍有局限性，耳聋基因诊断过程中仍会有大量变异被判定为临床意义不明（variants of uncertain significance，VUS），随着携带相同变异的人群数据的积累及生物信息学技术的发展，指南会被修订以利于变异性质的判定。此外，无论是WES还是WGS，其主要目的是揭示可解释患者临床表型的致病基因（组）变异，但在部分个体基因组中还可能检测出与受检指征不相关但具有重要临床功效性（主要是指能较好预测未来发病的可能性并可进行预防性干预或治疗）的基因（组）变异。如果这些变异是无意中被发现的，则称为意外发现[65]。ACMG建议有意识地分析这些有重要临床意义的基因（组）变异，并将其称为次要发现[66]。意外发现和次要发现虽然一方面为检测者提供了有用的遗传信息，但同时也会不同程度地增加受检者的精神压力和心理负担，为遗传咨询带来更多的挑战[67-68]。次要发现是否报告，需要考虑相关基因致病的严重性、外显率、现有的治疗模式对患者的影响和/或负担、对其进行筛查的可实施性等。ACMG次要发现工作组目前建议报告的列表里主要包括肿瘤、心血管疾病、代谢性疾病相关基因。是否报告WES或WGS的次要发现，基因检测实验室应与临床医生沟通，并做好受检者的检测前咨询[69]。

针对检测出的基因变异，应按照ACMG分类标准对其进行致病性判读（Ⅱa，A）[70]。出具的检测报告应包括检测方法、检测范围（检测基因及可检出的变异类型）、检测质量及最终的检测结果、诊断和建议等[71]。报告的形式应简明扼要，所列内容定义明确，结果解读依据充分，同时应明确说明检测报告的适用范围和局限性。检测报告应包括以下4方面内容。(1)一般信息：检测单位或实验室信息、受检者信息、送检单位和医师信息、报告出具和签发时间等。(2)检测信息及局限性：包括说明检测技术的范围和方法、具体描述其局限性等信息；应说明分析所包含的变异类型，如是否包含结构变异和线粒体变异等，以及是否采用其他方法对结果进行验证。(3)检测结果的报告、解读和结论：检测结果中需列出具体的变异位点信息，包括基因名称、所参考的人类基因组版本号、基因或转录本参考序列(NM-编号)和版本号、核苷酸变异、氨基酸变异、外显子/内含子序号、等位基因杂合性、染色体编号和坐标、变异的来源、变异的人群频率等，提供对该变异致病性的判断以及相关的支持依据和文献。建议报告与临床表型相关的致病、疑似致病及意义不明的变异；对于与临床表型无关但有临床意义的次要发现，依受检者意愿决定是否报告；应对检测到的基因变异及其分类进行解读，包括对致病性与否进行具体解释，其所导致的相关疾病应进行简单解释和说明，并给出基于变异分类的报告结论。(4)遗传咨询和建议：报告应明确说明仅供具备遗传咨询或临床遗传医师资质的专业人员进行遗传咨询或下一步临床决策时参考。必要时，报告可以给出便于后续遗传咨询的建议，如建议结合获得的临床信息或其他相关信息进一步明确遗传变异的致病性[67]。

（六）基因检测的局限性

任何基因检测方案都有一定的局限性，主要包括检测基因的多少、针对的变异类型[单核苷酸多态性(single nucleotide polymorphism, SNP)、插入缺失(insertion and deletion, Indel)、CNV或结构变异(structure variantion, SV)]、涉及检测基因的位置(目前主要检测基因的编码区和剪切区)、假阳性及假阴性，以及生物信息学分析的局限性。针对NGS可能出现假阳性或假阴性结果、特定变异类型无法检测以及目标区域漏检等问题，应采用Sanger测序及其他相关技术对NGS结果进行补充及验证(Ⅰ，C)。具体举例，*GJB2*基因主要由2个外显子组成，即外显子1(exon 1)和外显子2(exon 2)，编码区存在于exon2，大多数*GJB2*致病变异也集中于此，但在该基因的非编码区也会检测到致病变异。位于非编码区剪接位点上的c.-23+1 G＞A变异在部分地区被认为是仅次于c.235delC的第二个常见热点变异（由该位点参与且确诊的*GJB2*遗传性耳聋在俄罗斯聋人群体中的比例为11.7%，在伊朗聋人群体中的比例为7.7%、蒙古聋人群体中为6.5%）[72-75]，在212例携带*GJB2*基因编码区单杂合致病性变异的中国聋人中检测c.-23+1 G＞A，其中4例（1.89%）因携带该位点变异而被确诊为*GJB2*遗传性耳聋患者[76]。因此，尽管该位点不在*GJB2*基因编码区，仍应纳入耳聋基因诊断的范围。

问题4 家族成员的检测

当先证者发现明确的致病基因变异后，推荐其所有一级亲属进行该基因变异的基因检测并辅助临床检查和评估以明确亲属的致病基因变异携带情况及患病风险。如果没有一级亲属或一级亲属不同意进行基因检测，则推荐对二级亲属进行该基因变异检测和相应的临床检查，直至该家族中所有存在遗传风险的个体均明确是否携带该基因变异（Ⅰ，A）[77]。

问题5 耳聋的遗传咨询

遗传咨询是一个旨在帮助人们了解遗传因素在疾病中的作用及其对医学、心理和家庭的影响的沟通过程，是基因诊断中不可或缺的重要环节[78]。从事遗传咨询的人员应具备遗传学的专业知识并接受过遗传咨询的专业培训（Ⅰ，C）[79-83]，熟悉咨询和交流的技巧。遗传咨询应遵循自愿原则、保密原则，尊重患者隐私，通常包括检测前咨询和检测后咨询。

（一）基因检测前咨询

检测前咨询是使患者及其家属对基因检测的目的、意义和预期结果有一定的认识，并能充分了解检测结果对患者及其家庭成员的潜在影响以及相关替代方案，以供患者及家属选择。关于是否告知检测目的外的意外发现，应在检测前征求患者及家属意见并获得知情同意[69]。

检测前咨询的主要内容包括：（1）收集和分析患者的临床资料及家族史（至少3代），初步作出临床诊断，判断遗传性耳聋的概率及可能的遗传模式。（2）告知检测的具体项目、目的和意义，以及检测的机构和费用。（3）预期结果及可能的风险：检测结果为阳性，即在与受检者耳聋相关的基因中找到致病性/可能致病性变异；检测结果为阴性，即未发现与受检者耳聋相关的致病性/可能致病性变异；结果不确定，即在与受检者表型相关的基因中找到意义不明的变异，或在与受检者表型可能相关但是不确定的基因中找到致病性/可能致病性变异；同时，受检者应知悉次要发现的可能及其意义和风险。（4）告知检测方法可能存在的局限性以及需要进一步检测的可能。（5）征求患者及其家属的意见，是否报告检测目的以外的意外基因变异。（6）告知检测结果对家庭其他成员的潜在影响。（7）告知替代检测方案。（8）告知数据及样本处理的相关规则。

（二）基因检测后咨询

检测后咨询主要是为临床医生及患者就基因检测报告进行针对性的解释及咨询，提供相关的医学建议和指导[84]。

检测后咨询的主要内容包括：（1）告知基因检测结果，对结果进行针对性的解释和临床判读。（2）解释耳聋的病因、自然病史、临床表现、可能的干预和治疗措施以及预后情况。（3）分析和确定遗传方式，评估疾病或症状的发生和再发风险以及提供生育方面的建议。（4）结合心理评估，识别患者及其家属在情感、社会、教育以及文化等方面的理解和接受情况。（5）为患者及其家属提供有效的医学、教育、经济以及心理等社会资源，包括权威性的信息源（书籍、文献、网站等）、专家库、互助组织等信息。（6）引导患者及其家属参与诊断及研究项目，提供知情同意的解释。

检测后咨询内容可以《全基因组测序在遗传病检测中的临床应用专家共识》中的建议为框架[67]，具体包括：是否可根据检测结果作出明确的基因诊断或明确受检者是否为耳聋基因变异携带者；是否需要针对性的辅助检查来进一步明确检出变异的致病相关性，尤其是对意义不明的变异；是否需要进一步对受检者或家庭成员进行检测验证或排除诊断；根据基因检测结果，是否需要进行适当的治疗干预，明确药物禁忌等；根据作出的基因诊断对患者的病情发展及预后等进行评估，制定治疗及随访观察计划；为患者和家属提供心理干预或社会救助资源和渠道等；根据遗传规律评估父母的再生育风险并给予再生育指导，包括产前诊断或胚胎植入前诊断等；患者或先证者的下一代风险评估及其再生育指导；家族内其他家庭成员的风险评估；疾病相关研究进展信息等。需要注意的是，如受检方要求进行产前诊断或辅助生殖等，则需根据相关共识或指南明确告知其风险，进行相应的指导或咨询。

针对第三方检测机构的报告进行遗传咨询时，医生应先针对检测质量、报告中变异评估证据、可疑变异一代测序验证结果、变异在家系中是否与耳聋表型共分离等作出综合评估。如果检测结果可靠，再为患者进行结合其表型与检测结果的遗传咨询；如果遇到检测报告信息提供不全或结果有争议的情况，要申请第三方检测机构提供更全面的信息，甚至修正结果后再进行遗传咨询。

需要注意的是，目前已知的多数遗传性耳聋致病基因变异表现为典型的单基因病，传递方式遵循孟德尔遗传定律，具有相对固定的基因型-表型对应关系和较高的临床表型外显率，其基因诊断可为遗传阻断、生育指导和临床干预提供明确依据。另一方面，经近年来系列研究提示和专家共识确认，以 GJB2 基因 p.V37I（c.109G＞A）隐性突变为代表的部分耳聋遗传易感性基因型虽可导致以轻中度为主的听力障碍，但具有明显的不完全外显性，甚至在一定比例的听力正常人群中也有携带，该类变异导致的表型可能受遗传背景和环境因素的综合影响[85-86]。最新的一项基于我国3万例以上不同年龄普遍人群的横断面研究显示，p.V37I 双等位基因（纯合及复合杂合）变异携带者在出生后只有14.63%经新生儿听力筛查和转诊被识别为听力障碍，中度及以上听力损失（≥35dB HL）的外显率随年龄增加而递增，在20~40岁为23.08%，40~60岁为59.38%，60~85岁为80%[87]。鉴于 GJB2 基因 p.V37I 变异在我国人群中具有较高的携带率（等位基因频率约为0.06），建议与之相关的耳聋遗传咨询应与其他案例有所区别。

在极少数情况下，同一遗传性耳聋患者可携带多个耳聋基因的致病变异，即由多个致病原因致聋，仅对常见耳聋基因进行检测可能导致遗传病因分析不全面。因此，检测信息不足可能影响遗传咨询师提供全面的咨询建议[88-95]。

问题6　遗传性耳聋的治疗

现阶段基因治疗和干细胞治疗都处于研究阶段，尚不能应用于临床，故遗传性耳聋尚无法通过药物治愈。目前遗传性耳聋的治疗原则是根据听力损失的程度采取相应的听觉言语康复手段。轻中度～中重度感音神经性聋的治疗首选助听器，建议验配年龄在婴儿6月龄以内（早期干预）。重度～极重度感音性聋的治疗首选人工耳蜗植入。先天性听力损失（包括遗传性耳聋）患者是否选择人工耳蜗植入，主要根据听力损失程度、耳蜗及蜗神经发育程度等进行评估。言语频率平均听阈大于80 dBHL的患者，助听器辅听效果不佳时，常规选择人工耳蜗植入。人工耳蜗植入年龄，最早在婴儿6月龄、体重满8 kg即可。对于耳蜗未发育或蜗神经未发育的患儿，可选择听觉脑干植入。基因诊断在一定程度上对人工耳蜗植入后疗效预测有一定意义（Ⅱb，C）[96-111]。

针对确诊先天性传导性听力损失的遗传性耳聋患者，治疗上可以考虑手术或助听器。对于同时合并外耳畸形的传导性听力损失患儿，如不能佩戴常用气导助听器，可以考虑各类骨导助听器。外耳整形再造和中耳重建手术原则上在6～7岁以后进行（Ⅰ，C）[112]。因可能涉及耳道狭窄及再闭锁等问题，经评估符合听力重建手术条件的患儿，一般建议在外耳手术后再行中耳手术，有条件时外耳手术与外耳道和中耳手术可同期完成，需要分次手术者原则上耳道和中耳手术切口的设计应减少或避免影响耳整形和再造。在达到手术年龄前，建议尽早佩戴助听器改善听力，以免影响言语发育。

问题7　遗传性耳聋的阻断

产前或胚胎着床前遗传学检测可从根本上阻断疾病在家系中的传递、避免患儿出生。针对常染色体显性遗传、隐性遗传、性连锁遗传，携带明确致病基因变异的患者、通过携带者筛查或家族内基因检测明确为携带者的夫妇，若有意愿并在符合伦理的前提下，可以通过选择性生育获得不携带该致病基因变异的后代（Ⅰ，B）[113]。

高危人群的孕前阻断：属于一级预防的范畴，可采取胚胎着床前遗传学检测（preimplantation genetic testing for monogenic/single gene disorders，PGT-M）。PGT-M是指在胚胎植入前，通

过辅助生殖技术对着床前的胚胎进行致病基因变异诊断，选择没有疾病相关基因型的胚胎移植入子宫[114]，预防和阻止带有遗传缺陷的患儿出生，同时，规避了终止妊娠或反复流产的风险。PGT-M能帮助有生育遗传性耳聋患儿风险的夫妻生育听力正常的孩子（Ⅱa，B）[114]。近年来，NGS飞速发展，已广泛应用于产前诊断或PGT-M，使PGT-M的诊断更加全面准确，适用范围更加广泛，成本也不断降低。与连锁分析相结合，基于NGS的PGT-M不仅可以针对有先证者的致病基因变异位点进行诊断，对于无先证者的情况同样适用。

高危人群的孕期阻断：属于二级预防的范畴，可采取产前诊断，即对妊娠期胎儿出生前进行遗传病或先天畸形的诊断。产前诊断是在妊娠早期或中期，获得胎儿样本进行核型分析、观察染色体情况或直接提取DNA进行后续基因分析，从而作出诊断。这种利用胎儿细胞进行检测的方法，包括有创的羊水穿刺、绒毛膜活检、脐血穿刺等，对母胎而言都有一定的风险，同时要排除母源细胞干扰。需要注意的是，孕期阻断主要针对严重出生缺陷，对于可能生育轻中度非综合征型耳聋患儿的高危人群应谨慎推荐。

高危个体的出生后阻断：主要针对线粒体遗传方式。携带线粒体DNA敏感变异的高危个体避免使用氨基糖苷类抗生素即可实现阻断耳聋的发生（Ⅰ，B）[115]。

需要指出的是，通过新生儿基因与听力联合筛查及诊断可实现耳聋出生缺陷的第三级预防，即早诊断、早治疗，避免因聋致残的发生。

本临床实践指南是根据从同行公布数据中获取的有效信息及作者团队在实践中积累的经验，结合公共数据库，就遗传性耳聋的诊断和管理达成共识，并经过充分讨论和修订完善而最终形成。需要说明的是，这些准则和建议的产生是基于提交手稿时的知识水平，随着相关领域的发展和实践的积累，指南的证据可能会不断更新。

讨论专家（按姓氏拼音排序）：曹宗富（国家卫生健康委科学技术研究所 国家人类遗传资源中心）、陈晓巍（中国医学科学院 北京协和医学院 北京协和医院耳鼻咽喉科）、戴朴（国家耳鼻咽喉疾病临床医学研究中心 解放军总医院第六医学中心耳鼻咽喉头颈外科医学部)、冯永(南华大学附属长沙中心医院耳鼻咽喉头颈外科)、贾永亮(郑州大学河南省医药科学研究院)、刘玉和(首都医科大学附属北京友谊医院耳鼻咽喉头颈外科)、马旭(国家卫生健康委科学技术研究所 国家人类遗传资源中心)、沈亦平(广西壮族自治区妇幼保健院)、汤文学(郑州大学第二附属医院耳鼻咽喉科 郑州大学医学科学院精准医学中心)、杨涛(上海交通大学医学院附属第九人民医院耳鼻咽喉头颈外科)、袁慧军(四川大学华西医院罕见病研究院)、袁永一(国家耳鼻咽喉疾病临床医学研究中心 解放军总医院第六医学中心耳鼻咽喉头颈外科医学部)

执笔专家:袁永一(国家耳鼻咽喉疾病临床医学研究中心 解放军总医院第六医学中心耳鼻咽喉头颈外科医学部)、黄莎莎(国家耳鼻咽喉疾病临床医学研究中心 解放军总医院第六医学中心耳鼻咽喉头颈外科医学部)、王国建(国家耳鼻咽喉疾病临床医学研究中心 解放军总医院第六医学中心耳鼻咽喉头颈外科医学部)、韩明昱(国家耳鼻咽喉疾病临床医学研究中心 解放军总医院第六医学中心耳鼻咽喉头颈外科医学部)、戴朴(国家耳鼻咽喉疾病临床医学研究中心 解放军总医院第六医学中心耳鼻咽喉头颈外科医学部)、许红恩(郑州大学医学科学院精准医学中心)、卢宇(四川大学华西医院罕见病研究院)、程静(四川大学华西医院罕见病研究院)、高雪(解放军火箭军特色医学中心耳鼻咽喉头颈外科)、马璐(南华大学衡阳医学院)、刘玉和(首都医科大学附属北京友谊医院耳鼻咽喉头颈外科)、杨涛(上海交通大学医学院附属第九人民医院耳鼻咽喉头颈外科)

秘书组:王伟倩(国家耳鼻咽喉疾病临床医学研究中心 解放军总医院第六医学中心耳鼻咽喉头颈外科医学部)、王秋权(国家耳鼻咽喉疾病临床医学研究中心 解放军总医院第六医学中心耳鼻咽喉头颈外科医学部)、高搏(国家耳鼻咽喉疾病临床医学研究中心 解放军总医院第六医学中心耳鼻咽喉头颈外科医学部)、杨金源(国家耳鼻咽喉疾病临床医学研究中心 解放军总医院第六医学中心耳鼻咽喉头颈外科医学部)、吴谢东(国家耳鼻咽喉疾病临床医学研究中心 解放军总医院第六医学中心耳鼻咽喉头颈外科医学部)

参考文献从略

(通信作者:戴 朴)
(本文刊载于《中华耳鼻咽喉头颈外科杂志》2023年第58卷第1期第3-14页)

4 先天性耳廓畸形耳模矫正技术专家共识

中华医学会耳鼻咽喉头颈外科学分会小儿学组

先天性耳廓畸形发生率高,文献报道为55.2%～57.5%[1-2],虽然31.5%左右的轻度耳廓畸形能够自愈[1],但仍有相当一部分患者不能自愈,因此宜尽早进行干预。

耳廓畸形包括耳廓结构畸形(auricular malformation)和耳廓形态畸形(auricular deformation)。耳廓结构畸形是指胚胎发育早期耳部皮肤及软骨发育不全导致的外耳畸形,即通常所说的小耳畸形;耳廓形态畸形指耳廓肌肉发育异常或异常外力作用使耳廓产生的扭曲变形,不伴明显的软骨量不足[2-3]。耳模矫正技术主要针对耳廓形态畸形及一小部分耳廓结构畸形。

耳廓畸形若不能在出生后早期进行矫正,则常需5、6岁以后手术治疗,存在术后感染、血肿、二次修复手术等风险,且术后效果多不如耳模矫正技术的效果[4]。耳廓矫形器矫正新生儿耳廓畸形疗效确切,近年随着新一代矫形器的广泛应用,耳模矫形技术矫正逐渐获得重视,越来越多的医生开展了相关治疗工作。为进一步推进耳廓畸形耳模矫正技术在国内的规范化应用,我们组织国内相关领域的数十位专家对耳廓畸形耳模矫正技术进行了广泛讨论,反复修改,最终形成本专家共识。

本共识涉及耳廓畸形耳模矫正技术的适应证和禁忌证、治疗时机、持续时间和随访、疗效评价标准、并发症及处理、具体操作方法等内容,以期从最贴近临床的角度为广大医师提供耳模矫正技术的应用指导,从而规范开展先天性耳畸形诊治工作,造福广大患儿。

一、历史回顾

应用非手术方法矫正先天性耳廓形态畸形是20世纪80年代由日本学者Matsuo等[5]和Kurozumi等[6]首先提出,起初他们采用牙科的热塑材料和胶布等治疗先天性耳廓畸形,获得一定效果,这也是耳廓畸形矫形器的雏形。之后产品不断更新改进,逐步发展到现有的综合式矫形器,疗效也明显提高。目前耳廓畸形矫正技术可分为以下四类[7]。

第一类,外科胶带或绷带[8]。

第二类,弧形矫形器,即按照正常耳弧度设计、放置于耳舟内的条形夹板。该类矫形器的材料以金属丝为代表,为外耳轮廓和耳舟的恢复提供持续的支撑和压迫[7, 9]。

第三类,夹子式耳模,即通过钳夹的方式持续压迫或牵拉外耳使其恢复正常外形[10-11]。

第四类,综合式矫形器,是新一代的耳模矫正器[12-13]。该类矫形器由1个支架(包含底架和外盖)、1个耳轮牵引器以及1个耳甲矫正器组成。其优点为可恢复耳上1/3重要的解剖结构,同时又能依靠特殊的耳甲矫正器重塑正常的耳甲腔-乳突角,是一种有效且综合矫形性强的新型耳矫形器。目前临床上的耳廓畸形矫正以该类矫形器为主。

二、先天性耳廓畸形耳模矫正技术的适应证和禁忌证

1. 适应证:(1)耳廓形态畸形,包括招风耳(prominent ear)、猿耳(stahl's ear)、垂耳(lop ear)、杯状耳(cup ear)、隐耳(cryptotia)、耳甲异常凸起(conchal crus)、耳轮畸形(helical rim deformity)、合并两种以上畸形的复合耳畸形(mixed eardeformity)以及其他耳廓扭曲变形[2, 12, 14]。(2)Ⅰ度耳廓结构畸形(Marx H分级,下同)[15]。

备注:部分介于耳廓结构畸形与形态畸形之间的耳甲粘连型畸形可通过早期手术联合耳模矫正技术达到相对理想的治疗效果,但其远期疗效与安全性需要进一步验证[14]。应综合评估麻醉风险、家长预期及其他可能风险后慎重决定手术。

如耳廓畸形同时伴有耳道狭窄或闭锁、颌面部发育不良或综合征畸形等相关问题,在进行耳模矫正的同时,应及时转诊至相应科室。

2. 相对禁忌证:Ⅱ度小耳畸形和皮炎急性期。低体重儿

（体重小于2.5 kg）或伴发多器官畸形时，建议慎重考虑是否短期内进行耳模矫正。

3. 绝对禁忌证：Ⅲ度耳廓结构畸形。

三、耳模矫正治疗的时机、时长和随访

1. 耳模矫正治疗的时机和持续时间：最佳治疗时机为出生后6周内，越早治疗效果越好。其依据为新生儿体内含有大量产妇雌激素（出生后72 h内达到峰值），激素增加了耳廓软骨中透明质酸的浓度，从而增加了软骨的延展性和可塑性；之后，雌激素浓度逐渐降低，在出生后6周时恢复到正常水平，软骨的可塑性和延展性也随之降低。因此，我们强调早期进行耳模矫正。研究表明，出生1周内的先天性耳廓畸形患儿治疗有效率达90%以上，超过3周龄则有效率不足50%[2]；另有研究表明，新生儿出生后尽早进行治疗，0～1个月的畸形矫正成功率达91.3%，1～3月则降至80.7%，之后随着年龄增长效果越来越差，越早治疗效果越理想，需要佩戴矫形器的时间越短[10]。目前一般认为，先天性耳廓畸形耳模矫正的治疗时间窗是出生后2～3个月。部分耳廓畸形如隐耳在6个月大时矫治仍有明显效果，对此类畸形也可适当放宽治疗时间窗。

尽管矫治越早效果越佳，但考虑到耳廓畸形有30%左右的自愈倾向，轻微畸形建议出生后先观察5～7 d，无好转则尽早开始耳模矫正治疗，若有改善则继续密切观察。如有家族史或畸形较重，则越早矫治越好。

耳模佩戴时长主要取决于开始配戴耳模的早晚。出生1周内治疗效果最佳[16]，治疗时长一般不超过2周，出生1～6周大的婴儿治疗时长在1个月之内，出生6周以上的婴幼儿治疗时长可长达2个月。隐耳和部分杯状耳患儿需要分2～3个阶段进行矫正，治疗时长可适当延长。

2. 耳模佩戴期间的随访：治疗期间，要求患儿持续佩戴，间隔1～2周随访一次[12]，嘱家长密切观察。如有并发症发生，须立即回院治疗，以免延误病情。

四、疗效评价标准

1. 显效及治愈：基本恢复正常外观。
2. 有效：较矫正之前有所改善，但未达到正常外观。

3. 无效：较矫正之前无改善。

五、耳模矫正的并发症及处理

因新生儿代谢旺盛，佩戴部位清洗困难或护理不当，易导致分泌物污染。局部粘贴、压迫等诱因可能造成以下并发症。

1. 皮肤红肿及皮损：为最常见的并发症，由局部牵拉挤压摩擦引起，发生率与患儿接受耳模矫正的月龄及皮肤基础条件相关。一般月龄越小，耳廓可塑性越强，耳廓局部皮肤红肿或皮损的发生率越低；患儿的皮肤基础条件越好，局部红肿或皮损的概率就越低。相反，大龄或湿疹患儿，皮损发生率明显增高。皮损好发部位多为耳廓矫形器的受力部位，如耳甲腔凸起部、耳轮缘和颅耳沟等。若出现皮肤破损，应停止佩戴矫形器 5～7 d，并注意局部清洁。皮肤破损或渗液严重者，可局部用生理盐水清洁或湿敷后涂抹抗生素软膏。

2. 过敏：主要是对胶带或硅胶过敏，表现为耳周皮疹、分泌物增多，有时还伴皮肤破溃。轻度过敏可将耳模取下，彻底清洁消毒外耳，观察 1～2 h，如皮肤发红症状消失即可重新佩戴。对严重过敏者，除卸下耳模清洗外耳外，需暂停佩戴耳模 1～2 d，或直至症状全部消失后再重新佩戴。

3. 感染：偶见皮肤损伤后局部合并感染，尚无文献报道并发软骨感染，但需要引起高度重视。

六、脱落与复发

耳模矫形器脱落或复发均需及时就医。

七、具体治疗方法

耳模矫形器必须在医生指导下使用，具体方法参考不同种类产品各自的佩戴说明。下面以综合式矫形器为例介绍耳廓畸形耳模矫正方法。

使用前先剃掉耳周毛发，操作时应避免损伤皮肤，用异丙醇棉片轻拭去除皮肤油脂，以便将底架粘附在耳周。大多耳廓形态畸形属于耳廓上三分之一的异常，需要针对耳轮、对耳轮、对耳轮上角及耳舟等进行塑形。当塑形张力较大、软骨可塑性较差或同时存在多种畸形时建议分阶段治疗。第一阶段采用简易装置初步塑形：先将 3 M 双面敷贴定位于耳后，粘合于乳突区皮肤，使软骨和皮肤逐渐伸展，为进一步矫正做准备；一般牵引持续约 2 周，个别患者软骨弹性差或环缩耳等牵引力量比较大时可适当缩短复诊时间,以防压疮。第二阶段治疗为佩戴耳廓矫形器,大多数耳廓畸形可直接进入第二阶段。治疗时,先根据耳廓大小选择合适尺寸的矫形器,固定底座于耳周,注意耳廓上缘需保留适当的空间;选择合适大小的牵引器放置在耳轮处,牵拉耳轮使其塑形,通常牵引器在耳轮处容易滑脱,有报道采用液体胶增加牵引器和耳舟粘合性,避免滑脱风险;利用耳甲矫形器对抗耳廓上部的牵引力,使耳甲、耳垂形态保持正常;最后,盖上外盖保持塑形,必要时可使用弹力头套或胶布进行外部固定。耳部畸形形态各异,有时还需根据患儿耳廓形态对牵引器或底座进行裁剪,如修剪底座突起、牵引器大小等,以满足个性化治疗和减少并发症的发生。对于耳畸形比较严重的患儿,建议佩戴耳模矫正外形后再用胶布和牵引钩巩固治疗1～2周。

扫描二维码观看操作演示

执笔专家:张天宇(复旦大学附属眼耳鼻喉科医院)、齐向东(广州军区广州总医院)

参与共识起草和讨论的专家(按姓氏拼音排序):陈建武、陈洁、陈晓巍、窦训武、樊孟耘、樊兆民、傅窈窈、付勇、韩富根、何乐人、管国芳、焦传家、金昕、廖大红、李兰、李琦、李晓艳、罗仁忠、马静、马秀岚、倪鑫、乔艺、齐向东、宋英鸾、苏钰、王璐、王巍、王小亚、夏仲芳、熊猛、徐幼、杨庆华、姚红兵、叶胜难、查定军、张杰、张天宇、张铁松、张如鸿、张亚梅、赵守琴、赵斯君、周永青

学术秘书:傅窈窈、陈建武

附：常见耳廓形态畸形的定义及表现 [3, 17]

一、招风耳（prominent ear）

表现为耳廓前倾，颅耳角增大，耳廓较大且表面平坦，耳舟及对耳轮正常解剖形态不明显（图1）。

二、隐耳（cryptotia ear）

耳廓上极埋于颞部皮下，即耳廓上极颅耳沟缺失（图2）。

三、猿耳（Stahl's ear）

表现为对耳轮上脚缺失致对耳轮基板平坦，在对耳轮与耳轮后上方之间多出异常凸起的第3脚（图3）。

四、杯状耳（cup ear）和垂耳（lop ear）

杯状耳指的是耳廓异常前倾的状态，耳廓长度变短，耳舟、三角窝多变窄但并不消失，仰卧位时形如盛水的杯子（图4）。垂耳指的是耳廓上部下垂遮盖对耳轮上脚（图5），杯状耳与垂耳均隶属于环缩耳的范畴。

五、耳甲腔异常凸起（conchal crus）

耳甲腔中耳轮脚异常凸起，部分凸起可延长至对耳轮（图6）。

六、耳轮畸形（helical rim deformity）

耳轮缘不卷曲，耳轮扁平甚至消失（图7）。

七、耳甲粘连畸形（conchal adhesion）

介于耳廓结构畸形与耳廓形态畸形之间的一类特殊类型的耳畸形表现形式。表现为耳廓后部的对耳轮或对耳屏与耳廓前部的耳轮脚或耳屏异常粘连，使耳甲腔前后相接，按严重程度分为轻、中、重度。轻度：耳廓大小接近正常，其余结构基本正常（图8A）；中度：耳廓缩小，但结构部分保留（图8B）；重度：耳廓严重缩小，结构基本消失（图8C）。初步研究发现，出生早期手术松解联合耳模矫正技术可以获得相对理想的形态效果，但其远期疗效与安全性需进一步验证。

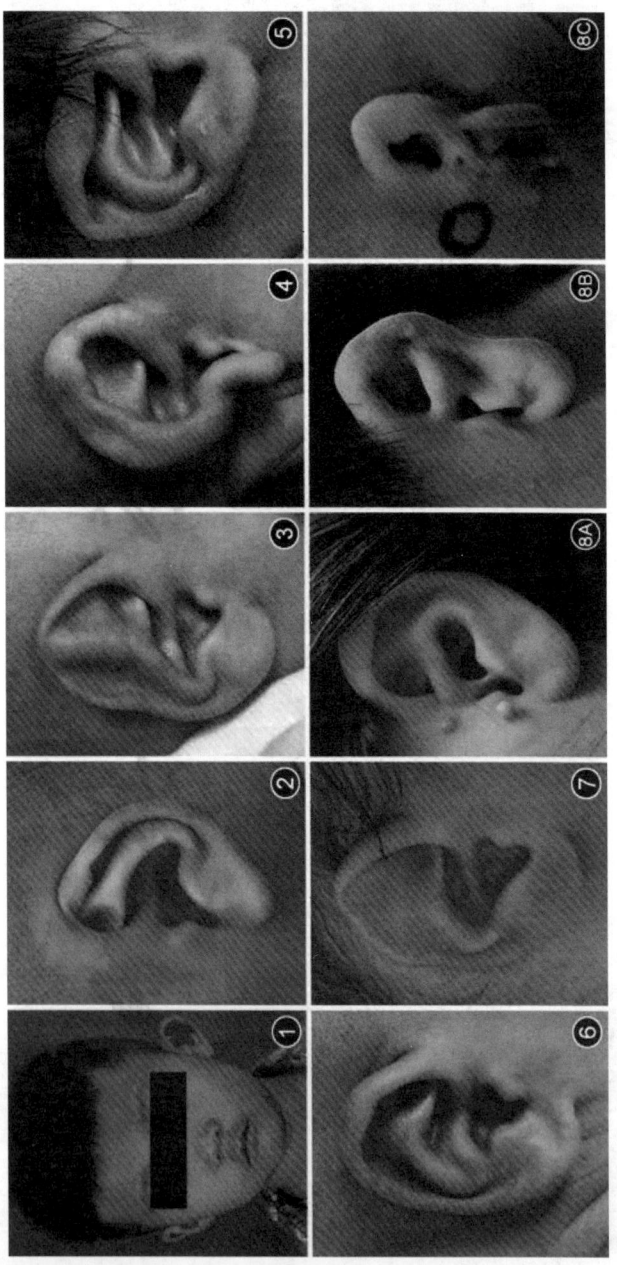

图1 招风耳畸形（左耳）　图2 隐耳畸形　图3 猿耳畸形　图4 杯状耳畸形　图5 垂耳畸形
图6 耳甲异常凸起　图7 耳轮畸形　图8 耳甲粘连畸形　A: 轻度；B: 中度；C: 重度

参考文献从略

(通信作者:张天宇)
(本文刊载于《中华耳鼻咽喉头颈外科杂志》2019年第54卷第5期第330-333页)

5 先天性外中耳畸形患者骨传导助听器应用专家共识

中华耳鼻咽喉头颈外科杂志编辑委员会

先天性外中耳畸形（亦称小耳畸形）主要表现为耳廓缩小或缺如，常伴外耳道狭窄或闭锁及听骨链畸形[1]。新生儿中发病率为0.83～4.34/10 000[2-3]，我国约为3.06/10 000，且有上升趋势[4]。大部分先天性外中耳畸形为单侧受累，7%～23%为双侧[2]。90%以上的患耳存在气骨导差为50～60 dB的传导性听力损失[2]。外中耳畸形可以多种发育综合征的表型出现，被称为综合征型耳畸形[5]。外观异常和听力障碍严重影响患者的生活质量，造成其心理及经济负担。

先天性外中耳畸形的治疗包括外观整形和听力干预两部分。外观整形主要为耳廓整形与再造，而听力干预方式则包括耳道成形/再造听力重建术和应用骨传导助听器两类。中耳发育较好的患者可选择耳道再造及鼓室成形术，但存在面神经损伤等手术风险，且部分患者远期听力效果欠佳，可能发生耳道再狭窄/再闭锁[6]。对于大多数患者，应用骨传导助听器是首选的听力干预方式。

近年来，骨传导助听器（尤其是植入式骨传导助听器）在我国先天性外中耳畸形患者听力重建中的应用实践日益丰富。针对各种骨传导助听器的适应证、优缺点、选配原则及临床疗效评估，目前已有德国汉诺威、英国国家医疗服务体系及北美等多个中心发布的系列临床实践共识及指南[7-14]。然而，上述共识或指南关注的是骨传导助听器在普适性人群中的应用。本专家共识综合国内外研究成果，总结既往医疗实践，提出针对先天性外中耳畸形患者骨传导助听干预的综合实践指导，旨在建立和完善外中耳畸形骨传导助听策略、随访调试及疗效评估规范,为疾病精准诊疗,改善患者预后提供指导性建议。

本共识主要针对伴传导性或混合性听力损失的单侧和双侧先天性外中耳畸形患者群体,可供各级医院耳鼻咽喉科和整形科从事相关工作的临床医师、听力师、护理人员及教学、科研人员交流、学习。

一、骨传导助听器在先天性外中耳畸形患者中应用的主要考量因素

先天性外中耳畸形患者听力损失程度、年龄、颅骨发育情况等存在个体差异,相应骨传导助听器也具有多种类型,同时患者还存在耳整形的需求,因此骨传导助听器在临床应用中需要综合考虑,统筹规划。其主要考量因素包括:患者听力情况、可供选择的骨传导助听器类型、年龄、颅骨发育情况、耳再造手术规划以及患者的诉求等。综合以上因素,本共识提出针对先天性外中耳畸形的骨传导助听器推荐等级。

根据2004年WHO主导推出的GRADE评价系统,将证据推荐强度分为支持使用某项干预措施的强推荐(评价者确信干预措施利大于弊)、支持使用某项干预措施的弱推荐(利弊不确定或无论质量高低的证据均显示利弊相当)、反对使用某项干预措施的强推荐(评价者确信干预措施弊大于利)和反对使用某项干预措施的弱推荐。

(一)患者的听力损失情况

多数先天性外中耳畸形患者的骨导听力正常,因存在50~60 dB的气骨导差,故表现为中重度传导性听力损失[15]。单侧受累的患者,言语发育和日常交流基本无碍,但噪声下言语识别及声源定位能力受到一定影响;双侧受累的患者,言语交流能力存在明显障碍,如不及时进行听力干预,会影响言语发育。

(二)骨传导助听器类型的选择

根据是否需要手术植入,骨传导助听器分为非植入式和植入式两大类。非植入式骨传导助听器主要通过软带、发箍、粘贴等方式佩戴。植入式骨传导助听器则根据植入后皮肤是否完整分为穿皮式(percutaneous)和经皮式(transcutaneous)两类。尽管穿皮式具有直接刺激颅骨,减少皮肤衰减(8~20 dB)的优势,但常出现并发症[16-17]。经皮式可分为被动式和

主动式两类：被动式皮下植入磁体，助听器外机通过磁吸佩戴，更为舒适方便，虽然无法避免经皮衰减，但并发症相对较少；主动式通过皮下植入振动元件直接刺激颅骨，克服了经皮衰减，但对植入患者颅骨的发育程度有一定要求。各类骨传导助听器的特点、优势、不足及国内代表性产品见表1。

（三）患者年龄和颅骨发育情况

对于婴幼儿患者，宜应用非植入式骨传导助听器进行听力干预。为进一步改善听觉增益和使用体验，建议患者待颅骨发育至满足植入式手术条件后改用植入式骨传导助听器。植入式手术对颅骨皮质厚度、乳突发育空间有一定要求[16]。对于拒绝手术或有明确手术禁忌证的成人患者，推荐仍继续应用非植入式骨传导助听器。

骨传导助听器在先天性外中耳畸形患者中的应用推荐详见表2。

二、非植入式骨传导助听器的临床应用

为促进早期言语发育，推荐双侧先天性外中耳畸形患者尽早应用非植入式骨传导助听器，如软带式产品。2019年婴儿听力联合委员会建议的最低目标适配年龄为2月龄[18]。我国新生儿听力筛查未通过的患儿通常于3月龄完成听力诊断检查，因此在我国学者的报道中，软带式骨传导助听器的最小佩戴年龄为3月龄。长期随访表明，早期软带式骨传导助听可显著促进患儿听觉言语发育，且软带对患儿颅骨发育无明显影响[19]。因此我们推荐起始佩戴年龄为3月龄，部分患儿若无法完成客观听力评估，可适当延后佩戴时间。为改善噪声中的言语识别率，双侧外中耳畸形患者可双耳佩戴骨传导助听器[7]，单侧外中耳畸形患者也推荐佩戴非植入式骨传导助听器[20]。

三、植入式骨传导助听器的临床应用

（一）诊疗流程

先天性外中耳畸形的一般诊疗流程可参考其他专家共识[21]。如患者有植入骨传导助听器的需求，则需经过试戴流程。试戴是指在植入手术前（一般术前2～4周），使用拟植入的骨传导助听器同款或适配的非植入式产品进行佩戴体验，使医、患双方对植入后助听效果形成正确的心理预期。建议有条件的单位对试戴效果进行专业的听力学评估（参见

5 先天性外中耳畸形患者骨传导助听器应用专家共识

表1 骨传导助听器类型

类型			特点	优势	不足	国内代表性产品
非植入式			通过软带、发箍、粘贴等方式佩戴	无须手术植入	增益经皮衰减	软带Ponto(Ponto Softband); 软带Baha(Baha Softband); AdHear; 声弧(Soundarc)
植入式	经皮式	被动式	皮下植入磁体,声音处理器磁吸固定	磁吸佩戴舒适方便;手术相对简单,并发症少	增益经皮衰减	Baha Attract; 索菲康(Sophono)
		主动式	皮下植入振动元件	佩戴舒适方便;直接刺激颅骨	对患者颅骨发育程度要求相对较高	骨桥(BoneBridge); Osia
	穿皮式		皮下植入固定,声音处理器穿皮固定	直接刺激颅骨	有穿皮创口,维护频繁,并发症高	Ponto; Baha Connect

表2 骨传导助听器在不同年龄先天性外中耳畸形患者中的应用推荐

听力损失类型	婴幼儿		儿童		成人	
	类型	推荐强度	类型	推荐强度	类型	推荐强度
双侧听力损失	非植入式	强推荐	非植入式	强推荐	非植入式	强推荐
	植入式	不推荐	植入式	强推荐	植入式	强推荐
单侧听力损失	非植入式	强推荐	非植入式	强推荐	非植入式	强推荐
	植入式	不推荐	植入式	弱推荐	植入式	弱推荐

注:本表中均指单侧应用,双侧佩戴/植入情况见本共识第五部分

术后听力学评估），通常植入后的听力学增益应等于或优于试戴时的效果。

（二）植入手术策略

1. 植入年龄和颅骨发育情况：植入式骨传导助听器相较于非植入式，在中高频率（1000~4000 Hz）可多改善8~20 dB的听力[16]，加之非植入式骨传导助听器具有外观易见，出汗、运动时佩戴不方便等缺点，故对于满足植入年龄的患者，可推荐行骨传导助听器植入手术。植入式骨传导助听器由于产品设计的差异，其植入体的大小、安装方式和植入位置均有所不同，因而对患者颅骨的发育程度也有不同要求（表3）。

表3 植入式骨传导助听器植入年龄

植入式骨传导助听器类型	产品	年龄限制
经皮式主动植入装置	骨桥	≥12岁（1代产品）；≥5岁（2代产品）
	Osia	≥12岁（美国）；体重>7 kg的情况下无年龄限制（欧盟）
经皮式被动植入装置	索菲康	≥5岁
	Baha Attract	≥5岁
穿皮式植入装置	Baha Connect/Ponto	≥5岁

（1）经皮式主动植入装置：包括骨桥和Osia。骨桥植入时需要在乳突区域磨出可以容纳植入体的腔，因而对患者的乳突发育有一定的要求。并对装置植入的解剖位置有一定要求[22]。目前1代骨桥植入的最小年龄限制是12岁，而2代骨桥植入的最小年龄限制是5岁。在进行骨桥植入前，推荐通过基于颅骨CT的三维重建（BB FastView）对手术进行细致规划[23-24]。

各国对Osia的应用年龄限制有所不同：在美国，Osia 2适用于12岁及以上的患者[25]；而欧盟CE验证的Osia 2植入在体重满足7 kg的情况下无年龄限制[26]。

（2）经皮被动植入装置：包括索菲康和Baha Attract。二者的植入年龄限制均为5岁[27]。

（3）穿皮式植入装置：穿皮式骨传导助听器的植入体较小，仅需要固定于颅骨皮质，要求颅骨厚度最小为3 mm，对乳突大小无特殊要求。美国FDA及欧盟国家推荐穿皮式骨传导助听器的最小植入年龄为5岁[28]。

综上，骨传导助听器植入应考虑患者年龄，到手术年龄的患者需要进一步行CT检查评估颅骨发育情况，符合手术要求者方可进行植入。不适宜进行手术的患者可选择软带式骨传导助听器作为手术前过渡。本共识推荐参考欧盟国家的年龄限制，综合考虑耳畸形患儿耳廓整形和听力重建双重需求，可于6周岁之后行耳廓再造-同期/分期骨传导助听装置植入手术。对于新出现的骨传导设备，其植入年龄应符合药监审批文件，如确有需要拓展植入年龄（超适应证），需提交综合报告，交由植入医院伦理委员会审批。

2. 手术时机：先天性外中耳畸形患者具有美学修复和听觉重建双重需求，国内外专家共识中均强调了耳科与整形外科医师的协作。骨传导助听器植入与耳廓再造术的手术顺序是耳科与整形外科医师共同关注的焦点。为避免骨传导助听器植入手术影响耳廓再造区域皮瓣的血供，建议在耳廓再造术同期或耳廓再造术后进行植入。

（三）植入式骨传导助听器的植入部位

先天性外中耳畸形患者行骨传导助听装置植入手术时精准的植入体定位是非常重要的，我们推荐定位时重点考虑声音处理器与再造耳廓的位置关系，避免声音处理器与再造耳廓接触影响耳廓局部血供或再造耳廓干扰助听效果。耳廓再造同期行骨传导助听装置植入，我们推荐重点关注耳廓后方筋膜的分离和掀翻，确保有足够的筋膜瓣包裹耳廓软骨支架和覆盖植入体或磁铁[6]；耳廓再造后行骨传导助听装置植入，我们推荐沿原手术切口处切开皮肤，避免形成新的瘢痕，并确保植入体或磁铁固定后有足够的筋膜覆盖。定位后固定设备时，研磨过程中应注意避免损伤乙状窦、硬脑膜、外耳道后壁或畸形的面神经。

不同植入设备定位的特殊考量如下：

1. 骨桥：尽可能保证线圈位于耳廓后上方45°。骨传导漂浮质量换能器（bone conduction floating mass transducer，BC-

FMT）植入部位优选乳突内，即经乳突进路，这是目前骨桥植入手术中最常用的手术进路。对于乳突气化不良或乳突根治术后的患者，也可以在保证安全的前提下选择乙状窦后进路或颞线植入[29]。

2. Baha Attract：植入部位通常距离外耳道口50～70 mm，且与耳廓或再造耳廓上部成一条直线[30]。

3. Osia：推荐的植入位置通常在外耳道水平，不超过外耳道后方2 cm。

（四）并发症及其处理

穿皮式骨传导助听器术后并发症相对多见，可以归纳为两种类型，即骨性并发症和皮肤并发症。骨性并发症常见于儿童患者，因骨皮质厚度不足或自我保护意识较弱发生外伤而导致骨融合不良、植入体松动或脱落[31-32]。皮肤并发症包括皮瓣坏死、植入体周围皮肤炎症或感染、肉芽组织增生、皮肤过度增生等。国际上常用Holgers分级评价皮肤并发症的严重程度[32]：大部分1～2级并发症无需手术，仅需伤口局部处理或应用抗生素[33-34]；3～4级并发症需手术切除炎症皮肤甚至取出植入体[32]。由于穿皮式骨传导助听器术后护理繁琐且并发症常见，因此多数患者及家属更倾向于选择经皮式骨传导助听装置，我们也建议慎用穿皮式骨传导助听器。

经皮式骨传导助听器（骨桥、Baha Attract、索菲康、Osia）由于植入体完整覆盖于皮下，且使用螺钉与颅骨皮质紧密固定，因此发生植入体脱落的概率很低。另外，经皮式骨传导助听器避免植入物直接穿透皮肤，因此降低了皮肤并发症和植入物取出的风险。但其外部装置需以一定的磁力固定在头皮并在经皮系统中有效传递声音，所需的磁力可能导致皮肤和软组织的刺激和疼痛。当出现皮肤疼痛等情况时，应降低磁铁的强度以减少压力，并建议患者减少每天佩戴声音处理器的时间或暂时停用，直到症状改善[35]。如果磁铁施加的压力大于患者毛细血管的压力，可能导致皮肤供血不足，甚至坏死[36]。经皮骨传导助听器的皮肤并发症尚未建立可与Holgers评价量表相媲美的分级系统，较常见的并发症包括局部血肿及植入体表面皮肤破损或感染，其主要并发症（定义为需要积极处理的并发症，如术后血肿、伤口感染、皮肤溃疡和裂开）的发生率为5.2%[33]。

对于急性轻度血肿，我们推荐采取局部加压包扎，部分血肿可吸收；若是积血较多，经加压包扎后血肿仍持续存在，推荐可在无菌条件下穿刺抽吸后加压包扎；部分严重的皮肤破损感染合并植入体裸露，需手术取出植入体，择期二次植入。耳廓再造同期植入骨桥或Baha Attract尤其要注意耳后筋膜瓣和皮肤对植入体的覆盖。

（五）随访及听力学评估

患者植入骨传导助听器并开机后，需定期随访，对听力情况、植入体状态、植入体附近皮肤软组织状态等进行评估，并可根据需要进行调机。有条件的单位可进行完整的听力学评估，包括声场下听阈、安静/噪声环境下言语识别、声源定位能力测试以及相关的量表评估[如言语空间听觉质量量表（Speech, Spatial, and Qualities of Hearing Scale, SSQ）、国际助听器效果评估量表（International Outcome Inventory for Hearing Aids, IOI-HA）]等。

对于无法配合常规测试的低龄患儿，可采用小儿行为测听评估其助听听阈，并结合言语发育问卷综合评估患儿听觉获益。推荐使用的量表包括儿童格拉斯哥受益量表（Glasgow children's benefit inventory, GCBI）[37]，儿童聆听困难家庭量表（children's home inventory of listening difficulties, CHILD）[38]，以及针对听觉发育评估的婴幼儿有意义听觉整合量表（infant-toddler meaningful auditory integration scale, IT-MAIS）[39]。

四、单侧外中耳畸形患者的骨传导助听

双耳聆听是克服头影效应、提高静噪效应以及改善整体听觉功能的总和效应的基础。单侧听力损失会造成双耳间声信号时间差和强度差信息的利用不足或缺失，导致声源定位能力和复杂声场中言语识别能力下降，在噪声环境下尤为明显。单侧传导性听力损失儿童应用骨传导助听器可以改善其噪声中的言语识别，但在声源定位方面的改善尚存在争议[20, 40]。此外，单侧外中耳畸形患者不仅听觉相关脑区存在功能重塑，视觉、躯体运动感觉、认知网络以及小脑区域也存在广泛的功能异常改变，提示单侧听觉剥夺会对神经中枢产生深刻影响[41]。另有研究证实，与听力正常的同龄人相比，单侧听力损失儿童中有很大一部分在学校存在更多的教育或行为问题[42]。

因此,我们综合考量患者家庭条件及其对疗效的期望,建议有条件的单侧外中耳畸形患者行骨传导助听。此外,考虑到单侧外中耳畸形患者群体中有相当高的比例不适应、乃至不接受骨传导助听器,我们推荐先应用非植入式骨传导助听器形成长期适应。

五、双侧外中耳畸形的双耳助听

尽管缺少大规模的随机对照研究比较单侧与双侧骨传导助听在双侧外中耳畸形患者中的疗效,目前已有一系列小样本的临床研究证实,单侧骨传导助听装置会刺激双侧耳蜗,骨导传播的双耳延时和强度差会对声音通过正常(气导)传导通路到达双侧耳蜗的时间差与强度差产生干扰,从而影响患者的声源定位[43-44]。与应用单侧骨传导助听器相比,双侧骨传导助听成人的声场平均听阈可改善2~15 dB;双侧外中耳畸形患者安静条件下双侧助听的言语识别阈值较单侧助听显著降低(41.5 dB比37.5 dB)[45]。

一系列研究均表明,双侧外中耳畸形患者如果植入双侧骨传导助听器可显著改善其听觉敏感性、言语识别能力及声源定位能力[46-50]。考虑到双侧植入可能会加重患者的家庭经济负担,且单侧植入已能满足患者的日常基本需求,故我们建议在综合考量患者家庭经济状况、期望值等因素的情况下,有条件的患者建议行双侧植入,但不做强推荐。

六、总结与展望

综上所述,本共识强调了先天性外中耳畸形伴传导性听力损失患者需要进行系统评估与术前检查,推荐采用骨传导助听方式进行听力干预;推荐根据不同年龄选择植入或非植入式骨传导助听设备;同时关注植入手术并发症的监测管理。图1汇总了本共识提出的先天性外中耳畸形伴传导性听力损失患者骨传导助听器应用的主要步骤和流程。

本共识尚存在一定的局限性,共识所采纳的临床研究证据级别相对较低,目前外中耳畸形骨传导助听领域内的研究多为单中心、小样本的观察性研究,缺乏多中心、大样本、严格设计的随机对照研究。此外,我们在证据收集的过程中发现,不同研究对于骨传导助听设备植入后的开机与调试,患者的随访评估以及并发症管理等方面多采用不同的评价指标与规则,希

5 先天性外中耳畸形患者骨传导助听器应用专家共识

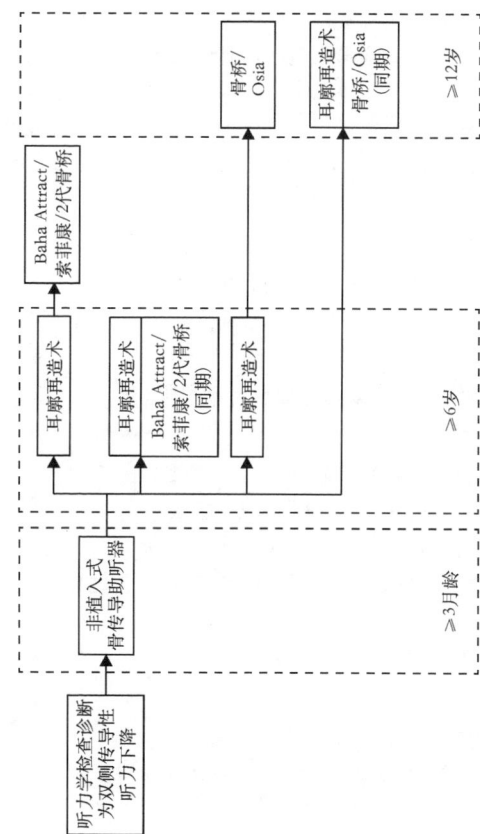

图1 双侧先天性外中耳畸形患者骨传导助听器应用流程

本流程仅针对双侧先天性外中耳畸形患者骨传导助听器的应用时机提出建议，耳廓再造手术时机则应根据患者年龄、体重、助教育发育情况以及心理诉求等综合考量

望在未来的研究中能对相关的指标进行统一。同时建议开展全国范围内的多中心大样本研究，综合评估患者治疗前后的言语、心理及学习状况，全面地评估骨传导助听器对先天性外中耳畸形患者的长远影响。

顾问（按姓氏汉语拼音字母排序）：蒋海越（中国医学科学院整形外科医院外耳整形再造一科）、李华伟（复旦大学附属眼耳鼻喉科医院耳鼻咽喉头颈外科）、王坚（加拿大戴尔豪斯大学）、杨仕明（解放军总医院耳鼻咽喉头颈外科医学部）

执笔专家及团队：陈晓巍（北京协和医院耳鼻咽喉科）、樊悦（北京协和医院耳鼻咽喉科）、平陆（北京协和医学院）、范欣森（北京协和医院耳鼻咽喉科）、杨腾裕（北京协和医院耳鼻咽喉科）、高志强（北京协和医院耳鼻咽喉科）；张天宇（复旦大学附属眼耳鼻喉科医院眼耳鼻整形外科）、任柳杰（复旦大学附属眼耳鼻喉科医院眼耳鼻整形外科）、李辰龙（复旦大学附属眼耳鼻喉科医院眼耳鼻整形外科）；赵守琴（首都医科大学附属北京同仁医院耳鼻咽喉头颈外科）、王丹妮（首都医科大学附属北京同仁医院耳鼻咽喉头颈外科）

讨论专家（按姓氏汉语拼音字母排序）：陈穗俊（中山大学孙逸仙纪念医院耳鼻咽喉头颈外科）、樊兆民（山东省耳鼻喉医院耳鼻咽喉头颈外科）、康厚墉（重庆医科大学附属第一医院耳鼻咽喉头颈外科）、刘玉和（首都医科大学附属北京友谊医院）、卢伟（郑州大学第一附属医院耳鼻咽喉头颈外科）、潘博（中国医学科学院整形外科医院外耳整形再造一科）、钱晓云（南京大学医学院附属鼓楼医院耳鼻咽喉头颈外科）、时海波（上海交通大学医学院附属第六人民医院耳鼻咽喉头颈外科）、石润杰（上海交通大学医学院附属第九人民医院耳鼻咽喉头颈外科）、孙敬武（中国科学技术大学附属第一医院耳鼻咽喉头颈外科）、孙宇（华中科技大学同济医学院附属协和医院耳鼻咽喉头颈外科）、徐百成（兰州大学第二医院耳鼻咽喉头颈外科）、袁伟（重庆市人民医院耳鼻咽喉头颈外科）、查定军（空军军医大学第一附属医院耳鼻咽喉头颈外科）、章庆国（中国医学科学院整形外科医院外耳整形再造二科）、张治华（上海交通大学医学院附属第九人民医院耳鼻咽喉头颈外科）

参考文献从略

(通信作者：高志强)
(本文刊载于《中华耳鼻咽喉头颈外科杂志》
2024年第59卷第3期第197-203页)

外耳道癌规范化诊断和治疗中国共识（2022版）

中华耳鼻咽喉头颈外科杂志编辑委员会
中华医学会耳鼻咽喉头颈外科学分会

外耳道癌是一种少见的恶性肿瘤，约占头颈部肿瘤的0.2%，总体发病率约为1/100万人，多见于40～60岁的成人[1-3]。目前外耳道癌的治疗方式以手术为主，晚期患者需手术结合辅助放化疗、靶向治疗以获得较好疗效。外耳道癌的预后一般与肿瘤的临床分期、病理类型和侵袭程度相关。早期（T1、T2）规范手术后五年生存率可以达到90%～100%，而晚期（T3、T4）仅为35.8%～72.5%[4-5]，故早期发现、规范治疗是提高外耳道癌患者生存率的关键因素。但由于外耳道癌总体发病率低，临床症状不典型，因此多数临床医师缺乏诊断和治疗经验。为提高外耳道癌诊断和治疗水平、改善患者预后，明确外耳癌防治规律并形成规范，中华耳鼻咽喉头颈外科杂志编辑委员会和中华医学会耳鼻咽喉头颈外科学分会组织国内侧颅底外科、头颈外科、放疗科、化疗科、胸外科、影像科和病理科专家，结合国内外近年来外耳道癌的诊疗进展，制定了本共识。

定义及病理类型

外耳道癌为上皮来源的恶性肿瘤，可分类为原发性和继发性，前者起源于外耳道皮肤，后者可来源于邻近皮肤、腮腺肿瘤，或由远处肿瘤转移所致[6]。根据世界卫生组织的最新分类，外耳道癌以鳞状细胞癌、腺样囊性癌、基底细胞癌为主，也可为黏液表皮样癌、恶性混合瘤、低分化腺癌等[7-8]。

不同病理类型外耳道癌发病率、生长特性及预后存在差异。鳞状细胞癌最为常见，占40%～60%，侵袭性较强且预后最差[9-10]；腺样囊性癌约占40%，虽生长缓慢，但容易复发及远处转移[11-12]；基底细胞癌占5%～10%，完整切除预后好于其他病理类型[13]。

病　　因

外耳道癌的病因及发病机制尚未明确，目前认为与多种因素相关。

一、反复上皮刺激

研究报道部分外耳道鳞状细胞癌患者具有反复发作的慢性化脓性中耳炎或外耳道炎病史，并且外耳道癌的偏侧性与习惯性挖耳患者的惯用手有关，提示反复上皮刺激是外耳道癌的诱发因素[14-16]。

二、电离辐射

外耳道癌还可能与长期阳光照射（多见于浅肤色人种）相关[17]；在亚洲人群中，头颈部放射治疗是外耳道鳞状细胞癌重要的诱发因素。经过放射治疗后的鼻咽癌患者，外耳道鳞状细胞癌的发病率大约为0.15%，较健康人群高出1000倍[18]。

三、遗传因素

经基因学检测比较发现，63.6%的外耳道鳞状细胞癌患者存在*TP53*基因的变异，遗传特征与原发于其他部位的同类型肿瘤无明显差异[19]。57%腺样囊性癌患者除了*TP53*的变异外，还存在MYB癌蛋白的过度表达[20]。

四、其他因素

人类乳头状瘤病毒（human papilloma virus，HPV）感染可能是外耳道癌的诱发因素，反复发作的外耳道乳头状瘤有恶变的倾向[21-22]。

临 床 表 现

一、症状

外耳道癌临床表现不典型，初期易误诊为外耳道炎或中耳炎[23]，因而延误诊治。绝大多数外耳道癌患者为单耳发病。

1. 耳溢液：多数外耳道癌患者会出现耳溢液，可为血性分泌物。外耳道鳞状细胞癌患者常有长期反复发作的慢性化脓性中耳炎或外耳道炎病史。

2. 耳痛：当肿瘤累及局部神经、骨质时，可引起耳部疼痛；部分患者表现为耳道或耳深部难以忍受的疼痛，抗生素及止痛药难以缓解；外耳道腺样囊性癌患者早期即可出现间歇性耳痛，并成为其首发症状。

3. 听力下降、耳鸣、耳闷、眩晕：当外耳道肿块阻塞外耳道或累及中耳甚至内耳时，可出现耳闷、耳鸣、听力下降以及眩晕等症状。

4. 其他症状：晚期肿瘤因侵犯范围扩大，可出现相应面神经及后组脑神经麻痹症状，如面神经麻痹、声音嘶哑、饮水呛咳以及吞咽困难等，侵犯颞下颌关节可出现张口受限[5, 24-26]。

二、体征

早期体格检查可发现外耳道占位病变：鳞状细胞癌表现为表面粗糙和易破溃出血的新生物；腺样囊性癌多为光滑的结节状新生物，表面可见血管影，也有部分表现为耳痛的腺样囊性癌患者，仅有外耳道皮肤发红或无特殊外观改变。肿瘤若侵及面神经，可出现不同程度的面神经麻痹表现；若侵及后组脑神经，查体可发现软腭上抬异常、声带固定、伸舌偏斜和耸肩无力等；如肿瘤转移至腮腺及颈部淋巴结，可于头颈部扪及肿块[27]。

检 查

一、专科检查

1. 耳镜检查：对外耳道肿物部位、大小和性质进行初步判断。

2. 听力学测试：了解患者术前听力情况，一般选择纯音测听检查。

3. 前庭功能检查：可根据患者的具体情况，选择合适的前庭功能检查技术，了解前庭受损情况。

4. 面神经功能评估：当肿瘤累及或邻近面神经骨管时，应行面神经功能评估，包括House-Brack-mann（HB）分级或Fisch评分、面神经电图和面神经肌电图，可明确面神经是否存在变性以及受累程度。

5. 喉镜：对于怀疑后组脑神经受累的患者，可行喉镜检查。

二、影像学检查

由于外耳道癌可侵及周围骨质和软组织，故建议常规行颞骨高分辨率CT和增强MRI检查。

1. 高分辨薄层颞骨CT：需行横断面扫描以及冠状位重建（建议重建层厚小于2 mm），用以评估外耳道骨壁、乳突、中耳及内耳、中颅窝、后颅窝、面神经骨管、颞下颌关节、颈内动脉管和颈静脉孔等区域的骨质是否受到侵犯。

2. 颞骨增强MRI：可显示软组织受侵犯的状况，明确肿瘤累及的部位和范围，可区别肿瘤、水肿黏膜和乳突积液，尤其是确定脑膜和脑组织侵犯，还可以显示腮腺、颈部淋巴结、颞下窝和咽旁间隙等部位的受累情况。扫描层厚≤3 mm，T2WI和增强扫描序列建议增加脂肪抑制技术。肿瘤较小时，2 mm层厚更有利于病灶显示。肿瘤T1WI呈等或低信号，T2WI呈等信号或略高信号，T1增强显示为高信号[28-29]。外耳道癌术后，术腔被脂肪或肌肉填塞，常规行颞骨增强MRI复查。对于无法行颞骨MRI的患者，可行颞骨CT增强扫描。

值得注意的是，有时CT和MRI也难以准确显示所有病变，术前需要做好姑息手术或扩大手术范围的准备。

3. 磁共振动脉成像（magnetic resonance arteriograph, MRA）/磁共振静脉成像（magnetic resonance venography, MRV）：能更好地评估肿瘤与血管的关系，如考虑肿瘤侵犯颈内动脉、颈静脉球或乙状窦，需行MRA/MRV，对于无法进行MRI检查的患者，建议行计算机断层动脉造影（computer tomography arteriography, CTA）。

4. 肺部CT：明确是否存在肺转移，特别是腺样囊性癌患者，术前应常规行肺部CT检查[12]。

5. 超声：建议常规行颈部超声以评估颈部淋巴结、甲状腺是否受累，行腮腺超声评估腮腺受累情况，以及行腹部彩超评估腹部脏器是否受累。

6. 核素骨扫描：可显示全身骨代谢情况，有助于判断肿瘤是否出现骨转移。

7. PET检查：明确是否存在远处转移。

三、病理学检查

活检时应注意参考影像学检查结果，选择在骨质破坏严重、增强明显的部位进行活检；尽可能保证标本的完整性，取足够大小，避免钳取坏死组织；对于高度怀疑的病例，必要时可反复活检[30-32]。病理检查应包括形态学检查、免疫组织化学和其他分子病理学检测。

四、其他检查

包括实验室检查，如血尿常规、出凝血功能、血生化等，必要时行免疫球蛋白、肿瘤标志物、病毒（HPV16/18等）检测。

诊断及鉴别诊断

一、临床表现

结合病史，如有下列临床表现应警惕外耳道癌的可能并及早进行活检[23, 31, 33-34]。

1. 有长期慢性化脓性中耳炎或外耳道炎流脓史，外耳道出现血性分泌物或外耳道原因不明持续出血。

2. 无法用炎症解释的耳部不同程度的疼痛。

3. 外耳道发现生长迅速的肉芽状新生物，影像学检查有骨质侵蚀和软组织累及。

4. 疑似外耳道炎，常规抗炎治疗后无明显好转。

5. 外耳道肿块或常规治疗不消退的耳周皮下肿胀，或外耳道乳头状瘤切除后短期内复发。

6. 有中耳炎病史，近期有面神经麻痹或后组脑神经损伤症状。

7. 肿物侵犯颞下颌关节、腮腺。

二、病理诊断

病理诊断作为外耳道癌确诊的金标准，可帮助临床医生选择正确的治疗方案。组织学上，鳞状细胞癌表现为团巢状、条索状排列的癌巢，呈浸润性生长，可见角化珠、细胞间桥，核分裂增多；腺样囊性癌可分为腺管状、筛孔状和实体型结构，其中实体型预后最差[35]，肿瘤容易侵犯神经；基底细胞癌排列呈小叶、缎带或条索状，边缘呈栅栏状排列。临床实践中由于病变取材困难或过于表浅，活检标本小而破碎，病理诊断需结合临床，并运用免疫组织化学鉴别诊断，必要时行分子学检测，最终才能获得精准结果[36-37]。病理报告应包含肿瘤性质、组织类型、肿瘤分级、分子检测和预后相关信息（包括肿瘤大小、周围组织侵犯情况和淋巴结转移的数目及部位）。

三、临床分期

目前，国内外尚无统一的外耳道癌分期标准。近年来，临床上采用较多的是2000年Moody等[38]修订后的Pittsburg大学分期标准（表1）。该标准根据CT检查、术中所见以及术后病理结果进行分期，具有较第八版美国癌症联合会（American Joint Committee on Cancer，AJCC）头颈部上皮来源肿瘤T分期标准更准确的判断预后价值[39-40]。该标准中，淋巴结的分级参考了AJCC的头颈肿瘤分期标准，并建议除了T_1N_1以外，其余伴有淋巴结侵犯以及所有出现远处转移的患者总体分期均归入临床Ⅳ期[41]。

该分期尚存在争议及局限性。近年有学者按照肿瘤浸润深度是否大于5 mm，将T_3期分为T_{3a}和T_{3b}期，根据是否伴有面神经功能损害，将T_4期细分为T_{4a}和T_{4b}期[42]。还有学者在Pittsburg大学分期的基础上提出了Padova评分系统[43]，为外耳道癌的分期评估提供了一个新的思路，但仍需要经过多中心大样本量病例的验证。

四、鉴别诊断

主要与其他具有相似症状、并具有外耳道肿块的疾病进行鉴别，最终以病理诊断为金标准。

1. 外耳道疾患：主要与外耳道乳头状瘤、外耳道胆脂瘤、外耳道炎等鉴别。

2. 中耳疾患：主要与慢性化脓性中耳炎、中耳胆脂瘤、面神经肿瘤以及鼓室球体瘤等鉴别。

3. 侧颅底疾患：若外耳道癌侵犯侧颅底区域，还需与颈静脉孔区副神经节瘤、脑膜瘤、神经鞘瘤、朗格罕组织细胞增多症、内淋巴囊肿瘤、弥漫性腱鞘巨细胞瘤和软骨肉瘤等鉴别。

表1 Pittsburg大学外耳道癌分期标准（2000）[38]

分期		定义
T分期：	T_1	肿瘤局限于外耳道，无骨质或软组织受累的证据
	T_2	肿瘤侵蚀外耳道骨质但非穿透骨性外耳道壁，或局部软组织受累（<0.5 cm）
	T_3	肿瘤侵蚀骨性外耳道全层，或局部软组织受累（<0.5 cm），或扩展累及中耳和/或乳突区域
	T_4	肿瘤侵坏耳蜗、岩尖部、中耳内侧壁、颈动脉管、颈静脉孔或硬脑膜，或伴有广泛软组织受累（>0.5 cm），如颞颌关节或茎突受累，又或出现面神经麻痹
N分期：	N_0	无区域淋巴结转移
	N_1	同侧单个区域淋巴结转移，直径<3 cm，ENE（-）
	N_{2a}	同侧单个区域淋巴结转移，3 cm≤直径≤6 cm，ENE（-）
	N_{2b}	同侧多个区域淋巴结转移，直径≤6 cm，ENE（-）
	N_{2c}	对侧淋巴结转移，直径≤6 cm，ENE（-）
	N_{3a}	转移性淋巴结直径>6 cm，ENE（-）
	N_{3b}	任何淋巴结转移，ENE（+）
M分期：	M_0	无远处转移
	M_1	出现远处转移
临床分期：	I	$T_1N_0M_0$
	II	$T_2N_0M_0$
	III	$T_3N_0M_0$，$T_1N_1M_0$
	IV	$T_4N_0M_0$，$T_1N_{2\sim3}M_0$，$T_{2\sim4}N_{1\sim3}M_0$，$T_xN_xM_1$

注：软组织受累：外耳道周围软组织如腮腺、咽旁间隙、颈静脉球、颞肌、脑组织等受累；ENE（extranodal extension）：淋巴结外侵犯

干 预 策 略

目前,外耳道癌的治疗方式以手术切除为主,早期患者可进行颞骨外侧切除+腮腺部分切除术,晚期患者根据病变范围可行颞骨外侧切除或颞骨次全切除+腮腺部分或全切除+颈淋巴结清扫术,在手术切除的基础上辅以放化疗。切除肿瘤时要尽量做到整块切除并获得阴性切缘,同时也应注重对肿瘤切除后相关结构重建及功能的保护,提高患者术后的生活质量。

一、手术治疗

(一)原发灶处理

临床医生术前应对患者的临床分期和肿瘤切除的可能性作出判断,根据肿瘤的部位和侵袭范围、患者身体的一般状况,决定患者能否手术以及选择合适的手术方式。由于不同病理类型的外耳道癌生物学行为差异较大,因此手术方式及切除范围也有所不同。常见的手术方式包括颞骨外侧切除术(lateral temporal bone resection,LTBR)、颞骨次全切除术(subtotal temporal bone resection,STBR)、颞骨全切除术(Total Temporal Bone Resection,TTBR)等[44-47],外耳道鳞状细胞癌和腺样囊性癌切除范围及适应证分别见表2和表3。

当肿瘤侵及颈静脉孔、颞下窝、翼腭窝、颞骨岩部等广泛的侧颅底区域时,可采用颞下窝径路进一步切除茎突、颈静脉球、乙状窦、颞骨岩部、颞下窝肌肉和血管以及咽旁软组织等结构以获得阴性切缘,此术式常需要牺牲中耳结构及前移面神经[48-50]。对于面神经功能正常的患者,此时也可采用面神经骨桥技术以更好地保留面神经功能[48]。此外,应常规准备术中冰冻切片以确认是否取得安全切缘。

应该强调的是,外耳道-颞骨-侧颅底解剖结构复杂,恶性肿瘤发病率低,其外科治疗的方式也在不断地被认识和更新。在正确认识肿瘤病理生长规律的前提下,手术的原则是在完全切除肿瘤的基础上尽可能保留或重建相关解剖结构和功能,术者可依据本共识提供的原则对切除范围作出取舍。如既往有乳突手术局部复发但未累及内耳者,可考虑岩骨次全切除术;而对累及内耳的病例,可根据病变范围,考虑保留或不保

表 2 外耳道鳞状细胞癌肿瘤分期与治疗方式的选择

肿瘤分期	颞骨手术	腮腺	颈清扫
T1、T2 病变	颞骨外侧切除	腮腺浅叶切除	N0: 不做颈清扫 N1-3: 改良或根治性颈清扫
未侵犯中耳的 T3 病变			
侵犯中耳和乳突的 T3 病变和部分 T4 病变	颞骨次全切除	全腮腺切除（肿瘤侵犯腮腺和面神经）	N0: 择区颈清扫（Ⅱ区、Ⅲ区） N1-3: 改良或根治性颈清扫
侵犯岩尖的 T4 病变	颞骨全切除		

表 3 外耳道腺样囊性癌分期与治疗方式的选择

肿瘤分期	颞骨手术	腮腺	颈清扫
T1、T2 病变	颞骨外侧切除	选择性腮部分切除	N0: 不做颈清扫 N1-3: 择区颈清扫（Ⅱ区、Ⅲ区）
未侵犯中耳的 T3 病变			
侵犯中耳和乳突的 T3 病变和部分 T4 病变	颞骨次全切除	全腮腺切除（肿瘤侵犯腮腺和面神经）	
侵犯岩尖的 T4 病变	颞骨全切除		

留耳囊的切除手术。

(二)腮腺的处理

由于颞骨的解剖特点,外耳道癌易经圣托尼切迹(Santorini fissure)、胡施克孔(Huschke foramen)或外耳道下壁软骨与骨性交界处,或经淋巴结途径扩散至腮腺。外耳道鳞状细胞癌患者腮腺转移比例高达27%～30%,在不考虑肿瘤分期的情况下,外耳道腺样囊性癌直接侵犯腮腺的总比率为57.6%。因此建议行预防性腮腺浅叶或部分切除术,以获得安全切缘。晚期患者(T3、T4)应行腮腺部分或全切术[51-52]。

(三)淋巴结的处理

外耳道癌淋巴结转移发生率为10%～23%,其中以Ⅱ、Ⅲ区颈淋巴结最常受累及,也有报道称Ⅰ区受累[4,17,53]。晚期肿瘤(T_3、T_4)以及影像学检查考虑有颈部淋巴结转移的患者推荐行颈淋巴结清扫术,对于无淋巴结转移的早期患者是否进行预防性的颈淋巴结清扫术目前还存在争议。术中若发现可疑的颈部肿大淋巴结,建议切取行快速冰冻病理检查,若证实有淋巴结转移,建议同期行颈淋巴结清扫术[45]。

(四)功能重建及修复

为提升患者治疗后的生活质量,在尽量确保完全切除肿瘤后也需要注重对相关结构解剖及功能的重建与恢复。主要目标包括:恢复面神经功能、修补硬脑膜预防脑脊液漏、修复皮肤缺损、重建耳廓。此时,应根据不同的需求,选择合适的修复材料。

1. 面神经修复:如肿瘤可疑累及面神经,需切除该段面神经,应在取得安全切缘的前提下,进行面神经的修复与功能重建。如果面神经缺损距离较短,可同期进行神经移植,通常采用耳大神经、腓肠神经移植或舌下神经-面神经吻合等术式进行面神经修复[54]。也有学者推荐对所有面神经麻痹时间少于12个月的患者,无论术后是否计划放疗,都建议尽可能尝试面神经修复[55]。若手术已无法完整切除肿瘤且患者术前未出现面神经麻痹,可保留面神经。

2. 术腔处理:对于LTBR或STBR的术腔,临床上多采用腹部脂肪进行填塞;当术腔感染严重或放疗后出现颞骨放射性骨坏死时,可优先考虑选用带蒂颞肌肌瓣或胸锁乳突肌肌瓣[56]。

3. 皮肤缺损修复：根据皮肤缺损的大小以及患者局部/全身情况选择不同类型的皮瓣进行修复。缺损较小、受区血管条件不佳或者全身情况差时，首选局部皮瓣或者带蒂岛状皮瓣修复；而缺损较大、有合适的受区血管以及全身情况可耐受的情况下，选择游离皮瓣或者组织量较大的远位带蒂岛状瓣以获得更好的修复效果。常用的局部皮瓣包括颈阔肌皮瓣和面颈部旋转瓣；带蒂岛状皮瓣根据需要组织量的多少可以选择锁骨上岛状瓣、颏下岛状瓣、下斜方肌皮瓣、背阔肌皮瓣；游离皮瓣可以选取股前外侧皮瓣、前臂桡侧游离皮瓣、腹直肌皮瓣等[57-58]。

4. 硬脑膜修复：当肿瘤局限性累及硬脑膜，可考虑切除硬脑膜。硬脑膜缺损可使用生物材料或采用颞肌筋膜（或阔筋膜）进行修补[45,58]。

5. 耳廓再造：当病变累及耳廓，为了根治并防止复发可一并切除耳廓，其创面可用皮瓣修复，缺损的耳廓可于皮瓣成活后用赝复体进行重建[59]。

二、放射治疗

外耳道癌的发病率很低，缺乏公认的TNM分期及预后评价标准。目前较为广泛采用的治疗方法为手术结合术前或术后放射治疗，以提高疗效、减轻并发症。

（一）放射治疗模式

1. 术后放射治疗（S+R）：肿瘤范围比较大，侵犯重要功能器官，单纯手术难以彻底切除，或术后病理提示切缘阳性或切缘不足（小于0.5 cm），肿瘤侵犯周围神经、颅底脑膜、淋巴结包膜等高危因素，需行术后放疗。放疗应在术后2～6周内进行。

2. 术前放射治疗（R+S）：晚期（T_4）外耳道癌，尤其是侵犯周围重要血管神经及颅底等功能器官，手术有一定困难的，可通过术前放射治疗，缩小肿瘤体积，提高肿瘤切除率，减少器官功能损伤。部分无手术指征的晚期外耳道癌，放疗后可能因肿瘤退缩满意而获得手术的机会。

3. 单纯放射治疗（R）：早期外耳道癌可采取根治性放疗，无手术指征或拒绝手术的外耳道癌患者可进行姑息性放疗。一些因基础疾病不能接受手术的患者，如果能采用合适的放射治疗技术和剂量，可获得一定的治疗效果，起到控制肿瘤、延缓肿瘤生长的作用。由于单纯放疗可能导致软骨或骨坏死，故应特别注意掌握放射剂量。

（二）放射治疗技术

目前多采用三维适形放疗或调强放疗。

（三）靶区设计

1. 肿瘤靶区（gross target volume，GTV）：临床检查和影像学检查所见肿瘤病变侵犯的范围，包括原发肿瘤及转移淋巴结。

2. 临床靶区（clinical target volume，CTV）：肿瘤靶区及周围的亚临床病灶，可根据危险度的不同而设计多个临床靶区，CTV1为高危临床靶区，CTV2为低危临床靶区，均是需要预防照射的区域。

3. 计划靶区（planning target volume，PTV）：治疗过程中考虑到因肿瘤器官和患者位置的变动而产生射野误差及摆位误差，适当扩大的区域。一般在CTV基础上外放3～5 mm。

此外，照射野的范围需结合肿瘤侵犯范围、邻近器官以及病理类型等因素综合考虑。如外耳道癌中腺样囊性癌比较常见，侵袭性比较强，有沿神经并向颅内生长的特点，设野时需要加以考虑。

（四）放射剂量

1. 术前放疗剂量：50～60 Gy。

2. 术后放疗剂量：60～66 Gy，如果术后病理示切缘阳性或肿瘤残留建议予根治剂量。

3. 根治性放疗剂量：68～70 Gy。

4. 分割剂量：GTV 2.0～2.1 Gy/次，CTV 1.8 Gy/次，每周放疗5次，1天1次，连续照射。

三、药物治疗

化疗对早期外耳道癌患者的生存率无明显获益，一般不作为外耳道癌独立的治疗手段[24]。目前化疗常用于：（1）晚期肿瘤（T_3、T_4）；（2）肿瘤发生远处转移或者术后复发；（3）肿瘤侵犯范围广泛，手术难以切除。现阶段化疗尚缺少大样本临床研究，仅有个案报道和小队列研究。常用治疗鳞状细胞癌或腺样囊性癌的药物包括顺铂、卡铂、5-氟尿嘧啶、多西他赛、环磷酰胺、多柔比星及丝裂霉素等，传统的化疗方案为顺铂+5-

氟尿嘧啶（PF方案），近年来常采用在传统化疗方案的基础上联合多西他赛，即顺铂+5-氟尿嘧啶+多西他赛（TPF方案）。化疗作为辅助治疗手段，主要采用同步放化疗和辅助化疗。对晚期外耳道癌行同步放化疗，可以获得较好的疗效，术前对T_3和T_4期外耳道鳞状细胞癌行同步放化疗，有助于获得无瘤切缘，提高总生存率[60-64]，手术无法切除的晚期外耳道癌通过同步放化疗等综合治疗手段，部分患者也可达到较好的预后[61-62, 64]。

目前，靶向药物治疗外耳道癌的研究较少，2例病例报告显示，西妥昔单抗联合放疗有效治疗了晚期颞骨鳞状细胞癌，因此有学者提出可将西妥昔单抗联合放疗作为晚期颞骨恶性肿瘤的替代疗法[65-66]，但缺乏大样本量病例的临床验证。此外，程序性细胞死亡-1（programmed cell death 1，PD-1）抑制剂免疫治疗有可能成为治疗颞骨鳞状细胞癌的新方法[67]。

四、肿瘤复发和转移的处理

外耳道癌，特别是鳞状细胞癌和腺样囊性癌的复发或转移并不少见，出现复发和转移都预示着较差的预后。由于患者个体差异，此时需要对患者进行个性化评估。对于适宜手术的患者，建议进行积极的手术治疗；若手术已无法达到根治目的，或患者一般状况无法耐受手术，此时建议进行姑息治疗（姑息放疗、化疗或同步放化疗）并给予相应对症支持治疗（营养支持、止痛、止血、心理支持等），减轻患者痛苦，提高生存质量。由于腺样囊性癌生长缓慢，即使出现肿瘤远处转移（常见为肺、肝、骨），也有较长的生存期，约40%的外耳道腺样囊性癌患者出现肺转移，因此建议这类患者在积极治疗原发病灶后转至相应专科酌情处理转移灶。对于肺部寡转移灶，能完整切除的可采用手术切除。术后可根据分子病理检测结果，考虑全身靶向治疗或免疫治疗。

随访、健康教育及预后

临床医生应在诊治的同时做好外耳道癌患者的跟踪随访，并进行健康教育，普及相关知识。

一、随访

定期随访有助于医生对术后患者肿瘤情况的了解，能早期发现肿瘤是否复发/转移,并及时进行处理。具体随访时间点如下:术后2年内,每3个月随访一次;术后第3～5年,每6个月随访一次;术后5年以上,每年随访一次。

随访时应进行病史询问、体格检查、影像学评估(颞骨增强MRI),并根据患者具体情况有所调整。腺样囊性癌患者建议每年复查肺部CT。

二、健康教育

1. 知识普及:患者就诊时可告知其肿瘤发生的危险因素,并告知目前的病情、相应的治疗方式、可能的疗效、并发症的预防,术后嘱其定期随诊、积极治疗。

2. 心理支持:对于肿瘤患者,应尽量缓解其焦虑的情绪,加强心理沟通。

三、预后

外耳道癌的预后一般与肿瘤的临床分期、病理类型、侵袭程度相关。早期外耳道癌手术切除可取得安全切缘,预后较好,五年生存率在早期(T_1、T_2)可达到90%～100%[68],晚期(T_3、T_4)仅为35.8%～72.5%[4-5]。未来的研究应聚焦于晚期外耳道癌新治疗策略的探索。

附件为精简归纳的外耳道癌诊疗建议。

附件 外耳道癌诊疗建议

序号	项目	诊疗建议
1	病理学检查	强烈推荐进行形态学、组织类型、免疫组织化学检查
2	影像学检查	强烈推荐进行高分辨薄层颞骨CT评估骨质破坏情况
		强烈推荐进行颞骨增强MRI评估软组织受侵犯情况
		对于腺样囊性癌患者,强烈推荐术前常规行肺部CT评估肺部情况,并每年进行复查
		强烈推荐超声评估颈部淋巴结以及腹部脏器
		推荐进行MRA+MRV判断肿瘤与血管的关系
		推荐进行骨扫描明确肿瘤是否出现骨转移
		推荐进行PET检查评估肿瘤是否存在远处转移
3	听力学及前庭功能检查	推荐进行纯音测听,了解术前听力;可根据患者具体情况选择合适的前庭功能检查了解其前庭功能
4	耳镜检查	推荐进行耳内镜检查,观察肿块位置

续　表

序号	项目	诊疗建议
5	面神经功能	推荐进行面神经电图和面神经肌电图检查，明确面神经受损情况
6	喉镜	推荐行喉镜观察声带情况，判断后组颅神经是否受累
7	手术治疗	T_1、T_2患者符合手术指征，强烈推荐行LTBR＋腮腺浅叶或部分切除术
		T_3、T_4患者符合手术指征，强烈推荐行LTBR或STBR＋腮腺部分或全切除＋颈淋巴结清扫术
		影像学及术中发现淋巴结肿大，强烈推荐行颈淋巴结清扫术
		强烈推荐进行手术缺损修复重建
8	放射治疗	T_1患者可选择根治性放疗
		T_3患者推荐术后辅助放疗
		T_4患者推荐术前放疗或术后放疗
		推荐不适宜手术的患者根治性放疗或姑息放疗
		推荐伴有远处转移的患者进行姑息放疗
9	同步放化疗	肿瘤范围广泛、手术难以切除者可选择同步放化疗
10	随访	强烈推荐术后2年内每3个月随访1次
		强烈推荐术后第3～5年每6个月随访1次
		强烈推荐术后5年以上每年随访1次

注：LTBR为颞骨外侧切除术，STBR为颞骨次全切除术

顾问（按姓氏拼音排序）：高志强（中国医学科学院 北京协和医学院 北京协和医院耳鼻咽喉科）、韩东一（解放军总医院耳鼻咽喉头颈外科医学部）、孔维佳（华中科技大学同济医学院附属协和医院耳鼻咽喉头颈外科）、李华伟（复旦大学附属眼耳鼻喉科医院耳科中心）、马秀岚（中国医科大学附属盛京医院耳科）、邱建华（解放军空军军医大学西京医院耳鼻喉咽喉头颈外科）、孙建军（北京大学国际医院耳鼻咽喉头颈外科）、吴皓（上海交通大学医学院附属第九人民医院耳鼻咽喉头颈外科）、杨仕明（解放军总医院耳鼻咽喉头颈外科医学部）、殷善开（上海交通大学附属第六人民医院耳鼻咽喉头颈外科）

执笔专家：冯奕思（复旦大学附属眼耳鼻喉科医院耳科中心）、张毅博（复旦大学附属眼耳鼻喉科医院耳科中心）、戴春富（复旦大学附属眼耳鼻喉科医院耳科中心）、韩月臣（山东省耳鼻喉医院耳科中心）、樊兆民（山东省耳鼻喉医院耳科中心）、王海波（山东省耳鼻喉医院耳科中心）、张欣欣（解放军总医院耳鼻咽喉头颈外科医学部）、冯国栋（中国医学科学院 北京协和医学院 北京协和医院耳鼻咽喉科）、陶磊（复旦大学附属眼耳鼻喉科医院耳鼻咽喉头颈外科）、邹丽芬（复旦大学附属眼耳鼻咽喉科医院放疗科）、林岚（复旦大学附属眼耳鼻喉科医院病理科）、沙炎（复旦大学附属眼耳鼻喉科医院放射科）

参与讨论专家（按姓氏拼音排序）：陈穗俊（中山大学孙逸仙纪念医院耳鼻咽喉头颈外科）、龚树生（首都医科大学附属北京友谊医院耳鼻咽喉头颈外科）、姜学钧（中国医科大学附属第一医院耳鼻咽喉头颈外科）、金昕（中华医学会杂志社中华耳鼻咽喉头颈外科杂志编辑部）、舒易来（复旦大学附属眼耳鼻喉科医院耳科中心）、谢冰斌（南昌大学第二附属医院耳鼻咽喉头颈外科）、尹时华（广西医科大学第二附属医院耳鼻咽喉头颈外科）、于亚峰（苏州大学附属第一医院耳鼻咽喉科）、查定军（解放军空军军医大学西京医院耳鼻咽喉头颈外科）、张宏征（南方医科大学珠江医院耳鼻咽喉头颈外科中心）、张斋良（复旦大学附属肿瘤医院胸外科）、钟时勋（重庆医科大学附属第一医院耳鼻咽喉科）

参考文献从略

（通信作者：戴春富、王海波）
（本文刊载于《中华耳鼻咽喉头颈外科杂志》2022年第57卷第7期第794-803页）

7 咽鼓管功能障碍专家共识

中华耳鼻咽喉头颈外科杂志编辑委员会
中华医学会耳鼻咽喉头颈外科学分会

前　言

咽鼓管是连接鼻咽部和中耳鼓室腔的管道结构，是由具有黏膜的管腔、软骨、周围软组织、管旁肌肉（鼓膜张肌、腭帆张肌、腭帆提肌和咽鼓管咽肌）和骨性支撑（蝶骨沟和翼内板）组成的器官（也有学者称之为系统）[1]。咽鼓管的生理功能包括：①通气及平衡中耳气压；②清除中耳黏膜分泌物；③中耳防声；④防止鼻咽部病原体逆行感染。咽鼓管功能障碍（Eustachian tube dysfunction）是一个症候群，是咽鼓管功能障碍相关症状和体征的集合，也是中耳疾病的发病原因之一。在临床实践中，咽鼓管功能障碍多指咽鼓管通气功能异常。因此，本共识将重点讨论咽鼓管通气功能异常引起的中耳压力调节障碍所带来的相关问题。

咽鼓管功能障碍的分类

根据病程可将咽鼓管功能障碍分为急性咽鼓管功能障碍（病程少于3个月）和慢性咽鼓管功能障碍（病程大于3个月），后者又分为3个亚型，即延迟开放型咽鼓管功能障碍、气压型咽鼓管功能障碍以及咽鼓管异常开放。其中，延迟开放型咽鼓管功能障碍是临床上慢性化脓性中耳炎迁延不愈或反复发作的重要发病机制之一，其原因可能和功能性阻塞、肌源性功能障碍以及解剖性阻塞相关[2]。

咽鼓管功能障碍的表现

咽鼓管功能障碍主要表现为患耳中耳压力失衡带来的相关症状,如耳胀满感、耳鸣、耳痛或不适感,也可表现为耳闷堵感,"噼啪"声、响铃声,自听增强和听声朦胧等,部分患者会有听力下降,一些患者会通过反复捏鼻鼓气或活动下颌来自行平衡中耳负压。以上表现与咽鼓管开放不良有关,典型症状多发生于周围环境气压改变(如潜水或海拔高度改变)时,部分患者周围环境气压变化不大时也可出现。尽管气压改变造成的咽鼓管功能障碍可引起中耳积液或积血,但当患者返回到海平面高度时症状常可消失。

还有一部分患者主要表现为耳胀满感和自听增强,典型者呼吸时可以感受到鼓膜的扇动,自觉仰卧位时症状减轻,而运动时加重,部分患者有习惯性抽鼻动作[3]。以上表现与咽鼓管异常开放有关。

咽鼓管功能的评估

一、鼓膜检查

1. 鼓膜形态:当咽鼓管功能障碍时,可表现为鼓膜内陷和鼓室积液。

2. 鼓膜活动度:利用鼓气耳镜检查鼓膜活动度,有助于间接了解咽鼓管功能[4]。

二、咽鼓管内镜检查

纤维电子鼻咽镜可以检查咽鼓管的咽口,而经鼓室内镜可以检查咽鼓管的鼓室口。咽鼓管慢动作视频内镜可评估成人的咽鼓管功能[5]。

三、纯音测听

咽鼓管功能障碍患者可表现为传导性聋,也可以表现为听力正常或混合性聋。

四、咽鼓管通气及压力平衡功能检查

(一)定性检查法

临床上常用的有Valsalva法、Politzer法、导管吹张法、

Toynbee法，有鼓膜穿孔者，可采用鼓室滴药法进行评估。这些检查方法均简便易行。

（二）定量检查法

声导抗测试是目前应用最为广泛的咽鼓管功能定量评估方法，包括：鼓室图峰压点动态观察法、咽鼓管-鼓室测量法以及正负压平衡测定法（适用于鼓膜穿孔且鼓室干燥者）。

五、咽鼓管功能测试和评分系统

咽鼓管测压是近年来临床较为常用、相对简单的一种咽鼓管功能障碍诊断技术，无论鼓膜完整还是穿孔均能评估咽鼓管功能。

咽鼓管功能障碍7项问卷评分（Eustachian Tube Dysfunction Questionnaire，ETDQ-7）是将咽鼓管功能障碍常见的7项症状表现，按照严重程度进行综合评分[6]。

六、影像学检查

颞骨高分辨率CT可以显示咽鼓管骨部及咽鼓管鼓室口结构，在鼓膜完整的情况下还可显示中耳乳突的含气情况；MRI可了解咽鼓管及其周围结构的情况。

咽鼓管功能障碍的治疗

由于导致咽鼓管功能障碍的病因及发病机制不同，其治疗方式也不尽相同。

一、延迟开放型咽鼓管功能障碍的治疗

（一）药物治疗

目前临床常用的药物包括鼻用减充血剂、鼻用糖皮质激素、口服糖皮质激素、黏液溶解促排剂、抗生素等。为改善咽鼓管通气功能，亦可采用鼻用减充血剂，但应避免长期使用，防止药物依赖；如患者合并有变应性鼻炎，可给予鼻用糖皮质激素喷鼻；对于可疑或已有中耳积液者，可应用黏液溶解促排剂，有助于鼓室内积液的排出；如果无糖尿病等禁忌证，短期口服糖皮质激素有助于症状的改善；急性期如果有明确的细菌感染证据，可短期使用敏感抗生素；如伴有咽喉反流者，可酌情给予抑酸剂。

(二)吹张治疗

1. 捏鼻鼓气法(Valsalva法):是一种自行吹张技术,在紧闭口、鼻时用力经鼻做呼气动作,利用压力使鼻咽部气体经咽鼓管进入中耳,纠正中耳负压,促进咽鼓管开放,利于鼓室内液体排出。该方法操作简单,成人与儿童均可完成,提前5 min减充血剂喷鼻1~2次可提高成功率。

2. 波利策法(Politzer法):将波氏橡皮球的接头插入患者一侧鼻孔,另一侧鼻孔用手指压闭,然后嘱患者吞咽,同时挤压橡皮球进行咽鼓管吹张。

3. 经鼻导管吹张法:将前端弯曲的金属导管插入鼻腔,经鼻底送至鼻咽部,然后转向中线并向前拉止于鼻中隔后缘,然后导管向外转约180°,使导管前端进入咽鼓管咽口,然后进行吹张。在鼻内镜或纤维鼻咽镜的直视下插管较盲插更为准确。

4. Ear popper吹张:是基于波利策法的一种改良方法,利用吹张器代替橡皮球进行吹张,其压力可控,装置便于携带,患者易于接受。

(三)外科治疗

1. 鼓膜穿刺:作为诊断及治疗方法,可有效清除中耳积液,改善中耳通气。必要时可重复穿刺,或抽液后注入糖皮质激素类药物。

2. 鼓膜切开:适用于鼓室内分泌物较黏稠,鼓膜穿刺不能吸尽者。

3. 鼓膜置管:适用于病情迁延不愈或反复发作以及头颈部肿瘤放疗后,咽鼓管功能短期内难以恢复至正常者。置管目的是改善通气引流,可有效解除中耳负压和积液,促进咽鼓管恢复功能。尽管临床上鼓膜置管是处理咽鼓管功能障碍非常普遍的方法,但它并不是直接对因治疗。

4. 腺样体切除:凡因腺样体肥大导致咽鼓管功能障碍者,需要行腺样体切除术。

5. 咽鼓管球囊扩张:对于慢性分泌性中耳炎,经由上述方法治疗效果不佳,迁延不愈者,可考虑行咽鼓管球囊扩张治疗。

在内镜引导下,将球囊扩张导管的球囊部分经咽口沿咽鼓管走行方向置入咽鼓管内，通过压力泵注水扩张球囊并维持一定时间，球囊的膨胀压力对咽鼓管软骨部产生挤压作用，从而扩张狭窄或阻塞的咽鼓管[7]。

目前报道咽鼓管球囊扩张治疗后可出现鼓膜穿孔、颈部咽旁间隙气肿、纵隔气肿等并发症[8]。球囊扩张术后建议随访不少于6个月。

6. 中耳疾病的咽鼓管功能处理：部分咽鼓管功能不良的原因在于咽鼓管鼓室口阻塞，特别是中耳胆固醇肉芽肿、中耳胆脂瘤或慢性化脓性中耳炎脓液堵塞咽鼓管鼓室口者，可在中耳手术中探查并予以清除，术后咽鼓管功能可得到改善。

二、咽鼓管异常开放的治疗

治疗的最终目的是重新建立正常的咽鼓管阀瓣开关机制。应避免使用鼻用减充血剂和鼻用糖皮质激素，这些药物对缓解症状无效，甚至还有可能加重病情。目前治疗咽鼓管异常开放的方法很多，如鼓膜切开术和鼓膜置管术可以减轻耳闷和鼓膜异常活动等症状[9]；咽鼓管管周脂肪注射、咽鼓管内羟基磷灰石注射、激光咽鼓管成形术、自体软骨咽鼓管内植入等方法也有报道，但疗效均不稳定[10]；极端情况下也有封闭咽鼓管管腔，同时行鼓膜置管的报道[11]。

儿童咽鼓管功能障碍

一、儿童易发生咽鼓管功能障碍的原因

（一）儿童咽鼓管的解剖特点

儿童的咽鼓管结构随着年龄增长逐渐发育成熟，与成人相比具有"宽、短及平直"的特点。"宽"是指儿童咽鼓管管腔相对于成人更宽大，同时管腔内黏膜皱襞较大，在某些感染、物理、化学等因素刺激下更容易发生水肿，导致咽鼓管通气功能障碍。"短"是指儿童咽鼓管的总长度（包括骨部和软骨部）短，咽鼓管越短，保护机制越差。在婴儿期咽鼓管长度平均为18mm，约为成人的1/2，在7岁左右基本达到成人长度[2]，这可能也是7岁以后儿童急性中耳炎发生率明显下降的原因之一。"平直"是指儿童咽鼓管与水平面平行或角度较小（儿童为10°，而成人为45°）。另外，与成人腭帆张肌与咽鼓管软骨

之间角度恒定不同，儿童腭帆张肌与咽鼓管软骨间的角度在鼻咽部较大，而近中耳端较小，这可能是儿童腭帆张肌收缩时不能有效开放咽鼓管的原因。

（二）儿童期免疫特点

儿童免疫系统发育不完善，呼吸道感染发生率高，易导致局部黏膜炎性反应引发中耳炎。上呼吸道感染时，鼻、鼻咽和咽鼓管黏膜充血，而咽鼓管黏膜充血肿胀会阻塞咽鼓管最狭窄部分，引起中耳负压及中耳渗液；中耳负压可能将鼻咽部的病原微生物吸入中耳腔，引发炎性反应；炎性反应会影响咽鼓管黏膜的黏液纤毛系统，造成中耳积液清除障碍；炎性介质还可以减少管腔表面活性物质，导致咽鼓管主动开放功能受损。

另外，儿童期咽淋巴内环的淋巴组织发育旺盛，体积增大，3～10岁特别显著[12]。在外源性因素刺激下，咽淋巴内环增生，尤其是腺样体增生肥大，会机械性堵塞咽鼓管咽口，导致咽鼓管通气、引流功能障碍。

（三）高危因素

腭裂与咽鼓管功能障碍关系密切，其分泌性中耳炎发病率高达97%，即使手术修复腭裂后，仍有70%的发病率[13]。腭裂是一种先天性发育障碍，患儿咽鼓管短、腭帆张肌附着缺陷、软骨和管腔异常、软骨铰链部分弹性蛋白不足、咽鼓管咽口直接暴露于口咽等多种因素导致咽鼓管功能受损[3]。部分腭裂修补手术由于从翼突钩切断了腭帆张肌，破坏了咽鼓管的主动开放功能，故术后仍会持续存在中耳通气不足。因此，对腭裂术后患儿仍需进行4～7年的中耳状态随访[13]。

二、儿童咽鼓管功能障碍的治疗

（一）抗生素治疗

由于感染是引发儿童咽鼓管功能障碍的主要原因，因此在具有感染证据时可以使用抗生素，但不应作为常规用药[14-15]。

（二）抗过敏治疗

咽鼓管黏膜与鼻咽部黏膜相延续，覆盖呼吸道上皮的咽鼓管在接触变应原后会参与变态反应，其黏膜处于水肿或渗出状态[16]。因此咽鼓管功能障碍患儿可给予抗过敏治疗，如第二代抗组胺药、鼻用糖皮质激素、白三烯受体拮抗剂等，应在医生指导下用药，注意适用年龄和疗程。

（三）咽鼓管吹张治疗

儿童在进行咽鼓管吹张治疗时（包括捏鼻鼓气法、波利策法、Ear popper吹张），由于受到患儿配合度的影响，部分患儿治疗效果欠佳。通常3岁以上儿童相对配合较好，实施治疗时需要给予更多的讲解及示范，有利于操作的顺利完成。

（四）外科治疗

1. 鼓膜置管：是儿童咽鼓管功能障碍实施最多的一种手术，小龄患儿需注意耳道直径及鼓膜倾斜度，可在内镜下手术操作。小龄儿童可选用哑铃型通气管，如有高危因素（如唐氏综合征、腭裂等）可采用T型管，以减少脱管率。

2. 腺样体切除：可与鼓膜置管手术同时或单独进行，由于腺样体组织有生理性肥大期，故手术前的观察期多是必要的。

3. 咽鼓管球囊扩张：儿童咽鼓管球囊扩张方法与成人类似。由于儿童咽鼓管在6～7岁时才发育成熟，因此实施球囊扩张时，需注意患儿年龄，以避免不必要的副损伤。

三、儿童咽鼓管功能障碍的自限性与随访观察

鉴于儿童咽鼓管功能发育不完善及不稳定性，儿童期咽鼓管功能障碍部分具有自限性，在治疗中观察等待期尤为重要，通常建议3个月的观察期[17]。在决定观察时需确定是否存在引起不良后果的危险因素，并评估能否自愈。这些危险因素包括鼓膜有无内陷囊袋、听骨有无破坏，鼓膜有无内陷以及是否具有先天性结构异常等。只要存在鼓膜结构异常，无论中耳积液时间长短，都需要进行全面听力学检查评估手术指征。

执笔专家：杨仕明（解放军总医院）、侯昭晖（解放军总医院）、张杰（首都医科大学附属北京儿童医院）

其他参与起草和修改讨论的专家（按姓氏拼音排序）：高志强（中国医学科学院 北京协和医学院 北京协和医院）、龚树生（首都医科大学附属北京友谊医院）、韩月臣（山东省耳鼻喉医院）、郝瑾（首都医科大学附属北京同仁医院）、姜学钧（中国医科大学附属第一医院）、李永新（首都医科大学附属北京同仁医院）、刘玉和（北京大学第一医院）、马秀岚（中国医科大学附属盛京医院）、潘滔（北京大学第三医院）、孙建军（海军总医院）、田昊（首都医科大学附属北京友谊医院）、

王海波（山东省耳鼻喉医院）、杨华（中国医学科学院 北京协和医学院 北京协和医院）、杨军（上海交通大学医学院附属新华医院）、余力生（北京大学人民医院）、赵辉（解放军总医院）、郑亿庆（中山大学孙逸仙纪念医院）

参考文献从略

（通信作者：杨仕明）
（本文刊载于《中华耳鼻咽喉头颈外科杂志》2018年第53卷第6期第406-409页）

术中面神经监测专家共识

中华耳鼻咽喉头颈外科杂志编辑委员会耳科组
中华医学会耳鼻咽喉头颈外科学分会耳科学组

概 述

面神经是颅骨内走行最长的脑神经,是颞骨及侧颅底手术中神经保护工作的核心。面神经损伤可发生在神经走行中的任意节段(颅内段、颞骨内段或颞骨外段),损伤程度可从轻度的神经失用到严重的神经横断或者缺损。病变对面神经的压迫,以及手术操作对面神经的牵拉等机械刺激都可能影响面神经形态或功能。面神经受损后,患者除出现面部变形、面肌运动障碍外,还可出现视力、味觉、咀嚼等生理功能障碍,其心理和社会生活深受影响。由于面神经走行隐匿且复杂多变,单纯依靠术前影像及术中观察,即使经验丰富的术者在处理复杂的病变时也存在面神经定位困难的问题[1]。有鉴于此,我们建议在颞骨、侧颅底及颌面部手术中,条件允许时可进行规范的面神经监测,准确定位、识别并实时监测面神经,以期更好地保护面神经的完整性和功能。

目前,术中面神经监测(intraoperative facial nerve monitoring, IOFNM)对面神经的保护价值已逐渐被认可,但由于存在设备、监测技术及结果判读等诸多问题,导致其临床推广应用受限,亟需一份可靠的指导意见来规范其开展[2-4]。为了更好地应用IOFNM技术提高术中面神经识别率,切实降低面神经损伤率,我们组织国内耳鼻咽喉头颈外科、神经外科、麻醉科、神经科领域的专家,结合国内外近年IOFNM研究进展,共同撰写了《术中面神经监测专家共识》,以期促进IOFNM的规范开展。

历史与现状

一、发展历史

IOFNM是最早开展的术中神经监测项目之一[5]。1898年Krause在耳蜗神经切断术中,利用电流刺激面神经,同时观察面部肌肉活动,首次提出IOFNM这一概念[6]。由于手术技术及设备的限制,在20世纪前50年,听神经瘤术中面神经几乎100%损伤;一段时间内,数位耳科医生尝试在不同术式或疾病中探索IOFNM的应用与价值[7-8]。20世纪60年代,Parsons[7]、Hilger[8]等学者先后报告了用于耳科和腮腺手术的专用监视器,应用传感器记录肌肉电反应。1979年Delgado将肌电监测应用于听神经瘤手术,并对肌电监测技术进行了描述,所使用的肌内针电极灵敏度更高,通过简化流程,逐渐实现了单一手术团队便可进行IOFNM[9]。1982年,研究者进一步加入声音反馈机制,将手术医生从示波器屏幕前"解放"出来[10]。1983年,Kartush等与Nicolet生物医学公司合作,开发了一种专用的恒流面部神经监测器,通过波形和声音输出肌电反应,为外科医生提供直接的实时反馈,并能消除刺激伪影,以防止外科医生混淆刺激声音与反应声音。此外,反应音调(response tones)被进一步编程,外科医生可以凭借听声音确定肌电通道来源(眼或口)[11],报警音量还与肌电图的波幅相关,这种设备后来被称为神经完整性监测器(nerve integrity monitor, NIM)。至此,现代IOFNM基本成形并进入快速推广及应用阶段。1991年,美国国立卫生研究院发布相关指南,基于研究证据提出"听神经瘤手术需要常规采用神经电生理技术监测面神经"。此后,越来越多的研究证实IOFNM能降低多种手术中的面神经损伤率。

二、国内现状

我国IOFNM在20世纪90年代中后期逐渐应用于临床,略晚于国外报道[12]。国内不同地区应用IOFNM的差异较大。IOFNM主要应用于听神经瘤及复杂侧颅底病变切除、腮腺肿瘤切除术中,在面神经减压、人工耳蜗植入、中耳畸形等手术中也有相关应用报道。通过IOFNM,可提高多种手术中的面神经功能保全率[13]。然而，我国尚无针对IOFNM的统一应用标准或规范。我们近期开展的一项国内IOFNM现状调查（共有来自全国31个省市自治区的213家医疗机构的417名医务人员参与）显示：尽管受调查者中77%来自三甲医院，但仅有227名（54.4%，227/417）受调查者所在的53家机构（24.9%，53/213）已开展IOFNM；部分受调查者表示希望进一步学习面神经相关解剖、电生理机制和监测参数设置等。基于以上国内应用现状，亟须制定指南或共识进一步指导IOFNM的应用。

面神经相关解剖、生理

面神经是第Ⅶ对脑神经，为混合性神经，含有三种主要纤维成分：（1）特殊内脏运动纤维，起于面神经的运动神经核，位于桥脑下部，主要支配除上睑提肌以外的所有表情肌以及颊肌、茎突舌骨肌、二腹肌和镫骨肌等；（2）一般内脏运动纤维，起于上泌涎核，属于副交感节前纤维，换神经元后的节后纤维支配泪腺、鼻腔黏液腺、颌下腺及舌下腺的分泌；（3）特殊内脏感觉纤维，即味觉纤维，其胞体位于膝状神经节，周围突分布于舌前2/3味蕾，中枢突止于孤束核。另外面神经可能还含有少量躯体感觉纤维，司耳廓及外耳道小范围皮肤感觉，拉姆齐-亨特综合征患者外耳皮肤疱疹疼痛与此纤维受累有关。

根据神经走行，面神经可分为8段。（1）运动神经核上段：大脑皮质运动中枢至面神经核段。（2）运动神经核段：走行在桥脑中的面神经。（3）桥小脑角段：面神经从脑干表面发出，穿过桥小脑角区的蛛网膜下腔，进入内耳门。面神经出脑干区（root entry zone，REZ）是指面神经自脑干发出到进入内听道的一段特定区域，此区域为中枢髓鞘向外周髓鞘的过渡区[14]，平均长度约24 mm，由于此区域面神经缺乏神经外膜覆盖，在急性牵拉时极易受损[15]。（4）内听道段：从内耳门到内听道底的一段。面神经在桥小脑角区主要位于前庭蜗神经的前下方，到内听道区域逐渐转到前庭蜗神经的前上方[16]。（5）迷路段：内听道底到膝状神经节的一段面神经，岩浅大神经即从膝状神经节分出。（6）鼓室段：面神经走行在鼓室内侧壁的一段，又常称为水平段，此段面神经骨管菲薄或缺失，在中耳手术中易受损伤。(7)乳突段：从鼓窦入口至茎乳孔之间的面神经，亦称为垂直段。乳突段面神经还分出镫骨肌支支配镫骨肌活动，分出鼓索神经随舌神经分布于舌前2/3的味蕾，司味觉。(8)颞骨外段：面神经出茎乳孔后的主干及分支。面神经出茎乳孔后即发出三个小分支，支配枕肌、耳周围肌、二腹肌后腹和茎突舌骨肌。面神经主干进入腮腺浅深叶间，常分为颞面干和颈面干，随后再分为5个主要分支，不同分支之间常有复杂的交叉。颞支支配额肌和眼轮匝肌等，颧支主要支配眼轮匝肌及颧大、小肌，颊支主要支配颊肌、口轮匝肌，下颌缘支支配下唇诸肌，颈支支配颈阔肌[17]。

通过电刺激或机械刺激面神经的方式可诱发神经-肌肉电活动。受刺激后的神经纤维产生去极化，并沿着郎飞节迅速传播，动作电位通过运动终板传递到面部肌肉。运动单位（motor unit，MU）是由面部运动神经元及其神经支配的肌纤维组成。在较小和活动精细的面部肌肉中，每个MU支配的肌纤维数量较少，利于精准控制肌肉运动。运动单位动作电位（motor unit action potential，MUAP）是运动神经元支配的全部或部分肌纤维产生的电位。在面部电生理诊断中，人们通常通过直接观察（神经兴奋性试验或最大刺激试验）或解读肌肉电信号（神经电图，肌电图）来测量神经肌肉反应。IOFNM与常规面神经电图检测的内涵并不完全相同，IOFNM多是一般刺激诱发的多相复合肌肉动作电位（compound muscle action potential，CMAP），而面神经电图是超强刺激所诱发的。

卫生经济学评价

IOFNM的主要作用包括：(1)面神经实时定位和精准识别；(2)实时预警面神经损伤；(3)对术后面神经功能的预估。无论是侧颅底手术、中耳乳突手术还是颌面外科手术，均有研究证实IOFNM可以显著降低面神经损伤的发生率。此外，IOFNM还能有效减少整个手术耗时，并可作为术中监测麻醉深度的一种手段。不仅在颅底手术中，在中耳手术中IOFNM

的重要性和认可度也在逐渐增加[18]。

从卫生经济角度，尽管IOFNM增加了医疗成本，但其明显降低了面神经麻痹的发生率并节省了相关费用。国外研究表明，一次中耳手术IOFNM将额外增加222.73～528.00美元的医疗花费。但经过卫生经济学计算，对初次手术和修正性手术进行IOFNM都具有较高的性价比[19]。通过IOFNM降低术中面神经损伤率，也是规避医疗风险的重要手段。

适 应 证

任何有可能损伤面神经主干及其分支的手术均为IOFNM适应证。术者需根据手术部位、病变性质及术者操作技术等进行决策。相关手术包括但不限于：（1）侧颅底手术：颞骨外侧切除、岩骨次全切除、颞骨次全切除、颞下窝入路、经迷路入路、经耳囊入路、经耳蜗入路、经颞骨-迷路上入路、迷路后入路、中颅窝入路、乙状窦后入路等；（2）涉及外耳、中耳及内耳的颞骨手术：外耳道成形与再造、完壁式或开放式乳突切除、各种鼓室成形及修正性鼓室成形、人工耳蜗植入等；（3）颌面手术：腮腺浅叶或深叶肿瘤切除、鳃裂瘘管/囊肿切除、外伤修复等。

一、侧颅底疾病

1. 听神经瘤（强烈推荐）：IOFNM为听神经瘤手术的常规操作，在识别面神经、降低面神经损伤风险方面起到了重要作用[4, 20]，同时对预测术后面神经功能也有重要作用[21-22]。

2. 其他内听道、桥小脑角区肿瘤及侧颅底病变（强烈推荐）：包括颞骨恶性肿瘤、岩骨胆脂瘤、颈静脉球副神经节瘤、后组脑神经鞘瘤以及面神经肿瘤[23-25]。

3. 半面痉挛（强烈推荐）：IOFNM不仅有助于定位面神经，神经刺激诱发电位的变化及侧方扩散反应的变化，均与微血管减压术后效果显著相关[26-27]。

二、中耳及内耳疾病

1. 人工听觉植入（可选）：合并有外耳或中耳畸形时推荐行IOFNM，有助于定位及保护面神经[28-29]。

2. 先天性外耳或中耳畸形（强烈推荐）：外耳或中耳畸形

均可能合并面神经畸形[30-31]。若手术有可能损伤面神经，则建议行IOFNM。

3. 中耳乳突再手术（推荐）：在中耳手术中，面神经鼓室段是最容易损伤的部位[32]。再手术（修正性手术）时由于正常解剖标志缺失，瘢痕、肉芽的形成，面神经定位难度增加，且有面神经骨管缺失等可能，故建议行IOFNM[33]。此外，普通中耳乳突手术及鼓室成形术可酌情行IOFNM。

4. 耳硬化症（可选）：部分患者面神经遮窗、下移时，可考虑行IOFNM。

三、颌面疾病

1. 腮腺肿瘤（推荐）：无论浅叶还是深叶的腮腺肿瘤，IOFNM均可降低术中面神经损伤率，尤其是面神经分支的损伤[2]。

2. 先天性鳃裂瘘管/囊肿（推荐）：第一鳃裂瘘管/囊肿常与面神经关系密切，神经损伤风险较高，推荐使用[34-35]。

四、其他需要监测的疾病

注：由于多数术式缺乏高质量临床试验支持，证据等级差异较大，上述推荐意见主要基于专家讨论结果。

操 作 方 法

一、放置电极

1. 手术侧别和手术部位准备：术前再次核对手术侧别。IOFNM无需常规备皮，胸前的参考电极和刺激电极放置位点可根据术野范围等进行调整。

2. 常用IOFNM记录电极位点：包括眼轮匝肌、口轮匝肌、额肌、颏肌，可根据手术需求增减（图1）。建议至少监测眼轮匝肌、口轮匝肌两个位点。放置电极过程中观察皮下有无血肿，若有血肿形成，拔出电极压迫数分钟即可。放置结束，测量电阻是否符合要求；轻击电极表面皮肤，若有刺激肌电引出则表示连接通畅。

3. 术后应在患者麻醉苏醒前拔除皮下电极：拔除电极时应避免影响气管插管的固定。拔除后局部按压止血5 min。目前IOFNM皮下电极均为一次性使用，用后按锐器处理，不宜

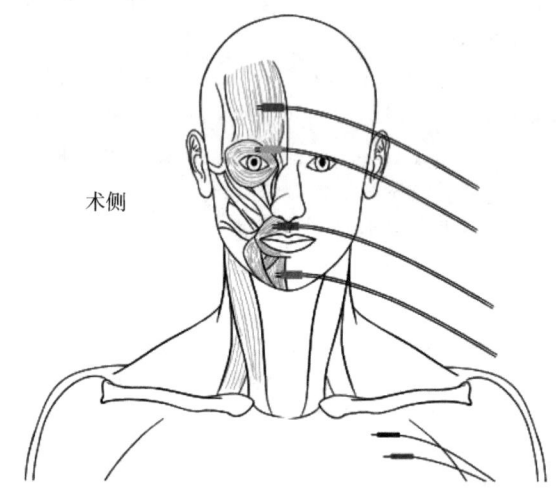

图1　术中面神经监测电极放置示意

记录电极可放置于眼轮匝肌、口轮匝肌、额肌、颏肌，电极针尖朝向术侧（以右侧手术为例），接地电极和刺激电极的一极置于胸前皮下。

（孙慧颖　绘）

反复消毒使用。

二、参数设置

刺激参数：常用重复刺激频率1～4 Hz，脉冲时长50～100 μs。刺激模式可分为恒定电流刺激和恒定电压刺激两种。由于不同组织的电阻变异较大，恒定电流刺激模式应用更多。刺激电流强度需根据刺激位点与面神经距离、间隔组织的电阻以及面神经的功能决定。为防止电流刺激过大，直接刺激面神经的电流强度一般小于3 mA。

监测参数：带通滤波建议至少10～1000 Hz。波幅显示范围根据刺激量调整。理想的监测时域范围是既可清晰显示所诱发电位的各个相位，又能同时显示一长串爆发肌电，一般至少50 ms。对于重要的肌电信息，应进行实时存储。为避免刺激伪迹的干扰，设置"拒绝期"（rejection period）为刺激后3 ms。在桥小脑角区操作时，为避免三叉神经受刺激所引起的干扰，可设置"拒绝期"为刺激后5 ms。

神经监测时效性十分重要，为实现快速反应，直接给予手术医生声反馈的神经监测模式可能最佳[36]。无论是术者独立监测还是技师监测，均应设置声音报警。现代的神经监护仪对不同监测通道及不同类型的异常事件有不同的警报声，术者应熟知不同报警声的意义。

三、特殊监测方法

1. 持续面神经监测：一种是放置刺激电极在面神经出脑干区（REZ），但该方法需要暴露出REZ，不仅风险高，且肿瘤巨大时也不具备可操作性；另一种是经颅电、磁刺激[37]，但经颅刺激伪迹较大易造成诱发电位识别困难，还可能引起不可预知的体动，目前尚在探索阶段。

2. 侧方扩散反应（lateral spread response，LSR）：不仅是半面痉挛的诊断依据，更可在术中预测微血管减压的效果。放置刺激电极于面神经下颌缘支附近，同时记录额肌和眼轮匝肌的诱发电位；或者刺激面神经颞支，同时记录额肌和口轮匝肌的诱发电位。尽管LSR未消失的患者术后也有治愈者，但LSR消失预示较高的治愈率[38-39]。若同时结合术中和术后2 d的LSR结果，阳性预测值更高[27]。

常见问题与注意事项

1. IOFNM过程中，术者不能过度依赖监测，应结合解剖定位及显微镜下所见进行综合判断。

2. 如计划使用IOFNM，术前术者应和麻醉医师、手术护士进行充分沟通。

3. 应在患者全身麻醉显效后、手术开始前放置电极并牢固固定，正确连接电极，并确认监测系统运行正常。

4. 神经监测仪报警声需保持打开，不能随意关闭神经监护仪的报警声或调节音量大小。术者对报警声应有足够的警惕性。若因使用电外科设备出现较大的干扰声，可使用监测仪配套的感应线圈识别电外科器械电流，临时静默报警。

5. 在预期开始IOFNM之前与麻醉医师及时沟通，根据手术进度和患者情况，调整麻醉药物，暂停神经肌肉阻滞剂（肌松药）。

6. 术中开始使用刺激电极前应再次确认电流传导通路是

正常的。在电流设置正确时,刺激电极接触患者组织时会有声音提示。

7. 开始监测时,选择中等大小刺激强度,具体参见不同手术区域IOFNM的操作要点。确认监测系统运行正常,及时调整刺激电流强度,协助判断神经位置,测量神经反应阈值。过大电刺激定位不准确。

8. 能检测到诱发电位并不代表肌松效果已完全消退。不同位点肌肉对于肌松药反应并不同:眼轮匝肌等对肌松药相对不敏感,而口角附近运动较精细的肌肉对肌松药敏感性更高。

9. 单极刺激电极和双极刺激电极无绝对优劣之分,其适用的场景不同。单极刺激电极适用于空间较为狭小的区域,在定位上优势更大,可部分替代剥离子使用。双极刺激电极由于刺激电场局限,更适于在局部描记面神经走行。

10. 术中若刺激部位无电反应,应详细分析可能的原因,包括刺激通路是否通畅、刺激电流是否足够大、阈值设置是否合理、肌松药是否代谢充分等,切不可轻易认为周围无面神经就继续操作。

麻醉相关问题

基本要求:保证患者生命体征与麻醉深度平稳、镇静镇痛效果满意,各项生理指标在正常范围内,尽可能减少麻醉管理对IOFNM的影响。

一、局麻药

有效的IOFNM依赖面神经刺激位点远端的神经和肌肉功能的完整性。常用局麻药物可阻滞神经纤维的传导,应避免在面神经走行区域应用。

二、神经肌肉阻滞剂

IOFNM过程中,神经肌肉阻滞剂对触发肌电图有直接的抑制效应[40]。在监测前,应与麻醉医师提前沟通,暂停神经肌肉阻滞剂,并确保其充分代谢,以避免对神经肌肉传导造成影响。有条件时应进行肌松深度监测。

三、IOFNM期间的麻醉管理

主要包括:(1)尽可能应用低剂量非去极化肌松药或短效

非去极化肌松药,必要时可选用去极化肌松药(琥珀酰胆碱)进行全麻诱导、气管插管,短时间手术术中不再追加肌松药。对于恶性高热、高钾血症、截瘫等去极化肌松药(琥珀酰胆碱)禁忌证患者,应避免应用。此外,晚期肝病患者由于假性胆碱酯酶浓度下降,可导致去极化肌松药(琥珀酰胆碱)半衰期延长,应用时需注意。(2)使用非去极化肌松药者,必要时可于面神经监测前,应用肌松药拮抗剂拮抗肌松效果。(3)术中优先选择全静脉麻醉维持,并进行麻醉深度监测;吸入麻醉维持者,应保持吸入麻醉药最小肺泡有效浓度(MAC)值<0.5,以避免其对IOFNM的影响。

应用与解读

IOFNM分为被动监测和主动监测两种。

一、被动监测

被动监测的自发肌电图包括3种波形:棘波,爆发波和成串发放(train)[41]。不同形式肌电图,反映了神经受到不同类型的刺激。术者可根据音色识别自发肌电图类型。

(一)棘波

棘波是单个出现的双相或三相波(图2)。棘波最常见于神经受到一过性的机械刺激或单个电刺激,棘波的出现与神经预后无明确关系。需要注意的是,当神经受到锐利的切割而发生横断时,也可能仅出现单个棘波。

(二)爆发波

爆发波是复合叠加波,其波幅可达500 μV甚至更高,持续时间可达数百毫秒(图3)。术中对神经的冷热刺激、牵拉等常可诱发爆发波。

(三)成串发放

成串发放是指持续出现的周期性肌电图活动,持续时间长达数秒。目前观察到的三种具有特定节律特征的典型模式,分别是A型成串发放、B型成串发放和C型成串发放。

1. A型成串发放:持续性正弦样高频高振幅波,扬声器中听起来像"轰炸机飞过的声音",常突然发生,波幅≤500 μV,频率为60~200 Hz,持续时间为数毫秒到数秒。A型成串发放提示存在重复放电,常与面神经损伤有关,被认为是术后面神经功能不良的一个高度准确的预测指标。一旦出现A型成串发放,需停止手术,待其消失后再继续进行[42]。

2. B型成串发放:规律或不规律的棘波或爆发波组合,逐渐发生,持续500 ms到数小时。

3. C型成串发放:连续不规则放电。

B、C型成串发放听起来像"爆米花声音",暂无文献报道说明其与临床预后的明确相关性。

在术中出现自发肌电反应,最重要的是结合肌电图类型和手术操作,找出引起肌电反应的原因。患者如果术前已存在部分面神经麻痹,可能在没有操作前就会出现病理性的自发肌电图,这时需要做好记录、调整阈值,仔细识别自发肌电图的形态。

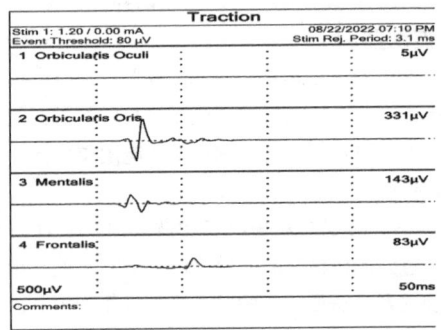

图2 术中面神经监测自发肌电图棘波示意

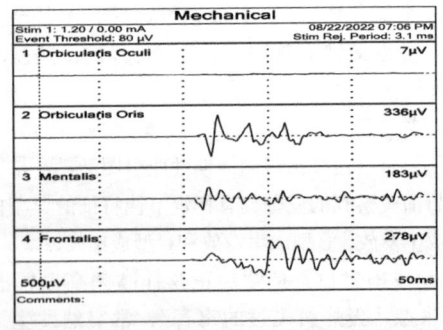

图3 术中面神经监测自发肌电图爆发波示意

二、主动监测

当面神经存在解剖变异或者与肿瘤关系密切时,术中不能单纯依靠被动监测,需要"主动"寻找面神经,描记面神经与病变的解剖关系。主动监测分为触发肌电图和面神经运动诱发电位(facial motor evoked potential,FMEP)。

1. 触发肌电图:术中面神经的触发肌电图主要用于定位面神经和评估面神经传导功能。电刺激面神经可产生复合肌肉动作电位(CMAP),记录的波形特征包括潜伏期和波幅。

探寻面神经走行时,一旦诱发出CMAP,应逐渐调低刺激电流量至阈值水平。计算IOFNM触发肌电图波幅常采用"峰-峰"模式计算。触发肌电的阈值、潜伏期和波幅均与面神经功能相关,面神经的预后与IOFNM的最小刺激阈值、波幅密切相关[43-44]。

CMAP的波幅与受刺激兴奋的面神经纤维数量成正比[45-46]。通过比较操作前后各通道肌电图波幅,可以评估相应面神经分支的功能变化。CMAP波幅下降提示神经功能缺陷或参与去极化的运动单元数量减少,可能出现面部功能障碍[3,47-49]。

触发肌电图依赖触发点远端的神经传导功能,当神经触发点中枢端出现新发损伤时,一定时间内可能不影响远端的触发肌电图。故在应用触发肌电图评估面神经功能时,应尽可能刺激术野中面神经中枢端。此外,触发肌电图参数并不能区分神经损伤的具体类型。

2. FMEP:FMEP通过刺激面神经相应的运动皮质区,经皮质核束传导,进而激活面神经和所支配的肌肉产生CMAP。监测前将螺旋状刺激电极插入头皮,定位于C_Z(参考电极)和C3或C4(国际10-20脑电图系统);记录电极置于眼轮匝肌和口轮匝肌皮下。FMEP的存在提示运动传导通路上所有结构功能良好,包括运动皮质、皮质核束、运动神经元、面神经和神经肌肉接头[49]。

目前,手术结束时FMEP波幅降低小于50%被认为是面神经功能预后良好的指标;FMEP波幅下降超过50%或消失预示着严重面神经麻痹,且难以恢复。术者可基于FMEP波幅比调整手术,以避免更重的面神经损伤[50]。

IOFNM的可靠性受诸多因素影响,具体包括:(1)刺激电极的选择及其位置；（2）麻醉药物的影响；（3）术中其他因素的干扰：电钻、单极电凝、双极电凝和术中牵拉等均会对IOFNM的波形造成干扰[51]。因此，术中需结合多方面信息进行判断。

不同手术区域IOFNM的操作要点

一、桥小脑角区手术

桥小脑角区手术主要为听神经瘤切除术，还有脑膜瘤、累及桥小脑角区的副神经节瘤、胆脂瘤、面神经肿瘤切除术等。此区域手术中，面神经多位于肿瘤的腹侧，利用触发肌电图可有效定位面神经。脑脊液具有容积导电效应，探测或者刺激面神经时，应确保神经探针与组织之间无脑脊液干扰。通常，此区域面神经诱发电位阈值在0.05 mA以下时，提示刺激点远端面神经功能良好[44]。术中刺激神经时需靠近中枢端。术中肿瘤切除前后面神经最大阈上刺激的波幅改变情况还可预判术后早期面神经功能[52]。

建议：术中需边探测、边分离，常采用<0.5 mA的探测电流[53]。待出现触发肌电图，根据切除进度逐渐调低刺激电流。实际刺激电流多在0.3 mA以下，避免神经受到过度刺激。

二、颞骨区手术

面神经在颞骨内走行相对稳定，不同手术中易损伤位点不同。经迷路入路手术易在内听道底损伤面神经；岩骨次全切除术容易损伤面神经水平段近膝状神经节处，封闭术腔时可因填塞脂肪导致术腔压力过高进而损伤面神经；乳突切除手术中，面神经水平段、垂直段都可能受损[54]。颞骨内面神经损伤多与面神经暴露不良有关[55]。在颞骨区手术中，建议全程监测，在可疑的神经位点应用触发肌电图定位面神经，手术结束前再次探查神经完整性。

此外，经典的颞下窝入路TypeA、经耳蜗入路需行面神经改道，涉及面神经颞骨内段及颞骨外段的识别、游离、改道和部分固定等，其监测要点除上述外，在神经改道固定后推荐进行持续面神经监测，避免因牵拉张力过大损伤面神经。

面神经骨管厚度不同，所需的刺激电流阈值也不同[56]。面神经水平段的刺激阈值约为0.3 mA，垂直段的刺激阈值约为0.4 mA[57]。

建议：面神经不同位点采用的刺激参数不同。鼓室段面神经刺激电流0.3 mA以上；当面神经裸露或可疑面神经管缺失时，刺激电流可调至0.1～0.2 mA；乳突段面神经刺激电流0.4～0.5 mA。若行面神经改道，可在改道前和改道后分别检测触发肌电图，确保面神经的完整性和神经传导通畅性。若同等条件所诱发的电位波幅下降超过50%，预示术后将出现短暂或者长期的面神经损伤，应减少牵拉张力，并进行血管解痉等操作。

三、颌面部手术

腮腺肿瘤是头颈颌面部常见肿瘤，治疗以手术切除为主，面神经颞骨外段的解剖是手术的关键操作。此外，先天性鳃裂瘘管/囊肿是相对少见的先天性畸形，与面神经关系密切，鳃裂瘘管/囊肿切除术的主要挑战之一就是如何避免面神经损伤。面神经分支的走行在个体间变异较大，术中容易造成损伤，在行腮腺肿瘤及鳃裂瘘管/囊肿切除术时，建议全程监测面神经、适时探测[7]。

建议：涉及腮腺的颌面部手术，需行4通道的术中面神经监测，标准操作是将记录电极放置于额肌（颞支）、眼轮匝肌（颧支）、口轮匝肌（颊支）、颏肌（下颌缘支），利于面神经解剖过程中的精准定位和实时监测[11]。

小　结

在耳科及侧颅底外科手术中进行IOFNM是现代外科高质量发展的一座里程碑，合理的应用可提高手术效率、降低神经损伤风险、改善患者预后[58]。此共识基于文献及专家讨论提出建议，仅供相关医务人员在临床实践中参考。术者在术中不能过度依赖监测设备，应结合影像资料、解剖学定位、显微镜下所见进行综合判断和决策。

顾问及指导专家：王正敏（复旦大学附属眼耳鼻喉科医院）、韩东一（解放军总医院）、迟放鲁（复旦大学附属眼耳鼻喉科医院)、孔维佳(华中科技大学同济医学院附属协和医院)、孙建军(北京大学国际医院)、邱建华(空军军医大学第一附属医院)、马秀岚(中国医科大学附属盛京医院)、龚树生(首都医科大学附属北京友谊医院)、樊兆民(山东省耳鼻喉医院)

执笔专家(按姓氏拼音排序):包新杰(北京协和医院神经外科)、陈穗俊(中山大学孙逸仙纪念医院)、陈正侬(上海交通大学医学院附属第六人民医院)、崔丽英(北京协和医院神经内科)、戴春富(复旦大学附属眼耳鼻喉科医院)、冯国栋(北京协和医院)、高志强(北京协和医院)、韩维举(解放军总医院)、韩宇(空军军医大学第一附属医院)、韩月臣(山东省耳鼻喉医院)、华清泉(武汉大学人民医院)、黄宇光(北京协和医院麻醉科)、李华伟(复旦大学附属眼耳鼻喉科医院)、金昕(中华医学会杂志社)、廖华(武汉大学人民医院)、刘明生(北京协和医院神经内科)、申乐(北京协和医院麻醉科)、田旭(北京协和医院)、王海波(山东省耳鼻喉医院)、王璞(首都医科大学附属北京天坛医院)、汪照炎(上海交通大学医学院附属第九人民医院)、吴皓(上海交通大学医学院附属第九人民医院)、夏寅(首都医科大学附属北京天坛医院)、许志勤(北京协和医院神经外科)、杨仕明(解放军总医院)、殷善开(上海交通大学医学院附属第六人民医院)、查定军(空军军医大学第一附属医院)、赵杨(北京协和医院)、郑亿庆(中山大学孙逸仙纪念医院)、朱玉华(解放军总医院)

参与讨论或征求意见专家(按姓氏拼音排序):曹现宝(云南省第一人民医院)、陈晓巍(北京协和医院)、冯永(南华大学附属妇幼保健院)、高下(南京大学医学院附属鼓楼医院)、郭玉芬(兰州大学第二医院)、胡洪义(北京大学深圳医院)、江红群(南昌大学第一附属医院)、姜鸿彦(海南省人民医院)、李永新(首都医科大学附属北京同仁医院)、梁勇(南方医科大学南方医院)、林昶(福建医科大学附属第一医院)、刘玉和(首都医科大学附属北京友谊医院)、刘月辉(南昌大学第二附属医院)、卢连军(空军军医大学第二附属医院)、卢伟(郑州大学第一附属医院)、梅凌云(中南大学湘雅医院）、潘滔（北京大学第三医院）、孙敬武（中国科学技术大学附属第一医院）、孙岩（烟台毓璜顶医院）、唐安洲（广西医科大学第一附属医院）、肖红俊（华中科技大学同济医学院附属协和医院）、杨军（上海交通大学医学院附属新华医院）、杨希林（武汉大学人民医院）、叶胜难（福建医科大学附属第一医院）、余力生（北京大学人民医院）、余蓉（南昌大学第一附属医院）、袁伟（重庆市人民医院）、袁雅生（复旦大学附属眼耳鼻喉科医院）、张天宇（复旦大学附属眼耳鼻喉科医院）、赵守琴（首都医科大学附属北京同仁医院）、赵宇（四川大学华西医院）、钟时勋（重庆医科大学附属第一医院）、周慧芳（天津医科大学总医院）、郑虹（四川大学华西医院）

注：未注明科室的专家所在科室均为耳鼻咽喉头颈外科

志谢　北京协和医院孙慧颖绘制插图

参考文献从略

（通信作者：高志强）

（本文刊载于《中华耳鼻咽喉头颈外科杂志》2024年第59卷第2期第97-106页）

鼻科篇

1 中国变应性鼻炎诊断和治疗指南（2022年，修订版）

中华耳鼻咽喉头颈外科杂志编辑委员会鼻科组
中华医学会耳鼻咽喉头颈外科学分会鼻科学组

前　言

变应性鼻炎（AR）是特应性个体暴露于过敏原（变应原）后主要由免疫球蛋白E（immunoglobulin E，IgE）介导的鼻黏膜非感染性慢性炎性疾病。国内外大量的流行病学调查显示，近年来AR的患病率显著增加，已成为主要的呼吸道慢性炎性疾病，给患者生活质量和社会经济带来严重影响。虽然国内外20余年来AR临床指南已更新数次，但在实际应用中仍有诊断和治疗不规范或理论与临床实践脱节等诸多现象，不仅影响疗效，且造成医疗资源的巨大消耗。因此，有必要在医疗卫生保健的各个层面采取积极有效的防控措施，包括制（修）订切实可行的临床指南以提高诊疗水平和加强疾病管理。

针对我国AR患病率迅速上升以及对AR认识的诸多误区和诊疗上的问题，本刊曾先后发表了"乌鲁木齐（1990）"[1]、"海口（1997）"[2]、"兰州（2004）"[3]、"武夷山（2009）"[4]以及"天津（2015）"[5]等指南性文件。这些文件均根据当时国内外有关进展并结合国情对AR的诊断和治疗提出了较为具体的推荐方案，对中国AR临床诊疗的规范化起到了重要的促进和推动作用，但在实际应用中仍存在某些不足。诊疗指南的修订是一个动态过程，需要与时俱进，不断更新和完善，以便更好地发挥其对临床工作的指导作用。鉴于近5年取得的有关AR的研究进展和国内外的临床实践，本刊编委会鼻科组和中华医学会耳鼻咽喉头颈外科学分会鼻科学组对"天津（2015）"诊疗指南进行修订，综合阐述了AR的诊断和治疗，重点强调对AR疾病本质的认识、对健康和生活质量的影响以及如何进行规范化诊断和治疗，其目的是向临床医师提供相应的指导性建议，针对患者的实际病情制订最优化的防治措施和疾病管理方案，科学地作出临床决策，增强患者对治疗的依从性，提高疗效和安全性，进而减少医疗资源的消耗。

流行病学

AR是临床常见的慢性鼻病，影响着全世界10%～20%的人口[6]，已成为全球性的健康问题。该病导致劳动效率下降，每年在欧盟国家造成300亿～500亿欧元的经济损失[7]。我国自2005年首次开展成人AR全国流行病学调查后，2011年再次开展了全国18个中心城市电话问卷调查，结果显示国内成人AR的自报患病率已从2005年的11.1%上升到17.6%，北京、上海、广州、杭州、南京、西安、沈阳和长春8个城市的AR患病率均呈现上升趋势，且各城市之间患病率差异明显，最低为成都（9.6%），最高为上海（23.9%）[8]。与此同时，国内特定环境下的AR确诊患病率也呈现较高态势。在北方草原地区6个城市进行的面访结合过敏原皮肤点刺试验（skin prick test，SPT）的流行病学调查中，花粉导致的AR确诊患病率在10.5%～31.4%。其城乡差异也十分显著，城区花粉症患病率（23.1%）明显高于农村（14.0%）[9]。然而，国内有关AR的各项流行病学数据由于采用的研究方法不一，导致可比性差。华南和华北地区的横断面研究显示，广州的城区AR自报患病率（8.3%）高于农村（3.4%）[10]；保定农村的AR自报患病率（19.1%）高于北京城市（13.5%），但确诊患病率无显著差异（分别为7.2%和6.2%）[11]。考虑到我国农村人口的庞大基数，且可获得的医疗支持有限，农村地区的AR流行病学研究值得更深入和全面的探索。近年来，儿童青少年AR的流行病学研究不多，且多为针对省市级行政区的单中心研究。中国北方内蒙古自治区0～17岁的AR自报患病率为26.6%，临床确诊患病率为14.4%[12]；南方武汉市6～12岁的AR自报患病率为

28.6%[13]。随着大数据时代的到来,基于网络搜索引擎的数据分析可反映真实世界的疾病流行病学特征。有研究发现,北京和广州地区"变应性鼻炎"的搜索量呈现明显的季节性变化,峰值分别在5月和8～9月;空间上,东北、华北和西北"变应性鼻炎"搜索量与"花粉过敏"和"尘螨过敏"相关,华东、华中、华南和西南则只与"尘螨过敏"相关[14]。最近,全国13个城市门诊患者临床特征调查显示,国内AR患者的就诊高峰为8月和9月,45%的患者集中在这两个月,4、5、6、7和11月分别是北京、合肥、广州、上海和成都的就诊次高峰[15]。

既往的调查显示出AR具有比较明显的地域性。我国幅员辽阔,不同地区的地形、环境、气候条件多样化,过敏原的地区差异显著。尘螨在南方的致敏率最高,艾蒿、豚草和蒲公英则是西北最常见的过敏原。此外,过去10年间,宠物引起的AR比例呈逐年上升趋势,年增长率达到1.3%[16],表明我国社会经济高速发展下的快速城市化与生活方式的转变将持续影响国内AR过敏原谱的变化。

发 病 机 制

AR是特应性个体接触过敏原后,主要由过敏原特异性IgE介导的鼻黏膜慢性非感染性炎症,非IgE介导的机制及神经免疫失调也参与其中(图1)[7, 17]。过敏原的吸入可诱导特应性个体区域引流淋巴结和鼻腔局部产生特异性IgE,特异性IgE与聚集在鼻黏膜的肥大细胞和嗜碱粒细胞表面高亲和力IgE受体(FcεRI)结合,形成致敏状态;当机体再次接触相同过敏原时,过敏原与锚定在肥大细胞和嗜碱粒细胞表面的IgE结合,活化肥大细胞和嗜碱粒细胞,导致组胺和白三烯等炎性介质释放;这些炎性介质可刺激鼻黏膜的感觉神经末梢和血管,兴奋副交感神经,进而引起鼻黏膜血管扩张和腺体分泌增加,导致鼻痒、喷嚏、清水样涕等症状,该过程称为速发相反应。组胺等炎性介质的释放还可诱导血管内皮细胞、上皮细胞等表达或分泌黏附分子、趋化因子及细胞因子等,募集和活化嗜酸粒细胞、嗜碱粒细胞和2型辅助性T细胞(Th2细胞)等免疫细胞,导致炎性介质(白三烯、

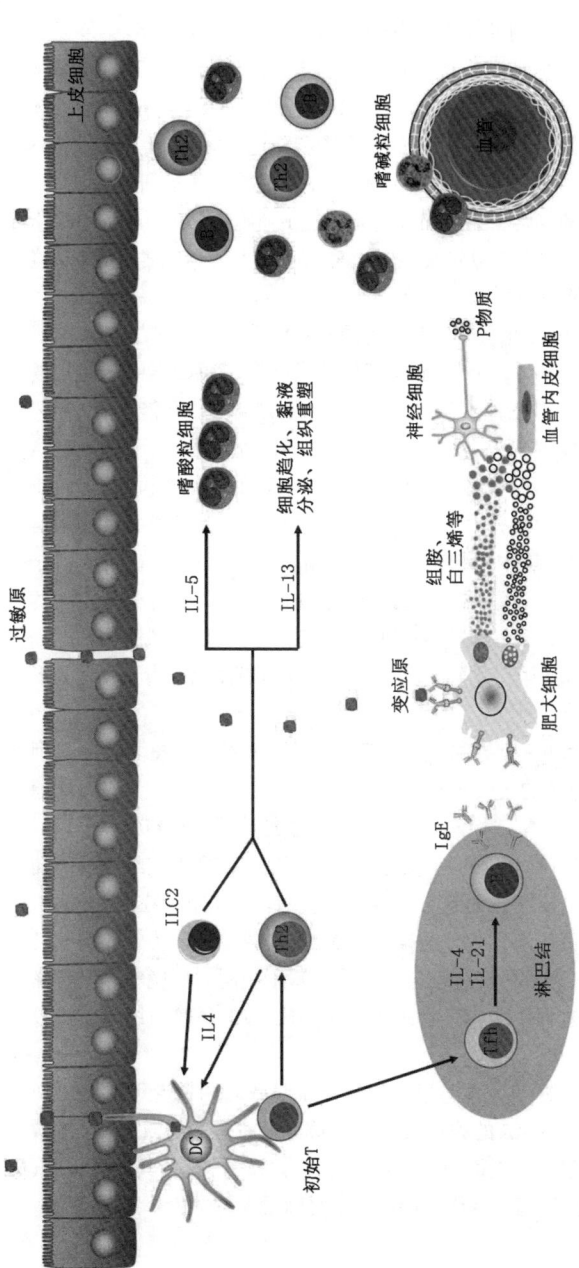

图1 变应性鼻炎发病机制模式图

DC 为树突状细胞;B 为 B 细胞;IL 为白细胞介素;ILC2 为 2 型固有淋巴细胞;IgE 为免疫球蛋白 E;T 为 CD4$^+$T 细胞;Tfh 为滤泡辅助性 T 细胞;Th2 为 2 型辅助性 T 细胞(姚银、刘争作图)

前列腺素和血小板活化因子等）进一步释放，2型免疫反应占优势的炎性反应得以持续和加重，鼻黏膜出现明显组织水肿导致鼻塞，该过程称为迟发相反应。AR发作时，鼻黏膜腺体周围神经纤维分泌的P物质和降钙素基因相关肽明显升高，这些物质与鼻腔高反应性密切相关。新近研究发现，2型滤泡辅助性T细胞和滤泡调节性T细胞在IgE的产生中起重要调控作用，2型先天性淋巴样细胞参与了AR早期2型免疫反应的形成[18-20]。

AR的发病与遗传和环境的相互作用有关。一方面，AR具有遗传易感性，全基因组关联研究发现，多个遗传基因位点的单核苷酸多态性（如rs34004019和rs950881）可能与AR和哮喘等变应性疾病有关[21]。组蛋白的乙酰化/去乙酰化、DNA的甲基化/去甲基化以及微小RNA等表观遗传学机制也与AR的发生密切相关[22]。另一方面，生活环境和肠道微生物菌群在AR的发病中也起着重要的作用。"卫生假说"认为，由于环境卫生过于清洁，使得生命早期暴露于微生物和寄生虫的机会减少，日后发生AR和哮喘等变应性疾病的风险增高[23]。生命早期肠道微生物菌群稳态的建立对机体免疫耐受状态的形成至关重要[24]。

尽管IgE介导的Ⅰ型变态反应是AR发病的核心机制，但非IgE介导的炎性反应也参与了AR的发生发展。某些过敏原可以通过其酶活性诱导上皮细胞产生细胞因子和趋化因子，促进Th2反应；或削弱上皮连接的紧密性，破坏上皮细胞屏障功能，促进树突状细胞与过敏原的接触。组织重塑在AR发病中的机制目前尚不十分明确。虽然AR和哮喘被认为是"同一气道、同一疾病"，鼻腔与支气管暴露于相同的环境中，但与哮喘发病过程中的支气管组织重塑相比，AR鼻腔组织的重塑较轻微。

研究显示，某些患者在缺乏全身致敏的情况下也会出现类似于经典AR的临床表现，其鼻黏膜存在特异性IgE，鼻激发试验阳性，被称为"局部变应性鼻炎"[25]，但其发病机制、临床和流行病学特征有待进一步明确。

临床分类

关于AR的分类,目前仍主要是基于病程(间歇性和持续性)和对生活质量的影响程度(轻度和中-重度)的临床分型,同时也保留季节性和常年性的分类[5,17]。这些分类和基本临床分型可以认为是AR的基本表型(phenotype)[26]。有关鼻窦炎内在型(endotype)的研究已取得进展,可引导更精准的临床诊疗[27],但AR内在型研究尚缺乏足够的证据支持,目前临床仍沿用"天津(2015)"诊疗指南和变应性鼻炎及其对哮喘的影响(ARIA)推荐的疾病分类和严重程度判定方法[28-29]。

一、按过敏原种类分类

1. 季节性AR:症状发作呈季节性,常见过敏原为花粉、真菌等季节性吸入过敏原。花粉过敏引起的季节性变应性鼻结膜炎也称花粉症。不同地区季节性过敏原暴露的时间受地理环境和气候条件等因素影响。

2. 常年性AR:症状发作呈常年性,常见过敏原为尘螨、蟑螂、动物皮屑等室内常年性吸入过敏原,以及某些职业性过敏原。

二、按症状发作时间分类

1. 间歇性AR:症状发作<4 d/周,或<连续4周。
2. 持续性AR:症状发作≥4 d/周,且≥连续4周。

三、按疾病严重程度分类

1. 轻度AR:症状轻微,对生活质量(包括睡眠、日常生活、工作和学习,下同)未产生明显影响。

2. 中-重度AR:症状较重或严重,对生活质量产生明显影响。

诊 断

一、临床表现

1. 症状:AR的典型症状为阵发性喷嚏、清水样涕、鼻痒和鼻塞;可伴有眼部症状,包括眼痒、流泪、眼红和灼热感等,多见于花粉过敏患者。随着致敏花粉飘散季节的到来,花粉症患者的鼻、眼症状发作或加重。如果致病因素以室内过敏原(尘螨、蟑螂、动物皮屑等)为主,症状多为常年发作。40%的AR患者可合并支气管哮喘,在有鼻部症状的同时,还可伴喘鸣、咳嗽、气急、胸闷等肺部症状[30]。临床上应重视AR与哮喘的相互联系和影响[31],也应关注患者的精神心理状况[32]。

2. 体征:AR发作时最主要的体征是双侧鼻黏膜苍白、肿胀,下鼻甲水肿,鼻腔有多量水样分泌物。眼部体征主要为结膜充血、水肿,有时可见乳头样反应。伴有哮喘、湿疹或特应性皮炎的患者有相应的肺部、皮肤体征。

二、过敏原检测

(一)皮肤试验

过敏原皮肤试验是确定IgE介导的Ⅰ型变态反应的重要检查手段,属于过敏原体内检测,主要方法包括SPT和皮内试验。SPT具有高敏感性和较高特异性,一般均在80%以上,因而对AR的诊断可提供有价值的证据,且可用于儿童和老年人,临床推荐该方法[33-35]。如果患者对某种过敏原产生超敏反应,则20 min内在皮肤点刺部位出现风团和红斑,与阴性对照比较,风团平均直径>3 mm判定为SPT阳性[36]。评价SPT的反应强度可采用皮肤指数(skin index,SI),分别测量过敏原和组胺风团的最长直径及最长垂直直径,同时要避开伪足,计算出风团平均直径,两者平均直径的比值即为SI,分为4个等级[36]:+为$0.3 \leqslant SI < 0.5$;++为$0.5 \leqslant SI < 1.0$;+++为$1.0 \leqslant SI < 2.0$;++++为$SI \geqslant 2.0$。

SPT所采用的过敏原种类应该是本地区常见的过敏原,主要包括尘螨、蟑螂、动物皮屑、真菌和花粉等。其操作注意事项为:①使用标准化的过敏原提取液,应在2~8℃储存;②必须设立阳性和阴性对照,阳性对照推荐采用10 mg/ml组胺,阴性对照推荐0.9%生理盐水或过敏原溶媒;③在正常皮肤上进行试验,试验前应评判是否有皮肤划痕症;④相邻两个过敏原的点刺间距离>2 cm,以避免过敏原之间的影响,点刺完成后对过敏原进行标记,并仔细擦去过量的皮试液,以避免污染其他测试部位;⑤试验时点刺力度不宜过大,避免出血而

1 中国变应性鼻炎诊断和治疗指南（2022年，修订版）

导致假阳性结果，亦要避免力度过轻未刺破表皮而导致假阴性结果；⑥试验后15～20 min判定皮肤反应[37]。

应注意的是，SPT的结果会受到一些药物的影响，特别是口服H1抗组胺药、抗抑郁药和外用糖皮质激素，因此在行皮肤试验前应详细询问患者的用药情况，注意停药时间（表1）[36-38]。另外，由于操作不正确和使用的材料不合适等因素，SPT有可能出现假阳性或假阴性反应，故须结合患者病史（包括过敏原暴露、发病经过）和临床表现对SPT的结果作出合理解释。

表1 不同药物对皮肤点刺试验（SPT）结果的抑制程度及SPT前停药推荐时间[36-38]

药物	抑制SPT结果的程度	SPT前停药时间
H1抗组胺药		
口服	++++	2～7 d
鼻用	0至+	—
H2抗组胺药	0至+	—
丙咪嗪	++++	21 d
吩噻嗪	+至++	10 d
糖皮质激素		
短期全身	0	
长期全身	可能	
吸入性	0	
皮肤外用	+至++	7 d
多巴胺	+	
可乐定	++	
孟鲁司特	0	
特异性免疫治疗	0至++	

注：—为无须停药

（二）血液检查

1. 血清总IgE检测：变应性疾病、自身免疫病、免疫系统缺陷病、寄生虫感染以及其他一些因素（如种族）均可使体内总IgE水平增加[39]。血清总IgE水平升高仅能提示Ⅰ型变态反应的可能性大，其临床意义有限，不能作为AR的独立诊断依据[31]。而且，约1/3的常年性AR患者血清总IgE在正常范围。

2. **血清特异性IgE检测**：属于过敏原体外检测，在变应性疾病的诊断中被广泛使用，推荐使用定量检测方法。特异性IgE检测适用于任何年龄的患者，不受皮肤条件的限制，其与SPT具有相似的诊断性能，但各有特点（表2）。通常，血清特异性IgE水平的临界值为0.35 kU/L，大于或等于该值即为阳性，提示机体处于致敏状态。测定结果分为7个级别[36]，0级：<0.35 kU/L；1级：0.35～0.69 kU/L；2级：0.7～3.4 kU/L；3级：3.5～17.4 kU/L；4级：17.5～49.9 kU/L；5级：50～100 kU/L；6级：>100 kU/L。血清特异性IgE水平可以客观反映机体的致敏情况，阳性结果可明确主要过敏原。然而，特异性IgE的分级与疾病严重程度不一定相关，特异性IgE阳性也不一定会引起临床症状。

表2 过敏原检测方法的比较

比较项目	皮肤点刺试验	血清特异性IgE检测
原理	抗原抗体在体表的反应，肥大细胞释放组胺等介质，属间接的生物测定	对过敏原特异性IgE抗体的直接免疫化学测定
敏感性	高	较高
特异性	较高	高
药物影响	抗组胺药对结果影响较大	对结果无影响
皮肤条件	要求高	无要求
结果评判	有一定主观性	客观，定量分级
技术要求	要求操作者手法娴熟	实验需按照规范操作
风险性	有一定风险，如发生过敏反应	无

（三）鼻激发试验

该方法是将某种过敏原直接作用于鼻黏膜，模拟自然发病的情况，观察是否诱发相关症状。当患者病史和临床表现高度怀疑AR，而SPT及血清特异性IgE检测为阴性，或查出多种过敏原致敏、需要寻找关键过敏原时，可进一步行鼻激发试验。鼻激发试验是诊断AR的金标准，对于SPT及血清特异性

IgE阴性的局部AR患者，是最佳的确诊手段[36]。

鼻激发试验的给药方式目前最常见的是滤纸法、喷雾法和气雾吸入法。将吸附有过敏原溶液（激发剂）的滤纸片贴于下鼻甲，或使用定量泵将激发剂喷雾于鼻腔，过敏原浓度逐步增加，10倍为一个上升梯度，直至出现阳性反应。过敏原浓度的级别越低，表示鼻黏膜反应性越大，对过敏原的致敏程度越高。进行鼻激发试验时，考虑对侧鼻腔的副交感神经反射机制，应该两侧鼻腔同时进行。推荐使用标准化过敏原试剂。

激发试验后15～30 min评估反应，记录产生的症状（表3），并结合鼻阻力检查结果进行综合判断[36]，存在下述之一情况者为阳性：①在鼻压力150 Pa下，无论有无症状出现，激发后双侧总鼻阻力比基础值增加60%以上；②在鼻压力150 Pa下，激发后总鼻阻力增加30%以上且症状评分为3分；③无论总鼻阻力如何，症状评分为4分。完成试验后，应观察至少2 h。

表3 鼻激发试验症状评分标准

症状	评分标准
喷嚏	0分：0～2个
	1分：3～5个
	2分：>5个
鼻分泌物	0分：无
	1分：少量（≤1 ml）
	2分：多量（>1 ml）
鼻外症状	0分：无
	1分：腭痒、眼痒、耳痒
	2分：结膜炎、球结膜水肿、荨麻疹、咳嗽、呼吸困难

三、其他检查

包括鼻分泌物涂片细胞学检查、鼻灌洗液中过敏原特异性IgE和嗜酸粒细胞阳离子蛋白测定、血清过敏原组分特异性IgE检测、外周血嗜碱粒细胞活化试验、呼出气一氧化氮检测和肺功能检查等。鼻分泌物涂片采用伊红美蓝染色（瑞氏染色），高倍显微镜下嗜酸粒细胞占比>5%为阳性。鼻灌洗液中过敏原特异性IgE和嗜酸粒细胞阳离子蛋白测定对AR的鉴别诊断有一定临床价值。血清过敏原组分特异性IgE检测有助于鉴别交叉过敏、识别主要致敏蛋白组分、提示与严重过敏反应相关的组分以及提高诊断准确性,但目前可用试剂少,检测成本高。嗜碱粒细胞活化试验是一种基于细胞功能的体外激发试验,与体内激发试验相比,这种方法对变应性疾病的检测具有适用性广、重复性好、安全、省时等优势,但成本高,目前主要用于科学研究,临床应用尚不广泛[36]。

四、临床诊断

诊断依据为:①症状:阵发性喷嚏、清水样涕、鼻痒和鼻塞等症状出现2个或以上,每天症状持续或累计在1 h以上,可伴有流泪、眼痒和眼红等眼部症状;②体征:常见鼻黏膜苍白、水肿,鼻腔水样分泌物;③过敏原检测:至少1种过敏原SPT和/或血清特异性IgE阳性,或鼻激发试验阳性。

AR的诊断应根据患者典型的过敏病史、临床表现以及与其一致的过敏原检测结果而作出。过敏原检测通常需要将体内和体外检测相结合,且充分结合临床病史,以判断患者是由何种过敏原致敏,以及致敏的程度与疾病症状的关系。

鉴 别 诊 断

一、血管运动性鼻炎

又称特发性鼻炎,发病机制不明,可能与鼻黏膜自主神经功能障碍有关[40]。诱发因素包括冷空气、强烈气味、烟草烟雾、挥发性有机物、摄入乙醇饮料、体育运动、强烈的情感反应等。主要症状是发作性喷嚏、大量清涕。血清总IgE正常,过敏原检测阴性,嗜酸粒细胞数正常。

二、非变应性鼻炎伴嗜酸粒细胞增多综合征

是一类以嗜酸粒细胞增多为特征的非变应性鼻炎,发病机制不明,主要症状与AR相似,但症状较重,常伴有嗅觉减退或丧失。过敏原检测阴性,鼻激发试验阴性;嗜酸粒细胞异常增多,其判断标准为鼻分泌物中嗜酸粒细胞数超过粒细胞和单核细胞数(除外上皮细胞)的20%,外周血嗜酸粒细胞数>5%[41]。

三、感染性鼻炎

由病毒或细菌感染引起,病程短,一般为7～10 d。鼻部症状与AR类似,常伴有发热、头痛、乏力、四肢酸痛等全身不适症状。过敏原检测阴性,嗜酸粒细胞数正常。急性细菌感染者,外周血白细胞总数及中性粒细胞数增加。

四、激素性鼻炎

人体内分泌激素水平发生生理和病理改变时出现的鼻部症状,发病与性激素、甲状腺素、垂体激素等有关[42],常见症状为鼻塞、流涕。过敏原检测阴性,嗜酸粒细胞数正常。

五、药物性鼻炎

鼻腔长期使用减充血剂所致,主要症状为鼻塞。下鼻甲红肿、充血、肥大、弹性差,可呈结节状或桑椹样,减充血剂的收缩效果差[43]。过敏原检测阴性,嗜酸粒细胞数正常。

六、阿司匹林不耐受三联征

是一种机制不完全明确的气道高反应性疾病,常伴有鼻息肉和支气管哮喘。水杨酸制剂或其他解热镇痛药可诱发鼻炎和哮喘发作,可伴有荨麻疹和血管性水肿等。鼻息肉手术后极易复发,哮喘不易控制。过敏原检测阴性,嗜酸粒细胞数常增多。以往有明确病史,阿司匹林激发试验阳性[44]。

七、脑脊液鼻漏

可有外伤史,表现为水样鼻漏,但无鼻痒和喷嚏。鼻腔漏出液含糖量高,与脑脊液相同。过敏原检测阴性,嗜酸粒细胞数正常。β2转铁蛋白、β2示踪蛋白检测有助于鉴别诊断。

伴随疾病

一、支气管哮喘

AR是哮喘发病的独立危险因素,40%的AR患者可合并哮喘[30]。上下气道炎性反应具有相似性并相互影响,被形容为"同一气道、同一疾病"。临床应根据患者的病史、症状、体征和肺功能检查等确定是否伴发哮喘[45]。此外,临床上还存在无喘息症状也无哮鸣音的不典型哮喘,患者仅表现为反复咳嗽、胸闷或其他呼吸道症状,主要包括咳嗽变异性哮喘、胸闷变异性哮喘、隐匿性哮喘,其诊断标准详见支气管哮喘防治指南（2020年版）[45]。

AR合并哮喘的主要评估内容是哮喘控制水平、有无未来急性发作的危险因素、过敏状态及触发因素、药物使用情况和是否有合并症，主要评估方法包括症状、哮喘控制测试问卷和肺功能[45]。

二、变应性结膜炎

AR患者经常出现眼痒、流泪和眼红等症状，在花粉季节眼部症状更多见[46]。我国内蒙古地区和宁夏地区AR流行病学调查数据分别显示73.99%和82.02%的AR患者伴发变应性结膜炎[47-48]。变应性结膜炎需与其他常见结膜病变进行鉴别[49]。

三、慢性鼻窦炎

流行病学调查显示，慢性鼻窦炎与AR关系密切[50]，慢性鼻窦炎患者的过敏原检测阳性率可达53%[51]。AR引起鼻黏膜肿胀和黏膜纤毛清除功能障碍，影响慢性鼻窦炎的严重程度和治疗效果[52-53]。

四、上气道咳嗽综合征

鼻腔鼻窦炎性疾病引起鼻分泌物倒流至鼻后和咽喉等部位，直接或间接刺激咳嗽感受器，导致以咳嗽为主要临床表现的一类疾病称为上气道咳嗽综合征，是儿童和成人慢性咳嗽的常见病因[54-55]。

五、分泌性中耳炎

是以中耳积液（包括浆液、黏液、浆-黏液）及听力下降为主要特征的中耳非化脓性炎性疾病，患者常伴有耳胀、耳闷、耳痛等耳部症状。AR可能是儿童分泌性中耳炎的发病相关因素之一[22]。

六、睡眠障碍

AR对睡眠的影响是多因素的，鼻塞是睡眠障碍的重要原因之一，AR的严重程度与睡眠障碍密切相关[56]。诊断AR时应注意详细询问病史，评估对睡眠的影响。

七、特应性皮炎

是一种常见的慢性炎症性皮肤病，以湿疹样皮炎、皮肤干燥和瘙痒为主要特征。15%～61%的特应性皮炎患者合并AR[57-59]。

八、嗜酸粒细胞性食管炎

是一种以嗜酸粒细胞浸润为主要特征的慢性食管炎症，表现为吞咽困难、食物嵌顿、反流、呕吐、腹泻等症状。儿童和成人均可发生，50%~75%的患者合并AR[60-61]。

治 疗

AR的治疗原则为"防治结合，四位一体"，包括环境控制、药物治疗、免疫治疗和健康教育[31, 35]。环境控制主要是指避免或减少接触过敏原和各种刺激物，是AR防治策略中的一个重要组成部分。AR的治疗方法包括对因治疗和对症治疗，前者目前主要采用过敏原特异性免疫治疗（简称免疫治疗），后者包括药物治疗和外科治疗等。AR虽然目前尚不能彻底治愈，但通过规范化的综合防治，患者的各种症状可得到长期控制，并可显著改善生活质量。应对患者开展有针对性的健康教育，加强疾病管理和随访。

一、环境控制

制订全面的环境控制计划是AR防治的重要措施。AR患者确定了特定的过敏原后，就应该避免或尽可能减少接触相关过敏原。以尘螨过敏为例，建议采用控制湿度、减少尘螨的食物来源和生存区域、防尘螨材料物理隔离、热处理或冷冻杀灭尘螨等措施综合进行防控[62]。许多过敏原在环境中无处不在，无法完全避免，应更加关注可改变的环境或患者长期所处的环境（如室内生活环境），针对具体的患者制订个体化的过敏原防控策略。

对花粉过敏的AR患者，在空气中花粉浓度较高的季节进行户外活动时，最好避开致敏花粉播散的高峰期，以减少症状发作。在自然暴露于花粉的环境中，患者使用防护口罩、防护眼镜、鼻腔过滤器、花粉阻隔剂及惰性纤维素粉等可减少致敏花粉吸入鼻腔或与结膜接触，缓解鼻、眼症状[63-64]。

二、药物治疗

AR常用治疗药物分为一线用药和二线用药（表4）。一线治疗药物包括鼻用糖皮质激素（简称鼻用激素）、第二代口服和鼻用抗组胺药、口服白三烯受体拮抗剂；二线治疗药物包括口服糖皮质激素、口服和鼻用肥大细胞膜稳定剂、鼻用减充血剂、鼻用抗胆碱能药。

表4 变应性鼻炎常用治疗药物

药物种类	给药方式	临床治疗	推荐程度
糖皮质激素	鼻用	一线用药	推荐使用
	口服	二线用药	酌情使用
第二代抗组胺药	口服	一线用药	推荐使用
	鼻用	一线用药	推荐使用
白三烯受体拮抗剂	口服	一线用药	推荐使用
肥大细胞膜稳定剂	口服	二线用药	酌情使用
	鼻用	二线用药	酌情使用
减充血剂	鼻用	二线用药	酌情使用
抗胆碱能药	鼻用	二线用药	酌情使用

（一）糖皮质激素

糖皮质激素具有显著的抗炎、抗过敏和抗水肿作用，其抗炎作用为非特异性，对各种炎性疾病均有效，包括基因效应（基因组机制）和快速效应（非基因组机制）。快速效应可在短时间内控制急性炎性反应，缓解症状；基因效应需数日至数周起效，可持续控制炎性反应状态。鼻内局部使用糖皮质激素可以使高浓度的药物直接作用于鼻黏膜的糖皮质激素受体部位而发挥治疗作用。

1. 鼻用激素：是AR的一线治疗药物，临床推荐使用。其强力的抗炎特性直接影响AR患者鼻腔炎症的发展过程，可显著减少炎性介质和细胞因子的释放，抑制鼻黏膜和分泌物中嗜酸粒细胞、嗜碱粒细胞、中性粒细胞和单核细胞等的募集，并显著降低由过敏原和组胺诱导的鼻腔黏膜高反应性[24]。鼻用激素分为第一代（包括布地奈德、曲安奈德、丙酸倍氯米松、氟尼缩松）和第二代（包括糠酸莫米松、丙酸氟替卡松、糠酸氟替卡松、倍他米松、环索奈德），与第一代鼻用激素相比，第二代鼻用激素具有高亲脂性、与受体结合力强、抗炎活性更强、生物利用度低等特点[65]。在使用时按推荐剂量每天喷鼻1~2次，对于轻度AR和中-重度间歇性AR，疗程不少于2周；对于中-重度持续性AR是首选药物，疗程4周以上。由于AR存在黏膜最轻炎症持续状态，持续治疗或者最低维持剂量持续治疗对病情的长期控制效果明显优于间断治疗[35, 66-67]。

鼻用激素可通过减少嗅区的炎症和增加鼻腔气流而改善嗅觉功能[68-69]。两项meta分析显示，鼻用激素除了能显著改善AR患者的鼻部症状外，对眼部症状如眼痒、流泪和眼红等也有缓解作用[70-71]。鼻用激素还能显著改善AR患者的生活质量和睡眠质量[67,70,72-74]。合并支气管哮喘的AR患者在使用鼻用激素后，也可改善其哮喘控制水平和肺功能[75]。鼻用激素和第二代鼻用及口服抗组胺药的比较研究证实，鼻用激素在控制鼻部症状（包括鼻塞）方面优于抗组胺药，在缓解眼部症状方面两者无显著差异[76-78]。一项meta分析显示，与标准剂量相比，2倍剂量的鼻用激素能更好地改善成人AR患者的鼻部和眼部症状。对于常规剂量疗效不佳的成人AR患者，可使用2倍剂量的鼻用激素以更有效地控制鼻部和眼部症状。2倍剂量与标准剂量鼻用激素的不良事件发生率并无明显差异[79]。

鼻用激素的安全性和耐受性良好，常见的不良反应是局部不良反应，包括鼻腔烧灼感、干燥、刺痛、鼻出血、咽炎和咳嗽等，多为轻度。鼻用激素短期治疗（疗程2~12周）的鼻出血发生率不到10%，与安慰剂相比无明显差异，而长期治疗（疗程1年以上）的鼻出血发生率可达20%[35]。鼻中隔穿孔是鼻用激素的罕见并发症[80]。鼻用激素引起局部真菌感染也非常罕见。长期使用未发现引起鼻黏膜增厚或萎缩的情况[81]，也未发现引起眼压升高、青光眼或后囊膜下白内障的证据[82]。鼻用激素的全身不良反应较少见，其发生率可能与药物的全身生物利用度有关[83]。鼻用激素对下丘脑-垂体-肾上腺轴无明显抑制作用[65]，临床观察显示，采用糠酸莫米松、丙酸氟替卡松或布地奈德鼻喷剂治疗AR（疗程1年）对儿童的生长发育总体上无显著影响[84-86]，但也存在个别对糖皮质激素极度敏感的患者，因此应用鼻用激素长期治疗时，建议使用全身生物利用度低的制剂[83,87-88]，用药时需注意药品说明书的年龄限制和推荐剂量，注意定期监测儿童身高。合并哮喘的AR患者，常联合吸入、口服或雾化糖皮质激素进行治疗，应注意剂量累积导致下丘脑-垂体-肾上腺轴抑制[81]。考虑到药物对妊娠期妇女胎儿和哺乳期妇女婴儿的潜在影响，一般不推荐在妊娠期和哺乳期使用鼻用激素。一项大型前瞻性队列研究显示，妊娠期前3个月使用鼻用曲安奈德可增加胎儿呼吸系统缺陷的风险，包括喉、气管、支气管畸形和后鼻孔闭锁[89]。在妊娠16周后，当益处大于风险时，应严格遵循医嘱，使用鼻用激素的最低有效剂量[27]。

2. 口服糖皮质激素：是AR的二线治疗药物，临床需要慎重和酌情使用。对于症状严重难以控制的AR可考虑短期口服糖皮质激素，宜选择安全性和耐受性较好的剂型，剂量按患者体重计算（以泼尼松为例，剂量为0.5~1.0 mg/kg），早晨顿服，疗程4~7 d[27]。必须注意全身使用糖皮质激素的不良反应，避免用于儿童、老年人以及有糖皮质激素使用禁忌证的患者[27]。

3. 注射糖皮质激素：临床不推荐应用肌肉、静脉或鼻内注射糖皮质激素。

（二）抗组胺药

H1抗组胺药（简称抗组胺药）与组胺共有的乙胺基团X-CH$_2$-CH$_2$-N可以直接阻断组胺与H1受体的结合，发挥拮抗组胺作用，也称H1受体拮抗剂。目前认为，抗组胺药作为反向激动剂竞争性结合H1受体，稳定其非活性构象，使平衡向非活性状态转换[90]。研究还表明，第二代抗组胺药具有一定的抗炎作用，包括抑制黏附分子、白三烯、5-羟色胺和血小板活化因子等炎性介质的表达、释放和功能[91]。

1. 口服抗组胺药：第二代抗组胺药为AR的一线治疗药物，临床推荐使用[92-93]。这类药物起效快速，作用持续时间较长，能明显缓解鼻部症状特别是鼻痒、喷嚏和流涕，对合并眼部症状也有效，但对改善鼻塞的效果有限[30-31, 94]。一般每天只需用药1次，疗程不少于2周。对花粉过敏的患者，推荐在致敏花粉播散前进行预防性治疗[95]，有利于症状控制，并根据花粉播散时间以及对症状产生的影响而决定疗程。第二代抗组胺药可常规用于老年AR患者[93]。研究显示，第二代口服抗组胺药对鼻部症状的疗效虽然不及鼻用激素，但能有效控制轻度和大部分中-重度AR[6, 96-97]。

第二代口服抗组胺药具有良好的安全性，其血脑屏障的穿透性低，减少了对中枢神经系统的抑制作用，镇静和嗜睡不良反应较少见。第一代口服抗组胺药由于明显的中枢抑制和抗胆碱能作用，以及对认知功能的潜在影响，不推荐用于儿童、老年人以及从事危险性职业（例如高空作业、职业驾驶员等）的特殊人群[30,35,90]。口服抗组胺药罕见发生心脏毒性作用，但应引起重视，临床表现为QT间期延长、尖端扭转型室性心动过速等严重心律失常，如阿司咪唑、特非那定禁止与大环内酯类抗生素、抗真菌药物、人类免疫缺陷病毒蛋白酶抑制剂及其他可潜在引起心律失常类药物合用[90]。部分第二代口服抗组胺药会加重酒精造成的认知和精神运动障碍，所以用药期间需作好患者健康教育[98]。

2. 鼻用抗组胺药：是AR的一线治疗药物，临床推荐使用。其疗效相当于或优于第二代口服抗组胺药[35,99-100]，特别是对鼻塞症状的缓解[35,99]。一般每天用药2次，疗程不少于2周。鼻用抗组胺药比口服抗组胺药起效更快，通常用药后15~30 min即起效。对第二代口服抗组胺药不能有效控制症状的中-重度季节性AR患者，单独采用氮卓斯汀鼻喷剂治疗2周可明显改善鼻部症状[101-102]。meta分析显示，鼻用抗组胺药与鼻用糖皮质激素混合制剂（内含盐酸氮卓斯汀和丙酸氟替卡松）喷鼻治疗2周，对中-重度季节性AR患者鼻部症状的改善效果明显优于单一药物治疗[103]。

鼻用抗组胺药安全性好，苦味为主要不良反应，发生率在1.4%~16.7%[35]。其他不良反应少见，包括鼻腔烧灼感、鼻出血、头痛和嗜睡等。鼻用抗组胺药妊娠期使用的安全性尚缺乏数据[104]。

（三）抗白三烯药

白三烯是对含有半胱氨酰基的一大类脂质炎性介质的统称，其主要作用是刺激血管平滑肌扩张，增加容量血管的通透性，导致黏膜充血、肿胀。白三烯还能促进嗜酸粒细胞的趋化、黏附、活化和抗凋亡，刺激上皮杯状细胞和腺体分泌黏液。白三烯是引起AR患者产生鼻塞、流涕等鼻部症状的主要炎性介质之一[94]。临床上用于治疗AR或哮喘的抗白三烯药主要为白三烯受体拮抗剂（如扎鲁司特和孟鲁司特）和白三烯合成抑制剂。白三烯受体拮抗剂通过竞争性结合1型半胱氨酰白三烯受体（CysLT1），阻断各类白三烯的生物学作用而发挥抗过敏和抗炎作用[94,105]。

口服白三烯受体拮抗剂为治疗AR的一线药物，临床推荐使用。孟鲁司特是临床最为常用的口服白三烯受体拮抗剂,成人10 mg每晚睡前口服,推荐连续使用8~12周;儿童可根据年龄酌情减为4 mg或5 mg的片剂或颗粒剂。口服白三烯受体拮抗剂对鼻塞症状的改善作用优于第二代口服抗组胺药,而且能有效缓解喷嚏和流涕症状,可用于伴或不伴哮喘的所有类型的AR患者。口服白三烯受体拮抗剂可以单独应用,但更推荐与第二代抗组胺药和/或鼻用激素联合使用。meta分析显示,孟鲁司特单独使用对AR患者的鼻、眼症状及生活质量均有明显改善[106];一项常年性AR的临床开放性研究表明,孟鲁司特使用12周时的疗效显著优于使用2周和4周时的疗效,提示口服白三烯受体拮抗剂的治疗时间要足够长[107]。但也有研究提示单用口服白三烯受体拮抗剂对比单用抗组胺药物并无明显获益[108]。而与单用鼻用激素相比,单用口服白三烯受体拮抗剂的效果欠佳[108-110]。

白三烯受体拮抗剂的安全性和耐受性良好,不良反应较轻微,主要为头痛、口干、咽炎等。在35项针对成人和11项针对儿童的随机、双盲、安慰剂对照临床试验中,孟鲁司特的行为相关不良事件发生率为2.73%,与安慰剂相比无显著差异[111]。虽然循证医学证据尚不充足,但临床医生应注意筛查精神症状高风险的患者,防患于未然[112]。

(四)肥大细胞膜稳定剂

肥大细胞膜稳定剂通过抑制细胞内环磷腺苷磷酸二酯酶,使细胞内环磷腺苷浓度增加,阻止钙离子转运入肥大细胞内,稳定肥大细胞膜,阻止肥大细胞脱颗粒,抑制组胺、5-羟色胺及白三烯等多种炎性介质的释放,发挥抗过敏作用。

肥大细胞膜稳定剂为AR的二线治疗药物,临床酌情使用。这类药物属于色酮类化合物,包括色甘酸钠、尼多酸钠、四唑色酮、奈多罗米钠、吡嘧司特钾和曲尼司特等。色甘酸钠和曲尼司特临床较常用,对缓解儿童和成人AR的喷嚏、流涕和鼻痒症状有一定效果,但对鼻塞的改善不明显。由于起效较慢,作用维持时间短,通常需要每天用药3~4次,口服或鼻内给药,疗程2周以上,持续治疗效果更好[27],但每天多次给药可能会影响患者的依从性。肥大细胞膜稳定剂可作为预防性治疗药物,在花粉播散前2周左右开始使用,对季节性AR

患者因花粉过敏而引起的症状发作具有缓解作用[95]。

肥大细胞膜稳定剂的安全性和耐受性好，不良反应少，无嗜睡和口干等[27]。口服曲尼司特偶有胃肠道不适、头痛、心悸、皮疹和膀胱刺激症状等发生。

（五）减充血剂

减充血剂是肾上腺素能受体激动剂，可直接激动血管平滑肌α受体，引起血管平滑肌收缩，减少局部组织液生成。局部应用于鼻腔时，可减轻鼻腔黏膜充血、肿胀状态，迅速缓解鼻塞。减充血剂有两种，第一种为非选择性受体激动的拟交感胺类，包括肾上腺素和麻黄碱等，可以同时兴奋α和β肾上腺素能受体，全身及局部不良反应较明显；第二种为选择性受体激动的半拟交感胺类（咪唑啉衍生物类），包括羟甲唑啉、赛洛唑啉、萘甲唑啉等，是目前常用的鼻腔减充血剂。减充血剂使用不当可致药物性鼻炎[113]。

鼻用减充血剂可快速有效缓解鼻塞，在鼻用激素之前应用时，能扩大糖皮质激素在鼻腔的分布范围，增强其抗炎作用。因此鼻用减充血剂仍然为国内外指南推荐治疗鼻炎的二线治疗药物，临床酌情使用[6, 114]。为减少其不良反应，建议尽量选择咪唑啉类药物的鼻喷剂型，同时建议选用较低浓度的制剂，连续用药不超过2周，儿童患者更需注意。

鼻用减充血剂的常见不良反应有鼻腔干燥、烧灼感和针刺感等，部分患者可出现头痛、头晕和心率加快等反应。浓度过高、疗程过长或用药过频可导致反跳性鼻黏膜充血，易发生药物性鼻炎[113]。鼻腔干燥者、萎缩性鼻炎、高血压、冠心病、糖尿病、甲状腺功能亢进、闭角型青光眼、正在接受单胺氧化酶抑制剂（苯乙肼、超环苯丙胺等）或三环类抗抑郁药治疗的患者、妊娠期妇女及3周岁以下儿童不推荐使用。

临床不推荐口服减充血剂（伪麻黄碱等）治疗AR。

（六）抗胆碱能药

抗胆碱能药通过抑制胆碱能神经释放递质乙酰胆碱，阻止乙酰胆碱与毒蕈碱受体（M受体）相互作用，阻断副交感神经节后纤维，降低副交感神经张力，从而减少腺体的分泌并松弛气道平滑肌。抗胆碱能药也可能具有抑制气道炎症和重塑的作用[115]。

鼻用抗胆碱能药为AR的二线治疗药物，临床酌情使用[17, 27]，可控制流涕症状[6]。目前主要药物有苯环喹溴铵和异丙托溴铵等。苯环喹溴铵是一种高选择性的M1和M3胆碱能受体拮抗剂，相比于异丙托溴铵，其在减少鼻腔分泌物的同时，还可改善鼻塞、鼻痒和喷嚏等[116]。苯环喹溴铵为国内自主研制药物，临床应用时间较短，尚待进一步开展高质量的真实世界研究。异丙托溴铵是第四代阿托品类药物，可抑制浆黏液腺分泌，主要用于改善流涕症状，对常年性鼻炎和感冒也有疗效，但对鼻痒、喷嚏和鼻塞等症状无明显效果[24]。各种鼻用抗胆碱能药的用法用量，具体参照药品说明书。

鼻用抗胆碱能药很少全身吸收，无明显全身性抗胆碱能作用，但对严重心血管系统疾病、闭角型青光眼、前列腺增生或膀胱颈梗阻的患者应慎用。局部除可有鼻黏膜干燥、出血等不适外，对鼻腔黏液纤毛传输功能无影响，长期使用未见反跳作用、黏膜损伤等不良反应[117]。有鼻腔出血现象的患者慎用。

（七）中药

祖国医学提倡辨证论治，AR属于中医"鼻鼽"的范畴，其常见证型为肺气虚寒证、脾气虚弱证、肾阳不足证和肺经伏热证。一项纳入7个随机对照试验的meta分析显示，中草药与安慰剂相比可明显降低持续性AR患者的鼻部症状总评分[118]。另一项纳入11个随机对照试验的meta分析显示，中草药与安慰剂相比可显著改善AR患者的生活质量[119]。然而，AR的中药治疗效果还需要通过高质量、大样本、多中心临床研究加以证实[119-120]。

（八）鼻腔盐水冲洗

鼻腔盐水冲洗是一种安全、方便、价廉的治疗方法，通常用于鼻腔和鼻窦炎性疾病的辅助治疗，具有稀释黏液、改善黏液纤毛清除功能、减轻黏膜水肿和减少鼻腔鼻窦中的过敏原负荷等作用[121]。目前在临床使用的鼻腔冲洗装置和方法主要有鼻腔灌洗、喷液和雾化等，冲洗液包括生理盐水、深海盐水和高渗盐水等种类。一项Cochrane系统评价显示，AR患者进行鼻腔冲洗与未行鼻腔冲洗相比可降低症状严重程度，且无不良反应，但证据的整体质量较低，尚无持续冲洗3个月以上的研究数据[122]。鼻腔冲洗可作为妊娠期AR的替代疗法[123]。

（九）抗IgE治疗

奥马珠单抗为抗IgE人源化单克隆抗体，通过与IgE的Cε3区域特异性结合，形成以异三聚体为主的复合物，剂量依赖性降低游离IgE水平，同时抑制IgE与肥大细胞和嗜碱粒细胞表面的高亲和力受体FcεRⅠ的结合，从而阻断IgE介导的超敏反应以及炎症级联反应[124]。奥马珠单抗为生物制剂，目前获得国家药品监督管理局批准的适应证为成人和6岁以上儿童中-重度持续性变应性哮喘。奥马珠单抗虽未批准用于单纯AR，但已有meta分析显示，奥马珠单抗可有效改善儿童及成人严重季节性AR的鼻部症状，减少其他药物用量，提高生活质量，且安全性良好[125]。由IgE介导的变应性哮喘合并严重AR患者，在过敏原回避和基础药物治疗效果不佳时，临床推荐使用奥马珠单抗治疗[126]。

奥马珠单抗治疗严重AR的用法用量参照变应性哮喘适应证的推荐剂量。治疗开始前测定血清总IgE，结合患者体重计算给药剂量和给药频率，每次给药剂量为75～600 mg，按照需要分1～4次皮下注射，每2周或4周给药1次，具体参照药品说明书的规定。血清总IgE<30 IU/ml或>1500 IU/ml的患者不在推荐剂量表范围内[124]。

成人和12岁以上青少年患者最常见的不良反应为头痛和注射部位疼痛、肿胀、红斑和瘙痒，6～12岁儿童最常见的不良反应为头痛、发热和上腹痛，这些不良反应多为轻度至中度，总体耐受性良好。奥马珠单抗可通过胎盘屏障，尚不确定对胎儿是否有潜在伤害，不推荐在妊娠期使用。

（十）药物联合治疗策略

对于轻度AR和中-重度间歇性AR，使用一线药物单一治疗通常能获得良好的疗效；对于中-重度持续性AR，推荐在首选鼻用激素的基础上联合使用第二代抗组胺药和/或白三烯受体拮抗剂[31]。ARIA（2016年）指出[17]，对于季节性AR的治疗，可选择鼻用激素联合第二代口服抗组胺药或鼻用抗组胺药；对于常年性AR的治疗，则建议联合使用鼻用激素和鼻用抗组胺药，但证据确定性均不高，有待进一步开展高质量临床研究。

Meta分析显示，白三烯受体拮抗剂孟鲁司特与第二代口服抗组胺药联合使用,对季节性AR患者的日间和夜间症状(包括鼻塞及睡眠障碍)的改善作用更显著,其疗效优于孟鲁司特或抗组胺药单独治疗[127-128]。另有meta分析显示,白三烯受体拮抗剂与鼻用激素联合治疗AR,其疗效优于鼻用激素单独治疗,原因可能与糖皮质激素对脂质代谢和半胱氨酰白三烯的合成及白三烯诱导后续的炎性反应过程缺乏有效的抑制效应有关[129-130]。因此,对鼻用激素治疗后鼻部症状(主要是鼻塞)未得到良好控制的中-重度AR,可联合使用白三烯受体拮抗剂以增强疗效[131-132]。有研究显示,对于鼻塞症状严重的AR患者,在鼻用激素治疗时联合使用鼻用减充血剂2~4周,能明显提高疗效,并且未发生药物性鼻炎[133-135]。

根据AR治疗效果可施行阶梯治疗方案,治疗效果好时可降级治疗,治疗效果差时可升级治疗。升级治疗通常需要增加联合用药,降级治疗则可减少联合用药[136-138]。

三、免疫治疗

免疫治疗是AR的一线治疗方法,临床推荐使用。该疗法是针对IgE介导的Ⅰ型变态反应性疾病的对因治疗,即给予患者逐步增加剂量的过敏原提取物(治疗性疫苗),诱导机体免疫耐受,使患者再次接触相应过敏原时症状明显减轻,甚或不产生临床症状。研究证实这种治疗方法对AR具有近期和远期疗效,且有可能改变疾病的自然进程,预防AR发展为哮喘,减少产生新的致敏[139-142]。目前临床常用的过敏原免疫治疗方法有皮下注射法(皮下免疫治疗)和舌下含服法(舌下免疫治疗),分为剂量累加和剂量维持两个阶段,总疗程为3年,推荐使用标准化过敏原疫苗。值得注意的是,针对不同过敏原、不同厂商生产的过敏原疫苗的剂量及浓度单位尚未统一,其疗效和安全性均有差别,治疗方案也不尽相同。因此,在进行皮下免疫治疗时,宜在确保安全性的前提下,充分依据已有临床研究结果,根据患者的病情调整治疗方案。

(一)适应证与禁忌证

1. 适应证:免疫治疗适用于过敏原特异性IgE介导的疾病,包括AR、变应性结膜炎和变应性哮喘。根据临床症状、体征、SPT和/或血清特异性IgE检测结果阳性确诊疾病者,适宜进行免疫治疗，在疾病初期即可开展，无须以药物治疗失败为前提[143]。根据目前国内可供临床使用的标准化过敏原疫苗种类，免疫治疗适用于由屋尘螨、粉尘螨以及黄花蒿花粉过敏导致的AR，合并其他过敏原数量少（1～2种），最好是单一尘螨或蒿属花粉过敏的患者[144]。皮下免疫治疗通常在5岁以上的患者中开展，舌下免疫治疗可以放宽到3岁，具体需遵循药品说明书中的年龄规定。免疫治疗没有绝对的年龄上限，但要充分评估老年人基础性疾病的影响，还要考虑其依从性和风险获益比。有报道认为在老年患者中开展免疫治疗，有助于减少糖皮质激素的用量，从而减少不良反应[145]。

免疫治疗尤其适用于以下患者[146]：①用常规药物治疗和过敏原回避等措施不能有效控制症状者；②需要大剂量药物和/或多种药物联合使用方能控制症状者；③药物治疗引起不良反应者；④希望避免长期使用药物者；⑤希望预防AR或哮喘发病者。对出现严重不良反应、无法频繁至医院等不能进行皮下免疫治疗的患者，可考虑舌下免疫治疗[114]。

2. 禁忌证：包括绝对禁忌证和相对禁忌证。

绝对禁忌证包括：①未控制的或重症哮喘[第一秒用力呼气容积（FEV_1）<70%预计值]和不可逆的呼吸道阻塞性病变；②免疫性疾病活动期；③恶性肿瘤。免疫治疗可诱导T细胞耐受，该过程可能影响肿瘤微环境的免疫状态，破坏肿瘤细胞的免疫监视。鉴于免疫治疗对恶性肿瘤的影响目前尚不明确，因此不推荐对AR合并恶性肿瘤患者进行免疫治疗。

相对禁忌证包括：①哮喘得到部分控制。②正在使用β受体阻滞剂或血管紧张素酶抑制剂。③严重的心血管系统疾病，发生严重不良反应时可能增加使用肾上腺素的风险。④自身免疫性疾病缓解期。⑤严重的精神系统疾病或依从性差（包括不能理解治疗的风险和局限性）、经常不能按时返院就诊者[147]。⑥原发性或继发性免疫缺陷。⑦免疫治疗过程中曾发生过严重不良反应。⑧不推荐在妊娠期或计划妊娠期开始免疫治疗，在维持治疗阶段出现妊娠的，应充分告知患者风险并征得同意，再决定是否继续治疗，发生不良反应时应终止免疫治疗[148]。⑨几种特殊情况：花粉过敏引起的季节性AR患者在花粉播散期禁止开始免疫治疗；急性感染、发热或接种其他疫苗（如新型冠状病毒疫苗)等情况下,应推迟或暂停免疫治疗,必要时调整剂量;皮下免疫治疗注射治疗当天应避免剧烈运动和饮酒,口腔溃疡或外伤时不应给予舌下免疫治疗。相对禁忌证在评估获益大于风险时可以谨慎使用,在治疗期间应严密观测。

(二)皮下免疫治疗

自1911年问世以来,皮下免疫治疗经历了100余年历史,在AR治疗体系中占据重要地位[139-141, 149-150]。根据剂量累加阶段注射频率的不同,皮下免疫治疗可分为常规免疫治疗和加速免疫治疗,后者又可分为集群免疫治疗和冲击免疫治疗。目前国内临床应用较多的是常规免疫治疗和集群免疫治疗。常规免疫治疗剂量累加阶段需3~6个月,此间每周注射1次,每次1针。而应用尘螨过敏原疫苗进行集群免疫治疗,可将剂量累加阶段缩短至6周,与常规免疫治疗相比,其疗效和安全性均未见显著差别,但集群免疫治疗可较早出现临床疗效[151]。

1. 临床操作规范:临床开展皮下免疫治疗应由接受过相关专业培训的医务人员进行,严格遵循操作规范,包括以下3方面内容[141, 149, 152-154]。

(1)注射前:医护人员首先应对治疗和抢救所需设备进行检查,检查过敏原疫苗包装、批号、浓度和有效期。对患者应询问上次注射后出现的不良反应及其处置情况、近期接触过敏原情况、是否并发感染和其他疾病、是否妊娠等。然后询问是否接受疫苗接种、是否使用其他相关药物、近期使用药物的剂量变化(特别是抗过敏药物)。复核FEV_1检测结果(如$FEV_1<70\%$预计值则不予注射),并将上述内容详细记录存档。出现下列情况之一时,应考虑推迟免疫治疗:①1周内有发热或急性呼吸道感染病史;②近期肺功能显著下降;③注射前有过敏反应发作;④特应性皮炎或湿疹发作期;⑤最近接触过较多过敏原;⑥1周内注射了其他疫苗;⑦正在使用β受体阻滞剂或血管紧张素酶抑制剂;⑧3~4 d内有全身性的并发疾病及哮喘发作。

(2)注射中:操作者需轻摇装有过敏原疫苗的药瓶约20次以充分混合(详见说明书),在上臂远端1/3的外侧或前臂中1/3的背侧,两指按住皮肤,针头与手臂平行,与皮肤表面成30°~60°进针约1 cm,缓慢进行皮下注射,注射1 ml液体需

1 min，避免注射至皮内、肌肉或血管内。注射前轻轻回抽，每注射0.2 ml须重复回抽动作。如果回抽带血，则立即停止注射，记录已注射剂量，观察30 min，测量呼气峰流速（PEF），如正常则选另一部位注射剩余剂量。建议左右臂轮流注射。

（3）注射后：患者留观至少30 min。嘱随时报告身体任何不适。留观结束前，记录局部和全身不良反应。患儿应有监护人照顾。嘱患者在注射当天尽量避免接触相关过敏原，避免剧烈运动、热水淋浴和饮酒等。出现不适应与从事免疫治疗的医护人员及时联系。

皮下免疫治疗需要频繁注射，每次均要求患者去医院就诊，这在一定程度上限制了皮下免疫治疗的临床应用[155]。

2. 不良反应：皮下免疫治疗不良反应可分为局部不良反应和全身不良反应。局部反应主要包括局部瘙痒、风团、肿胀、硬结、坏死等。红肿反应一般24 h内自行消退，不影响治疗；如果连续发生红肿反应，提示剂量过大，应予减量并予局部对症处理。全身不良反应分为5级，如表5所示[144, 156]，最危险的当属严重过敏反应，应即时按照诊疗指南进行急救[157]。随着皮下免疫治疗的规范化管理，全身轻中度不良反应发生率呈下降趋势[158]。目前的证据显示集群免疫治疗的全身不良反应发生率与常规免疫治疗并无显著性差异[159]。

（1）局部不良反应的处理：轻度局部反应可采取如下措施进行处理：①口服抗组胺药；②局部冷敷或涂搽糖皮质激素类软膏；③调整（减少）剂量。如果局部不良反应较严重，如丘疹直径＞4 cm（发红、瘙痒刺激、伪足），则可在上述处理的基础上：①在过敏原注射部位近心端扎止血带；②采用0.1～0.2 ml的肾上腺素（1∶1000）在过敏原注射部位周围封闭注射；③必要时肌肉或静脉注射抗组胺药。

（2）全身不良反应的处理：全身不良反应的处理措施见表6[144, 157]。如果本次注射过敏原疫苗后出现的全身不良反应属轻、中度，经对症处理后，可继续皮下免疫治疗，但下次需减少剂量。如出现重度全身不良反应或发生过敏性休克，应考虑终止治疗。

一些特殊反应的处理方法为：①支气管痉挛：应及时吸入速效β2受体激动剂，必要时静脉注射或静脉滴注糖皮质

表 5 过敏原免疫治疗全身不良反应分级 [144, 156]

级别	名称	症状
0级	无全身反应	无症状或症状与免疫治疗无关
Ⅰ级	轻度全身反应	局部荨麻疹、鼻炎或轻度哮喘（PEF较基础值下降<20%）
Ⅱ级	中度全身反应	发生缓慢（>15 min），出现全身荨麻疹和/或中度哮喘（PEF较基础值下降<40%）
Ⅲ级	严重（非致命）全身反应	发生迅速（<15 min），出现全身荨麻疹、血管性水肿或严重哮喘（PEF较基础值下降>40%）
Ⅳ级	过敏性休克	迅速出现全身瘙痒、潮红、红斑、全身性荨麻疹、喘鸣、严重哮喘发作、血管性水肿、低血压休克等

注：PEF为呼气峰流速

表 6 过敏原免疫治疗全身不良反应的处理 [144, 157]

分级	临床表现	处理措施
轻、中度全身不良反应	皮丘直径>4 cm（发红、瘙痒刺激、伪足），反应经淋巴管和/或血管初期播散，并发鼻炎、结膜炎、哮喘、扩散性皮疹等荨麻疹表现	· 在过敏原注射部位近心端扎止血带 · 采用0.1~0.2 ml的肾上腺素液（1∶1000）在过敏原注射部位周围封闭注射，必要时多次注射，每15分钟注射1次 · 局部涂擦糖皮质激素乳剂 · 建立静脉通道 · 肌肉注射抗组胺药，如苯海拉明40 mg · 使用速效β2受体激动剂 · 必要时静脉使用氨茶碱 · 静脉注射水溶性糖皮质激素 · 持续监测血压和脉搏

1 中国变应性鼻炎诊断和治疗指南（2022年，修订版）

续 表

分级	临床表现	处理措施
严重全身不良反应	手足心瘙痒、头皮瘙痒、全身皮肤潮红、风团样皮疹（出现越早，病情越凶险）；呼吸困难、呼吸急促、声音嘶哑、腹痛、恶心、呕吐等	·立即以0.3 ml肾上腺素（1∶1000）在其他部位肌肉注射或皮下注射（首选肌肉注射，位于大腿中部前外侧或上臂） ·建立静脉通道 ·静脉注射水溶性糖皮质激素，如甲泼尼龙40～80 mg，必要时重复使用 ·肌肉或静脉注射抗组胺药，如苯海拉明40 mg ·持续监测血压和脉搏 ·必要时使用速效β2受体激动剂 ·吸氧 ·其他对症治疗
过敏性休克	面色苍白、皮肤湿冷、血压下降、神智改变、大小便失禁	·立即以0.3～0.5 ml肾上腺素（1∶1000）肌肉注射或皮下注射（首选肌肉注射，位于大腿中部前外侧或上臂），必要时5～15 min后重复使用 ·平卧，保持气道通畅，高流量吸氧 ·建立静脉通道，快速补充血容量 ·静脉给予血管活性药物，如多巴胺，必要时联合同羟胺，以维持血压 ·糖皮质激素静脉注射或静脉滴注，如甲泼尼龙40～80 mg，必要时重复使用 ·有呼吸抑制者可使用呼吸兴奋剂，必要时采用机械通气 ·持续监测心电、血压、血氧、呼吸 ·必要时使用速效β2受体激动剂 ·必要时静脉使用氨茶碱

注：儿童用药剂量参照药品说明书的规定

激素和氨茶碱，吸氧等；②喉水肿：立即应用0.3 ml肾上腺素（1：1000）皮下或肌肉注射，随后可采用0.3 ml肾上腺素（1：1000）雾化吸入，给予吸氧，糖皮质激素静脉注射或静脉滴注，做好气管插管或切开准备等；③心搏骤停：如出现意识丧失、颈动脉搏动消失，应立即进行心肺复苏。

（三）舌下免疫治疗

舌下免疫治疗的第一个随机、双盲、安慰剂对照研究发表于1986年。其给药途径与皮下免疫治疗不同，是将过敏原疫苗置于舌下，含化数分钟后吞咽，疫苗经口腔黏膜摄入体内。用于舌下免疫治疗的过敏原疫苗有滴剂和片剂两种剂型。国内目前可供临床使用的舌下含服标准化过敏原疫苗有粉尘螨滴剂和黄花蒿花粉滴剂。粉尘螨滴剂舌下免疫治疗已被证实具有长期疗效[160-161]。新近的多中心、随机、双盲、安慰剂对照的临床研究表明，黄花蒿花粉滴剂可以有效改善黄花蒿致敏的季节性AR患者的临床症状，减少用于对症治疗的药物用量[162-163]。与皮下免疫治疗相比，舌下免疫治疗操作相对简便，具有无创性、耐受性和安全性好等特点，发生全身不良反应的风险较低，可以通过医生的指导由患者或监护人在家中自行使用过敏原疫苗，减少了到医院复诊的频次，但需要每天给药，治疗的依从性有待通过患者教育等各种策略进行提高。

临床开展舌下免疫治疗同样应由接受过相关专业培训的医务人员进行，并严格遵循操作规范，标准化操作流程具体如下。

1. 疾病诊断和处方：医师先询问患者详细症状、病史，进行体格检查，再由医师或护士对患者进行过敏原检测。排除免疫治疗禁忌证后，如果患者符合诊断标准并愿意接受舌下免疫治疗，医生需根据患者症状开具标准化的舌下免疫治疗处方及相应的抗过敏药物。

2. 首诊教育：患者凭处方从药房或药店领取舌下免疫治疗药物后，应回到诊室中接受首次健康教育。首诊教育应为患者提供以下信息：①AR的发病原因和危害；②舌下免疫治疗的特点及其与抗过敏药物的关系；③舌下免疫治疗的方法、疗程、费用、疗效和安全性；④接受舌下免疫治疗的儿童和家长需要当面取得知情同意，签署书面同意书；⑤就后期如何避免

1 中国变应性鼻炎诊断和治疗指南（2022年，修订版）

接触过敏原和不良反应处理提供电话或书面指导。

3. 首次用药：患者接受首诊教育后，在医生的指导和监督下完成首次舌下用药，用药后观察至少30 min。若出现局部或全身不良反应，需由医师指导并处理；若无不良反应，则可离开医院。

4. 患者档案建立和随访：档案需记录患者的症状、病史、体征、过敏原检测结果及其他相关辅助检查结果，除此之外，还需记录舌下免疫治疗首次处方、抗过敏药物和其他药物开具情况。医务人员应确认患者的复诊时间，安排定期随访，至少每3个月随访一次。内容包括：①获取患者近期临床症状、体征及用药情况；②通过疗效评价调整舌下免疫治疗方案；③确认是否存在不良反应，指导如何识别不良反应的预警信号及相应的治疗方法，以及适时地使用药物治疗；④指导患者如何避免环境中的吸入性过敏原。每次随访均应详细记录患者档案，为评估疗效和调整治疗计划提供依据。

舌下免疫治疗的不良反应发生率在10%～30%，包括局部不良反应和全身不良反应。局部不良反应主要由过敏原疫苗在口腔局部刺激或吞咽至胃肠道引起；全身不良反应则与皮下免疫治疗类似。常见的局部不良反应包括口内麻木、瘙痒感和肿胀等，一般出现在用药后30 min内；其次是胃肠道反应，包括胃痛、恶心和腹泻等。这类情况可能与剂量有关，减量后症状消失[143]。局部不良反应多见于首次给药，因此建议患者在医院治疗室中接受舌下首次给药并留院观察30 min[164]。舌下免疫治疗的局部不良反应分级及处理原则如下：①1级（轻度）：没有影响，无须对症治疗，且无须因为局部不良反应而中止舌下免疫治疗；②2级（中度）：有影响或需要对症治疗，但无须因为局部不良反应而中止舌下免疫治疗；③3级（重度）：具有2级表现，且因为局部不良反应而需要中止舌下免疫治疗；④严重性未知：舌下免疫治疗中止，但并未从医生或患者处收集到关于症状严重程度的描述[165]。全身不良反应绝大多数可以自行缓解或给予对症药物治疗后缓解。最常见的严重不良反应是哮喘发作，其他包括腹痛、呕吐、悬雍垂水肿和荨麻疹等[166]。迄今为止，舌下免疫治疗在全球范围内无死亡病例报道，常规用药情况下也未见发生过敏性休克的报道。

四、外科治疗

外科治疗为AR的辅助治疗方法,临床酌情使用。手术方式主要有两种类型:以改善鼻腔通气功能为目的的下鼻甲成形术及鼻中隔矫正术[22, 167-171]和以降低鼻黏膜高反应性为目的的神经切断术[22, 172-176]。AR的外科治疗应在个体化的前提下坚持以下原则:一是严格掌握手术适应证和禁忌证;二是进行充分的术前评估,包括疾病严重度和患者心理评估;三是微创操作。

(一)适应证与禁忌证

1. 适应证:①中-重度持续性AR,经规范化药物治疗和/或免疫治疗,鼻塞和流涕无改善,有明显体征,影响生活质量;②中-重度持续性AR,患者不愿意或不能长期进行药物治疗;③中-重度持续性AR伴哮喘,经规范化药物治疗和/或免疫治疗,鼻炎和哮喘控制不良;④鼻腔有明显的解剖学变异,伴功能障碍。

2. 禁忌证:①有心理精神疾病或依从性差;②全身情况差,不能耐受手术;③年龄小于18岁或大于70岁;④有出血倾向、凝血功能障碍;⑤未经过常规药物治疗或免疫治疗;⑥鼻炎症状加重期;⑦哮喘未控制或急性发作期;⑧合并原发性免疫性疾病(如干燥综合征)或泪液分泌试验等结果异常。

(二)下鼻甲成形术及鼻中隔矫正术

旨在增加鼻腔容量,减少鼻阻力,手术均在内镜下完成。下鼻甲成形术的主要术式有下鼻甲骨折外移术、黏膜下骨质切除术、低温等离子消融术等[22, 167-169]。鼻中隔矫正术以功能性矫正为主。

(三)神经阻断术

神经阻断术系基于神经免疫调控机制而设计[177-183],通过阻断支配鼻腔的自主神经(主要是副交感神经),降低鼻黏膜敏感性和减少腺体分泌。主要术式有鼻内镜下翼管神经切断术、翼管神经分支切断术及筛前神经切断术等。

1. 翼管神经切断术:手术路径有经蝶窦和经中鼻道两种[172-176]。依据翼管和蝶窦底部的解剖关系,翼管可有3种解剖学分型:Ⅰ型为完全突出于蝶窦腔;Ⅱ型为部分突出于蝶窦腔;Ⅲ型为完全包埋于蝶骨体内(图2)。术前薄层冠状位鼻

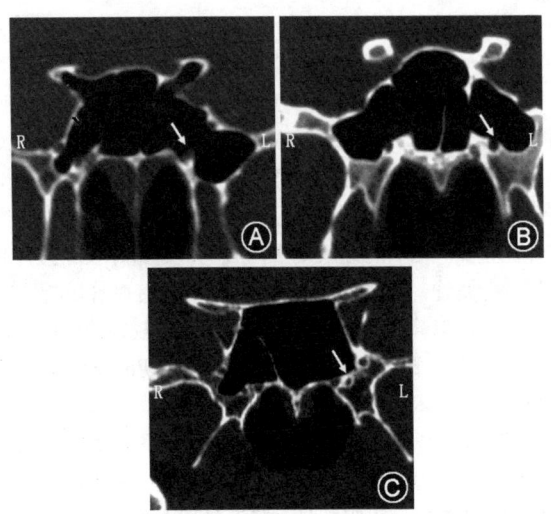

图 2 翼管 3 种分型的冠状位 CT 示意图（箭头示翼管）
A：Ⅰ型；B：Ⅱ型；C：Ⅲ型

窦 CT 扫描有助于定位和规划手术路径[175-176]，影像导航有助于精准定位翼管神经。

经蝶窦翼管神经切断术可以先定位蝶窦开口，然后沿着蝶窦前壁和底壁交界处向蝶窦外侧隐窝方向寻找和定位。无论翼管的解剖学分型为哪一种，翼管均在蝶窦底壁走行。切断翼管神经时一般都有伴行血管的出血。

经中鼻道翼管神经切断术一般选择在中鼻甲后端对应的中鼻道外侧、上颌窦后囟之后，由内上到外下做一黏膜弧形切口直达骨质，分离暴露筛嵴；然后磨除或咬除筛嵴，继续向腭骨垂直板与蝶骨交界处分离，逐步暴露蝶腭动脉。至此，可以分离绕开蝶腭动脉，或直接电凝切断该动脉，继续在蝶骨体前方沿翼管开口方向分离，直至定位并暴露翼管及其神经后，切断翼管神经。

临床观察表明，无论单侧还是双侧翼管神经切断术，对药物治疗无效的中-重度持续性 AR 均具有明显疗效[173-174, 176, 179, 184-187]。对于合并哮喘且常规治疗疗效不理想者，可以在哮喘非急性发作期进行手术。临床随访显示翼管神经切断术对治疗哮喘也同样有效[29, 188]。翼管神经切断术后部分患者出现干眼症状,一般在术后1~2个月内缓解[173-174]。

2. 翼管神经分支切断术:具体手术方法参照上述中鼻道路径翼管神经切断术,不同之处在于翻开后囟后方黏膜瓣显露蝶腭动脉及腭骨筛嵴,去除筛嵴并妥善止血后,沿蝶腭孔周围环形切开黏骨膜,即同时切断鼻后神经丛上鼻甲支、鼻中隔支和鼻腔外侧壁支。之后将黏膜瓣推向后下,显露并咬除腭骨的蝶突,打开腭鞘管,将位于其内的咽支及其伴行血管切断[189-191]。临床随访显示翼管神经分支切断术也可取得较好的短期和长期疗效[168, 191-192]。翼管神经分支切断术没有切断支配泪腺的副交感神经纤维,术后患者无干眼症状。

3. 筛前神经切断术:基于AR神经免疫的调控机制,内镜下在筛前神经鼻内支富集区域(鼻丘)及中鼻甲前端进行筛前神经切断或消融,可阻断鼻黏膜反射弧中传入神经和传出神经的传导通路[193],但缺乏高质量临床研究对疗效进行评价。

疗 效 评 价

AR的治疗效果包括近期和远期疗效,近期疗效在治疗结束时评价(免疫治疗除外),远期疗效至少在治疗结束后1年进行评价。免疫治疗的疗效评价,应在使用标准化过敏原疫苗且连续治疗2年后进行。

一、主观评价

在治疗前、治疗过程中由患者对自身相关症状、用药情况和生活质量等进行自评,可采用每天记录"日记卡"的方式,并推荐使用合适的手机软件进行电子录入[194],由此计算出每天、每周和每月平均分,以反映症状的严重度和改善情况。

(一)症状评分

主要评价指标包括4个鼻部症状(喷嚏、流涕、鼻痒和鼻塞)以及2个眼部症状(眼痒/异物感/眼红、流泪)[195]。如果合并哮喘,需要另外记录喘息、咳嗽、气促和胸闷等哮喘症状评分[195]。可采用"四分法"或者视觉模拟量表(VAS)[195],对治疗前后的单个症状评分和/或鼻部、眼部、哮喘症状总评分的改善情况进行评价。

1. 四分法：患者对症状严重程度按0～3分进行评分，0分为无症状；1分为轻度症状（症状轻微，易于忍受）；2分为中度症状（症状明显，令人厌烦，但可以忍受）；3分为重度症状（症状不能忍受，影响日常生活和/或睡眠）。

2. VAS：患者在0～10 cm标尺上划线标出各种症状相应的分值，按0～10分进行评价，"0"代表没有症状；"10"代表症状最重（图3）。VAS评分法简便易行，可对AR严重度进行量化评价[196]。也可以根据VAS评分将AR的症状分为轻、中、重度，1～3分为轻度，4～7分为中度，8～10分为重度[197]。

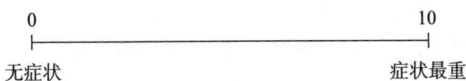

无症状 症状最重

图3 视觉模拟量表（VAS）

（二）药物评分

由于免疫治疗过程中常伴随使用对症治疗药物，推荐症状-药物联合评分法对免疫治疗的疗效进行评估[195]。药物评分采用"三步法"[195]：使用口服和/或局部抗组胺药（鼻用和眼用），每天计1分；鼻用激素，每天计2分；口服糖皮质激素，每天计3分。如果合并哮喘，使用β2受体激动剂，每天计1分；吸入糖皮质激素，每天计2分。所有用药记录的累计分即为药物总评分。

（三）生活质量评分

目前应用最广泛的AR患者健康相关生活质量评分量表为鼻结膜炎生活质量调查问卷（rhinoconjunctivitis quality of life questionnaire，RQLQ）[198]。也可以参考日本变应性鼻结膜炎生活质量调查问卷[27]，此评分表简单易操作。标准版RQLQ（18岁以上成人使用）包括7个方面共28个项目[198]。儿童版RQLQ（6～12岁使用）包括5个方面共23个项目[199]。青少年版RQLQ（12～17岁使用）包括6个方面共25个项目[200]。临床推荐使用经授权的汉化版RQLQ[201]。

（四）哮喘控制评分

对于合并哮喘的患者，可采用哮喘控制测试，该方法具有较好的可操作性和临床应用价值。具体评分方法可参照《支气管哮喘防治指南（2020版）》[45]。

二、客观评价

由于AR的症状具有间歇性，单独鼻阻力及鼻声反射等鼻功能性检查通常不适用于AR的疗效评估。药物治疗的患者的疗效评估主要根据主观评价，对于免疫治疗的患者，可参考以下两种客观疗效评估方法。

（一）鼻激发试验

结合鼻阻力检查结果，比较治疗前后过敏原鼻激发试验的评分，可以此为依据进行疗效评价[202]。详细内容参见前文诊断中第二部分的第三项内容，有条件的医院可以酌情使用。

（二）血液检查

目前尚无公认的特异性血液指标用于监测和评价免疫治疗的临床疗效[139]。过敏原特异性IgG4作为"封闭抗体"与肥大细胞表面的IgE抗体竞争，免疫治疗后血清特异性IgG4水平与临床疗效可能有一定关系[203]。调节性B细胞产生的IL-10可能有助于评价免疫治疗的长期疗效[204]。最近的研究表明AR患者血液中$CD4^+CD25^+FoxP3^+$调节性T细胞在免疫治疗后有所增加[205]。

健 康 教 育

由于疾病发展过程的不确定性和长期性，治疗AR时应考虑到患者较长的疗程，根据严重程度和疾病类型进行治疗，需要与患者进行充分沟通。良好的健康教育可以提高患者预防和治疗疾病的意识，增强对治疗的依从性和自信心，从而优化治疗效果，提升医患双方满意度。

AR除引起鼻部症状以及相邻器官病变外，还可导致患者心理健康状态不佳甚至人格缺陷[206-208]。针对以上情况进行心理疏导、详细讲解规范化治疗及预后不仅可以缓解患者症状、减轻不适，还有利于防止疾病发展，并使患者提高对疾病的认识，乐于接受治疗。对于儿童和青少年AR患者而言，科普宣教能提高患者（患儿监护人）的相关知识水平和治疗依从性，有助于减少AR的复发率和并发症，并可改善患者的生活质量、减轻患者的身心症状[209-210]。

世界过敏组织提出，对变应性疾病患者的健康教育可以分为3个方面：首诊教育、强化教育（随诊教育）以及家庭和看护人员教育[211]。其主要内容如下：①过敏知识的普及和指导，让患者了解变应性疾病的病因、危险因素、自然进程以及疾病可能造成的危害性；②告知患者过敏原检查的必要性和主要检测方法；③指导患者进行良好的环境控制，避免接触或尽可能少接触过敏原；④介绍药物治疗和免疫治疗的作用、效果、疗程和可能发生的不良反应，指导患者用药方法以及剂量和种类的调整。

健康教育应具有针对性，针对AR患者的症状、检查结果及治疗反应等实施个体化的宣教方案。对于尘螨过敏患者，建议室内温度保持在20~25℃，相对湿度保持在50%[170]；尽可能避免使用纺织沙发、地毯，定期使用防/除螨设备清理床垫、床单、被褥和枕头等。花粉过敏患者应关注当地的花粉信息预报，在花粉大量播散期间尽量居家并关闭门窗，外出时佩戴防护口罩和防护眼镜，鼻腔使用花粉阻隔剂；回家进入室内前要清理掉衣服和头发上的花粉，并进行鼻腔盐水冲洗、洗脸和漱口。对宠物（尤其是猫）过敏原过敏的患者，最好停止饲养宠物，或将宠物饲养于户外，并使其远离卧室，注意清洁宠物及其环境[170]。

ARIA的宣教内容除了用通俗易懂的语言对AR的发病机制及病程特点进行讲解外，还介绍了AR的三级预防措施[31]。一级预防可定义为通过个人和社区效应来保护健康，例如促进个人保持良好的营养状况、身心健康，预防传染病和确保环境安全；在没有高危人群证据的情况下，应采取一级预防措施。二级预防为个人和群体可以采取的用于早期发现疾病和及时有效干预的措施，适用于对于过敏原敏感但尚未发病的个体，强调早发现早干预，包括疾病普查、筛查和体检等。三级预防主要为最大限度地减轻临床症状，防止或减少功能损伤，促进功能恢复，提高生活质量，包括对症治疗和康复治疗措施；就变应性疾病而言，现有的治疗AR或哮喘的临床策略均属于三级预防。

由于AR为慢性疾病，并具有反复发作的特点，除了医患交流外，还可在门诊发放宣传画册，提高患者对疾病常识性问题的了解和认识程度[212]。应积极应用新媒体和网络平台，通过建立网络患者群等方式进行AR防治知识的宣教。定期与患者（患儿监护人）进行面对面随访沟通，针对患者在治疗过程中出现的问题作出科学、合理的解答，也是十分必要的。

执笔起草专家（按姓氏拼音排序）：陈建军、程雷、孔维佳、李华斌、李兰、刘争、陶泽璋、王德辉、王洪田、魏永祥、许庚、杨钦泰、张华（女）、张罗、赵长青、周兵、朱冬冬

参与讨论专家及邮件征询意见专家（按姓氏拼音排序）：曹志伟、陈雷、陈建军、程雷、韩德民、杭伟、姜彦、蒋卫红、孔维佳、李兰、李娜、李华斌、李学忠、刘钢、刘争、刘剑锋、吕威、马瑞霞、马有祥、孟粹达、时光刚、史剑波、谭国林、陶泽璋、王旻、王德辉、王德云、王广科、王洪田、王珮华、王向东、王振霖、魏永祥、许庚、许昱、杨大章、杨钦泰、喻国冻、张华（女）、张剑、张罗、张革化、张秋航、章如新、赵玉林、赵长青、周兵、朱丽、朱冬冬

参考文献从略

（本文刊载于《中华耳鼻咽喉头颈外科杂志》2022年第57卷第2期第106-129页）

2 儿童变应性鼻炎诊断和治疗指南（2022年，修订版）

中华耳鼻咽喉头颈外科杂志编辑委员会鼻科组
中华医学会耳鼻咽喉头颈外科学分会鼻科学组、小儿学组

前　言

变应性鼻炎（AR）是特应性个体暴露于过敏原（变应原）后主要由免疫球蛋白E（IgE）介导的鼻黏膜非感染性慢性炎性疾病。近年来儿童AR患病率明显上升，严重影响患儿的生活质量，造成了很大的疾病负担。本刊于2011年发表了《儿童变应性鼻炎诊断和治疗指南（2010年，重庆）》[1]，对提高儿童AR的认识、规范临床诊治发挥了较大的作用。随着研究的不断发展，对儿童AR的认识也在不断深入，为进一步满足临床工作的需要，本刊编委会组织专家对该指南进行了大幅度修订，新增了流行病学、发病机制、鉴别诊断等内容，在治疗方面为临床医生提供了更多高质量的循证医学证据，旨在促进儿童AR的规范化诊断和治疗。本指南适用于2～18岁的AR患者。

流 行 病 学

儿童AR、变应性哮喘（本文简称哮喘）等变态反应性疾病患病率的迅速增加引起了全球的关注。国际儿童哮喘和变态反应研究显示[2]：AR自报患病率在6～7岁儿童中平均为8.5%，在13～14岁儿童中平均为14.6%，不同国家和地区之间存在显著差异。我国部分地区的流行病学研究显示，儿童AR自报患病率为18.10%～49.68%，确诊患病率为

10.80%~21.09%，并呈增长趋势[3-5]。

AR的发病与环境因素直接相关，不同地区的过敏原也有所不同。我国各地区环境因素、气候因素及经济水平等差距较大，吸入过敏原的构成差异明显[6]。现有国内儿童AR过敏原谱的研究多为单中心报道，较为分散，缺少全国性数据。新近的临床资料显示，不同年龄段和性别的儿童过敏原阳性率存在差异。北京地区儿童常见吸入过敏原为尘螨、真菌、杂草花粉和动物毛等[7-8]；北方（西北和东北）地区主要过敏原为杂草花粉[9-11]；南方（华东、华中和华南）地区过敏原以粉尘螨和屋尘螨为主[11-14]。近年来，饲养宠物导致儿童对猫毛和狗毛过敏以及某些食物过敏原与花粉过敏原之间存在交叉抗原性的问题也受到关注。与生活在城市的儿童相比，生活在农村或农场的儿童AR发生率较低，这与过敏原的暴露及环境中的内毒素水平密切相关[15]。AR的遗传特征较为明显，父母罹患变应性疾病会增加儿童AR的发病风险[16]。

我国在儿童AR卫生经济学方面还无相关研究数据。在美国，儿童AR导致的直接和间接费用每年约为248亿美元[17]。一份来自韩国国家健康保险局的报告显示，18岁以下儿童每年接受AR治疗的医疗费用在10年间从5000万美元增加到1.317亿美元[18]。随着变态反应进程，各种伴随疾病的患病率也有相应变化[19-20]，导致AR医疗花费不仅有直接费用，还包括合并哮喘和鼻窦炎等疾病的进一步经济负担。

发病机制

儿童与成人AR发病的免疫病理学机制基本相同，主要是吸入过敏原在鼻腔黏膜局部引发的由IgE介导的Ⅰ型变态反应（图1）。当特应性个体暴露于吸入过敏原时，过敏原在鼻黏膜局部被树突状细胞捕获和处理后，提呈给次级淋巴器官的初始T细胞，分化为2型滤泡辅助型T细胞（Tfh2细胞）或2型辅助性T细胞（Th2细胞）[21]。其中Tfh2细胞在淋巴滤泡产生白细胞介素（IL）-4和IL-13，诱导B细胞发生抗体类别转换，产生过敏原特异性IgE（sIgE）[22]。sIgE通过循环系统到达鼻黏膜，与局部肥大细胞和嗜碱粒细胞表面的高亲和力受体

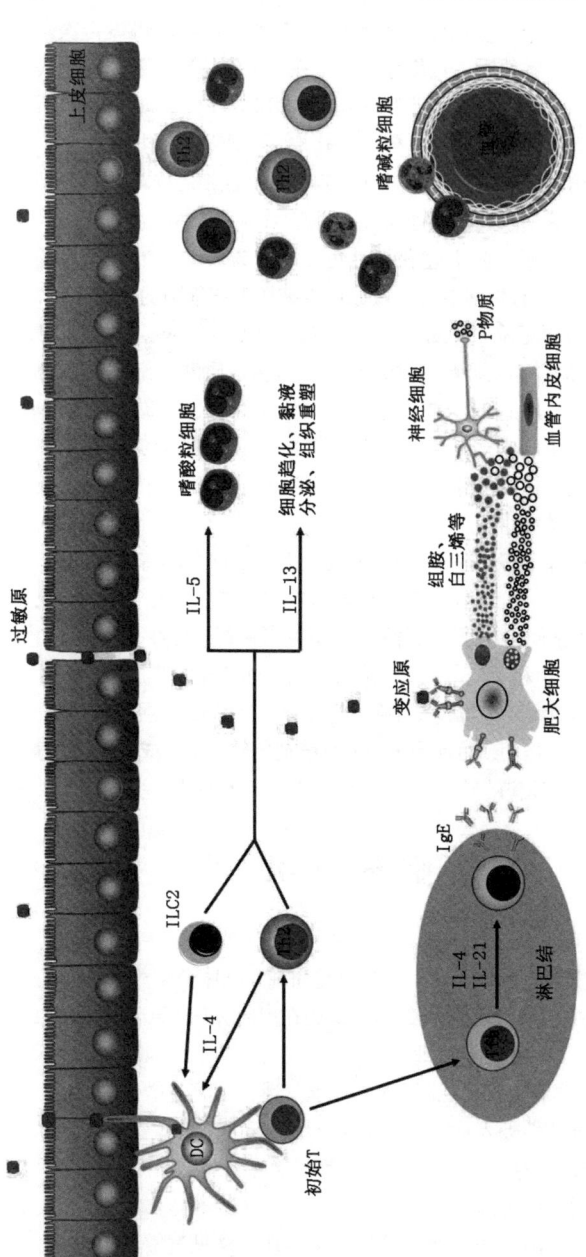

图 1 变应性鼻炎发病机制模式图

B 为 B 细胞；DC 为树突状细胞；IL 为白细胞介素；ILC2 为 Ⅱ 型固有淋巴细胞；IgE 为免疫球蛋白 E；T 为 CD4⁺T 细胞；Th 为滤泡辅助性 T 细胞；Th2 为 2 型辅助性 T 细胞（姚银、刘争作图）

（FcεRI）结合，使机体处于致敏状态[23]。当致敏机体再次暴露于同一过敏原时，过敏原与锚定在肥大细胞和嗜碱粒细胞表面的sIgE结合，导致细胞脱颗粒释放组胺、白三烯和血小板活化因子等炎性介质，诱发包括血管扩张与通透性增加、血管内容物渗出、黏液产生、感觉神经刺激及炎性细胞向鼻黏膜局部趋化聚集等一系列的病理反应，引起AR临床症状[23]。

研究显示，除上述获得性免疫外，先天性免疫也参与了AR发病。具有酶活性的过敏原可以破坏上皮细胞的紧密连接，使得过敏原更易进入黏膜，激发获得性免疫应答。过敏原可诱导鼻黏膜上皮细胞释放细胞因子胸腺基质淋巴细胞生成素（TSLP）、IL-25和IL-33，直接活化肥大细胞、嗜碱粒细胞和固有淋巴细胞来激活先天性免疫应答[24]。此外，免疫系统和外周甚至中枢神经系统的相互影响在AR发病机制中的作用近年来也备受关注。

基因和环境因素在儿童AR的发生和发展中起着重要作用。与成人相比，儿童AR受遗传因素影响的可能性更大[23, 25-26]。此外，抗生素使用等原因可导致新生儿肠道菌群多样性下降，与儿童AR的发生相关[27-28]。儿童免疫系统尚未完全发育成熟，针对过敏原的免疫反应与成人存在一定差异，其可塑性更强，更易被调控[28-29]。然而，目前尚无研究系统地比较儿童与成人AR发病机制及免疫反应的异同，其年龄相关特征还有待进一步研究。

临 床 分 类

关于儿童AR的分类，目前仍主要基于发病季节、病程和其对生活质量的影响程度。这些分类和基本临床分型可被认为是AR的基本表型，目前有关儿童AR内型的研究尚无证据支持。

一、按过敏原种类分类

1. 季节性AR：症状发作呈季节性，常见过敏原为花粉、真菌等季节性吸入过敏原。花粉过敏引起的季节性变应性鼻结膜炎也称花粉症。不同地区季节性过敏原暴露的时间受地理环境和气候条件等因素影响。

2. 常年性AR：症状发作呈常年性，常见过敏原为尘螨、蟑螂、动物皮屑等室内常年性吸入过敏原。

二、按症状发作时间分类

1. 间歇性AR：症状发作<4 d/周，或<连续4周。
2. 持续性AR：症状发作≥4 d/周，且≥连续4周。

三、按疾病严重程度分类

1. 轻度AR：症状较轻，对学习、文体活动和睡眠无明显影响。
2. 中-重度AR：症状明显，对学习、文体活动和睡眠造成影响。

诊　断

儿童AR诊断应依据病史和临床表现，并具备过敏原检测中任何一项的阳性结果。

一、症状

儿童AR症状的发作和持续时间不尽相同。当鼻塞、流涕、鼻痒、阵发性喷嚏等局部症状出现2项以上（含2项）、每日症状持续或累计1 h以上时[1,30]，可根据症状进行初步诊断。

1. 鼻塞：通常为儿童AR最突出的症状，可呈间歇性或持续性，单侧或双侧，轻重程度不一，进食或睡眠时表现明显。

2. 流涕：大量清水样涕，有时可不自觉地从前鼻孔滴下，也可能流至鼻咽部引起刺激性咳嗽。幼儿通常不会擤鼻涕，而表现为反复吸鼻、咳嗽及清嗓等。

3. 鼻痒：常为异物感或蚁行感，患儿可频繁揉鼻。"变应性敬礼"（allergic salute）为儿童AR的特殊动作，患儿由于鼻痒、鼻塞等不适症状，经常用手向上推移鼻尖或鼻翼。

4. 喷嚏：每天可数次阵发性发作，每次常多于3个，多在晨起、夜晚或接触过敏原后出现。

5. 其他症状：鼻出血是儿童AR另一较为多见的症状[31]，可在白天或夜间发作，多易止，部分患儿以鼻出血为主要症状就诊。眼痒、眼红等症状也可在患儿中出现，部分同时有湿疹、哮喘等变应性疾病的相关症状[17]。低龄患儿的AR症状多不典型，可引起食欲下降、喂养困难或睡眠呼吸障碍[32-33]。此外，一些认知和精神问题也可能与AR相关，包括注意力缺乏、多动和运动能力下降等[34]。

二、体征

AR发作时最主要的体征是双侧鼻黏膜肿胀、苍白，下鼻甲水肿，鼻腔内有多量清水样分泌物，针对儿童还应注意以下特殊体征。（1）变应性黑眼圈（allergic shiner）[35]：指眼睑呈蓝黑色，多见于年幼的患儿，由于眼部睑静脉和眼角静脉淤血回流受阻所致；（2）Dennie-Morgan线（Dennie线）[36]：为下眼睑皮肤上的新月形皱褶，可能与眼睑皮肤水肿和血液循环不良引起的睑板肌局部缺氧而出现持续痉挛有关；（3）变应性皱褶（allergic crease）[37]：指由于患儿经常向上揉搓鼻尖和鼻翼，而在鼻部皮肤表面出现的横行皱纹；（4）唇上摩擦痕：为患儿反复摩擦鼻尖与上唇之间的锥形区域导致的皮损。

三、过敏原检测

1. 皮肤点刺试验：具有高敏感性和较高特异性，操作方便，但由于受年龄和配合度的限制，3岁以下儿童的临床应用具有一定局限性。应注意的是，皮肤点刺试验结果受某些药物影响，在检测前需停用口服抗组胺药、含抗组胺药成分的抗感冒药和中成药、外用糖皮质激素1周以上。

2. 血清IgE检测：过敏原sIgE定量检测具有高特异性和较高敏感性，适用于任何年龄，且不受皮肤条件限制。血清总IgE因易受年龄、寄生虫感染等多种因素影响，不能单独作为诊断AR的依据[38]。

过敏原检测的操作方法和结果判断标准参见《中国变应性鼻炎诊断和治疗指南（2022年，修订版）》[39]。

鉴 别 诊 断

一、急性鼻炎

急性鼻炎亦称普通感冒，早期可有喷嚏、鼻塞、清水样涕等症状[40]，与间歇性AR的临床表现相似，全身症状较轻，发热不明显或仅有低热[40]。而流感引发的急性鼻炎多突然起病，常有咳嗽、流涕或鼻塞症状，其主要症状为发热，体温可达39~40℃，伴头痛、肌肉酸痛、乏力等全身症状[41]。过敏原及病原学检测有助于鉴别[42]。

二、非变应性鼻炎伴嗜酸粒细胞增多综合征

该病临床表现与AR难以区分，但症状较重，可伴嗅觉减退。其主要特征是高倍镜下鼻分泌物嗜酸粒细胞占比>20%[43]，伴外周血嗜酸粒细胞增多，过敏原检测为阴性。

三、血管运动性鼻炎

其症状与儿童AR相似，主要包括鼻塞及清水样涕，少数患者亦有喷嚏及鼻痒。诱发因素包括温度湿度变化、刺激性气味及运动等。鼻腔检查鼻黏膜一般可呈充血或苍白，外周血和鼻分泌物嗜酸粒细胞数量正常，过敏原检测为阴性。

四、鼻窦炎

鼻窦炎可与AR有相似的症状，如鼻塞、流涕、咳嗽、头痛、嗅觉减退等，两者也可能合并存在。但鼻窦炎患儿鼻腔分泌物通常为黏脓性，可伴面部疼痛或压痛[44]。鼻内镜检查及必要时的鼻窦CT检查有助于鼻窦炎的诊断[44-45]。

五、脑脊液鼻漏

儿童脑脊液鼻漏多为先天性，临床症状多表现为单侧清水样涕，量可因头位变化而改变[46]。鼻漏出液的糖定量或β2转铁蛋白检查有助于鉴别，必要时鼻内镜或影像学检查可帮助识别漏口位置[47]。

六、抽动障碍

指突然、无目的、快速、刻板的肌肉收缩，临床症状多样，可表现为皱鼻、吸气、眨眼等，与部分AR患儿症状相似[48]。抽动症状不由某些物质、药物或其他医疗事件引起，鼻腔检查及过敏原检测均为阴性[48]。

七、其他疾病

儿童先天性后鼻孔闭锁、鼻腔狭窄、鼻腔异物、鼻中隔偏曲和腺样体肥大等疾病可引起鼻塞症状，也需要与AR进行鉴别。

伴随疾病

一、哮喘

AR是哮喘的发病危险因素之一，我国约有35%的AR患儿合并哮喘[49]。中-重度AR患儿应常规评估是否合并哮喘[50]，

有效诊治AR对哮喘的疾病转归具有积极影响。

二、变应性结膜炎

变应性结膜炎表现为眼部瘙痒、灼热感及分泌物增多,重者伴有眼睑肿胀。AR与变应性结膜炎关系密切,AR患儿中30%～71%可伴发变应性结膜炎[51]。我国儿童变应性结膜炎中AR的发生率为61%[52]。

三、慢性鼻窦炎

儿童AR常合并慢性鼻窦炎,这可能与鼻黏膜变应性炎症导致的窦口堵塞、鼻窦通气引流障碍、分泌物积聚以及合并细菌感染等有关[53]。

四、上气道咳嗽综合征

AR等鼻部炎性疾病可引起鼻腔分泌物增多并倒流至咽部,直接或间接刺激咳嗽感受器,导致以咳嗽为主要临床表现的综合征,称为上气道咳嗽综合征,是儿童慢性咳嗽的常见病因之一。治疗时应注意控制鼻部症状。

五、特应性皮炎

特应性皮炎是AR和/或哮喘的危险因素。特应性皮炎患儿病情加重会增加AR的发生风险[54]。

六、腺样体肥大

儿童腺样体肥大和AR均可表现为鼻塞、流涕等症状,两者存在一定相关性。12.4%～21.2%的AR患儿合并腺样体肥大[55]。腺样体肥大可以加重AR患儿的症状严重程度,延长症状持续时间[55]。

七、分泌性中耳炎

AR患儿分泌性中耳炎的发生率为80.3%～93.0%[56]。如伴发分泌性中耳炎,可参照《儿童分泌性中耳炎诊断和治疗指南(2021)》[57]进行治疗。

八、睡眠呼吸障碍

AR与睡眠呼吸障碍有一定关联。治疗AR可以有效改善患儿睡眠质量,减少白天嗜睡症状[58]。

治 疗

AR的治疗策略包括环境控制、药物治疗、免疫治疗和健康教育[59-60]，可概括地形容为"防治结合，四位一体"。首先应制定全面的环境控制计划[61]，采用综合性措施进行干预，尽可能避免所有明确的过敏原和刺激物，这对儿童AR的防治尤为重要。儿童AR的治疗方法包括对因治疗和对症治疗，前者目前主要为过敏原特异性免疫治疗（简称免疫治疗），后者主要为药物治疗。通过规范化的综合防治，患儿的各种症状可得到长期控制，生活质量可得到显著改善。对于患儿及其监护人应开展有针对性的健康教育，加强疾病管理和随访。

一、环境控制

环境控制的目的是避免或减少接触过敏原和各种刺激物。环境控制对儿童比对成人更重要也更有效，许多儿童AR症状可以通过环境控制得以明显改善。2岁以后对猫狗宠物皮屑严重过敏的AR伴哮喘或特应性皮炎患儿不再饲养或远离宠物后，其过敏症状也会明显改善甚至消失[62]。对春季或秋季花粉严重过敏的AR伴哮喘或特应性皮炎患儿从中国北方移居到南方后，其症状明显改善甚至消失；对尘螨、蟑螂或真菌严重过敏的AR伴哮喘或特应性皮炎患儿从南方移居到北方（特别是冬季）后，其症状显著改善[63]。农村或农场生活环境在一定程度上可减少儿童AR发病，而城市生活环境则为儿童AR的发病危险因素[64]。

二、药物治疗

由于儿童生长发育的特殊性，其生理特点有别于成人。治疗儿童AR的药物种类与成人相同，但药物在儿童体内的代谢和作用特点与成人差别较大。在采用药物治疗时，应注意各类药物的年龄限制，针对不同年龄患儿选择合适的剂型和准确的剂量。除疗效外，还需重点关注药物的不良反应及对生长发育的影响。

（一）糖皮质激素

糖皮质激素具有显著的局部抗炎、抗过敏和抗水肿作用，其抗炎作用为非特异性，对各种炎症均有效。其作用机制包括快速效应（非基因组机制）和基因效应（基因组机制），快速效应可在短时间内控制急性炎症，缓解症状；基因效应需数日至数周起效，可持续控制炎症状态。鼻用糖皮质激素（简称鼻用激素）可以使高浓度的药物直接作用于鼻黏膜的糖皮质激素受体而发挥治疗作用，其对AR患者的所有鼻部症状均有显著改善作用，是目前治疗儿童AR最有效的药物[65-66]。

鼻用激素可用于轻度AR和中-重度间歇性AR的治疗，按推荐剂量每天喷鼻1～2次，疗程不少于2周；对于中-重度持续性AR是首选药物，疗程4周以上。

鼻用激素的安全性和耐受性良好，其局部不良反应主要有鼻腔干燥、刺激感、鼻出血和咳嗽等，症状多为轻度。鼻用激素短期治疗（疗程2～12周）的鼻出血发生率不到10%，且多为轻度，与安慰剂比较无明显差异，而长期治疗（疗程1年以上）的鼻出血发生率可达20%[60]。掌握正确的鼻腔喷药方法（如避免朝向鼻中隔喷药）可以减少鼻出血及鼻中隔穿孔的发生。鼻用激素长期治疗（1年）对儿童的下丘脑-垂体-肾上腺轴和生长发育总体上无显著影响，但仍应注意发生全身不良反应的潜在风险[67]。临床推荐使用全身生物利用度低的鼻用激素（图2）[65]，注意各类药物的年龄限制和推荐剂量，治疗过程中需注意定期监测儿童身高等生长发育指标[67]。对于AR伴哮喘的患儿，同时使用鼻喷和吸入糖皮质激素时需特别注意不良反应的叠加效

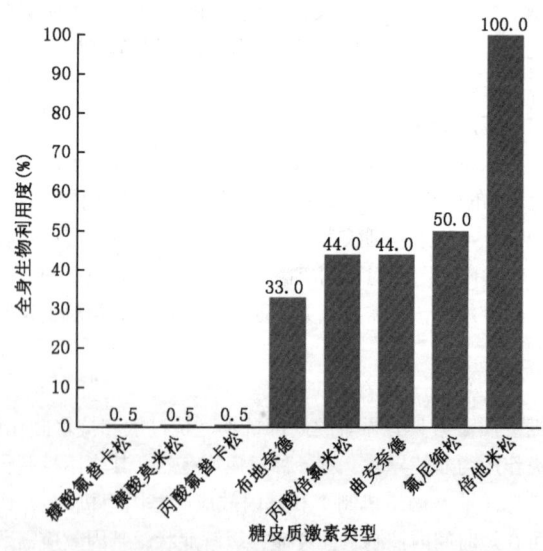

图2 不同种类鼻用糖皮质激素的全身生物利用度[65]

应。不推荐鼻腔注射和全身使用糖皮质激素治疗儿童AR。

(二)抗组胺药

组胺为AR发病的核心炎性介质。H1抗组胺药(简称抗组胺药)通过竞争性结合组胺H1受体,抑制其生物学效应,可缓解AR的喷嚏、流涕和鼻痒等症状[68],包括口服和鼻用两种剂型。

口服抗组胺药分为第一代和第二代,临床推荐使用第二代口服抗组胺药,其血脑屏障穿透性低,可减少对中枢神经系统的抑制作用,镇静和嗜睡等不良反应少见[69-70],某些药物具有治疗6~11月龄AR或其他变应性疾病患儿的安全性研究证据[71]。第二代抗组胺药具有一定的抗炎作用,起效较快、持续时间长,为治疗儿童AR的主要药物。按推荐剂量每天口服1次,睡前服用,疗程不少于2周。对花粉过敏的患儿,推荐在致敏花粉播散前2~4周开始进行预防性治疗[72]。第一代口服抗组胺药具有明显的抗胆碱能作用、中枢抑制作用及对认知功能的潜在影响,不推荐使用。

鼻用抗组胺药的疗效与第二代口服抗组胺药相当[73],在鼻塞症状的缓解上优于口服剂型[74],且起效快,临床推荐使用。按推荐剂量每天喷鼻2次,疗程不少于2周。不良反应为局部苦感和较少见的鼻部烧灼感、鼻出血等,喷鼻时应注意使用方法,避免朝向鼻中隔喷药。

(三)抗白三烯药

半胱氨酰白三烯是在变态反应过程中由脂质代谢产生的含有半胱氨酰基的一大类脂质炎性介质的统称,其主要病理生理作用是刺激血管平滑肌扩张和血管通透性增加、促进嗜酸粒细胞的趋化和聚集、刺激黏液分泌,是产生鼻塞、流涕等鼻部症状的核心炎性介质[75]。白三烯受体拮抗剂可竞争性结合1型半胱氨酰白三烯受体,阻断白三烯的生物学作用,发挥拮抗变态反应的作用[76-77]。

白三烯受体拮抗剂对儿童AR具有重要治疗作用,临床推荐使用。按推荐剂量每天口服1次,睡前服用,疗程不少于4周。白三烯受体拮抗剂对鼻塞症状的改善作用优于第二代口服抗组胺药,而且能有效缓解喷嚏和流涕症状,尤其在合并哮喘、腺样体肥大及上气道咳嗽综合征的儿童AR患者中推荐使用[78]。单独评估白三烯受体拮抗剂治疗儿童AR的高质量临床研究较少,参考孟鲁司特治疗儿童哮喘疗程长达48周的两项研究[79-80],结果提示其除了可改善哮喘的临床症状外,对合并的AR也有良好的治疗效果和安全性。meta分析显示,孟鲁司特单独使用对AR患者(包括儿童)的症状和生活质量均有明显改善作用,对夜间症状(包括鼻塞及睡眠障碍)的效果优于第二代口服抗组胺药[81]。白三烯受体拮抗剂临床上治疗AR时可以单独应用,但更常与抗组胺药和/或鼻用激素联合使用。

白三烯受体拮抗剂的安全性和耐受性良好,不良反应较轻微,主要为头痛、口干等。2020年美国食品药品监督管理局发布了关于白三烯受体拮抗剂相关神经精神事件(如噩梦、非特定性焦虑、睡眠障碍、失眠和易怒等)风险的安全警告[82],才提示在长期治疗儿童AR的用药过程中应加强随访观察,对潜在的不良反应予以足够重视。

(四)肥大细胞膜稳定剂

肥大细胞膜稳定剂可抑制细胞内磷酸二酯酶,使肥大细胞内环磷酸腺苷(cAMP)浓度增加,钙离子内流减少,从而阻止肥大细胞脱颗粒及其引发的组胺等炎性介质的释放。

临床常用药物有色甘酸钠、曲尼司特等。色甘酸钠用于儿童AR治疗的主要剂型为鼻喷剂,伴有眼部症状时可同时使用滴眼液,适用于2岁以上患者。由于其半衰期短,每天需给药3～6次[83]。曲尼司特用于儿童AR需按体重计算剂量,每天5 mg/kg,分3次口服。

肥大细胞膜稳定剂起效较慢,不良反应少且轻微,主要有鼻腔刺激或灼热感、喷嚏、鼻出血、头痛和胃肠道反应等。

(五)减充血剂

鼻用减充血剂为α肾上腺素能受体激动剂,可直接刺激血管平滑肌上的α1受体,引起血管平滑肌收缩,减少局部组织液生成,减轻炎性反应所致的鼻黏膜充血和肿胀,缓解鼻塞症状[84]。

儿童常用的鼻用减充血剂为羟甲唑啉和赛洛唑啉,可快速缓解鼻塞,但对AR的其他鼻部症状无明显改善作用。浓度过高、疗程过长或用药过频时易诱发药物性鼻炎,或因反跳性鼻黏膜充血导致鼻塞，故临床上应慎用。对于有严重鼻塞症状的AR患儿，可短期使用鼻用减充血剂，6岁以上儿童给药浓度同成人，3～5岁儿童给药浓度应减半，连续使用不超过1周。3岁以下儿童不推荐使用。

常见不良反应有鼻腔干燥、烧灼感和针刺感，部分患者可出现头痛、头晕和心率加快等。临床不推荐口服减充血剂（伪麻黄碱等）治疗AR。

（六）抗胆碱能药

抗胆碱能药通过与毒蕈碱受体（M受体）结合，竞争性阻断胆碱能神经释放的递质乙酰胆碱与M受体的结合，降低副交感神经反射张力，从而减少腺体的分泌并松弛气道平滑肌[84]。鼻用抗胆碱能药主要用于减少鼻腔分泌物，改善流涕症状。

鼻用抗胆碱能药有异丙托溴铵和苯环喹溴铵等。异丙托溴铵可抑制浆黏液腺分泌，对2岁以上儿童常年性AR有效[85]，起效快，但半衰期短，每天需给药6次，局部不良反应有鼻腔干燥、刺激感、烧灼感和鼻出血等，全身不良反应少见[83]。苯环喹溴铵为国内自主研制药物，临床应用时间较短，疗效和安全性尚未在患儿中进行研究。

（七）中药

AR在中医学属于"鼻鼽"范畴，可有肺气虚寒、脾气虚弱、肾阳不足、肺经伏热等证型。遵循辨证论治的原则，儿童AR多以宣通鼻窍、敛涕止嚏为治疗策略，根据寒热虚实的不同随证施治，可作为中西医结合治疗的组成部分。

（八）鼻腔盐水冲洗

鼻腔盐水冲洗是儿童AR的辅助治疗方式。使用生理盐水或高渗盐水冲洗能直接清洗鼻腔黏膜，有效清除鼻内炎性分泌物、过敏原及其他刺激性物质，降低鼻腔分泌物中组胺、白三烯及前列腺素D2等炎性介质的含量，进而减轻鼻黏膜水肿，改善黏液纤毛清除功能[86-87]。多项研究表明，生理盐水或高渗盐水鼻腔冲洗可以改善AR患儿症状，缩短药物治疗时间，减少药物用量[88-91]。高渗盐水因具有较高的渗透压，鼻腔冲洗时其减轻鼻黏膜水肿、改善鼻塞症状的效果较好，但建议连续使用时间不超过6周[92]。研究显示，与生理盐水相比，长时间使用高渗盐水进行鼻腔冲洗可使鼻出血、鼻烧灼感等不良反应的发生率增加[93]。由于儿童咽鼓管的位置比成人低平，应注意鼻腔冲洗方法，避免引起或加重中耳炎。

（九）抗IgE治疗

奥马珠单抗是一种重组人源化抗IgE单克隆抗体，通过靶向性与IgE的特定区域特异性结合，降低血清游离IgE水平，同时可抑制肥大细胞、嗜碱粒细胞等效应细胞表面高亲和力受体FcεRI与IgE结合，抑制肥大细胞和嗜碱粒细胞脱颗粒，减少炎性介质释放，从而改善变态反应症状[94]。奥马珠单抗是全球第一个治疗哮喘的生物制剂，已在临床应用十余年。在我国，该药获批的适应证目前为6岁以上儿童中-重度持续性哮喘[95]。研究表明，奥马珠单抗可使6岁以上哮喘合并AR的患儿获益[96]。已有奥马珠单抗治疗成人严重季节性AR疗效和安全性的真实世界研究[97]。儿童单纯性AR尚无应用奥马珠单抗治疗的报道。

对于6岁以上中-重度持续性哮喘合并AR的患儿，血清总IgE水平是计算用药剂量的基础。根据治疗开始前测定的患儿基线IgE水平和体重确定奥马珠单抗合适的给药剂量（每次给药剂量为75~600 mg）和给药频率（每2周或4周给药一次）[98]。

6~12岁患儿最常见的不良反应为头痛、发热和上腹痛；12岁以上患者最常见的不良反应为头痛、注射部位疼痛、肿胀和红斑等。以上不良反应多为轻-中度，总体上药物安全性和耐受性良好。

三、免疫治疗

免疫治疗为AR的对因治疗方法，通过应用逐渐增加剂量的过敏原提取物（治疗性疫苗）诱导机体免疫耐受，当患儿再次接触相应过敏原时症状可明显减轻，甚或不产生临床症状。免疫治疗具有远期疗效，可阻止变应性疾病的进展，预防AR发展为哮喘，减少产生新的致敏，是目前唯一有可能通过免疫调节机制改变疾病自然进程的治疗方法[99-101]。免疫治疗在AR治疗体系中占据重要地位，其临床应用不需要以药物治疗无效为前提[84, 102]，早期开展免疫治疗对疾病的预后具有重要意义[100]。值得注意的是，不同品种的过敏原疫苗的剂量尚未统一，治疗方案也不尽相同，宜在确保治疗安全性的前提下，充分依据已有临床研究证据，根据患儿的病情调整治疗方案[100]。

目前临床常用的免疫治疗方法有皮下注射法（皮下免疫治疗）和舌下含服法（舌下免疫治疗），分为剂量递增和剂量维持两个阶段，总疗程为3年。推荐使用标准化过敏原疫苗，并注意治疗时机的选择，严格掌握适应证和禁忌证，及时处理可能发生的局部和全身不良反应（特别是严重过敏反应），具体内容参见《中国变应性鼻炎诊断和治疗指南（2022年，修订版）》[39]。

（一）皮下免疫治疗

皮下免疫治疗于1911年问世，其临床疗效和安全性已得到充分论证，根据剂量递增阶段注射频率的不同，分为常规免疫治疗和快速免疫治疗，后者又可分为集群免疫治疗和冲击免疫治疗。目前国内临床应用较多的为常规免疫治疗和集群免疫治疗[103]。常规免疫治疗的剂量递增阶段需要3～6个月，此期间每周注射1次；集群免疫治疗可将剂量递增阶段缩短至6周。与常规免疫治疗相比，集群免疫治疗的疗效与安全性均未见显著差别，但显效时间明显提前[104-107]。皮下免疫治疗的操作流程应依据《过敏性鼻炎皮下免疫治疗的临床操作规范》[108]和《中国变应性鼻炎诊断和治疗指南（2022年，修订版）》[39]执行。

考虑到儿童免疫系统的发育成熟度和治疗的安全性，皮下免疫治疗通常在5岁以上的患儿中开展。接受皮下免疫治疗的患儿和/或其监护人需要签署知情同意书，通过充分良好的沟通与教育，增加其对皮下免疫治疗的认知，明确治疗目标，从而提高依从性和治疗信心[109-110]。皮下免疫治疗必须在医师的监督下进行，须由受过专业培训的医务人员在医疗机构进行操作，并做好应急预案[111-112]。

（二）舌下免疫治疗

舌下免疫治疗是一种新型的过敏原免疫治疗方式，自2006年以来在中国临床应用日渐广泛，其疗效和安全性已得到肯定[101, 113-114]。国内目前用于儿童舌下免疫治疗的标准化过敏原疫苗仅有粉尘螨滴剂，儿童剂量递增阶段为4～5周，然后进入剂量维持阶段。临床研究证实，粉尘螨滴剂舌下免治疗对儿童AR具有近期和远期疗效[115-116]。

舌下免疫治疗具有良好的安全性和耐受性,可用于3岁以上儿童。有研究报道中国AR患者舌下免疫治疗的不良反应发生率为8.4%~27.7%[101],多数属于轻微的局部反应,可在几天内自行缓解。局部不良反应主要表现为口腔、舌、眼或唇部瘙痒和肿胀,以及鼻出血、头痛、局部皮疹、鼻炎加重及胃肠道反应,可分为速发性(给药后30 min内发生)或迟发性(给药后30 min后发生)反应。全身不良反应主要有哮喘、荨麻疹、发热和上呼吸道感染等,极少发生严重过敏反应。

舌下免疫治疗的首次给药需在医生监督下完成,观察至少30 min无不良反应发生,患儿方可准予离开医院。后续治疗在家中自行操作,患儿监护人必须学会识别各种不良反应,必要时应及时就诊。原则上每隔3个月进行随访。舌下免疫治疗第一年内退出治疗的现象较普遍,主要原因为患者失联、疗效不佳或无法坚持长期治疗[117]。治疗开始后的前2个月是预防脱落的关键期,定期随访可显著提高治疗的依从性[101]。

疗 效 评 价

AR的治疗效果包括近期和远期疗效,近期疗效在治疗结束时评价,远期疗效至少在治疗结束1年进行评价。免疫治疗的疗效评价应在使用标准化过敏原疫苗且连续治疗2年后进行。

一、主观评价

在治疗前、治疗过程中和治疗后,患儿(或其监护人协助)对相关症状、用药情况和生活质量等进行自评,采用每天记录"日记卡"的方式,计算出每天、每周和每月的平均分,反映症状的严重程度和改善情况。

(一)症状评分

主要评价指标包括4个鼻部症状(鼻塞、流涕、鼻痒和喷嚏)以及2个眼部症状(眼痒、流泪)[118]。如果合并哮喘,需记录喘息、咳嗽、气促和胸闷等哮喘症状评分。根据儿童合作和理解的程度,尽可能采用视觉模拟量表(VAS)[118-119],对治疗前后单个症状评分和/或鼻部、眼部、哮喘症状总评分的改善情况进行评价。患儿在0~10 cm标尺上方标出各种与症状严重程度相对应的面部表情卡通图（图3），按0~10分进行评价，"0"代表无症状；"10"代表症状最重。VAS评分法可对AR病情严重程度进行量化评价[120]。

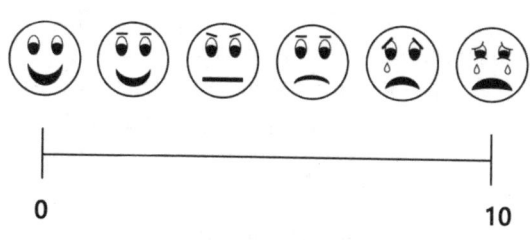

图3 视觉模拟量表（VAS）

（二）药物评分

药物评分采用"三步法"[119]：使用口服和/或局部（鼻用或眼用）抗组胺药，每天计1分；鼻用激素，每天计2分；口服糖皮质激素，每天计3分。如果合并哮喘，使用β2受体激动剂，每天计1分；吸入糖皮质激素，每天计2分。所有用药记录的累计分即为药物总评分。

为了平衡免疫治疗过程中相关症状和抗变态反应药物使用之间的权重，推荐采用症状药物联合评分法[119]。

（三）生活质量评分

鼻结膜炎生活质量调查问卷（rhinoconjunctivitis quality of life questionnaire，RQLQ）广泛应用于AR患者健康相关生活质量的评价[121]。儿童版RQLQ（适用于6~12岁）包括5个方面共23个项目[122]，青少年版RQLQ（适用于12~17岁）包括6个方面共25个项目[123]，患儿（或其监护人协助）根据自评情况在对应处打勾，得分越高提示生活质量越差。临床推荐使用经授权的汉化版RQLQ。此外，日本版RQLQ配有卡通图，更有利于患儿理解并作出选择，可参考使用[118]。

（四）哮喘控制评分

1. 儿童哮喘控制测试：适用于合并哮喘的AR患儿，可对哮喘症状控制水平作出评价，具有较好的可操作性和临床应用价值[124]。

2. AR和哮喘控制测试：适用于≥14岁患者的AR和哮喘

联合控制评价。儿童版AR和哮喘控制测试适用于<14岁的儿童,包括上下呼吸道症状、睡眠情况、活动受限情况和超过4周的用药增加情况等17个问题,每个问题回答"是"评1分,代表未控制;"否"评0分,代表控制[124]。

二、客观评价

鼻功能检查可用于评价治疗前后鼻腔通气程度和鼻塞改善情况[125]。对于合并哮喘的AR患儿,还可用肺功能第一秒用力呼气容积、呼气峰流速和呼出气一氧化氮客观评价哮喘的控制水平[126-127]。

健 康 教 育

良好的健康教育可以预防或减少AR的发作,提高患儿对药物治疗的依从性,从而起到更好地控制症状、减少并发症的作用。基于世界变态反应组织对变应性疾病患者健康教育的指导思想,考虑儿童理解能力有限、自制力较差,对AR患儿监护人的健康教育应始终贯穿于首诊和随诊过程中。

一、加强疾病认识

应对患儿及其监护人进行有关AR发病机制和临床特点的知识教育。可以就患儿变态反应进程、发病情况和家族史等进行沟通,针对AR周期长、病程反复的特点,引导患儿及其监护人以积极健康的心态面对治疗,减轻心理压力,稳定情绪,树立康复的动机。医护人员也要不断更新AR诊治知识,做好对患儿的健康管理。

二、重视疾病预防

告知患儿及其监护人接受过敏原检查的必要性和主要方法,对检查结果进行合理解读,结合患儿的临床表现,制定有针对性的个体化预防措施。指导患儿及其监护人进行良好的环境控制,避免接触或尽可能少接触过敏原和刺激物。花粉过敏者在致敏花粉播散季节应关注本地区花粉预报,尽量减少外出,或外出时佩戴防护口罩、防护眼镜等。尘螨过敏者应保持室内清洁和空气流通,勤晒被褥,定期清洗空调过滤网,远离毛绒玩具,不用地毯,季节交替时橱柜内的衣物应晾晒后再穿着。动物皮屑过敏者需要远离宠物。对季节性AR患儿,应在症状发生前2～4周使用抗组胺药、肥大细胞膜稳定剂、鼻用激素等进行预防性治疗[72]。

三、提高治疗依从性

AR对儿童学习能力、生活质量等方面存在潜在影响和危害，并可诱发哮喘，因此应做好与患儿及其监护人的沟通，强调积极治疗控制症状的必要性。医务人员应耐心解释常用药物的作用机制、用法用量、疗程及不良反应，指导患儿正确使用药物（特别是鼻用激素），减少其对长期用药的恐惧，并对于在治疗过程中出现的问题及时作出科学、合理的解答，提高患儿及其监护人对治疗的依从性，从而优化治疗效果。对于接受免疫治疗的患儿，应按照免疫治疗规范定期进行疾病评估和随访。互联网医疗及人工智能软件亦为个性化随访提供了便利条件。

执笔起草专家（按姓氏拼音排序）：陈波蓓、陈彦球、程雷、李华斌、李兰、李晓艳、刘争、倪鑫、王洪田、魏永祥、杨钦泰、姚红兵、张杰、张罗、周兵

参与讨论专家及邮件征询意见专家（按姓氏拼音排序）：曹志伟、陈洁、陈雷、陈波蓓、陈彦球、成琦、程雷、樊孟耘、付勇、高源、韩德民、杭伟、姜彦、蒋卫红、孔维佳、李兰、李娜、李为、李华斌、李晓艳、李学忠、刘钢、刘争、刘剑锋、刘玉欣、柳荫、吕威、马瑞霞、马有祥、孟粹达、倪鑫、潘宏光、僧东杰、时光刚、史剑波、宋伟、谭国林、陶泽璋、王旻、王德辉、王德云、王广科、王洪田、王珮华、王向东、王勤学、王振霖、魏永祥、许庚、许昱、杨大章、杨钦泰、姚红兵、喻国冻、张华（女）、张剑、张杰、张罗、张革化、张秋航、张铁松、张亚梅、章如新、赵玉林、赵长青、周兵、朱丽、朱冬冬

参考文献从略

（本文刊载于《中华耳鼻咽喉头颈外科杂志》2022年第57卷第4期第392-404页》

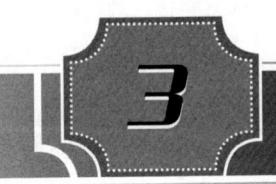

慢性鼻窦炎诊断和治疗指南（2024）

中华耳鼻咽喉头颈外科杂志编辑委员会鼻科组
中华医学会耳鼻咽喉头颈外科学分会鼻科学组

前　言

慢性鼻窦炎（CRS）是耳鼻咽喉头颈外科的常见多发病，其病因学及病理生理机制复杂。在《中国慢性鼻窦炎诊断和治疗指南（2018）》及欧洲鼻窦炎和鼻息肉意见书（EPOS）2020年版发表后，国际上CRS相关免疫病理学以及包括生物治疗在内的临床治疗研究均取得了显著进展；我国CRS的临床诊疗和科学研究水平也迅速提高，基于临床表型和免疫病理分型的CRS发病机制、免疫病理学特征及相关临床预后研究，以及生物制剂临床治疗的随机对照试验（RCT）研究等取得了具有国际前沿水平的成果，促进了CRS诊疗策略的个体化和精细化。为顺应临床诊疗研究和实践的发展需求，《中华耳鼻咽喉头颈外科杂志》编辑委员会鼻科组联合中华医学会耳鼻咽喉头颈外科学分会鼻科学组，决定对《中国慢性鼻窦炎诊断和治疗指南（2018）》进行修订。本次修订基于我国循证医学研究的结果，针对备受瞩目的临床若干问题进行重新审定、补充完善，使之更易于临床推广应用。需要指出的是，鼻窦黏膜的慢性炎症也可继发于其他具有特定诊断标准和治疗方法的实体疾病，如牙源性疾病、真菌感染或侵袭、囊性纤维化、原发性纤毛不动综合征、血管炎、免疫球蛋白（Ig）G4相关疾病和免疫缺陷等，本指南所指CRS不包括这些特殊类型的鼻窦黏膜慢性炎症。

定义与分类

一、定义

CRS是鼻窦黏膜的慢性炎性疾病，病程超过12周。

二、分型

1. 临床分型：CRS在临床上可以分为慢性鼻窦炎不伴鼻息肉（CRSsNP）和慢性鼻窦炎伴有鼻息肉（CRSwNP）两种表型（phenotype）。

2. 内在型（endotypes）：主要指免疫病理分型。

根据组织嗜酸粒细胞浸润情况，可将CRS分为嗜酸粒细胞性CRS和非嗜酸粒细胞性CRS两种。因缺乏具有共识性的分型参考标准，目前主要有基于临床正常值、临床结局和专家意见3种界定方法：（1）根据统计学原理以正常对照鼻黏膜嗜酸粒细胞百分比的均值加上2倍标准差作为截断值，建议将嗜酸粒细胞计数占炎性细胞总计数比例>10%作为嗜酸粒细胞性CRS的参考界定标准[1]；（2）通过分析组织嗜酸粒细胞浸润程度与术后复发的相关性，建议把每高倍视野下嗜酸粒细胞计数>55或嗜酸粒细胞计数占炎性细胞总计数比例>27%作为嗜酸粒细胞性CRS的参考界定标准[2]；（3）根据EPOS专家意见，推荐每高倍视野下嗜酸粒细胞计数≥10作为嗜酸粒细胞性CRS的参考界定标准[3]。

基于T细胞因子表达情况，可将CRS分为：（1）1型（type 1，T1）：干扰素γ（IFN-γ）高表达；（2）2型（type 2，T2）：白细胞介素（IL）-4、IL-5和IL-13高表达；（3）3型（type 3，T3）：IL-17高表达。但目前也缺乏共识性分型标准，临床中多简单将其分为T2与非T2炎症。由于T2炎症病变局部具有显著嗜酸粒细胞浸润特征，常依此界定T2与非T2炎症。

流行病学及疾病负担

我国缺乏地域覆盖广泛、调查人群基数充分、诊断可靠的CRS流行病学数据，特别是共病的患病率。中国人群CRS总体患病率为8%（4.8%~9.7%），与欧美人群（11%~12%）

较接近[4-5]。CRSwNP易伴发共病，整体而言国人伴发共病的比例低于欧美国家。4.5%～35%的国人CRSwNP患者合并变应性鼻炎（AR），1.6%～65%合并哮喘，0.6%～54%合并非甾体抗炎药加重的呼吸道疾病（non-steroidal anti-inflammatory drugs-exacerbated respiratory disease，N-ERD）[6-8]；而在欧美国家，50%～75%的CRSwNP合并AR，超过50%合并哮喘，16%～21%合并N-ERD[3, 8-11]。国人共病研究的单中心、小样本可能是导致共病患病率在不同研究中波动幅度较大的原因。内在型方面，CRSsNP在欧美33%～55%为T2炎症，在中国以非T2炎症为主；CRSwNP在欧美高达73%～87%为T2炎症，在中国以混合型炎症为主[8, 12-19]。

我国CRSwNP患者术后1年的平均直接经济支出为5410元；32%的CRS患者合并睡眠障碍，13%的患者合并焦虑等精神问题，给患者家庭和社会造成了巨大负担[20-21]。美国的研究数据显示，CRS每年医疗耗费高达300亿美元[3, 22]，CRSwNP患者年人均支出7160美元；CRS患者合并焦虑和抑郁比例分别为28.9%和25.2%[23-24]。

发 病 机 制

CRS是一种高度异质性疾病，其发病与遗传和环境等多种因素的相互作用有关（图1）[3, 25]。

一、发病诱发因素

（一）解剖因素

窦口鼻道复合体解剖发育异常是CRS发病的可能因素[3, 26]，但越来越多的研究表明，CRS是一种弥漫性组织炎症，多受内源性因素影响，受解剖变异的影响较小[3, 26]。

（二）纤毛功能障碍

正常的纤毛功能对维持鼻腔和鼻窦的清洁具有重要作用。CRS纤毛功能异常多继发于黏膜屏障功能的破坏，包括纤毛摆动强度、频率、协调性或结构缺陷，以及纤毛上皮细胞数量的减少等[27-28]。

（三）过敏原

过敏原可能是CRS发病的环境因素之一，由过敏原诱发的免疫级联反应与嗜酸粒细胞性CRS有关[3,28]。

(四)微生物因素

细菌是否是CRS的初始病原尚不明确。局部微生物菌群失调可能与CRS的发病和疗效有关。另外,细菌生物膜可作为抗原、超抗原、佐剂、毒素和炎性因子促进CRS的发生和发展[3]。金黄色葡萄球菌作为抗原和超抗原可分别诱导特异性及非特异性多克隆IgE的产生,促进嗜酸粒细胞性炎症[28-29]。近年来,金黄色葡萄球菌在我国CRS患者中的检出率有所升高。病毒也可能参与CRS的发病[30],鼻病毒感染可以引发嗜酸粒细胞性炎症[3,31]。真菌在真菌性CRS以外的CRS发病中的作用可能不大[3,32]。

(五)N-ERD

N-ERD与CRS发病有关,此类患者以T2 CRS为主。N-ERD患者若同时合并鼻息肉和哮喘,则称为阿司匹林三联症(aspirin triad)[33-36]。

(六)胃食管反流

胃食管反流与CRS发病有关,其可能的机制有[37-38]:(1)胃酸分泌增多,引起胃食管反流,胃酸直接刺激引起炎性反应和黏膜纤毛功能受损,导致鼻窦黏膜肿胀堵塞窦口,这可能与自主神经系统功能紊乱导致迷走神经功能增强有关;(2)幽门螺杆菌的直接作用。

(七)遗传学和表观遗传学因素

CRS是一种多基因疾病,多基因和环境因素之间的复杂相互作用与其发病有关[39]。研究发现,某些遗传变异(如HLA-DQA1和ALOX15)与CRS相关[40]。与遗传变异不同,表观遗传修饰可以在不改变基本DNA序列的情况下影响基因和蛋白质的表达,环境因素可通过表观遗传学机制影响基因功能,参与CRS的发病[39]。

(八)维生素D

维生素D是一种具有免疫调节功能的固醇类衍生物。研究发现,维生素D的缺乏与CRS的发病有关[41-44]。

(九)空气污染物及吸烟

包括颗粒物PM 10、细颗粒物PM 2.5等在内的空气污染物和吸烟等环境因素,可以通过破坏上皮屏障功能,参与CRS

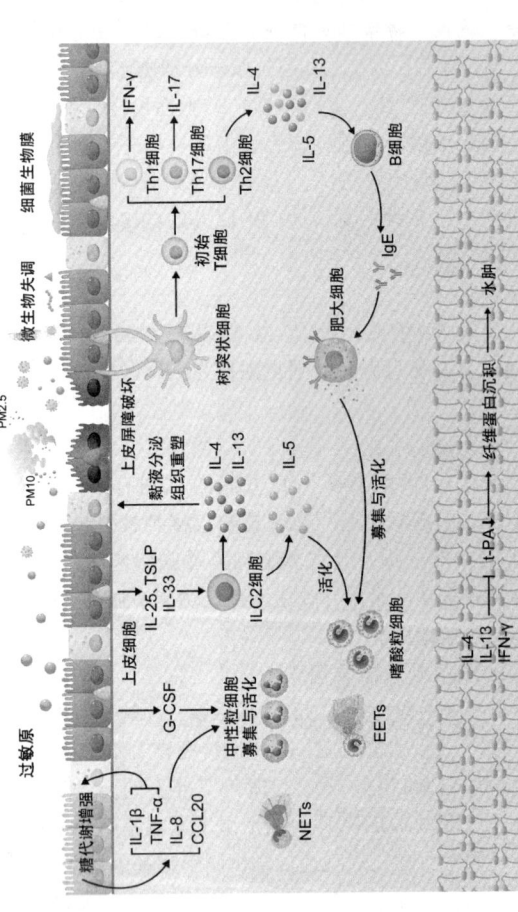

注：CCL 为 C-C 模体趋化因子配体；EETs 为嗜酸粒细胞细胞外诱捕网；G-CSF 为粒细胞集落刺激因子；IFN 为干扰素；Ig 为免疫球蛋白；IL 为白细胞介素；ILC2 为 2 型固有淋巴细胞；NETs 为中性粒细胞细胞外诱捕网；t-PA 为组织型纤溶酶原激活剂；Th 为辅助性 T 细胞；TNF 为肿瘤坏死因子；TSLP 为胸腺基质淋巴细胞生成素（曾明使用 Adobe photoshop 2024 绘图）

图 1 多种诱发因素、结构细胞、免疫细胞和炎性介质参与慢性鼻窦炎发病

发病[5, 26, 45]。

二、免疫病理学特点

CRS的免疫病理学特点可影响疾病的临床表型、治疗反应及预后[3]。CRS的组织病理学特征和局部浸润的炎性细胞类型具有人种和地区上的差异，白种人群主要呈现较高比例的T2和嗜酸粒细胞性炎症[3, 8]；而包括我国在内的亚洲地区CRS患者T2和嗜酸粒细胞性炎症的比例较低，中性粒细胞性炎症多见。但近年亚洲地区CRSwNP患者T2和嗜酸粒细胞性炎症的比例呈上升趋势[8, 46]。

微生物、过敏原和空气污染物等导致的鼻黏膜上皮屏障的功能损伤和异常修复以及其诱发的炎性反应是CRS发病的上游关键因素[3, 26, 28]，CRS上皮存在基底细胞过度增殖、分化受阻、杯状细胞增生和黏液过度分泌[47]。T淋巴细胞、B淋巴细胞、先天性淋巴样细胞、树突状细胞、肥大细胞和嗜碱粒细胞等细胞等众多免疫细胞参与CRS的炎症过程。基于单细胞测序的研究揭示了新的炎性细胞亚群与CRS发病的关系，如ALOX15$^+$巨噬细胞和GZMK$^+$CD8$^+$T细胞等[3, 6, 28, 48-49]。另外，CRS不同亚型组织局部代谢物特征存在差异，且与组织炎症类型以及预后相关。谷胱甘肽氧化还原的失衡与难治性CRS有关；CRS上皮细胞存在糖代谢增强，其中以糖酵解增强为主，且与中性粒细胞性炎症密切相关[50-51]。

（一）CRSwNP的免疫病理学改变

国人CRSwNP主要表现为调节性T细胞（Treg细胞）抑制及T1/T2/T3混合型炎症[8, 29, 39]。嗜酸粒细胞性CRSwNP水肿更明显，呈现T2炎症主导，IL-4、IL-5、IL-13和IgE水平增高；而非嗜酸粒细胞性CRSwNP腺体数量更多，中性粒细胞浸润更明显[15, 39]。局部IgE的产生可能与T2 CRSwNP的发病机制密切相关，鼻息肉异位淋巴组织的形成促进了局部IgE的产生[52-54]。中性粒细胞炎症与靶向T2炎症的生物制剂和糖皮质激素等药物治疗及手术疗效不佳有关[55-56]。CRSwNP局部IL-36γ和粒细胞集落刺激因子的增高促进了组织中性粒细胞浸润[15, 56]。局部凝血系统激活与调控异常以及组织型纤溶酶原激活剂缺乏所致的纤溶抑制，协同参与鼻息肉局部纤维蛋白的沉积和水肿形成，组织型纤溶酶原激活剂的下调和不同内在型鼻息肉水肿形成均相关[57]。

(二) CRSsNP的免疫病理学改变

国人CRSsNP主要表现为中性粒细胞为主的多种炎性细胞浸润、胶原沉积、黏液腺体增生和鳞状上皮化生，部分患者呈现明显的纤维化[58]。部分CRSsNP患者也呈现T2炎症，但强度低于CRSwNP中的T2炎症[16, 59]。相较于白种人，国人T2 CRSsNP的比例较低[8]。不同类型CRS的免疫病理学特征总结于表1。

诊　断

一、症状

主要症状：鼻塞、黏性或黏脓性鼻涕。

次要症状：成人表现为头面部胀痛、嗅觉减退或丧失。

二、检查

1. 鼻内镜检查：可见来源于中鼻道、嗅裂的黏性或黏脓性分泌物，鼻黏膜充血、水肿或有息肉形成。

2. 影像学检查：鼻窦CT扫描可显示窦口鼻道复合体和/或鼻窦黏膜炎性病变。

诊断CRS时以上述两种或两种以上症状为依据，其中两种主要症状必具其一，并且有上述鼻内镜或CT表现中的一种方可确诊。

3. 实验室检查：主要包括外周血和病理组织中的嗜酸粒细胞计数及过敏原检查。

是否合并特应性体质、AR和哮喘，对CRS疾病进展和预后有重要影响。建议常规进行过敏原检查，推荐使用皮肤点刺试验、血清总IgE与特异性IgE检测。

三、病情评估

对患者病情作整体评估的主要目的是查找病因和诱发因素，判断病变类型、范围及严重程度；并据此选择恰当的治疗方式，对治疗效果和预后进行评估。临床上可结合评估目的和实际情况选择相应方法。

1. 主观症状评估：采用视觉模拟量表（VAS）进行评估。按照VAS评分将病情分为轻度（≥0分且≤3分）、中度

表 1 不同类型慢性鼻窦炎的基本免疫病理学特征

免疫病理学特征	非嗜酸粒细胞性 CRSwNP	嗜酸粒细胞性 CRSwNP	CRSsNP
合并哮喘发生率	低	较高	低
合并 N-ERD	不常见	相对常见	不常见
基本病理特征	组织水肿，中性粒细胞，一定数量的腺体，中性粒细胞炎症较显著	水肿显著，腺体数量较少，显著的嗜酸粒细胞性炎症	腺体数量较多，部分可表现为明显的纤维化，大部分表现为非嗜酸粒细胞炎症，中性粒细胞炎症最显著
T 细胞反应	T1/T2/T3 混合炎症，T1/T3 极化，Treg 细胞数量和功能下调，$CD8^+$ T 细胞数量增加	T1/T2/T3 混合炎症，T2 炎症为主导，Treg 细胞数量和功能下调，$CD8^+$ T 细胞数量增加	T1/T2/T3 混合炎症，T1/T3 炎症为主导，$CD8^+$ T 细胞数量增加
局部免疫球蛋白	IgG、IgA 升高	IgG、IgA、IgE、IgD 升高	—

注：N-ERD 为非甾体抗炎药加重的呼吸道疾病；CRSwNP 为慢性鼻窦炎伴有鼻息肉；Treg 细胞为调节性 T 细胞；Ig 为免疫球蛋白；CRSsNP 为慢性鼻窦炎不伴鼻息肉；—为无数据

（＞3分且≤7分）和重度（＞7分且≤10分），见图2；若VAS＞5分，则表示患者生活质量受到影响。也可采用鼻腔鼻窦结局测试22（SNOT-22）量表进行主观病情评估[60]。

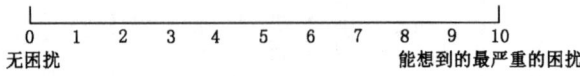

注：为患者对病情严重程度的主观评价，在评价整体严重程度时，要求患者根据问题在VAS标尺上标出

图2　视觉模拟量表（VAS，0～10分）[61]

2. 鼻窦CT病变评估：推荐使用Lund-Mackay CT评分法（图3）[62]。

鼻窦系统	左侧	右侧
上颌窦		
前组筛窦		
后组筛窦		
蝶窦		
额窦		
窦口鼻道复合体		
每侧总分		

注：评分标准（分）：①鼻窦：0=无异常，1=部分浑浊，2=全部浑浊；②窦口鼻道复合体：0=无阻塞，2=阻塞；③每侧0～12，总分0～24

图3　鼻窦Lund–Mackay CT评分法[62]

3. 鼻内镜检查量化评估：关于CRS鼻内镜综合量化评估多采用Lund-Kennedy评分法（图4）[63]。并推荐采用欧洲过敏和临床免疫学学会（EAACI）关于鼻息肉内镜评分的共识，进行息肉量化评估（图5）[64]。

4. 嗅觉功能评估：嗅觉障碍是CRS的常见症状之一[3]。常用的主观性测试包括嗅觉功能VAS和嗅觉障碍生活质量调查问卷，如嗅觉障碍生活质量负陈述调查问卷（Questionnaire of Olfactory Disorders-Negative Statement，QOD-NS）[65-66]。常用的嗅觉心理物理测试包括T&T嗅觉计测试[67]、宾夕法尼亚大学嗅觉识别测试（University of Pennsylvania Smell Identification Test，UPSIT）[68]和嗅棒测试［如Sniffin嗅棒测

特征	侧别	基线	3个月	6个月	1年
息肉	左				
	右				
水肿	左				
	右				
鼻漏	左				
	右				
瘢痕	左				
	右				
结痂	左				
	右				
总分					

注：评分标准：①息肉：0=无息肉，1=息肉仅在中鼻道，2=息肉超出中鼻道；②水肿：0=无，1=轻度，2=严重；③鼻漏：0=无，1=清亮、稀薄鼻漏，2=黏稠、脓性鼻漏；④瘢痕：0=无，1=轻，2=重（仅用于手术疗效评定）；⑤结痂：0=无，1=轻，2=重（仅用于手术疗效评定）；每侧0～10，总分0～20

图4 鼻内镜检查Lund-Kennedy评分法[63]

评分	鼻息肉大小与位置
0	无息肉
1	中鼻道内可见小息肉，大小未超过中鼻甲下缘
2	中鼻道息肉超过中鼻甲下缘
3	中鼻道息肉至下鼻甲下缘，或评分为2的息肉同时伴有中鼻甲内侧的大息肉，超过中鼻甲下缘
4	息肉完全或者接近完全堵塞鼻腔下部，即至鼻底

图5 鼻息肉内镜评分[64]

试（Sniffin' Sticks）[69]和国人嗅棒测试[70]等。临床医生可根据需要选择合适的嗅觉检测方式。对于经药物和/或手术治疗后嗅觉功能仍未恢复的患者，可行嗅通路MRI检查，以排除嗅通路及嗅中枢异常。

5. T2炎症的无创评估：T2炎症评价的金标准是组织免疫病理学检查；T2炎症的无创评估对非手术患者或手术患者术前进行治疗方案选择和预后判断具有重要意义，但目前尚无统一的判定标准。双侧鼻息肉、严重的嗅觉障碍、伴发哮喘和AR等临床特征[14, 71-73]，CT影像上筛窦炎症强于上颌窦炎症以及嗅裂软组织影等影像学特征[74-76]，外周血嗜酸粒细胞和血清总IgE升高等检验学特征[71, 77-83]，均对CRS的T2炎症具有一定提示意义。

6. 伴发疾病评估：CRS患者需评估局部或全身共患疾病，包括腺样体/扁桃体肥大（儿童）、哮喘、AR、N-ERD、特应性皮炎和嗜酸粒细胞性食管炎等。

鉴 别 诊 断

一、真菌性鼻窦炎

侵袭性真菌性鼻窦炎的发病与糖尿病、免疫缺陷等相关。急性暴发者起病急，向眶颅迅速侵犯，短时间可出现鼻面部肿胀、突眼或失明、眶尖综合征以及颅内并发症，病死率高，常伴眼眶或头部疼痛，鼻腔常可见大片组织坏死形成的黑色或褐色物质。

真菌球型鼻窦炎为临床常见类型，以上颌窦和蝶窦多见，主要表现为鼻腔血性分泌物，伴或不伴鼻塞，常见头痛，鼻窦CT可见窦内密度增高钙化影。

变应性真菌性鼻窦炎是由真菌过敏原引起的鼻窦黏膜Ⅰ型变态反应性炎症，常合并鼻息肉。组织病理学检查可见真菌染色阳性、明显的嗜酸粒细胞黏蛋白、Charcot-Leyden晶体、无真菌侵犯鼻窦组织等特点。CT特征性影像改变为鼻窦窦腔内密度不均匀的软组织影，可伴有窦腔扩大；MRI上T1和T2序列均可见信号空洞。外周血嗜酸粒细胞增多，窦腔分泌物真菌培养阳性[3]。

二、后鼻孔息肉

后鼻孔息肉可由窦口穿出并突入至后鼻孔，分别占成人鼻息肉的10%和儿童鼻息肉的33%[84-85]。息肉可起源自上颌窦、蝶窦和筛窦等部位，源自上颌窦者最常见[86]，多为单侧。常见症状为鼻塞，内镜下可见鼻腔后部光滑息肉样新生物，蒂多源自中鼻道。鼻窦CT及MRI可辅助诊断。手术是主要治疗方法，部分患者术后易复发[85-87]。

三、鼻腔鼻窦内翻性乳头状瘤

属上皮源性良性肿瘤，占鼻腔鼻窦肿瘤的0.5%~4%[88]，切除不彻底易复发[89-92]，有一定恶变概率[91, 93]，多单侧发病。常见症状为鼻塞，可伴有涕中带血、头面部疼痛及嗅觉异常等。鼻内镜检查见鼻腔内分叶状或乳头状新生物。CT多表现为单侧鼻腔鼻窦内软组织影，肿瘤起源部位可见骨质增生或毛刺样改变，肿瘤可引起周围骨质吸收破坏并侵犯眶内和颅底。MRI增强扫描多表现为自起源部位向周边放射状的"脑回征"[94]。确诊需行组织病理学检查，对肿瘤起源部位进行根治切除有助于降低复发率[95]。

四、鼻咽纤维血管瘤

是一种少见的良性肿瘤，患者基本为青春期男性[96]。首发症状为鼻出血或鼻塞。鼻内镜检查可见鼻腔和鼻咽部暗红或灰红肿物。鼻窦CT可显示翼突根部骨质破坏，肿瘤可累及蝶骨、翼腭窝、颞下窝和颅底等部位。MRI可清晰显示肿瘤大小、侵及范围和部位[97]。CT和MRI增强扫描，必要时配合磁共振血管造影，可以清晰显示强化明显的肿瘤、骨质和大血管之间的毗邻关系。如临床怀疑为鼻咽纤维血管瘤，禁忌术前活检。术前行数字减影血管造影和血管栓塞可减少术中出血量[98]。

五、鼻腔鼻窦恶性肿瘤

鼻腔和鼻窦恶性肿瘤仅占全身恶性肿瘤的1%，占头颈部恶性肿瘤的3%[99]。病理类型多样，主要包括鳞状细胞癌、嗅神经母细胞瘤和腺样囊性癌等，以鳞状细胞癌最多见。临床症状与受累部位有关，可表现为鼻塞、涕中带血、面部或牙齿麻木、突眼或眼球运动障碍等。鼻内镜下可见不规则新生物，鼻窦CT和MRI有助于鉴别诊断，确诊有赖于组织病理学检查。

六、血管炎

抗中性粒细胞胞质抗体（antineutrophil cytoplasmic antibody，ANCA）相关性血管炎包括肉芽肿性多血管炎、嗜酸性肉芽肿性多血管炎和显微镜下多血管炎，影响鼻窦区域则可与CRS混淆[3]。肉芽肿性多血管炎易引起持续鼻出血、干痂和鼻塞，并可能出现鼻中隔穿孔。嗜酸性肉芽肿性多血管炎常见于哮喘患者，鼻部表现为嗜酸粒细胞性CRSwNP，可累及中耳[100]。疾病确诊主要依靠组织病理学检查，ANCA的检测具有参考价值[101]。疾病进展可累及多器官，通常需要多学科会诊以明确诊断[102]。

七、IgG4相关性鼻腔鼻窦疾病

IgG4相关性疾病是系统性疾病，近年来在鼻部的报道有增多趋势[103]，中老年患者多见。临床症状无特异，鼻内镜下可见鼻腔内肿块[103]。CT检查可发现均匀的软组织密度肿块影，可伴有骨质破坏。MRI检查表现为T2加权像低信号[104]。确诊依赖于组织病理活检及多学科会诊[105]。

八、其他

脑膜脑膨出、脑膜瘤、动脉瘤样骨囊肿和错构瘤等其他病变也易被误诊为鼻息肉，CT和MRI等影像学检查可帮助鉴别，确诊依赖组织病理检查。

并发症及处理原则

CRS急性发作、鼻窦分泌物引流不畅或机体抵抗力下降时，会引起周围组织器官的并发症；此时，应尽快行影像学检查以帮助判断病变部位及程度。鼻窦CT和MRI作为诊断鼻源性并发症的主要辅助手段，可以清楚显示鼻窦的炎症情况、周围骨壁的结构改变、相邻眼眶及颅内受累的软组织病变等。MRI在显示脓肿和颅脑病变时较CT更为清晰。CRS引发的眼部及颅内并发症后果严重，应及时处理。在慢性炎症状态下，CRS可以通过分泌物和炎性介质刺激等引起咽鼓管咽口黏膜肿胀堵塞，导致分泌性中耳炎等并发症。

一、眼部并发症

由于鼻窦与眼眶毗邻，且有导血管相通，当CRS急性发作、患者机体抵抗力下降时，感染会直接累及眼眶，引起严重的眼部并发症。球结膜充血水肿和眼球运动障碍是判定眶外和眶内并发症的重要体征。EPOS 2020依据临床和影像学检查将眼部并发症分为5期（Chandler分期），即：睑前蜂窝织炎、眼眶蜂窝织炎、骨膜下脓肿、眼眶脓肿和海绵窦血栓形成[3]。国内学者按照眼部并发症的发生部位通常将其分为以下几种。

1. 眶周蜂窝织炎：炎症局限于眶隔前，表现为眼睑充血水肿和压痛，可以无眼球移位和视力障碍。

2. 眶骨膜下脓肿：表现为眼睑充血水肿和压痛，眼球向前移位（按脓肿部位可向前外、前上或前下移位），重者出现复视和视力障碍，同时常伴有高热。

3. 眶内蜂窝织炎：眶内弥漫性炎性水肿而尚未形成脓肿，

表现为眼睑肿痛、眼球突出移位和运动障碍（极端者出现复视），常伴发热等全身症状，外周血白细胞增多，可进一步发展为眶内脓肿。

4. 眶内脓肿：可由眶内蜂窝织炎或眶骨膜下脓肿发展而来，表现为眶深部剧痛，眼球明显突出、运动受限，球结膜水肿，视力减退，伴发热等全身症状，外周血白细胞显著增多。若炎症侵入眼球可进一步发生全眼炎，导致视力丧失。

5. 球后视神经炎：蝶窦或后组筛窦的炎症可累及视神经，引发视神经炎，表现为视力减退或失明。

对于眼部并发症的治疗，在控制眼眶感染的同时，要积极处理鼻窦病变：（1）首选广谱高效抗菌药物静脉滴注，此后可根据细菌培养药物敏感试验的结果调整抗菌药物种类，需足量及足疗程。（2）口服或静脉应用糖皮质激素，减轻局部渗出与水肿。（3）鼻腔应用减充血剂、口服黏液溶解促排剂以促使窦口开放引流。以上措施在并发症处于早期、抗菌药物有效的情况下可迅速控制病情。（4）发生眶骨膜下脓肿及眶内脓肿时，单纯药物治疗起效慢。若临床表现或影像学检查证实为脓肿，或经过静脉抗生素治疗24～48 h后症状无缓解，应同时行内镜下鼻窦开放术与脓肿引流术，眶隔前的脓肿可请眼科医师协助经眼外进路引流。术后定期清理术腔，保证引流通畅，尽快控制病情进展，防止全眼炎的发生。（5）对于球后视神经炎，应及时行内镜下鼻窦开放术清除病灶，对视力损失严重（指数以下）者可同时行视神经减压术。术后继续应用抗菌药物、糖皮质激素，亦可配合应用神经营养类药物等。

二、颅内并发症

CRS颅内并发症较少见，包括硬膜外脓肿、硬膜下脓肿、化脓性脑膜炎、脑脓肿及海绵窦血栓性静脉炎等。颅内感染常见症状包括头痛、发热、呕吐、意识障碍等。发生脑脓肿时，根据脓肿所在部位可出现定位体征。海绵窦血栓性静脉炎时可出现眼睑下垂、眼球突出及运动障碍、球结膜水肿及视力减退等，严重时表现为眶尖综合征。

一旦怀疑有颅内并发症发生，应尽早行腰穿脑脊液化验检查，同时给予足量足疗程、可透过血脑屏障的广谱抗菌药物，辅以静脉应用糖皮质激素、支持疗法及其他对症处理，如降颅内压治疗。诊断明确后应尽快完善术前准备，在全身状况允许的情况下联合神经外科行引流术和内镜下鼻窦开放术，去除病灶，引流硬膜外脓肿或硬膜下脓肿。对于脑脓肿，根据其所在位置，可经鼻窦开放后引流或者由神经外科医师处理。合并海绵窦血栓性静脉炎者可加用抗凝药物。

药 物 治 疗

一、糖皮质激素

糖皮质激素具有显著的抗炎、抗水肿和免疫调节作用[3]，主要包括全身（口服）和局部（鼻用）两种用药方式。

（一）鼻用糖皮质激素

临床推荐鼻用糖皮质激素作为CRS的一线治疗药物[3, 106]，疗程不少于12周。

大量随机对照研究和Meta分析表明，CRS患者应用鼻用糖皮质激素可以改善症状，术前应用能够减少手术出血，术后应用可减少复发[107-108]；对嗜酸粒细胞性CRS，其作用尤其显著[29, 39, 109]。鼻用糖皮质激素建议长期持续用药（>12周）以维持疗效。术后通常在第一次清理术腔后开始用药，根据术腔恢复情况，持续用药3~6个月或更长时间。

除鼻喷雾剂外，也有鼻用滴剂、鼻腔冲洗、雾化吸入及全降解鼻窦药物支架（缓释激素支架）等其他糖皮质激素局部给药方式[110-111]。术后应用全降解鼻窦药物支架能够有效减轻患者鼻腔内镜评分[112-113]。

鼻用糖皮质激素安全性和耐受性良好，局部不良反应包括鼻出血、鼻中隔穿孔、鼻腔干燥、鼻烧灼感和刺激感等，但发生率低。目前尚无证据支持鼻用糖皮质激素有增加白内障或青光眼、升高眼内压、影响血清皮质醇以及尿游离皮质醇的风险[111, 114]。对合并哮喘的患者联合应用鼻喷和吸入糖皮质激素，需注意监控用量和不良反应[115]。

（二）口服糖皮质激素

临床推荐对CRSwNP患者，尤其是伴有哮喘、严重过敏反应和N-ERD的T2 CRS患者，以及症状较重及复发患者，给予短期口服糖皮质激素治疗。

短期口服糖皮质激素可迅速缩小鼻息肉体积，改善鼻部症状及嗅觉障碍。口服糖皮质激素对非嗜酸粒细胞性CRSwNP患者的治疗效果弱于嗜酸粒细胞性CRSwNP患者，但手术后口服糖皮质激素对两者的症状控制均有作用[3, 26, 106-108, 116-120]。口服糖皮质激素治疗CRSwNP的临床疗效难以维持，远期效果欠佳[117-118, 121]。不推荐静脉或鼻内注射糖皮质激素治疗CRS。

短疗程口服糖皮质激素治疗的常用剂量为相当于泼尼松0.5～1.0 mg/（kg·d）。近期一项荟萃分析显示，为了平衡药物疗效与不良反应，CRSwNP患者口服泼尼松龙的治疗剂量应小于50 mg/d；晨起空腹顿服，并逐渐减量停药，疗程不超过1个月。建议选择甲泼尼龙口服，安全性和耐受性较好。口服糖皮质激素时，需注意患者有无药物使用禁忌证，并密切观察用药过程中可能发生的不良反应。

二、大环内酯类药物

临床推荐小剂量、长期大环内酯类药物应用于血清总IgE水平不高[122-123]、无嗜酸粒细胞增多[123-125]、不伴鼻息肉[126-128]、脓性分泌物较多[129]的非T2 CRS患者[109, 130]。

临床常用14元环类的克拉霉素及15元环类的阿奇霉素[131]，克拉霉素比红霉素表现出更好的疗效[132]。成人应用剂量推荐克拉霉素250 mg/d或阿奇霉素250 mg/d。该疗法对孕妇不适用。

大环内酯类药物具有一定的抗炎、抗细菌生物膜和免疫调节作用[133-135]。CRS患者应用大环内酯类药物治疗后内镜和影像学评分均得到改善[136-140]。鼻内镜术后长期使用大环内酯类药物的疗效还存有争议，有研究表明大环内酯类药物可改善术后内镜评分[125, 128, 141-142]，但也有研究显示其对于患者术后生活质量无明显改善[128, 142]。

大环内酯类药物可引起胃肠道症状、肝毒性、QT间期延长等不良反应，其中胃肠道症状最为常见，肝功能异常患者慎用，建议在用药前及用药1个月后进行肝功能检查。大环内酯类药物与口服抗组胺药联合使用时QT间期显著延长[143-145]，临床用药需评估心血管风险。由于现有大环内酯类药物治疗CRS相关证据质量较低，其适应证、安全性、药物选择、剂量与疗程均有待更高质量的临床证据支持。

三、抗组胺药和抗白三烯药

对合并症的治疗有助于 CRS 患者的综合管理，提高生活质量。作为鼻用糖皮质激素的补充，对于伴有 AR 的 CRS 患者，可使用第二代口服抗组胺药或鼻用抗组胺药；对于伴有 AR、哮喘、N-ERD 的 CRSwNP 患者，可使用口服抗白三烯药。

抗组胺药有助于改善过敏症状。新型的第二代抗组胺药除了抗过敏反应作用外，还具有一定的抗炎特性[146]。目前抗组胺药治疗 CRS 的高质量证据非常有限，仅有一项研究显示西替利嗪可改善 CRSwNP 患者的过敏症状[147]，但对息肉大小没有影响[148]。

半胱氨酸白三烯是由嗜酸粒细胞和肥大细胞等炎性细胞通过花生四烯酸代谢合成的炎性介质，具有增加血管通透性、活化嗜酸粒细胞、诱导腺体过度分泌、扩张血管、增加气道阻力等作用[149]。抗白三烯药可减少 CRSwNP 的嗜酸粒细胞炎症[150]，对 CRSwNP 患者症状的改善优于安慰剂[151]；合并过敏的 CRSwNP 患者对抗白三烯药反应更佳。抗白三烯药也有助于改善合并 AR 的 CRSsNP 患者症状，并减少抗组胺药的使用[151-152]。使用抗白三烯药时需考虑其易怒、躁动等精神健康不良反应，充分评估患者的获益及风险。

四、抗菌药物

在 CRS 急性发作感染加重期，或出现眶、颅并发症时，推荐参考《国家抗微生物治疗指南（第 3 版）》[153]的急性鼻窦炎治疗方案使用抗菌药物，但应严格掌握适应证[39]。

CRS 发病与微生物感染关系不明确，抗菌药物的使用对鼻腔微生物群有一定影响[4]，但目前尚无强有力的证据表明局部、口服或静脉使用抗菌药物在 CRS 治疗中有确切疗效[154-155]，因此 CRS 治疗以抗炎为主。对于 CRS 手术患者，根据《抗菌药物临床应用指导原则（2015 年版）》，围手术期应预防性使用抗菌药物，通常选择一代头孢。对于 CRS 急性发作患者，常选口服阿莫西林/克拉维酸或头孢呋辛酯，疗程 7～10 d；备选治疗包括口服头孢克洛、头孢丙烯、第三代喹诺酮类药物；对于耐药患者，可以根据分泌物细菌培养及药物敏感试验选择敏感抗生素。抗菌药物的不良反应主要包括过敏反应、胃肠道反应、神经系统反应、肝肾功能异常、血液系统异常、二重感染、心血管事件风险等，在治疗过程中应注意监测。

五、黏液溶解促排剂

在CRS的综合治疗中，黏液溶解促排剂可作为辅助性治疗药物[3, 26, 156]。

黏液溶解促排剂可影响呼吸道黏液性质和促进分泌物清除，主要包括黏液溶解剂和黏液促排剂。黏液溶解剂有助于减少CRS患者鼻腔分泌物中的中性粒细胞数量，改善由中性粒细胞弹性蛋白酶和氧化剂引起的鼻黏液特征[26]，降低黏稠度，促进术后鼻腔干痂降解[156]。黏液促排剂能增强黏膜纤毛活性，提高纤毛黏液清除率，使黏液易于排出。黏液溶解促排剂的安全性和耐受性良好，不良反应轻微，偶有胃肠道不适及过敏反应，但关于黏液溶解促排剂在CRS中的临床疗效尚缺乏高级别循证证据。

六、减充血药物

持续性严重鼻塞和CRS急性发作时，可短期使用鼻用减充血剂，建议连续使用不超过7 d。临床不推荐CRS患者常规使用鼻用减充血剂。不推荐CRS患者全身使用减充血剂。

鼻用减充血剂包括拟交感胺（麻黄碱、肾上腺素类等）和咪唑啉衍生物（萘甲唑啉、羟甲唑啉等）两类，分别通过刺激α1和α2受体使鼻黏膜血管收缩，缓解鼻塞症状[157-158]。尽管有研究提示，CRSwNP患者使用鼻用减充血剂可能有助于鼻用糖皮质激素到达鼻腔更深层部位[159]，但是长期使用可能导致鼻黏膜快速耐受、反弹性充血、黏膜屏障损伤和水肿等，引起药物性鼻炎[158, 160]。此外，长期或过量使用鼻用减充血剂可能导致血压升高、心率加快、失眠、焦虑、甲状腺功能亢进、血糖升高、眼压升高等不良反应。

七、中草药

CRS属于鼻渊范畴。近年来，中草药在抗炎及免疫调节方面的潜力得到了越来越多的科学验证[161-163]。中药在改善CRS患者生活质量、减轻症状等方面具有一定疗效[164-166]，但尚缺乏高级别循证证据，可作为辅助方法，根据患者的不同中医证型，遵循辨证施治的原则进行治疗。

八、鼻腔冲洗

鼻腔盐水冲洗可作为单一疗法或辅助治疗应用于CRS治

疗[167-168]，还可用作难治性CRS的长期治疗[169]，以及妊娠期CRS的维持治疗[170]。CRS患者术后早期进行鼻腔盐水冲洗对于清除鼻腔结痂和防止粘连具有良好的效果。

鼻腔盐水冲洗可以改善CRS患者的症状和生活质量，可清除鼻腔鼻窦抗原、微生物和生物膜以及炎性介质，增强纤毛活动，改善黏膜上皮屏障功能[171]。鼻腔冲洗方法主要有盥洗法（高容量低压力）和喷雾法（低容量高压力），前者可能更易使盐水通过窦口进入各鼻窦内，但究竟哪种冲洗方法疗效更佳，证据尚不充分。有研究认为，高渗生理盐水冲洗对于减轻鼻黏膜水肿和增强纤毛摆动更有效，但也更易引起患者不适[172]。有研究认为，对于功能性鼻窦开放术后的患者，采用生理盐水和透明质酸的混合液鼻腔冲洗可以更好地改善术后鼻部不适和促进黏膜转归[173]，但还需要更多研究证据支持。对于2型炎症为主的CRS，术后使用3~6个月持续的鼻腔冲洗（含倍他米松1 mg或布地奈德1 mg）可获得较好的疾病控制和预后[174]。

九、生物制剂

目前全球已上市的CRSwNP生物制剂主要是靶向T2炎症的单克隆抗体，可显著改善糖皮质激素治疗和手术治疗效果不佳的难治性和重度CRSwNP患者的鼻塞和嗅觉障碍，缩小息肉体积。截至2024年11月底，美国食品药品监督管理局及欧洲药品管理局已批准度普利尤单抗（抗IL-4Rα抗体）[175-176]、奥马珠单抗（抗IgE抗体）[177]及美泊利珠单抗（抗IL-5抗体）[178-179]用于重度CRSwNP患者。靶向IL-4Rα、IgE、IL-5或胸腺基质淋巴细胞生成素（thymic stromal lymphopoietin, TSLP）等各种进口和国产的生物制剂已在我国CRSwNP患者中开展临床试验或已完成3期临床研究[180-181]。2024年12月底，我国药品监督管理局先后批准抗IL-4Rα抗体司普奇拜和抗IL-5抗体美泊利珠单抗用于CRSwNP的治疗。荟萃分析表明[182-183]，头痛、注射部位反应、结膜炎和咽炎等是生物制剂常见的不良反应，但发生概率与安慰剂组无显著差异，未报道致命不良反应。由于国人CRSwNP患者相当一部分不表现为显著的T2炎症，使用靶向T2炎症的生物制剂前应该通过临床表现和实验室检查帮助判定患者的炎症类型（参见"诊断"部分）。

建议在生物制剂治疗6个月后，从以下5个方面评价疗效[3]：患者息肉体积缩小、糖皮质激素需要量降低、生活质量提高、嗅觉好转、合并症影响降低。若以上5项指标改善小于2个，可判定为疗效反应不佳，终止治疗。若疗程满1年，建议再次进行疗效评价，根据疗效情况决定继续使用生物制剂或逐渐减停。但目前对于剂量减停方案尚无循证医学证据。

CRS患者往往同时存在其他合并症，包括AR、哮喘、N-ERD、特应性皮炎、嗜酸粒细胞性中耳炎、嗜酸粒细胞性食管炎等，其中大部分合并症的发病亦与T2炎症相关，对生物制剂治疗敏感。因此，推荐对存在严重合并症的CRS患者进行多学科评估和全面管理，尤其是在监测不良反应、更换生物制剂、重新考虑手术决策时[184]。

手术治疗

内镜鼻窦手术（ESS）是CRS的基本外科治疗方法。手术目的是清除息肉等病变组织，减轻或消除炎症负荷，恢复或重建鼻腔鼻窦通气引流通道，促进黏液纤毛清除系统功能恢复，提高生活质量。

一、适应证

CRS经规范药物治疗（不少于12周）无效，或出现颅、眼眶并发症，应考虑ESS。

二、手术方式类型及选择

根据CRS的解剖特点、病变范围、炎症类型及既往手术史选择ESS的手术方式。功能性内镜鼻窦手术（FESS）是广泛采用的基本术式。随着对CRS发病机制、黏膜炎症免疫病理学、长期随访观察研究的不断深入，发现FESS并不完全适合所有类型的CRS，需要依据CRS的炎症类型和病变范围、内镜及影像检查结果等选择不同的手术方式，以及确定黏膜与骨结构的取舍，严格遵循不同类型病变的治疗原则和手术适应证[185-186]。

（一）功能性术式（FESS）

指在切除病变组织和改善或重建鼻腔鼻窦引流的前提下，尽可能保留鼻腔鼻窦正常结构和黏膜。主要适用于非T2 CRS和少部分病变较轻的T2 CRS，对有手术史的非T2 CRS的修正手术尚需慎重选择[28, 187-188]。

1. 鼻窦开放术（sinusotomy）：主要适用于相对独立的单个鼻窦或局部的单侧或双侧病变，如孤立性上颌窦、额窦、蝶窦或筛窦病变等。常用的术式即为内镜下相应的单个鼻窦、2～3个鼻窦或局部病变切除和/或开放术，包括上颌窦、额窦、蝶窦开放术或筛窦开放术，术中保留鼻甲及窦腔黏膜。

2. 鼻窦球囊扩张术（balloon sinuplasty）：通过导丝或导航引导鼻窦球囊进入并扩大鼻窦窦口，并通过盐水或药物盥洗的方式，促进黏膜炎症的恢复。适用于以窦口阻塞为主要特征的非筛窦区域的轻症鼻窦炎[189]。可以单独进行或在鼻窦开放术的基础上进行。

3. 全组鼻窦开放术（full-house FESS）：主要内容包括切除筛窦间隔的筛窦开放、Draf Ⅱa型额窦开放，以及上颌窦和蝶窦开放，保留中鼻甲及鼻窦内黏膜。该术式从入路角度也分为由前向后的Messerklinger术式和从后（蝶窦）向前的Wigand术式。该术式适用于病变范围广的非T2炎症类型且无明显骨质增生的原发或复发CRS；部分较轻的T2炎症且无严重中线病变的CRS。

（二）扩大切除术式（extended endoscopic sinus surgery, EESS）

适用于T2 CRS或部分有手术史的复发CRS的修正手术[190-194]。鼻窦有弥漫性黏膜病变、窦壁或中鼻甲骨质明显增生也是重要的术式选择参考依据。手术过程中扩大开放鼻窦，切除范围包括鼻窦病变黏膜、增生的鼻窦骨质、鼻甲及增生的鼻中隔病变黏膜组织[195]。

1. 筛窦轮廓化手术（nasalization）[196]：指切除筛窦内骨隔和黏膜，切除中鼻甲，同时充分开放上颌窦、蝶窦及额窦。通常保留或部分保留上颌窦、额窦和蝶窦黏膜。

2. 扩大额窦开放术（extended frontal sinusotomy）：即Draf Ⅱb和Draf Ⅲ型额窦手术（经鼻改良Lothrop手术）[197]。手术需要彻底清除额隐窝气房及骨间隔，磨除部分上颌骨额突和额鼻嵴（炎症负荷），分别获得单侧扩大的额窦开口或双侧融合的中线额窦引流通道，窦口裸露骨面可用游离或带蒂鼻腔黏膜瓣修复[198-199]。适用于各型复发性慢性额窦炎、额窦口发育或骨质增生狭窄或额隐窝解剖异常，常规方法无法开放额窦的CRS。

（三）鼻中隔和鼻甲处理

1. 中鼻甲的处理：中鼻甲是鼻腔功能性结构之一，处理原则同样根据CRS的病变范围、炎症类型和前期手术史[200-202]，以及对手术操作和预后影响等来决定。处理方式及适应证：（1）部分切除中鼻甲：影响手术操作、术后术腔通气引流及可能发生术腔粘连风险的泡状中鼻甲与黏膜增生肥厚的中鼻甲；（2）切除中鼻甲：重度T2 CRS伴嗅裂息肉的中鼻甲息肉样变，以及中鼻甲明显骨质增生伴息肉形成。

2. 鼻中隔的处理：（1）对于影响手术操作或术后通气引流的鼻中隔偏曲，应行鼻中隔矫正或黏膜下切除手术；（2）对于常见于T2炎症类型的嗅裂及中鼻道前部对应的鼻中隔广泛息肉样变及息肉，或形成错构瘤者，可行鼻中隔局部黏膜切除。

三、围手术期处理

围手术期包括术前准备、术中处理及术后随访3个阶段。通常狭义的围手术期起自术前1周，至术后3～6个月术腔上皮化[3, 203]。考虑到CRS患者远期复发率高[204]，广义的围手术期可延长至术后数年甚至终身。随访间隔时间可根据患者具体情况决定。围手术期处理的主要目的是通过规范用药及处理，提高CRS患者的手术安全性和疾病控制率。

（一）术前准备

术前准备除对疾病的评估外，还包括以下几方面内容：（1）术前治疗，包括鼻用或口服糖皮质激素、鼻腔冲洗、对症药物的使用；（2）麻醉评估；（3）手术策略制订；（4）手术器械准备；（5）手术风险评估；（6）知情同意；（7）术后处理方案制订。

（二）术中处理

见本部分"二、手术方式类型及选择"。

（三）术后随访和综合治疗

ESS只是CRS整体治疗中的一部分，手术不能切除或改变鼻窦黏膜的炎症本质，因此持续的术腔护理和综合药物治疗才有可能促进鼻窦黏膜形态与功能的逐渐恢复。对于ESS术后的患者，应该制订术后全病程管理策略，包括定期进行症状和生活质量评估、术腔鼻内镜检查评估、伴发疾病状况评估及个体化的药物和局部处理方案。

1. 药物治疗：与前述药物治疗原则和内容基本相同，可参照。根据随访所见调整用药。

2. 局部处理：术后鼻窦黏膜的恢复有其自身规律，可分为3个阶段——术腔清洁阶段、黏膜转归竞争阶段和上皮化阶段[205]，相对应于国外学者提出的炎性反应期、肉芽期和上皮化重塑期[206]。其处理原则和方法为：（1）术后早期（2~4周）针对窦腔积聚的黏液、假膜、结痂或残留鼻塞物，采用生理盐水或具有保湿、抑菌等功能的鼻腔冲洗液进行清洁处理；（2）对于影响鼻窦通气引流的囊泡进行外科清理；（3）若出现鼻腔或术腔粘连，应及时分离或切除粘连带组织，采用可吸收填塞材料或全降解鼻窦药物支架支撑隔断粘连；（4）术腔黏膜基本上皮化后，对于孤立的新生息肉或囊泡可局部清除或用药观察；（5）若窦腔黏膜（特别是额隐窝）发生局部水肿或息肉再生，可局部清除，放置含糖皮质激素的明胶海绵或全降解鼻窦药物支架等。

四、鼻腔填塞方法和材料

随着可降解填塞材料与生物活性材料的不断发展，目前更推荐使用可降解材料填塞术腔，以期提高手术效果，减轻患者术后不适和痛苦[207-209]。传统的不可降解材料可作为总鼻道的填塞材料，酌情辅助使用。

目前临床上常用的可降解材料和生物活性材料包括可吸收流体明胶基质、可降解膨胀止血海绵以及透明质酸类凝胶[210]，除起到止血作用外，还可促进术腔转归。荟萃分析显示，应用可降解载药材料填塞术腔可显著减少术后术腔干预频率，降低术腔炎症及息肉样变的出现率[211]。

五、影像导航引导鼻窦手术

鼻腔鼻窦与眼眶及颅底毗邻，其解剖变异、既往手术导致解剖结构破坏等情况增加了严重并发症的发生率。尽管目前还没有影像导航手术（image-guided surgery，IGS）的随机对照临床研究，但多篇报道显示其改善了患者的生活质量，降低了疾病复发率和需再次手术的概率、严重并发症和总体并发症发生率等结局指标[212-216]。

IGS的适应证为[217]：（1）修正性手术；（2）鼻窦解剖变异（外伤、术后和发育等）；（3）广泛的鼻腔鼻窦息肉；（4）累及后筛、蝶窦和额窦的疾病；（5）毗邻颅底、眼眶、视神经和颈内动脉的病变的手术;(6)伴脑脊液鼻漏或颅底缺损;(7)鼻窦的良恶性肿瘤。

IGS主要的缺陷在于其依赖术前的影像检查结果,不能反映术中解剖结构的变化。术中组织移位(漂移)导致的导航定位失效,可根据术中MRI和CT重新配准。

六、手术并发症及处理

CRS的ESS总并发症发生率为0.5%~5.8%,其中轻微和重大并发症的发生率分别为0.46%~5.7%和0.1%~0.9%[218-222]。按并发症部位分为眼眶、颅脑、鼻和其他[223];按严重程度分为Ⅰ~Ⅲ级(表2)[219]。

表2 鼻窦炎内镜手术并发症分级

分级	主要表现
Ⅰ级:轻微并发症 (术中控制,无持久性损害)	弥漫性或动脉出血<1000 ml 眶纸板损伤 眶周气肿或眶周瘀血 鼻腔和软组织感染
Ⅱ级:主要并发症 (术中控制或修正,无持久性损害)	弥漫性或动脉出血>1000 ml 需要选择性电凝/夹闭蝶腭动脉或筛前动脉的出血 需要再次手术的鼻出血 脑脊液漏 泪道损伤
Ⅲ级:严重并发症 (高风险的持久性损害)	脑膜炎伴或不伴经确诊的脑脊液漏 颅内出血 颅内脓肿 暂时或持久的神经功能缺损 眶后出血 视神经损伤 伴有复视的眼肌损伤 视力减退和失明 颈内动脉损伤 中毒性休克综合征 败血症 死亡

手术并发症的相关危险因素分为内在因素和外在因素,前者包括局部和全身因素。局部因素包括病变范围和程度、既往手术、解剖变异和右侧病变;全身因素包括有出血倾向、合并症和年龄[221, 224-229]。外在因素主要指术者手术经验和采用的手术技术[230-231]。

对于手术并发症的预防,术者应熟练掌握鼻窦、眼眶和颅底的解剖知识,充分研读鼻窦CT,确认炎症累及的范围和程度、解剖标志和解剖变异[232-236],术中对解剖结构的识别尤为重要。此外,减少术中出血、保持良好的术野对预防并发症有重要意义,可以采用以下措施[237]:术前控制炎症、术中使用减充血剂棉片、抬高头位、采用控制性低血压。

常见手术并发症的原因、预防和处理总结于表3(表3的扩充内容可扫描文后二维码于官方网站查看)。

七、难治性鼻窦炎

现在普遍认为,难治性CRS是指在过去1年中,尽管通过充分的手术治疗、规范的鼻用糖皮质激素治疗以及至少两个短期疗程抗菌药物或全身糖皮质激素治疗,仍未能控制的CRS[3, 258]。有20%~30%的CRS经规范治疗后仍被界定为难治性CRS[259]。其流行病学特征呈现地域、性别、年龄和共病差异[258]。难治性CRS主要表现为鼻窦黏膜的持续性炎症[260]、鼻窦骨质增生、鼻窦引流通道阻塞、黏膜中嗜酸和中性粒细胞水平升高、细菌生物膜形成,以及对常规治疗(如抗生素和糖皮质激素)抵抗等[181, 258, 261-262]。对于难治性CRS的治疗,应积极识别可能造成CRS复发的危险因素并综合治疗[263],包括减少接触职业和环境中的危险因素或诱因,应用生物制剂和适时再次手术等[264-265]。

疗 效 评 价

CRS疗效评价可分为主观和客观两个方面。主观评价包括症状评估和生活质量评估,前者推荐采用VAS评分法[203],后者推荐SNOT-22[39, 266]和健康调查简表(36-Item Short Form Health Survey,SF-36)[267-268]。客观评价推荐采用鼻内镜检查Lund-Kennedy评分、鼻息肉评分(Nasal Polyp Score,NPS)

3 慢性鼻窦炎诊断和治疗指南（2024）

表 3 内镜鼻窦手术并发症的原因、预防和处理

损伤类型	原因	预防	处理
眶并发症			
眶纸板损伤和眶脂肪疝出[218, 238-239]	眶纸板缺如或受损和眶骨膜受损	仔细阅片；注意术中识别；针对眼眶的器械操作均应在内镜下可视	通过压眼测试确认损伤；使用双极电凝谨慎控制出血；术后避免擤鼻，用力反正压通气
眶内血肿[218, 238, 240-244]	眶、眶脂肪和眶内容物损伤；筛前或筛后动脉损伤	避免损伤眶纸板或眼眶周围；避免损伤筛动脉	术中及时发现出血和血肿，识别责任血管并处理，判断眼压；检查瞳孔反射；如果眼压增高，应立即进行眼眶按摩；抬高头部，去除鼻腔填塞；药物治疗以缓解高眼压；请眼科会诊；必要时紧急行外眦切开和/或内侧眶减压
眼外肌损伤和复视[238, 242, 245-248]	眼外肌受损；肌肉嵌顿；动眼神经损伤；眼眶纤维化	注意术前因外伤或手术导致的眶纸板缺损，避免损伤眶纸板或眶周组织，如果眶纸板已受损，谨慎使用动力系统	仔细检查损伤部位并移除碎骨片；必要时中止ESS；必要时请眼科会诊
失明[238, 242, 247-248]	眶血肿或气肿未及时识别或治疗；视神经受损；其他原因（如眼动脉痉挛）	注意 Onodi 气房，视神经管壁缺损；恰当处理眶后血肿，谨慎使用质激素	及早适当处理眼眶血肿；移除压迫神经的碎骨片；使用大剂量糖皮质激素；请眼科会诊

续 表

损伤类型	原因	预防	处理
NLD损伤和溢泪[249-250]	NLD或泪囊受损；NLD开口周围的炎症	向前扩大上颌窦口不应越过上颌线或中鼻甲的前端	NLD轻微的管壁外损伤，可观察；NLD部分或完全切断，根据需要进行泪囊鼻腔造口术或泪道支架；持续NLD狭窄可行泪囊鼻腔造口术
颅内并发症[251-255]			
脑脊液漏	颅底骨质缺损或解剖变异；颅底过度轮廓化	术前明确颅底病变的范围和程度，解剖和变异，在复杂病例中考虑使用影像导航系统	术中发现应及时修补；术后发现应卧床、抬高，必要时行脑脊液漏修补术
脑膜炎	脑脊液漏后继发感染	避免术中出现脑脊液漏，一旦出现应及时修补；术后预防性应用能透过血脑屏障的抗生素	应用敏感的能透过血脑屏障的抗生素；请相关科室会诊
气颅、颅内出血等	颅底骨质缺损或解剖变异；颅底损伤累及深部组织	同脑脊液漏的预防；及时发现颅底浅层损伤避免深入	术中正确处理颅底损伤；请神经外科会诊
动脉损伤[237, 256-257]			
大血管损伤	筛前动脉、蝶腭动脉、颈内动脉解剖变异或操作不当	术前识别变异；术中小心操作	对于筛前和蝶腭动脉使用电凝等止血；颈内动脉出血需要启动相应的应急预案

注：NLD为鼻泪管；ESS为内镜鼻窦手术；本表扩充的内容可扫描文后二维码于官方网站查看

和鼻窦CT检查Lund-Mackay评分[3, 26, 203]。

CRS治疗的理想目标是控制患者处于没有临床症状或症状不影响生活质量的稳定状态。经过规范的药物或正确的手术治疗，CRS的临床结局可分为病情完全控制、部分控制和未控制3种[3]。临床参考评价指标包括：鼻塞、流涕/鼻后滴漏、头面部胀痛、嗅觉下降、睡眠障碍或疲乏、鼻内镜检查黏膜异常、需要系统性药物挽救治疗。不具备上述任意1项为病情完全控制；具备任意1~2项为病情部分控制；具备3项及以上为病情未控制。不推荐单独采用CT检查进行疗效评估。

疗效评价应该在坚持随访的前提下进行。常规药物治疗的近期疗效评价不少于3个月，生物制剂治疗的近期疗效评价不少于6个月[269]，所有药物的远期疗效评价均不少于1年；手术治疗的近期疗效评价不少于1年，远期疗效评价不少于3年[3]。

健 康 教 育

CRS是鼻部慢性炎性疾病，病理生理学机制复杂，确切病因不明。因缺乏根治性治疗手段，治疗以有效控制症状为主。因此，通过健康教育让患者认识到CRS的难治性十分重要，将有利于提高患者接受规范化诊治的依从性，提高治疗效果。

关于教育内容，一方面主要围绕CRS发生发展的病因病理、临床表现、诊断治疗、疗效评价和预后等进行，使患者对疾病有比较全面的了解，对疾病与精神心理的关系、用药依从性、手术后复发、治疗的长期性有更充分的认识，从而使患者对治疗的效果预期更趋于合理；另一方面，应对CRS预防控制中的问题进行宣教，例如健康生活方式的养成（作息规律、避免或减少接触有害物质等）、生存环境的控制（控制室内及室外污染物水平或浓度监测等）等。总之，针对CRS的健康教育需要医患双方的共同努力，其目的是推进和提高临床规范化诊治水平。

儿童慢性鼻窦炎相关问题

儿童CRS在临床表现、诊断、治疗以及随访等方面具有一定的特殊性。诊疗过程中，应重点关注症状体征的异质性、用药的安全性、治疗的疗程及综合治疗，以及长期随访。

一、临床表现与诊断的特殊性

儿童CRS指鼻部症状持续超过12周的鼻腔鼻窦黏膜慢性炎症。儿童CRS较少表现为嗅觉减退，更多表现为咳嗽、张口呼吸，尤其是鼻后滴漏所致的夜间咳嗽和/或晨起咳嗽。体格检查时要注意观察有无咽后壁鼻涕倒流表现，同时注意是否伴有AR及分泌性中耳炎等合并症。

儿童CRS的诊断需具有症状中的两种或两种以上，其中至少一个应为主要症状。主要症状包括鼻塞和流涕（前/后鼻滴漏），次要症状包括面部疼痛/肿胀感以及咳嗽。同时鼻内镜或CT检查之一需有相应发现（参考成人诊断标准）。儿童患者不建议常规使用CT，应严格掌握CT检查指征。当经过规范、足疗程治疗后效果不佳、怀疑出现并发症、需要考虑进行手术时，建议进行鼻窦CT扫描，且优先考虑低剂量CT扫描[184]。

二、治疗的特殊性

药物治疗常作为儿童CRS的主要和初始治疗手段[3,26,167,270]。治疗目标是采用不良反应最小的用药方案，达到控制鼻部症状和恢复鼻腔鼻窦功能的目的[271]。在药物剂型、剂量选择和使用中，应注意适用年龄，并充分考虑儿童的依从性和安全性。不建议2岁以下儿童使用鼻用减充血剂，确需使用时，持续时间需≤7 d，并做好儿童及家长的用药指导。在急性发作及感染加重期或出现眶、颅并发症时，应早期给予足量足疗程抗生素，并根据相应病原学检查结果调整用药。不推荐常规使用口服糖皮质激素治疗，当出现眶、颅并发症时，可在足量应用抗生素的情况下，早期有限制地使用，并严密监测不良反应[272]。靶向T2炎症的生物制剂在成人严重和难治性CRSwNP的治疗中展现出良好的前景[273]，但尚缺乏儿童患者的用药研究。鼻窦负压置换适用于治疗儿童CRS及亚急性鼻窦炎，尤其是伴有鼻腔黏脓性分泌物时，但应注意低龄儿童的配合度和操作规范性。儿童行鼻腔冲洗适合用喷雾法，对于2岁以下婴幼儿不建议使用高渗液体。

对于规范药物治疗仍然不能有效控制的儿童CRS，宜于综合分析评估后行手术治疗[274]，推荐阶梯治疗方案。腺样体切除可作为儿童CRS的一线治疗方式[167],对于仍然效果不佳者可考虑FESS。上颌窦后鼻孔息肉是一种鼻腔鼻窦疾病,息肉来源于上颌窦内,经上颌窦口或副上颌窦口突出上颌窦外,再沿鼻道向后垂落到后鼻孔甚至鼻咽部。该病可以在各个年龄阶段发生,但青少年及儿童的发病率远高于成年人,且常伴有CRS。实施手术时不仅应彻底切除根基部,同时应注意微创的治疗原则,以能够建立充分的鼻腔鼻窦引流通道为原则,尽可能保留正常黏膜并减少创伤,控制手术范围[275]。鼻窦球囊扩张术亦可作为儿童CRS的治疗方案,可用于2岁以上儿童的上颌窦以及12岁以上儿童的额窦、蝶窦的窦口扩张,可减少对窦口鼻道复合体的破坏,具有可行性及安全性,但长期的疗效及影响尚待更多循证证据[276]。儿童鼻窦手术的术后定期复查是提高儿童CRS疗效的关键。

对于治疗后症状改善不佳的儿童CRS患者,应考虑各种相关因素,进行综合治疗。对于难治性儿童CRS患者,需考虑是否存在囊性纤维化、纤毛不动综合征、免疫缺陷等疾病,并进行汗氯化物、纤毛结构与功能,以及相关基因检测等针对性检查。

指南临床问题、推荐意见、证据概述和推荐说明

本指南临床问题部分严格遵循临床指南构建方法,符合《世界卫生组织指南手册》(WHO handbook)的制订流程[277],参考指南研究与评价工具Ⅱ(Appraisal of Guidelines for Research and EvaluationⅡ,AGREE Ⅱ)[278],并按照卫生保健实践指南的报告条目(Reporting Items for Practice Guidelines in Healthcare,RIGHT)[279]撰写。本指南已在国际实践指南注册平台(http://guidelines-registry.cn/)注册(注册号PREPARE-2024CN388)。

根据指南范围,秘书组预先设计问卷调研,围绕CRS的诊断和治疗进行临床问题的收集。调查对象主要包括从事CRS临床一线工作的临床医护人员和/或相关科研工作人员,共收集有效临床问题81个。同时,秘书组结合国内外CRS诊断和治疗指南以及高质量的系统评价,基于人群、干预、对照和结

局（Population，Intervention，Comparison，Outcome，PICO）原则分析整理出临床问题清单，交由指导委员会讨论，形成初始临床问题26个。

秘书组将初始临床问题列表提交给指导委员会、撰写组、共识组和讨论组成员，根据临床问题的重要性进行评估打分，范围为1～10分：10分代表重要性最高，并依分值递减，1分代表重要性最低。由秘书组根据临床问题的重要性评分对其进行有效排序，最终根据专家组的评分（>7分），决定本次先行纳入6个临床问题（表4）。

表4 指南初期纳入的临床问题

序号	问题
1	慢性鼻窦炎患者如何选择糖皮质激素治疗？
2	严重鼻窦炎伴有鼻息肉患者选择何种手术方式？
3	慢性鼻窦炎合并变应性鼻炎和/或哮喘患者是否推荐使用过敏原特异性免疫治疗？
4	治疗效果不佳的鼻窦炎是否使用生物制剂？
5	2型、嗜酸性慢性鼻窦炎的诊断依据？
6	慢性鼻窦炎预后不良的预测指标有哪些？

证据合成与评价组针对纳入的临床问题，首先检索近5年发表的相关系统评价、Meta分析，如果检索结果可以回答临床问题，且通过系统评价方法学质量评价工具（A Measurement Tool to Assess Systematic Reviews，AMSTAR）[280]进行方法学质量评价后发现质量高，则评估该结果是否需要更新，不需要更新则直接采用；如果需要更新，则纳入近5年最新研究证据进行更新。如果系统评价质量低或不能回答本指南的PICO问题，则将根据现有原始研究证据重新进行系统评价。采用推荐意见分级的评估、制订及评价（grading of recommendations assessment, development and evaluation，GRADE）方法（http://www.gradeworkinggroup.org/）对证据体的证据质量和推荐意见的推荐强度进行分级，GRADE证据质量和推荐强度分级的含义见表5。共拟定了37条推荐意见，通过共3轮德尔菲问卷调查，指南工作组讨论和审定了所有推荐意见和证据质量，对推

荐意见进行修改、合并,共识度≥75%视为共识通过,最终形成3个临床问题的6条推荐意见,其汇总见表6。

临床问题1：慢性鼻窦炎患者如何选择糖皮质激素（下文简称激素）治疗？

【推荐意见】推荐CRS患者使用鼻喷激素治疗以改善鼻塞症状及鼻息肉评分（强推荐，高质量证据）。

推荐CRSwNP患者使用鼻喷激素治疗以改善患者嗅觉及降低挽救性手术率（强推荐，极低质量证据）。

推荐难治性CRSwNP患者行短程口服糖皮质激素治疗以改善鼻腔通气功能（强推荐，中等质量证据）；改善嗅觉及鼻息肉评分（强推荐，极低质量证据）。

表5 GRADE证据质量与推荐强度分级

类别	具体描述
证据质量分级	
高	非常有把握：观察值接近真实值
中	对观察值有中等把握：观察值有可能接近真实值，但也有可能差别很大
低	对观察值的把握有限：观察值可能与真实值有很大差别
极低	对观察值几乎没有把握：观察值与真实值可能有极大差别
推荐强度分级	
强	明确显示干预措施利大于弊或弊大于利
弱	利弊不确定或无论质量高低的证据均显示利弊相当

【证据概述】指南工作组纳入了4篇关于鼻喷激素治疗CRS的文献，包括1部专家共识、1部临床指南和2篇系统评价。

2024年1项系统评价[281]（10个RCT，$n=751$，AMSTAR $2=13.5/16$）评估了局部激素治疗CRSsNP患者的疗效。其中2项RCT（$n=193$）显示，与安慰剂相比，鼻喷激素降低了患者的总体鼻部症状评分（$SMD=-0.44$，95% CI：$-0.72\sim-0.15$，$P=0.003$）。2022年1项网状Meta分析[282]（61个RCT，$n=7176$，AMSTAR $2=14.5/16$）评估了局部激素治疗CRS（91.3%为CRSwNP）患者的疗效及安全性。结果显示，与安慰剂相比，鼻喷激素显著改善了患者的鼻塞症状（$MD=-0.51$，

95% *CI*：−0.61～−0.41）、息肉评分（*MD*=−0.64，95% *CI*：−0.85～−0.43）及嗅觉功能（*MD*=3.24，95% *CI*：2.05～4.42），并降低了挽救性手术率（*RD*=−10.7%，95% *CI*：−13%～−2.1%）；不良事件发生率无显著差异，安全性良好，证据质量为中等。EPOS2020推荐CRS患者使用鼻用激素，但未明确给药方式[3]。2021鼻窦炎国际共识（ICAR-RS-2021）基于多项RCT，推荐CRSsNP患者（特别是以鼻炎症状为主者）使用标准剂量的鼻喷激素治疗，并建议CRSwNP患者采用鼻喷或滴鼻激素治疗[26]。

指南工作组共纳入评价口服激素治疗CRS的系统评价2篇。目前关于口服激素治疗CRSsNP患者的疗效尚无统一结论，指南暂不推荐将口服激素作为CRSsNP患者的首选治疗方案。有关口服激素治疗CRSwNP的部分原始研究存在随机化和盲法信息不明确，结局指标异质性较大，因而证据质量偏低。

2019年1篇系统评价[283]（7个RCT，*n*=414，AMSTAR 2=14/16）结果显示，与对照组相比，口服激素可显著改善鼻腔通气功能（3项RCT，*n*=142，*MD*=42.39，95% *CI*：28.95～55.84，*P*<0.000 01）和嗅觉（5项RCT，*n*=260，*SMD*=−1.93，95% *CI*：−3.35～−0.51，*P*=0.008），并显著降低鼻息肉评分（6项RCT，*n*=360，*SMD*=−4.76，95% *CI*：−6.99～−2.52，*P*<0.0001）。亚组分析提示，为平衡疗效与不良反应，口服泼尼松龙剂量应小于50 mg/d。2016年Cochrane系统评价[117]（8个RCT，*n*=474，AMSTAR 2=16/16）发现，随访2～3周时，2项RCT均显示口服激素可显著改善疾病特异性健康相关生活质量（改良鼻炎鼻窦炎结局测量-31项量表，*n*=40，*SMD*=−1.24，95% *CI*：−1.92～−0.56，*P*=0.0004；简版鼻结膜炎生活质量问卷评分，*n*=58，*SMD*=−0.79，95% *CI*：−1.32～−0.25，*P*=0.004）。此外，口服激素还降低了总鼻部症状评分的均值（*n*=22，*SMD*=−2.84，95% *CI*：−4.09～−1.59）及治疗前后的差值（*n*=114，*SMD*=−2.28，95% *CI*：−2.76～−1.80），然而，3～6个月的随访中未见症状持续改善。安全性方面，口服激素组（3个RCT，*n*=187）患者胃肠不适（*RR*=3.45，95% *CI*：1.11～10.78）及失眠发生率较对照组增

加（$RR=3.63$，95% CI：1.10～11.95）。

表6 指南问题及推荐意见

问题	推荐意见
1. 慢性鼻窦炎患者如何选择糖皮质激素治疗？	推荐CRS患者使用鼻喷激素治疗改善鼻塞症状及鼻息肉评分（强推荐，高质量证据） 推荐CRSwNP患者使用鼻喷激素治疗以改善患者嗅觉及降低挽救性手术率（强推荐，极低质量证据） 推荐难治性CRSwNP患者行短程口服糖皮质激素治疗以改善鼻腔通气功能（强推荐，中等质量证据）；改善嗅觉及息肉评分（强推荐，极低质量证据）
2. 严重鼻窦炎伴有鼻息肉患者选择何种手术方式？	对伴有哮喘以及术后复发的严重CRSwNP患者，推荐全组鼻窦开放术（强推荐，中等质量证据） 对伴有哮喘以及术后复发的严重CRSwNP患者，可选择扩大切除术（弱推荐，极低质量证据）
3. 慢性鼻窦炎预后不良的预测指标有哪些？	推荐合并哮喘、N-ERD以及变应性疾病作为预测CRS术后复发的指标（中等质量证据，弱推荐）

【推荐说明】本推荐意见基于现有证据，并参考《中国慢性鼻窦炎临床诊断和治疗指南（2018）》[203]、ICAR-RS-2021[26]、EPOS 2020[3]等推荐意见。现有证据提示，不同局部激素给药方式在特定临床结局上具有各自优势。鼻喷激素作为非处方药，具有较高的可及性和低成本。综合考虑疗效、安全性、可及性及成本效应，对于以鼻塞或抑制息肉大小为主要结局的CRS患者，鼻喷激素为首选治疗。参考《中国慢性鼻窦炎临床诊断和治疗指南（2018）》[203]，指南工作组强推荐CRS患者进行标准剂量的鼻喷激素治疗，疗程不少于12周。

对于CRSsNP患者，口服激素的临床疗效缺乏高质量证据[26]。对于CRSwNP患者，口服激素可一定程度改善鼻部症状、息肉评分和嗅觉等结局，但存在复发风险，且可能发生胃肠道不适及失眠等不良反应[117-118, 284]。对于控制不佳的CRSwNP患者，可考虑短期口服激素治疗，推荐使用甲泼尼龙。《中国慢性鼻窦炎临床诊断和治疗指南（2018）》[203]推荐的治疗方案为：剂量相当于泼尼松0.5～1.0 mg/（kg·d）或

15～30 mg/d，晨起空腹顿服，疗程10～14 d，无须逐渐减量，可直接停药。基于现有证据，难治性CRS患者可以尝试短程口服激素治疗，需密切监测不良反应。

临床问题2：严重鼻窦炎伴有鼻息肉患者选择何种手术方式？

【推荐意见】对伴有哮喘以及术后复发的严重CRSwNP患者，推荐全组鼻窦开放术（强推荐，中等质量证据）。

对伴有哮喘以及术后复发的严重CRSwNP患者，可选择扩大切除术（弱推荐，极低质量证据）。

【证据概述】指南工作组进行文献检索，共纳入描述全组鼻窦开放术或EESS与FESS疗效对比的1篇系统评价（$n=1556$）[285]、2项非随机对照研究（$n=123$）[193,286]以及3项回顾性病例对照研究（$n=426$）[190,287-288]。

4项研究进行了全组鼻窦开放术与FESS的疗效比较。1篇系统评价（$n=1556$）以及1篇回顾性病例对照研究（$n=274$）显示[285,287]，对于CRSwNP患者，全组鼻窦开放术对SNOT-22评分的改善比FESS手术更显著，其差异超过12分（$OR=6.49$，95% CI：1.70～24.84）；全组鼻窦开放术对手术前后NPS评分的改变较FESS明显（$P=0.037$）。1项前瞻性非随机对照研究（$n=81$）结果显示[193]：对伴哮喘和有前期手术史的CRSwNP患者，全组鼻窦开放术比FESS在术后1年能够更有效地改善SNOT-22评分（$P=0.002$）。1项前瞻性非随机对照研究（$n=42$）结果显示[286]：对伴哮喘的CRSwNP患者，全组鼻窦开放术较FESS对嗅觉VAS评分的改善更为突出（$P<0.015$），术后鼻内镜评分也有明显优势（$P<0.001$）。

2项回顾性病例对照研究比较了切除筛窦黏膜为核心的EESS与FESS的治疗效果。1项研究（$n=76$）结果显示：对CRSwNP患者，EESS（平均术后34个月）比FESS（平均术后24个月）整体手术获益的VAS评分更高（$P=0.0001$），嗅觉功能的VAS评分也更高（术后24个月，$P=0.02$）[190]。1项研究（$n=76$）显示：对CRSwNP患者，术后5年时EESS比FESS整体手术获益的VAS评分更高（$P=0.002$），但嗅觉功能VAS评分的改善差异无统计学意义（$P>0.05$），EESS手术组复发率也明显低于FESS手术组（$P<0.01$）[288]。

【推荐说明】EPOS 2020认为，全组鼻窦开放术即使纳入更多伴有哮喘、N-ERD以及术后复发的CRS患者，依然较FESS更有效地改善患者的SNOT-22评分、嗅觉评分并减少再次手术率。基于EPOS意见及以上证据，指南工作组推荐对严重CRSwNP患者进行全组鼻窦开放术[3]。而以去除筛窦黏膜为核心的EESS和FESS文献均为回顾性研究，缺乏高水平临床试验。ICAR-RS-2021认为EESS能够改善生活质量评分、改善嗅觉并减少息肉复发率，但黏膜去除手术的并发症如脑脊液鼻漏、术后结痂等也较常见[26]。因此需根据患者病情及医疗条件慎重选择扩大切除手术。

临床问题3：慢性鼻窦炎预后不良的预测指标有哪些？

【推荐意见】推荐合并哮喘、N-ERD以及变应性疾病作为预测CRS术后复发的指标（中等质量证据，弱推荐）。

【证据概述】1项对CRS术后复发的15个临床研究进行的系统评价指出，7篇研究（$n=951$）发现合并哮喘是CRS术后复发的危险因素，4篇研究（$n=471$）发现合并N-ERD的CRS患者ESS术后复发可能性较高，2篇研究（$n=348$）认为合并变应性真菌性鼻窦炎的CRS患者ESS术后复发可能性较高[289]。

1项针对ESS术后CRS进行长期随访（>5年）的7个临床研究的系统评价指出，2个研究（$n=172$）发现合并哮喘的CRS患者术后复发风险较高，2个研究（$n=602$）发现合并N-ERD的CRS患者ESS术后更容易复发，2个研究（$n=171$）认为合并特应性疾病的CRS患者ESS术后易复发且接受再次手术的风险较高[290]。

1项系统评价包含了22个针对CRS预后的临床研究[291]。其中，3个研究（$n=598$）发现合并哮喘是CRS术后控制不佳的危险因素，2个研究（$n=697$）发现合并N-ERD是ESS术后控制不佳的因素，2个研究（$n=461$）发现合并AR是ESS术后控制不佳的因素。

1项针对33个关于CRS术后复发预测指标的临床研究的Meta分析显示，合并哮喘（$OR=2.56, 95\% CI: 2.32\sim2.83$）、合并N-ERD（$OR=3.10, 95\% CI: 2.32\sim4.13$）、合并AR（$OR=1.78, 95\% CI: 1.43\sim2.23$）、合并特应性疾病（$OR=1.39$,

95% *CI*：1.04～1.87）是ESS术后复发的危险因素[292]。

【推荐说明】目前针对CRS预后不良的探讨绝大部分为观察性研究，相关系统评价也侧重于定性描述，缺乏高等级临床研究证据。因此，建议未来研究关注该临床问题。现有的临床证据绝大部分认为，合并哮喘、N-ERD以及特应性疾病分别是CRS术后复发的独立危险因素，但仍有少数研究提出了不一致的结论[293]。本条目下，仅一项研究进行了定量的荟萃分析[292]。由于原始文献并非基于高水平临床证据，且部分研究之间存在一定程度的异质性，因此影响了证据等级和推荐强度。

执笔专家（按姓氏拼音首字母排序）：姜彦（青岛大学附属医院）、蒋卫红（中南大学湘雅医院）、李华斌（复旦大学附属眼耳鼻喉科医院）、李健（中山大学附属第一医院、中山大学附属第一医院广西医院）、李晓艳（上海市儿童医院）、刘剑锋（中日友好医院）、刘争（武汉大学中南医院）、吕威（中国医学科学院北京协和医院）、王成硕（首都医科大学附属北京同仁医院）、王德辉（复旦大学附属眼耳鼻喉科医院）、王向东（首都医科大学附属北京同仁医院）、王振霖（首都医科大学宣武医院）、文卫平（中山大学附属第一医院）、许昱（武汉大学人民医院）、杨钦泰（中山大学附属第三医院）、杨玉成（重庆医科大学附属第一医院）、余洪猛（复旦大学附属眼耳鼻喉科医院）、曾明（华中科技大学同济医学院附属同济医院）、张杰（河南省儿童医院郑州儿童医院）、张罗（首都医科大学附属北京同仁医院）、周兵（首都医科大学附属北京同仁医院）、朱冬冬（吉林大学中日联谊医院）

统稿专家：刘争（武汉大学中南医院）

指导委员会成员（按姓氏拼音首字母排序）：程雷（南京医科大学第一附属医院）、李兰（深圳市儿童医院）、李娜（青岛大学附属医院）、史剑波（中山大学附属第一医院）、王洪田（首都医科大学附属北京世纪坛医院变态反应科）、许庚（中山大学附属第一医院）、杨大章（中日友好医院）、张革化（中山大学附属第三医院）、张华（新疆医科大学第一附属医院）、张秋航（首都医科大学宣武医院）、张亚梅（首都医科大学附属北京儿童医院）、赵长青（山西医科大学第二医院）、朱丽

3 慢性鼻窦炎诊断和治疗指南（2024）

（北京大学第三医院）

外审专家：韩德民（首都医科大学附属北京同仁医院）、黄志刚（首都医科大学附属北京同仁医院）、吴皓（上海交通大学医学院附属第九人民医院）

证据合成与评价组成员（按姓氏拼音首字母排序）：娄鸿飞（复旦大学附属眼耳鼻喉科医院）、卢韬（重庆医科大学附属第一医院）、王鑫（首都医科大学宣武医院）、王威清（中国医学科学院北京协和医院）、吴颖星（华中科技大学同济医学院附属同济医院）、张雅娜（中山大学附属第三医院）、周慧琴（复旦大学附属眼耳鼻喉科医院）、朱真真（中国医学科学院北京协和医院）

投票专家（按姓氏拼音首字母排序）：程雷（南京医科大学第一附属医院）、姜彦（青岛大学附属医院）、蒋卫红（中南大学湘雅医院）、李华斌（复旦大学附属眼耳鼻喉科医院）、李健（中山大学附属第一医院、中山大学附属第一医院广西医院）、李兰（深圳市儿童医院）、李娜（青岛大学附属医院）、李晓艳（上海市儿童医院）、刘剑锋（中日友好医院）、刘争（武汉大学中南医院）、史剑波（中山大学附属第一医院）、王成硕（首都医科大学附属北京同仁医院）、王德辉（复旦大学附属眼耳鼻喉科医院）、王洪田（首都医科大学附属北京世纪坛医院变态反应科）、王向东（首都医科大学附属北京同仁医院）、文卫平（中山大学附属第一医院）、许昱（武汉大学人民医院）、杨大章（中日友好医院）、张革化（中山大学附属第三医院）、张华（新疆医科大学第一附属医院）、张杰（河南省儿童医院郑州儿童医院）、张罗（首都医科大学附属北京同仁医院）、张秋航（首都医科大学宣武医院）、张亚梅（首都医科大学附属北京儿童医院）、赵长青（山西医科大学第二医院）、周兵（首都医科大学附属北京同仁医院）、朱冬冬（吉林大学中日联谊医院）、朱丽（北京大学第三医院）

讨论及征询意见专家（按姓氏拼音首字母排序）：安云芳（山西医科大学第二医院）、曹志伟（中国医科大学附属盛京医院）、陈福权（空军军医大学第一附属医院）、陈雷（解放军总医院）、陈始明（武汉大学人民医院）、冯昕（山东大学齐鲁医院）、谷庆隆（首都儿科研究所附属儿童医院）、郭睿

（首都医科大学附属北京天坛医院）、杭伟（天津市环湖医院）、何光耀（广西医科大学第一附属医院）、黄振校（首都医科大学附属北京同仁医院）、赖银妍（中山大学附属第一医院）、李吉平（上海交通大学医学院附属仁济医院）、李学忠（山东大学齐鲁医院）、刘锋（四川大学华西医院）、刘钢（天津市环湖医院）、刘环海（海军军医大学第二附属医院）、刘穹（解放军总医院第一医学中心）、马瑞霞（银川市第一人民医院）、马有祥（首都医科大学附属北京友谊医院）、孟粹达（吉林大学中日联谊医院）、孟娟（四川大学华西医院）、时光刚（山东第一医科大学附属省立医院）、孙敬武（安徽省立医院）、孙希才（复旦大学附属眼耳鼻喉科医院）、孙亚男（哈尔滨医科大学附属第二医院）、谭国林（中南大学湘雅三医院）、田昊（首都医科大学附属北京友谊医院）、汪银凤（安徽省立医院）、王广科（河南省人民医院）、王旻（北京大学人民医院）、王珮华（上海交通大学医学院附属第九人民医院）、王全桂（北京大学第一医院）、王彦君（华中科技大学同济医学院附属协和医院）、魏欣（海南省人民医院）、文译辉（中山大学附属第一医院）、夏交（首都医科大学附属北京友谊医院）、宿江（新疆医科大学第一附属医院）、薛金梅（山西医科大学第二医院）、薛涛（空军军医大学第一附属医院）、杨贵（深圳市龙岗中心医院）、叶菁（南昌大学第一附属医院）、殷敏（南京医科大学第一附属医院）、余少卿（同济大学附属同济医院）、喻国冻（贵州医科大学附属医院）、张耕（天津医科大学总医院）、张桂敏（天津市第一中心医院）、张维天（上海市第六人民医院）、章华（中南大学湘雅医院）、章如新（复旦大学附属华东医院）、赵玉林（郑州大学第一附属医院）、朱新华（南昌大学第二附属医院）

秘书组成员：曾明（华中科技大学同济医学院附属同济医院）

注：王洪田教授所在科室为变态反应科，其他专家所在科室均为耳鼻咽喉科或耳鼻咽喉头颈外科

志谢 本指南制订过程得到兰州大学循证医学中心陈耀龙教授及王玲博士的方法学指导，特此表示感谢

附表 缩略语表

英文缩写	英文全称	中文
AGREE Ⅱ	Appraisal of Guidelines for Research and Evaluation Ⅱ	指南研究与评价工具Ⅱ
AMSTAR	A Measurement Tool to Assess Systematic Reviews	系统评价方法学质量评价工具
ANCA	antineutrophil cytoplasmic antibody	抗中性粒细胞包质抗体
AR	allergic rhinitis	变应性鼻炎
CCL	C-C motif chemokine ligand	C-C模体趋化因子配体
CRS	chronic rhinosinusitis	慢性鼻窦炎
CRSsNP	chronic rhinosinusitis without nasal polyps	慢性鼻窦炎不伴鼻息肉
CRSwNP	chronic rhinosinusitis with nasal polyp	慢性鼻窦炎伴有鼻息肉
EAASI	European Academy of Allergy and Clinical Immunology	欧洲过敏和临床免疫学会
EESS	extended endoscopic sinus surgery	扩大切除内镜鼻窦手术
EETs	eosinophil extracellular traps	嗜酸粒细胞胞外诱捕网
EPOS	European Position Paper on Rhinosinusitis and Nasal Polyps	欧洲鼻窦炎和鼻息肉意见书
ESS	endoscopic sinus surgery	内镜鼻窦手术
FESS	functional endoscopic sinus surgery	功能性内镜鼻窦手术
G-CSF	granulocyte colony-stimulating factor	粒细胞集落刺激因子
GRADE	Grading of Recommendations Assessment, Development and Evaluation	推荐意见分级的评估、制订及评价
ICAR-RS-2021	International consensus statement on allergy and rhinology: rhinosinusitis 2021	2021鼻窦炎国际共识
IFN	interferon	干扰素
Ig	immune globulin	免疫球蛋白
IGS	image-guided surgery	影像导航手术
IL	interleukin	白细胞介素
ILC2	group 2 innate lymphoid cells	2型固有淋巴细胞
N-ERD	non-steroidal anti-inflammatory drugs-exacerbated respiratory disease	非甾体抗炎药加重的呼吸道疾病

续 表

英文缩写	英文全称	中文
NETs	neutrophil Extracellular Traps	中性粒细胞外诱捕网
NLD	nasolacrimal duct	鼻泪管
NPS	Nasal Polyp Score	鼻息肉评分
PICO	population，intervention，comparison，outcome	人群、干预、对照和结局
QOD-NS	Questionnaire of Olfactory Disorders-Negative Statement	嗅觉障碍生活质量负陈述调查问卷
RCT	randomized controlled trial	随机对照试验
RIGHT	Reporting Items for Practice Guidelines in Healthcare	卫生保健实践指南的报告条目
SF-36	36-Item Short Form Health Survey	健康调查简表
SNOT-22	Sino-nasal Outcome Test 22	鼻腔鼻窦结局测试22
Th	helper T cell	辅助性T细胞
TNF	tumor necrosis factor	肿瘤坏死因子
t-PA	tissue-type plasminogen activator	组织型纤溶酶原激活剂
Treg细胞	regulatory T cell	调节性T细胞
TSLP	thymic stromal lymphopoietin	胸腺基质淋巴细胞生成素
UPSIT	University of Pennsylvania Smell Identification Test	宾夕法尼亚大学嗅觉识别测试
VAS	Visual Analogue Scale	视觉模拟量表

参考文献从略

（本文刊载于《中华耳鼻咽喉头颈外科杂志》2025年第60卷第3期第221-249页）

推荐扫码阅读：慢性鼻窦炎诊断和治疗指南（2024）

咽喉嗓音篇

咽喉内镜检查专家共识（2021）

中华耳鼻咽喉头颈外科杂志编辑委员会咽喉组
中华耳鼻咽喉头颈外科杂志编辑委员会头颈外科组
中华医学会耳鼻咽喉头颈外科学分会咽喉学组
中华医学会耳鼻咽喉头颈外科学分会头颈外科学组
中华医学会耳鼻咽喉头颈外科学分会嗓音学组

由于咽喉的部位较深在，解剖结构及生理功能复杂，检查时需要借助一些特殊的仪器。咽喉内镜的发展提高了咽喉部检查的准确性，极大推动了对咽喉部疾病的认知。咽喉内镜从最初的间接喉镜到直接喉镜、硬性咽喉内镜及软性咽喉内镜，已成为咽喉部疾病最重要的诊断工具。但目前咽喉内镜临床应用中存在操作不规范、观察不全面、诊断评估欠准确等问题。本共识重点介绍软性咽喉内镜的应用，包括操作步骤、检查时的技术要点及注意事项等。

咽喉内镜分类

咽喉内镜主要包括间接喉镜、直接喉镜、硬性咽喉内镜及软性咽喉内镜等。在此基础上又衍生出一些具有特殊检查功能的内镜，例如染色内镜、频闪喉镜、喉高速摄影等[1-3]。

一、间接鼻咽镜和间接喉镜

间接鼻咽镜和间接喉镜是最基础、最简便的咽喉部检查内镜。检查时需要将间接鼻咽镜/间接喉镜置于口咽部，间接观察镜中鼻咽部、部分口咽、舌根、下咽部及喉部的结构及病变。

二、硬性咽喉内镜

通常将硬管内镜（90°或70°）置于口咽部，对于鼻咽、部分口咽、舌根、下咽、喉部及气管上段的结构及病变进行观察。一些硬性咽喉内镜还同时具有电子染色功能。

频闪喉镜：包括硬性内镜及软性内镜，临床应用以硬性内镜为主。频闪喉镜检查除可以观察部分口咽部、舌根、下咽、喉部及气管上段的结构及病变外，其优势在于根据视觉残留定律，应用一定频率的频闪光照亮声带连续波动的不同点，通过视觉叠加，可以观察到声带静止或缓慢振动的影像，获得声带振动特征及黏膜波等信息。目前在临床嗓音功能评估及嗓音疾病诊断中发挥重要作用[2,4]。

三、软性咽喉内镜

软性咽喉内镜最初为纤维咽喉内镜，是利用透光玻璃纤维的可弯曲、光束亮度强和可向任何方向导光的特点，制成的镜体细而软的喉镜。纤维咽喉内镜检查时镜体末端可以接近组织表面直接观察鼻腔、咽部、喉部及气管上段的结构及病变，同时可以在接近自然状态下观察呼吸、发音、吞咽的关系。对于颈短、舌体肥厚、咽腔狭小、张口困难及婴儿型会厌等暴露不良者，软性内镜更具有优势。

电子喉内镜：利用在内镜末端配以CCD片作为超小型摄像机组成的电子内镜影像系统进行观察，获得的影像转换为电子信号后传输，同时可连接数字影像处理系统进行结构或颜色增强并对影像进行重建放大。电子内镜临床应用以软性内镜为主，可避免传统纤维咽喉内镜影像上的蜂房效应，清晰度和分辨率均大大增强。在此基础上，近年来又相继出现一些具有特殊光学处理功能的内镜，例如窄带成像（narrow band imaging，NBI）、荧光染色技术、血管增强技术、智能分光比色内镜和I-Scan内镜等。这些内镜的出现能提高对微小和浅表的早期癌及癌前病变的检出能力，并有助于病变范围的判断、指导活检等[5-6]。

四、直接喉镜及显微镜

若上述检查效果仍不满意，或受检者不能耐受，可以在全身麻醉下进行咽喉内镜检查、直接喉镜检查，甚至在手术显微镜下进一步观察病变，判断性质，并进行相应的手术操作。

目前随着3D及4K等内镜系统的发展,咽喉内镜检查的可视性及清晰度也在不断提升。喉高速摄影技术的发展,也为观察更真实的声带振动特征带来希望。

咽喉内镜应用的适应证和禁忌证

一、适应证

通过咽喉内镜检查,可以对咽喉部解剖结构、功能及病变等进行相应的评估,还可以借助咽喉内镜进行异物取出、活检等相关操作[7-8]。

1. 咽喉疾病筛查:不明原因的鼻出血、回吸涕中带血、单侧耳闷听力下降、不明原因的偏头痛、眼球运动障碍、复视等需要排除鼻咽部病变;咽喉疼痛、咽部异物感、发音障碍、吸气性呼吸困难、慢性咳嗽、不明原因痰中带血、咯血等需排除咽喉及气管上段病变;吞咽疼痛感、异物感、梗阻感或进食呛咳等需排除下咽部病变。

2. 咽喉疾病诊断:咽喉良性肿物;咽喉恶性肿瘤;咽喉急/慢性炎症;咽喉特异性炎症;咽喉菌群失调;咽喉淀粉样变;声带息肉、声带小结、声带囊肿、声带任克水肿、喉白斑等;咽喉部神经肌肉疾病;先天性疾病或发育异常;咽喉异物;咽喉部损伤以及全身疾病相关咽喉部改变等。

3. 病变部位及范围判定:颈部淋巴结肿大,可疑病灶来自头颈部[9];上气道狭窄的部位及程度判定;查找第三鳃裂瘘管内瘘口等。

4. 功能及结构评估:嗓音功能评估,声带运动功能评估,吞咽及感觉功能评估,鼾症上气道评估,其他全身麻醉气管插管术前评估等。

5. 内镜下操作与治疗:异物取出,病变部位活检,辅助鼻饲置管及困难气道插管等。

6. 治疗后随访:咽喉疾病治疗效果评价及随访。

二、禁忌证

咽喉内镜检查,无绝对禁忌证,相对禁忌证如下:

1. 有严重出血倾向、凝血机制障碍者。
2. 受检者不能配合。

3. 严重的心肺功能障碍者等。
4. 喉梗阻不能耐受检查者。
5. 传染性疾病活动期。

检查前准备及注意事项

一、受检者准备

1. 与受检者充分沟通，了解其病史、主诉、检查目的及特殊要求，有无内镜检查禁忌，是否有麻醉药物过敏史、传染病史等。

2. 告知受检者可能发生的风险及注意事项，必要时签署知情同意书。检查前酌情禁食水。

3. 内镜检查前按照医院感控要求对受检者进行相关辅助检查。

二、设备及药物准备

1. 根据检查的目的选择适当的内镜设备及配件，并确保设备处于正常工作状态。

2. 根据需要可配备表面麻醉剂、鼻腔减充血剂及相应的急救药品及设备。

三、注意事项

如果经鼻腔内镜检查困难，可经口进行检查。检查过程注意手法轻柔，减少刺激。重症患者检查时，应评估全身情况；儿童尤其是新生儿应注意咽喉气道的结构及发育异常的表现，在适当的体位下进行检查。必要时配备相应监护及抢救设施。

咽喉内镜检查技术要点

一、体位

进行咽喉内镜检查时，受检者可取坐位或者仰卧位。取坐位时，检查者位于受检者的对面，仰卧位时检查者位于受检者的头部上方或侧方。对于不能配合者，需要医生或家属协助固定受检者的头部及四肢。

二、麻醉

在进行咽喉内镜检查或相关操作时，可以应用表面麻醉药物。

咽喉内镜检查常用的表面麻醉药物是0.5%~1.0%的丁卡因或2.0%的利多卡因，对于需观察声门下或气管内病变者，可以采用麻醉剂滴喉或经环甲膜穿刺注药进行表面麻醉。注意切勿超过药物中毒剂量，避免不良反应。对丁卡因过敏者及严重过敏性体质者禁用。

特殊状态下检查，如睡眠呼吸障碍患者的诱导睡眠下的内镜检查，需在麻醉医生的指导下进行。

三、检查方法

1. 软性咽喉内镜检查：检查时嘱受检者放松，头部摆正，操作者一手握内镜操作部，一手持内镜前端。常规经鼻腔进镜，原则上先观察健侧，再观察患侧，发现病变后应确定其部位、范围、与邻近结构的关系，并拍照记录。可以视病情需要进行活检等操作。

首先将内镜前端置于鼻前庭处，观察鼻甲及鼻道，选择较宽敞的鼻腔（在鼻中隔和下鼻甲之间或沿下鼻甲和中鼻甲之间）插入内镜，随后向前推进，尽量无阻力经后鼻孔进入鼻咽部。之后，嘱受检者闭口经鼻吸气，充分暴露鼻咽部；继续向下进入口咽部，观察双侧扁桃体侧面、舌根、双侧咽侧壁。嘱受检者伸舌，暴露并观察会厌谷。鼾症患者应重点观察自然状态下软腭后气道和舌后气道间隙狭窄程度，还可嘱患者闭口、捏住鼻翼、用力吸气，观察气道狭窄程度的变化和咽壁软组织塌陷情况。沿咽后壁继续向下，到达会厌缘水平，在受检者吸气及发"衣"音状态下，观察下咽和声门上、声门及声门下区的结构及双侧声带的运动情况。对于会厌抬举不良者，可嘱其仰头。内镜前端向下到达杓区水平时，嘱受检者做吹气球的动作（改良Valsalva法），或配合使用颈前皮肤牵拉法，显露下咽后壁和环后区，然后内镜向两侧探入梨状窝，在发"衣"音状态下更好地观察黏膜情况。观察声门下或气管内时，最好在充分表面麻醉下，嘱深吸气，在声门开放时将内镜前端越过声门向下进行观察。

如果鼻腔明显狭窄，内镜无法通过时，可选择经口途径观察。经口腔进镜时，可嘱受检者自行拉舌或放置牙垫，观察口腔内结构，鼻咽部、软腭和双侧扁桃体以及舌根、下咽、喉部的情况。

内镜检查完毕后,缓慢退镜,再次对以上各个解剖分区进行观察,以免漏诊。

2. 硬性咽喉内镜(频闪喉镜)检查:在进行硬性咽喉内镜检查时,受检者取坐位。可通过气体吹张、加热、涂防雾剂等方法,防止喉镜镜面起雾。检查时嘱受检者伸舌,可借助纱布包裹、牵拉舌前1/3,检查者将喉镜送入受检者口咽部,镜面对准喉上口,镜头接近咽后壁处。嘱受检者平静呼吸,观察部分口咽及舌根。在受检者吸气及发"衣"音状态下,观察下咽、喉部和气管上段结构及声带运动变化。行频闪喉镜检查时需要将麦克风固定于甲状软骨表面或直接连接在喉镜上,重点观察声带的振动方式、振动幅度、振动对称性、周期性、闭合相特征、黏膜波的特点、两侧声带垂直高度的差异等。

咽喉内镜观察要点及常见疾病特征

一、鼻咽部

(一)检查要点

鼻咽部检查时,首先观察双侧鼻腔,经鼻腔进镜至后鼻孔时,调整角度,嘱受检者闭口用鼻吸气,充分暴露鼻咽部全貌。观察鼻咽顶壁、后壁、咽隐窝、咽鼓管圆枕、咽鼓管咽口、软腭鼻咽面等部位,以及两侧对称性;注意观察鼻咽部是否有异常搏动。注意排查黏膜下病变。如鼻腔或后鼻孔狭窄,无法经鼻腔进镜时,可经口腔自悬雍垂、软腭后向上观察鼻咽部及后鼻孔情况。

(二)疾病特征

1. 先天性病变:鼻咽囊肿多源自咽囊残留,呈现为鼻咽顶部黄白色隆起,表面光滑;还应注意观察是否有异常搏动以除外脑膜脑膨出等。

2. 良性病变:以腺样体肥大、鼻咽部淋巴组织增生和鼻咽纤维血管瘤多见。①腺样体肥大和鼻咽部淋巴组织增生:观察鼻咽顶后壁淋巴组织颜色、形态、增生程度及范围;儿童腺样体肥大者需观察腺样体增生阻塞后鼻孔程度,及其与两侧咽鼓管咽口的关系。检查鼻咽部时,应在闭口经鼻吸气状态进行观察。屏气、哭闹会导致后鼻孔被挤压,影响对腺样体增生程度的判断。②鼻咽纤维血管瘤:鼻咽部类圆形或分叶状红色肿物,肿瘤较大者可向前突入后鼻孔,向两侧压迫咽鼓管咽口,向下压迫软腭;因该肿瘤极易出血,禁忌取活检。

3. **恶性病变**:以鼻咽癌及淋巴瘤多见。鼻咽癌内镜下可分为隆起型、菜花型、溃疡型、浸润型和浅表型,肿瘤最初多起源于咽隐窝,肿瘤较大时可破坏鼻咽侧壁,甚至占据鼻咽腔,堵塞后鼻孔;鼻咽癌早期可合并颈部肿块;对于局部黏膜下隆起或一侧咽隐窝较饱满者,也需排除鼻咽癌可能。NBI等特殊光学处理的内镜下若发现鼻咽黏膜表面扭曲线条形、蛇形或蚯蚓形新生血管,亦需排除鼻咽癌可能[10-11]。

二、口咽部

（一）检查要点

经鼻腔进镜时,于鼻咽与口咽交界处注意观察软腭及悬雍垂背面有无病变、软腭运动情况。可嘱受检者闭口捏鼻做强力吸气动作以观察咽腔塌陷和狭窄程度（Müller's试验）。继而进镜检查口咽后壁、侧壁及扁桃体有无异常,同时观察口咽部宽敞程度、淋巴组织增生程度。嘱受检者做低头伸舌动作或同时辅以仰头、低头及发"衣"音以更好地暴露舌根及会厌谷。检查时对于可疑部位辅以NBI等特殊光学处理的内镜检查,可提高早期癌的检出率。

经口进镜时,受检者发"衣"音可更好地暴露软腭、悬雍垂及双侧扁桃体,并观察软腭的抬举状态。

（二）疾病特征

1. **良性肿物**:口咽部淋巴滤泡增生表现为大小不一的突起,无明显疼痛;囊肿表现为光滑隆起;血管瘤多呈紫红色肿物;乳头状瘤多呈桑葚状,带蒂或不带蒂;舌根异位甲状腺多为舌根正中圆形隆起,表面光滑血运丰富;甲状舌管囊肿多表现为舌根正中光滑肿物,囊性感。

2. **扁桃体恶性肿瘤**:扁桃体单侧肿大常见,可出现局限性硬结或溃疡不愈,表面可有坏死,可合并颈部肿块。

3. **舌根恶性肿瘤**:舌根部溃疡不愈,局部隆起,触之僵硬,常合并颈部肿块。

三、下咽部

(一) 检查要点

下咽部检查时要注意远近结合,充分暴露。当内镜前端到达会厌水平时,嘱受检者发"衣"音,重点观察下咽各个解剖分区的全貌和两侧梨状窝是否对称、梨状窝有无扩张及食物残留,随后内镜保持在杓区稍上方的位置,嘱受检者深吸气,然后闭口鼓腮用力向外鼓气,屏住呼吸(改良Valsalva法),将下咽后壁和环后区充分分开,重点观察下咽后壁和环后区黏膜是否光滑以及双侧梨状窝尖部有无异常[12]。如果观察效果不佳,可同时配合使用颈前皮肤牵拉法,用力向上牵拉颈部甲状软骨处皮肤(适合仰卧体位)[13]。然后内镜前端向下探入两侧梨状窝内部,观察梨状窝内外侧壁黏膜有无异常及双侧对称性。

(二) 疾病特征

1. 良性肿物:囊肿一般为淡黄色表面光滑,乳头状瘤多呈桑葚状,血管瘤多呈紫红色,纤维瘤及脂肪瘤则表现为黏膜下光滑隆起的病变。

2. 下咽癌:重点评估肿瘤部位、范围、有无多原发癌、对周围组织结构(尤其是喉部)的侵犯情况以及声带运动情况,为下咽癌T分期及范围的判断提供准确信息[14]。早期下咽癌病变多浅表、隐匿,普通喉镜易漏诊,NBI等特殊光学处理的内镜检查有助于发现早期下咽癌及癌前病变。下咽癌NBI模式下的特点可借鉴喉癌和食管癌的诊断分型,早期表现为大斑点,进展后可见扭曲的蚯蚓及蛇型微血管表现[15]。

四、喉部

(一) 检查要点

喉部检查时,应仔细检查声门上、声门及声门下各个解剖亚区及邻近区域,包括舌根、会厌谷、会厌舌面及喉面、室带、喉室、声带、前连合及后连合、杓状软骨、杓会厌襞、梨状窝及声门下的情况。动态观察受检者呼吸、发"衣"音及吞咽时,会厌抬举、双侧杓状软骨、声带运动情况及喉部结构对称变化。还应注意观察吸气相声门开大程度及发"衣"音时声门闭合状态以及是否存在声门上代偿。对可能累及声门下及气管的病变,可嘱患者深吸气,越过声门观察声门下或气管。频闪喉镜检查时,需特别关注发音时声带振动及黏膜波的改变。

(二)疾病特征

1. 先天性疾病或发育异常:①先天性喉蹼,多见于声门区,需观察喉蹼范围及声门下区是否受累。②喉软化症,重点观察会厌、杓会厌襞、杓状软骨区域及其表面黏膜形态异常程度,吸气状态下黏膜向喉腔脱垂程度。③先天性喉裂,可见喉气管后部黏膜伴或不伴有软骨的裂隙,容易漏诊。高度怀疑时需全身麻醉下进行检查确诊。

2. 炎性病变:①急性会厌炎,应关注会厌舌面黏膜弥漫充血及水肿程度,是否有黏脓性分泌物附着,重者可呈球形遮挡声门;还应观察喉部其他部位是否有充血、水肿。有呼吸困难者需在呼吸可耐受前提下进行检查。②急/慢性喉炎,以双侧声带为主的喉部黏膜急/慢性充血、水肿或肥厚,黏膜表面可有渗出或附着干痂。儿童急性喉炎表现为声门下黏膜水肿,并可累及气管。急性炎症伴有呼吸困难者需在呼吸可耐受前提下进行检查。③反流性咽喉炎,可表现为杓区充血、红斑,杓间区肥厚增生,可伴有假性声带沟、声带突接触性肉芽肿或溃疡等[16]。④特异性感染,以喉结核多见,其在内镜下喉黏膜可表现为充血、溃疡、渗出、坏死或肉芽肿样增生等。还需进一步排除咽部、气管及肺部等是否存在结核活动性病变。部分喉结核患者后期可出现喉部瘢痕样改变甚至狭窄。喉结核应与喉部恶性病变鉴别。

3. 良性病变及肿瘤:①声带良性增生性病变,以声带小结、声带息肉、声带囊肿及声带任克水肿等最为多见。注意观察病变位置、形态、范围及对称性,黏膜表面充血及血管扩张程度,发音时声门闭合状态及声门上代偿程度等。②喉乳头状瘤,呈乳头状突起,可单发或多发,可累及声门下及气管。成人患者需排除是否有恶变征象。伴呼吸困难的儿童检查需慎重。③喉血管瘤,呈光滑暗红色或暗紫色膨出物。④喉淀粉样变,呈淡黄色弥漫性或结节样增生,常见于声门上区;应注意观察声门下及气管内是否存在病变及气道狭窄程度,还需要观察鼻腔、咽部等部位是否受累。

4. 声带运动障碍:观察双侧声带、杓状软骨形态及运动状态（固定/受限）及位置，发音相声门闭合情况及吸气相声门开大程度，声门上代偿情况。需结合其他检查进一步鉴别神经损害造成的声带麻痹及环杓关节疾病或损伤/杓间区粘连、瘢痕等机械性原因所致的声带固定。若梨状窝有明显分泌物潴留，则不排除迷走神经高位损伤的可能[17-19]。因双侧声带外展运动障碍引起呼吸困难的患者，需在呼吸可耐受的前提下观察声门下、气管是否存在狭窄。

5. 喉狭窄[20]：对狭窄的部位、严重程度、延伸范围、声门下及气管受累情况作出初步判断，并注意声带运动是否正常；同时观察口、鼻、咽部是否存在类似的瘢痕或狭窄。有呼吸困难者需在患者呼吸可耐受的前提下进行检查。对于不能配合表面麻醉下检查的患者，特别是儿童，需要在全身麻醉下对气道进行进一步评估。

6. 喉白斑：多发生于声带，内镜下注意观察白斑形态、范围与界限，前连合及双侧声带受累情况，声带黏膜是否充血以及声带运动情况[21-22]。频闪喉镜下注意观察是否有黏膜波减低及其程度以除外可疑恶变[23]，NBI等特殊光学内镜检查要注意贴近声带表面进行观察，在白斑表面及白斑周围寻找有无异常的棕褐色斑点以判断病变性质，除外可疑恶变[24]。

7. 喉癌：内镜下可呈现溃疡型、菜花型、结节型、包块型、黏膜下型或混合型。检查时注意观察肿瘤各解剖亚区受累情况、是否侵犯周围结构及声带运动情况等。NBI等特殊光学处理的内镜检查黏膜表面微血管异常扩张程度及频闪喉镜下黏膜波明显减低或消失可以作为判断可疑恶性病变的参考指标[25]，NBI喉镜下黏膜表面出现边界清楚的棕褐色大斑点多提示为早期喉癌[26-27]。对合并呼吸困难的患者，需在呼吸可耐受的前提下进行检查。

8. 咽喉肿瘤术后：①全喉切除后，喉部结构缺如，需观察舌根及咽部黏膜情况，必要时可嘱患者吞咽或者主动打嗝，观察食管入口；还需观察是否有复发征象。②喉部分切除后，部分结构缺如，仔细观察残存的解剖结构及修复组织，同时重点观察是否有复发征象。③皮瓣修复后，除仔细观察残存的解剖结构及术区黏膜外，应重点观察修补处皮瓣颜色、形态，判断皮瓣愈合及血运状况。

咽喉内镜报告

一、内镜下图片采集

(一) 基本要求

采集的图片要求图像清晰、部位准确、远近景结合、重点部位的解剖标志显示清楚。

(二) 图片采集要点

1. 鼻咽部:在受检者闭口用鼻吸气时拍照,尽量要将鼻咽侧壁结构(圆枕、咽鼓管咽口和咽隐窝)及部分顶后壁同时包含进去。鼻咽癌时要显示后鼻孔是否受侵。

2. 口咽部:内镜前端通过悬雍垂后,将内镜置于中线位置,嘱受检者发"衣"音,显露舌根全貌时拍照,然后向两侧拍照。双侧扁桃体和软腭的全貌,需要经口进行观察,内镜经口探入到软腭位置时,嘱受检者发"衣"音,进行拍照。

3. 下咽部:在发"衣"音时,分别在中线和两侧对下咽全景和两侧梨状窝拍照,使用吹气球法或颈前皮肤牵拉法,对显露的下咽部后壁和环后区拍照。

4. 喉部:声门上区要在会厌、两侧杓会厌襞、杓区及声带同时显露时进行拍照[28]。声门区要在发音和吸气时分别拍照,要将两侧声带全长和前、后连合包含在内。如需观察声门下及气管,需将内镜前端越过声门后拍照。

5. 病变部位:要充分显露异常病变,远景显示病变与标志解剖结构的关系,近景显示病变的具体位置、边界及累及范围。

二、咽喉内镜报告

咽喉内镜检查报告是病情诊断的重要依据,要求报告描述详细、用语规范、图片信息准确清晰。咽喉内镜检查报告一般建议包括以下内容:①受检者的基本信息;②内镜下所见,对发现的异常病变要准确描述,包括病变的部位、大小、形态、范围、活动度以及与周围邻近结构的关系等;③选择具有代表性且清晰的图片添加在报告中;④如果对异常病变进行了活检,报告中要准确记录活检部位;⑤根据内镜下的检查结果,给出内镜下的印象诊断,医生签字。

并发症的预防及处理

一、检查后注意事项

1. 行黏膜表面麻醉者，检查后1~2 h待咽喉部麻木感消失后再进食，以免出现误吸。

2. 检查后出现任何不适者，应予观察至症状缓解后再嘱受检者离开。

二、并发症预防及处理

1. 出血：尽可能无阻力进镜，避免出血。鼻出血量较少，无须特殊处理，观察至出血停止后再嘱受检者离开。

2. 麻醉意外：极少数受检者会对表面麻醉药物过敏，药物过量会产生中毒反应。在行鼻腔和口咽麻醉时，注意少量分次用药，时刻注意观察受检者反应，若出现胸闷、气急、面色苍白等不适即停止麻醉。必要时配备心肺复苏药物、气管插管等相应的抢救设备。

3. 喉痉挛：检查前做好受检者安抚工作，缓解紧张情绪，喉部检查时表面麻醉要充分，不要过度刺激声门区，当受检者咳嗽剧烈、有明显的呼吸困难时应立即停止内镜检查操作。

4. 心脑血管等意外：对于有严重心肺脑功能障碍者检查应慎重。

咽喉内镜的清洗消毒及防护

咽喉内镜的清洗消毒及医务人员的防护应遵照相应的国家规定及医院感控要求进行。

结　　语

咽喉内镜是耳鼻咽喉头颈外科医生的一种常用检查工具，是咽喉部疾病诊断的重要手段。临床应用时要注意掌握适应证和禁忌证，充分做好检查前准备，操作要轻柔娴熟，检查要认真仔细，图片拍照要端正清晰，报告要详细准确。本共识的制定，旨在规范我国咽喉内镜检查技术，掌握重点部位的检查要点及疾病特征，避免漏诊和误诊，为咽喉疾病的诊断和治疗提供帮助。

起草执笔专家：徐文（首都医科大学附属北京同仁医院耳鼻咽喉头颈外科）、雷大鹏（山东大学齐鲁医院耳鼻咽喉头颈外科）、倪晓光（中国医学科学院肿瘤医院内镜科）、黄志刚（首都医科大学附属北京同仁医院耳鼻咽喉头颈外科）

参与讨论及邮件征询意见专家（以姓氏拼音为序）：陈洁（上海交通大学医学院附属上海儿童医学中心）、陈雄（武汉大学中南医院）、崔鹏程（空军军医大学唐都医院）、房玉新（中华医学会杂志社）、高雪梅（北京大学口腔医院）、黄冬雁（解放军总医院第六医学中心 解放军总医院耳鼻喉科头颈外科医学部 国家耳鼻咽喉疾病临床医学研究中心）、皇甫辉（山西医科大学第一医院）、黄晓明（中山大学孙逸仙纪念医院）、黄志刚（首都医科大学附属北京同仁医院）、郎军添（上海交通大学医学院附属瑞金医院）、雷大鹏（山东大学齐鲁医院）、雷文斌（中山大学附属第一医院）、李慧军（哈尔滨医科大学附属第一医院）、李进让（解放军总医院第六医学中心 解放军总医院耳鼻喉科头颈外科医学部 国家耳鼻咽喉疾病临床医学研究中心）、李兰（深圳市儿童医院）、李湘平（南方医科大学南方医院）、李晓明（白求恩国际和平医院）、李晓艳（上海市儿童医院）、刘大波（南方医科大学深圳医院）、刘宏伟（辽宁省肿瘤医院）、刘鸣（哈尔滨医科大学附属第二医院）、刘绍严（中国医学科学院肿瘤医院）、刘业海（安徽医科大学第一附属医院）、倪晓光（中国医学科学院肿瘤医院）、倪鑫（国家儿童医学中心 首都医科大学附属北京儿童医院）、潘新良（山东大学齐鲁医院）、宋西成（烟台毓璜顶医院）、田秀芬（郑州大学第一附属医院）、王宝山（河北医科大学第二医院）、王恩彤（北京电力医院）、王丽萍（中国医科大学附属盛京医院）、魏均民（中华医学会杂志社）、任晓勇（西安交通大学第二附属医院）、温树信（山西白求恩医院）、吴海涛（复旦大学附属眼耳鼻喉科医院）、肖水芳（北京大学第一医院）、肖旭平（湖南省人民医院）、徐文（首都医科大学附属北京同仁医院）、闫燕（北京大学第三医院）、杨慧（四川大学华西医院）、杨新明（中南大学湘雅二医院）、叶京英（清华大学附属北京清华长庚医院)、殷善开(上海交通大学附属第六人民医院)、于萍(解放军总医院耳鼻咽喉头颈外科医学部)、于振坤(南京明基医院)、张杰(国家儿童医学中心 首都医科大学附属北京儿童医院)、张立红(北京大学人民医院)、张庆泉(烟台毓璜顶医院)、张亚梅(国家儿童医学中心 首都医科大学附属北京儿童医院)、郑宏良(海军军医大学附属长海医院)、周水洪(浙江大学医学院附属第一医院)

参考文献从略

(通信作者:黄志刚)
(本文刊载于《中华耳鼻咽喉头颈外科杂志》2021年第56卷第11期第1137-1143页)

喉气管狭窄诊断与治疗专家共识

中华医学会耳鼻咽喉头颈外科学分会咽喉学组
中华医学会耳鼻咽喉头颈外科学分会嗓音学组
中华医学会中华耳鼻咽喉头颈外科杂志编辑委员会咽喉组

随着危重患者和喉气管外伤患者救治中呼吸机辅助呼吸技术的广泛应用，喉气管狭窄的发生率也明显增加。由于喉气管狭窄患者的致病原因、损伤部位和严重程度各不相同，因而没有一种手术方式可用于所有患者。医生会依据患者的病情和医师的个人经验选择不同的治疗方案。因此，制订一个喉气管狭窄诊断和治疗专家共识对于规范该病的诊治，提高治愈率很有必要。

一、定义

喉气管狭窄是指由各种原因造成的喉气管软骨支架畸形、塌陷或缺损，喉气管黏膜瘢痕形成或黏膜下组织增生导致呼吸困难的一种疾病。

本共识讨论的狭窄可同时合并单侧、双侧声带固定，但不包括单纯声带麻痹、恶性肿瘤侵及喉气管、儿童喉气管软化、纵隔肿瘤或大血管畸形压迫气管所致的狭窄。

二、病因

常见病因为长时间气管内插管机械通气、颈部外伤，其次为喉气管手术后，如喉乳头状瘤、喉癌、气管切开术后等。喉气管特异性感染，如结核、梅毒也可遗留狭窄。儿童先天性喉气管狭窄通常由环状软骨畸形导致。成人不明原因的狭窄往往与自身免疫性疾病有关，一般发展缓慢。

三、临床表现

主要表现为呼吸困难和声音嘶哑。呼吸困难的严重程度与狭窄的程度和病情发展快慢有关,其临床表现可根据喉阻塞呼吸困难分度来判断。喉部受损常有声嘶表现,严重者可以失音。已做气管切开者表现为堵管困难、不能拔管。少数患者可伴有误咽。

四、检查

电子或纤维喉镜检查是最基本的检查方法,可以对狭窄部位和严重程度做出初步判断并观察声带运动情况,同时可排除口、鼻、咽部阻塞性病变。部分不能配合局部麻醉(局麻)下检查的患者,特别是儿童患者,需要在全身麻醉(全麻)保留自主呼吸和不保留自主呼吸两种情况下对气道作详细检查和评估,排除肿瘤、心血管畸形导致的外源性狭窄或喉、气管、支气管软化。

喉气管侧位 X 线片或 CT 检查可显示会厌、甲状软骨、喉室、声门下区域、环状软骨、气管腔等结构,对判断狭窄部位及测量狭窄长度有帮助。轴位 CT 还可显示正常管腔和狭窄部位管腔的横截面大小,以此评估狭窄程度并判断软骨的缺失程度。螺旋 CT 虚拟成像有助于了解气管切开口周围管腔宽度。必要时可行增强 CT 和 MRI 以显示是否存在喉气管本身占位性病变、异常的纵隔血管或气管外包块压迫气道。

对于不明原因的喉气管狭窄患者需要做与自身免疫性疾病相关的检查,如抗中性粒细胞胞质抗体等,以排除相关疾病。

五、诊断

对于有上述临床表现,经检查有明确的喉和/或气管狭窄的患者即可做出诊断。

六、分类

1. 喉狭窄:分为声门上、声门、声门下及联合狭窄。
2. 气管狭窄:以胸骨上切迹为界分为颈段气管狭窄和胸段气管狭窄。
3. 喉气管狭窄:喉、气管均有狭窄。

七、严重程度

声门上和声门区狭窄目前尚无统一的严重程度分度,多以描述狭窄部位为主,如声门前部狭窄,声门区闭锁等。

声门下和气管狭窄国际上以 Myer-Cotton 分度方法为主[1]。一度狭窄:管腔阻塞面积占总面积的 0~50%;二度狭窄:管腔阻塞面积占总面积的51%～70%；三度狭窄：管腔阻塞面积占总面积的71%～99%；四度狭窄：管腔完全闭塞。一、二度属轻度狭窄，三、四度属重度狭窄。该方法简单明了，易于临床医师掌握，故本共识推荐使用该分度方法。

欧洲喉科学会建议在Myer-Cotton分度基础上加上狭窄部位，用a、b、c、d字母表示，以说明狭窄范围[2]。a表示狭窄累及一个部位，可以是声门上、声门、声门下、气管4个部位中的任何一个。b表示累及2个部位，c表示累及3个部位，d表示累及4个部位。合并有其他严重全身性疾病或先天性畸形，则用"+"号表示。这一方法更为细致地描述了狭窄的范围和严重程度，但评估上也相对复杂些，可供我们参考。

八、治疗

1. 目标：以解除狭窄，建立通畅的气道为主要目标，同时尽可能保留和改进发音以及吞咽保护功能。改善通气的各种手术方式有时会损害喉的其他功能，术前应与患者充分沟通，使其对治疗效果有一个合理的期望值。

2. 手术分类：喉气管狭窄手术方式较多，应根据病因、狭窄部位和严重程度选择不同的术式。总体来说可分为内镜下手术和开放手术两大类。

内镜下手术是在内镜监视下用显微手术器械、激光等切除瘢痕或用球囊扩张狭窄部位，扩大管腔的微创手术。内镜下手术具有创伤小、住院时间短的优点，但适应证有限。目前推荐的适应证是Myers-Cotton一度和二度狭窄，及部分较轻的三度狭窄。对于部分孤立的或薄膜状闭锁的喉气管狭窄，可以选择内镜下激光、显微器械等做切除或球囊扩张治疗[3-5]。激光去除瘢痕后，根据管腔宽畅程度选择合适的T型硅胶管或其他支撑器经气管造瘘口放入，以防瘢痕挛缩后再狭窄。内镜下治疗还可作为开放式手术后的辅助治疗，如内镜下去除肉芽组织等。下列情况不建议内镜下治疗：①明显的软骨支架缺损；②环周状的瘢痕且长度＞1 cm；③有多次内镜下治疗失败病史。

开放手术适用于内镜下手术失败、声门下和气管Myers-Cotton三、四度狭窄的患者。开放手术分为两类，喉气管重建术和环气管或气管部分切除术。前者是用自体软骨或肌皮瓣等组织加宽狭窄处气道，后者是切除狭窄段气道后将正常气道端对端吻合。一般来说，软骨支架较完整的喉气管狭窄可选用喉气管重建术，而环状软骨和气管支架严重缺损的患者往往表现为重度声门下和气管狭窄，应选择环气管或气管部分切除术。

3. 手术方式：为便于指导临床操作，下面按狭窄部位叙述手术方式。

（1）声门上狭窄：声门上狭窄通常由舌骨、甲状舌骨膜处外伤或下咽腐蚀伤引起。舌骨骨折后与会厌一起向后移位，导致喉入口狭窄，同时可伴有甲状软骨上切迹骨折。手术方式可以采取喉裂开入路，切除变形的会厌软骨根部和瘢痕，将会厌前拉固定在甲状软骨上缘[6]。会厌与下咽粘连形成的狭窄，可以经舌骨下咽进路（或在支撑喉镜下用CO_2激光）切除瘢痕。遗留创面较大的需要用游离黏膜或刃厚皮片修复。这类狭窄通常需要放置上端加塞子的T型硅胶管支撑。

（2）声门区狭窄：声门区狭窄可分为前部、后部狭窄和完全闭锁3种情况。声门区前部狭窄可由外伤致甲状软骨骨折、黏膜撕裂，或气管插管引起。若瘢痕未超过声带下缘，后连合正常，可选择内镜下手术[7]。切开瘢痕制作黏膜瓣，反向翻转缝合，使声带两侧游离缘创面分离。也可用喉刀或CO_2激光直接切开瘢痕，放置喉模或支撑器。声门区后部狭窄包括杓间区和后连合狭窄，常伴有一侧或双侧杓状软骨固定。双侧杓状软骨固定时需要在切除瘢痕的同时切除一侧杓状软骨[8]。也可用环状软骨后壁裂开加肋软骨移植的方法，使后连合变宽[9]。无论内镜还是开放手术，往往都需要支撑器支撑。裸露的创面可由黏膜瓣、游离黏膜或皮肤覆盖。声门区完全闭锁常伴有声门下狭窄，需喉裂开按声门下狭窄进行治疗。

喉癌术后引起的狭窄，建议选择胸舌骨肌皮瓣治疗。做过根治剂量放疗的患者不建议开放手术治疗。

（3）声门下和颈段气管狭窄：偏一侧的孤立狭窄或环周狭窄长度较短（一般<1 cm）的声门下或气管狭窄可以选择内镜下治疗。用CO_2激光、显微器械放射状切开瘢痕组织，也可用等离子刀、氩气刀或动力吸切器等切除，放置支撑器。内镜下治疗失败应改用开放手术修复。二、三度狭窄的患者适合用喉气管重建的方法[10-13]。切开气管前壁后在黏膜下切除瘢痕组织，尽量保留健康黏膜，用肋软骨、甲状软骨、胸舌骨肌皮

瓣、胸锁乳突肌锁骨膜瓣等自体组织加宽管腔。三、四度狭窄的患者适合用环气管部分切除术，前提是狭窄上缘距离声带下缘至少3 mm以上，以便吻合时不损伤声带[14]。

单纯气管完全闭锁者应首选狭窄段气管切除端端吻合术[15-17]。该术式的禁忌证与需要切除的气管长度有关。原则上，切除长度>5 cm（儿童为气管全长的1/3）无法进行端端吻合的，应视为手术禁忌证，而这类患者目前尚无理想的治疗方法，可长期放置T型管作为姑息治疗。气管切除的长度应根据患者年龄、颈部长短及后仰程度而定，年龄越大、颈部后仰程度越差，可切除气管长度越短。

4. 支撑器：支撑器主要指T型硅胶管，不建议用镍钛合金网状支架或其他金属支架。下列情况推荐放置支撑器：（1）需要支撑移植的软骨、骨或肌皮瓣，防止其塌陷，或希望将错位的软骨片固定在所希望的位置；（2）需要将移植的黏膜上皮或皮肤贴附固定在移植部位；（3）有两个相对的创面需要分离，防止粘连；（4）在缺乏软骨支架的重建部位维持管腔宽畅，等待瘢痕形成。

支撑器留置时间视病情严重程度和手术方式而定。如果软骨支架比较完整，可以放置3个月左右。如果软骨支架缺损较多，则需放置12个月或更长时间[18]。

放置T型管时，其上端位置应根据狭窄部位来定。如果狭窄位于声门上则其上端应加塞子以防误咽。狭窄位于声门和声门下时其上端应在室带上缘平面。单纯气管狭窄其上端可放在环状软骨弓平面以下，若要超过该平面，则需放在室带上缘平面而不能放在弹性圆锥区，以防磨出肉芽造成新的狭窄。

拔除支撑器时，成人可在局部麻醉（局麻）下，儿童应在全身麻醉（全麻）下进行，谨防T管断裂断端坠入造成气管异物。拔除后应立即在气管造瘘口内插入大小合适的金属气管套管并堵管观察1~3个月，无呼吸困难可拔除气管套管并封闭瘘口。不能堵管者应行喉气管镜检查以明确原因。如为原狭窄处再次狭窄则应考虑重新手术；如为气管造瘘口上方肉芽堵塞，则可用咬钳去除肉芽组织。

5. 手术时机：有严重呼吸困难而又未行气管切开者应先行气管切开，解除气道梗阻后再考虑进一步治疗。已行气管切开者应选择合适的手术时机。外伤和气管插管引起者常有颅脑外伤、脑出血或脑梗、严重心肺疾病等原发疾病，应待病情稳定至可以耐受全麻手术时再行治疗。有中枢神经系统疾病的患者应很好地评估其吞咽功能，以免解除气道狭窄后出现严重误咽。对于非特异或特异性炎症引起者，如复发性多软骨炎、Wegener肉芽肿、结核、梅毒等患者，应行保守治疗待病情控制后再行外科治疗。喉癌术后喉狭窄原则上应在术后3年无复发时再考虑手术治疗，对急于拔除气管套管以提高生活质量的患者，也可提前手术，但应做好充分的沟通工作。

6．术后处理：术后处理应注意以下6项内容。

（1）术后监测生命体征12～24 h，如有呼吸困难、出血等并发症应及时查明原因并处理。

（2）给予抗生素治疗至伤口拆线，酌情使用止血药。

（3）全麻清醒后应及时将T型硅胶管支管堵塞，使患者经口鼻呼吸，防止T型管内痰液形成干痂。支管内插金属气管套管的患者可经套管呼吸。

（4）每日雾化吸入治疗3～6次。

（5）鼻饲饮食1周。

（6）环气管或气管部分切除术后的患者，应保持颏胸位1周以减少吻合口处张力。

7．手术并发症及处理：手术并发症的处理应注意以下4项。

（1）呼吸困难：多数呼吸困难的发生与T型硅胶管有关。常见的原因是T型管位置或粗细不合适，导致上下端磨出肉芽，阻塞管腔。应在手术室内全麻下调整T型管的位置或换成粗细合适的T型管并去除肉芽。如果是管腔内痰痂引起的呼吸困难，需要拔出T型管清理痰痂后重新放入，这一过程也应在手术室内进行。儿童患者如果术后即出现呼吸困难，应警惕是否出现气胸，需作胸部X线片检查并做相应处理。

（2）出血：术后持续咳出新鲜血液或伤口持续渗血应到手术室止血。通常为环枸后肌裂开或环状软骨板裂开后止血不彻底引起，部分原因可能与喉气管裂开后缝合不严密有关。

（3）误咽：T型管上端位置过高，超过杓状软骨平面会出现误咽。可先行吞咽功能训练，如仍呛咳则需调整T型管高度至室带上缘平面。少数患者在拔除T型管后出现误咽,可能与术前即存在的声带麻痹或后组颅神经损伤、中枢性吞咽功能障碍有关。对预期可能出现误咽的患者,可事先在T型管的上端加塞子,从支管内插入金属气管切开管保持呼吸通畅。

(4)皮下气肿:喉气管重建术中若喉气管壁缝合不严,术后咳嗽严重时会出现皮下气肿。轻者可观察,较重者可拆除气管造瘘口下端缝线数针,减轻气体进入皮下组织的压力,同时密切观察有无呼吸困难。

总之,喉气管狭窄的治疗依然是一项棘手的工作,特别是对于缺乏经验者来说,失败的风险很大。提高治疗效果的关键是术前对狭窄的性质和严重程度有正确的评估并依此选择合适的手术方式。期待本共识能为临床医生处理该病时提供指导,使喉气管狭窄的治疗更加规范化,从而提高一次手术成功率,造福患者。

执笔及主要负责专家:崔鹏程、肖水芳、郑宏良、李进让

参与讨论专家:中华医学会耳鼻咽喉头颈外科学分会咽喉学组、嗓音学组全体成员,中华医学会耳鼻咽喉头颈外科杂志编委会咽喉组全体成员

参考文献从略

(通信作者:崔鹏程)

(本文刊载于《中华耳鼻咽喉头颈外科杂志》2018年第53卷第6期第410-413页)

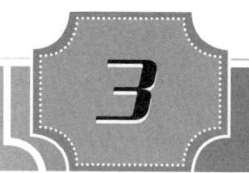

喉白斑诊断与治疗专家共识

中华耳鼻咽喉头颈外科杂志编辑委员会咽喉组
中华医学会耳鼻咽喉头颈外科学分会嗓音学组
中华医学会耳鼻咽喉头颈外科学分会咽喉学组
中华医学会耳鼻咽喉头颈外科学分会头颈外科学组

喉白斑（laryngeal leukoplakia）表现为喉黏膜不易擦去的白色病灶，多发生于声带黏膜，又称声带白斑。1877年，Schwimmer[1]首次将"白斑"一词用于描述口腔黏膜不同部位的白色病变，1880年Durant[2]率先将"喉白斑"用于患者的诊断，1920年Pierce[3]首次对喉白斑病进行了详细的阐述，1923年Jackson[4]首次提出喉白斑为癌前病变这一概念。既往将喉白斑完全等同于癌前病变这一观点有失偏颇，目前国内外病理学家与临床医生已有共识，喉白斑仅是一个临床诊断，其病理学类型差异较大。但喉白斑在诊断与治疗上仍存在争议，诊断不统一、治疗不规范等问题诸多。为此，由中华耳鼻咽喉头颈外科杂志编委会咽喉组牵头，中华医学会耳鼻咽喉头颈外科学分会嗓音学组、咽喉学组和头颈外科学组召集近百位国内专家学者，参考国内外研究文献和多个国外学会的共识草案，广泛征询国内本领域诸多专家意见后，经过多次研讨达成此共识。现就喉白斑的病因、组织病理学分类标准、诊断及治疗策略、预后及随访等进行阐述。

一、基本概念

1. 喉白斑：是一个临床诊断，表现为喉黏膜白色斑或斑片状改变，偶有红色病变，范围往往局限于声带，病灶隆起或平坦，表面光滑或粗糙，边界往往较清晰。其病理表现各异，有呈炎症改变或鳞状上皮增生、不同级别的异型增生、原位癌，甚至是癌变。

2. 喉癌前病变（laryngeal precancerous lesions）：是多种形式的鳞状上皮细胞单纯增生、异型增生及组织结构紊乱，最终有可能演变为鳞状细胞癌的黏膜上皮病变。喉白斑、喉角化症、喉厚皮病、慢性肥厚性喉炎、喉乳头状瘤等都属于癌前病变。其中喉白斑是最为常见的喉癌前病变。

二、病因及发病机制

喉白斑的病因尚不完全清楚，多与喉黏膜的长期慢性刺激相关，其中年龄、吸烟、饮酒、咽喉反流与喉白斑、喉癌前病变及喉癌的发生有明确的关系[5-6]。人乳头状瘤病毒（human papilloma virus，HPV）在喉白斑组织中检测到的比例甚少，因此HPV感染的致病作用仍缺乏有力证据支撑[7]。此外，环境污染，如长期接触多环芳烃类化合物、工业灰尘、石棉或清漆等致癌物、嗓音滥用、慢性炎症、某些维生素如A、C、E等缺乏或微量元素摄入不足、激素失衡等在喉白斑的发生发展过程中有一定的作用[8]。喉白斑从黏膜的异型增生直至演变成癌的病理机制较为复杂，是一个多步骤的渐进演变进程，染色质不稳定性诱导促癌驱动基因的活化启动了一系列信号转导通路，激活相关转录基因，导致细胞分子和形态结构的改变，细胞增殖、分化、凋亡等功能调控失常[9-10]。虽然有研究发现有一些分子生物学标志物与喉白斑的异型增生程度或癌变相关，但缺乏大样本前瞻性研究数据支撑[11]，尚未应用于临床。随着对喉白斑及其癌变研究的深入，有望发现有意义的预测分子标记物和潜在的治疗靶点。

三、病理分类

目前临床上对于喉癌前病变的病理组织学分类方法主要有世界卫生组织（WHO）的鳞状上皮异型增生分类法、欧洲病理学会的Ljubljana分类法即鳞状上皮内病变（squamous intraepithelial lesion, SIL）分类法、鳞状上皮内瘤变（squamous intraepithelial neoplasia, SIN）分类法以及喉上皮内瘤变（laryngeal intraepithelial neoplasia, LIN）分类法。上述四种分类方法在命名、诊断标准等相关概念方面有相似之处，四者之间有一定的对应关系，但并非完全等同（表1）。由于这些分类方法是基于不同的基本概念和命名体系，也导致了研究者之间结果的一致性较差[12-13]。Ljubljana分类法在预测病变转归方面有较好的价值,但WHO分类法在研究者之间的一致性最高,也是目前国际上应用最多的病理分类标准[14],故推荐采用WHO分类法应用于喉白斑的病理诊断分类。

表1 喉癌前病变的四种病理组织学分类方法

WHO分类法	SIL分类法	SIN分类法	LIN分类法
单纯鳞状上皮细胞增生	良性单纯性增生	增生/角化性病变	无不典型性的角化症
轻度异型增生	良性异常增生(轻度不典型增生)	SIN1(轻度上皮内瘤变)	LIN1(伴有轻度异型增生的角化症)
中度异型增生	潜在恶性病变(中度不典型增生)	SIN2(中度上皮内瘤变)	LIN2(伴有中度异型增生的角化症)
重度异型增生	高度潜在恶变(重度不典型增生)	SIN3(重度上皮内瘤变/原位癌)	LIN3(伴有重度异型增生的角化症以及原位癌)
原位癌	原位癌		

注:WHO:世界卫生组织;SIL:鳞状上皮内病变;SIN:鳞状上皮内瘤变;LIN:喉上皮内瘤变

正常喉黏膜为非角化鳞状上皮,当组织结构紊乱合并细胞异型性变化,则称为异型增生(dysplasia)。WHO分类法根据上皮细胞异型增生程度分级,能较好地反映病变的生物学行为。具体分级如下。

1. 单纯鳞状上皮细胞增生(simple squamous cell hyperplasia):指细胞数量的增多,而组织结构上细胞分层规则,细胞无异型性改变。

2. 轻度异型增生(mild dysplasia):指组织结构紊乱和细胞异型增生局限于上皮下1/3处。

3. 中度异型增生(moderate dysplasia):组织结构紊乱和细胞异型增生延伸至上皮中1/3处。

4. 重度异型增生(severe dysplasia):组织结构紊乱和细胞异型增生超过上皮2/3处。

5. 原位癌（carcinoma in situ）：全层或几乎全层细胞结构紊乱伴有明显的细胞异型增生。

国内各家医院的病理学分类方法并未统一，故本共识保留上述四种分类方法。但不管用哪种分类标准，仍然有一定主观性，尤其是在轻度和中度异型增生之间，难以区分上皮基底层细胞核形状和大小的变异[15]。而轻中度异型增生和重度异型增生及原位癌较易区分，故采用"低级别（轻中度异型增生）"和"高级别（重度异型增生及原位癌）"划分的二分法应用较为广泛[16]。由于喉白斑的组织病理学分类对恶性转变的风险判断有较大的参考价值，风险级别越高预示癌变可能性越大[17]。因此，我们推荐根据喉白斑患者的病理检查结果，采用"低危组（轻中度异型增生）"和"高危组（重度异型增生及原位癌）"进行划分，以期更好地规范诊断、治疗、随访等临床实践。

四、临床表现

喉白斑尽管属于喉癌前病变，但在组织病理学上，既有炎性病变，又有癌前病变，甚至癌变。因此，在临床治疗前需要对其良恶性及恶变倾向做出一个基本判断，避免对良性病变的过度治疗及对恶性潜能高的病变漏诊误治，为治疗策略的制订提供依据。

1. 症状：通常以声音嘶哑为首发症状，病程往往较长。还可表现为咽喉部不适、异物感、发音易疲劳、慢性咳嗽等。

2. 体征：喉白斑的喉镜所见各异，与病理分类之间有一定的关联性。

病变多发于声带，单侧病变多于双侧，可累及前连合；范围可局限为单个病灶，也可表现为多个病灶或者融合波及声带全长，累及喉室、室带等其他部位甚为少见。病变表面平坦光滑、边界清晰、呈斑或斑片状的白色病变，大多为良性病变如炎症或低中级别异型增生。病变呈斑块状、疣状或乳头状，表面隆起粗糙、多个病灶融合、边界模糊的白色病变、或合并红斑或溃疡，往往提示有异型增生，甚至高级别异型增生，乃至癌变。

五、辅助检查与功能评估

喉白斑的病因复杂、表现多样，详细的病史询问、辅助检查和功能评估，对于喉白斑的诊断、治疗方法的选择、预后的评估均有很高的临床价值。其中喉镜检查及病理学检查最为重要,是诊断的必需检查。

(一)喉镜检查

1. 硬质(rigid laryngoscopy)或纤维/电子喉镜检查(fibrolaryngoscopy):是观察喉部病变的基本检查,也是诊断喉白斑的必备条件。检查报告应如体征中所描述的那样详细记录病变的性状、范围、大小、表面粗糙与否、有无溃疡与出血等,还应记录声带运动及声门闭合情况。此外,动态(频闪)喉镜(stroboscopy)及窄带成像(narrow band imaging,NBI)等检查对病变性质的评估、疾病的病因判断及治疗方案的选择有重要的指导意义[18]。

2. 动态喉镜检查:可观察喉白斑患者声带黏膜波及振动特征,喉白斑如为浅层病变(轻中度异型增生),只对黏膜波有影响。当病变向深层发展时(重度异型增生及原位癌)将影响到声带黏膜波的产生,甚至影响到声带振动的幅度与周期。黏膜波缺失或声带振动减弱不规则提示存在侵袭性病变的可能,鉴别喉癌前病变和喉癌的特异度和敏感度均约为95%[19],故强烈推荐该项检查。

3. NBI技术:通过滤除红光增加黏膜表层细微结构和黏膜下血管的对比度和清晰度,有助于微小癌灶的早期发现与判断,有利于鉴别诊断喉炎症、喉癌前病变和早期喉癌[20]。NBI内镜下观察到的上皮内毛细血管襻(intraepithelial papillary capillaryloop,IPCL)走行清晰,多见于良性病变;明显扩张迂曲的IPCL,形态不规则,口径不一,形态多样密集的棕色斑点,多见于重度异型增生甚至癌变。

4. 自体荧光内镜(autofluorescent endoscopy):是一项早期诊断喉癌前癌变和喉癌的微创检查,敏感性较高,通常表现为肿瘤细胞无法发出绿色荧光[21]。

(二)病理学检查

1. 活组织检查(活检):是明确喉白斑病理性质的唯一方法,但并非所有喉白斑患者均接受活检。建议有以下情况之一者作活检:(1)喉镜检查发现病变表面粗糙、范围较广者,尤其是合并红斑或合并溃疡者;(2)频闪喉镜、NBI等检查提示喉癌前病变或恶变可能性较大者;(3)保守治疗无效或密切观察怀疑癌变者;(4)外科治疗后癌前病变处或癌变处怀疑复发者;(5)白色病变性质需要鉴别诊断者;(6)高度怀疑高级别癌前病变,应多点活检或予以病变全切除后分为多个部分分别做病理学检查。

2. 活检方法:可采用门诊纤维/电子喉镜局麻活检术,能提供早期的诊断方向。多个病灶或融合成广泛病变的喉白斑,建议尽可能作多点反复活检,以了解病变性质和程度。然而,高度怀疑中重度异型增生甚至癌变者,也可以全麻显微支撑喉镜下行病变全层切除,作术中冰冻或活检,以明确诊断,并达到治疗的目的。

(三)嗓音的主观评估及客观声学测试

可量化疾病对喉功能的影响,评估疾病发展程度,评价治疗效果,因此是喉白斑非常重要的常规检查方法[22]。结合我国国情,建议作嗓音主观评估,有条件的单位开展客观声学测试。

(四)咽喉反流评估

喉白斑疑为咽喉反流所致,建议首先通过详细询问病史和喉镜检查,参照反流症状指数(reflux symptom index,RSI)量表和反流体征评分(reflux finding score,RFS)量表初步诊断,有条件者采用pH监测明确诊断[23]。

(五)影像学检查

病变影响声带运动或高度怀疑恶变者,建议行影像学检查(CT、MRI),目的是评估病变范围、部位及病变特征,为疾病的诊断提供帮助。

六、诊断与鉴别诊断

根据临床表现可诊断喉白斑,结合辅助检查可更好地区别喉白斑属于炎症、良性增生,还是喉癌前病变,甚至癌变。需注意与喉角化症、喉厚皮病、慢性肥厚性喉炎、喉结核、喉真菌病、喉癌等疾病相鉴别,怀疑为癌前病变或癌变者,以及喉部病变难以鉴别诊断者,建议行活检以明确病理诊断。病理诊断建议采用WHO病理分类法。

七、治疗

(一)治疗原则

喉白斑的治疗策略是尽可能解除病因或对因治疗。轻中度异型增生者可保守治疗及密切观察,无效甚至加重者可手术治疗;重度异型增生及原位癌者尽早接受外科治疗;复发者尽早活检,癌变者扩大切除范围。目的是彻底去除病灶,最大限度改善或恢复嗓音功能。

（二）保守治疗

喉黏膜局部水肿、增厚、表面光滑平坦、病程较短的喉白斑，大多数属于良性增生或低级别异型增生。另外，活检证实为轻中度异型增生者，建议选择保守治疗1~2个月，有效者继续治疗和密切随访，无效者建议选择手术。

1. 建议患者避免刺激诱导因素，严格戒烟戒酒，补充维生素，健康饮食等[24]。

2. 可酌情采用糖皮质激素雾化吸入。

3. 明确有咽喉反流或疑似患者，建议给予抗反流治疗，例如质子泵抑制剂（proton-pump inhibitor，PPI），根据具体情况可辅助使用胃肠动力药物[25]。

4. 中医药对喉白斑的治疗有一定的作用。可根据患者体质和症状表现，辨证选用化痰散结、活血祛瘀的中药饮片和中成药。

5. 嗓音训练：嗓音滥用在喉白斑的发生发展过程中有一定的作用，建议有条件的单位对此类患者进行嗓音健康宣教并进行嗓音训练，术后嗓音训练对嗓音质量的恢复也有促进作用。

（三）手术治疗

手术是喉白斑最主要的治疗手段，适应证包括：（1）活检明确是"低危组"癌前病变，但经保守治疗无效者；（2）临床高度怀疑高级别异型增生或癌变者，切除病变的同时可完成病理学检查；（3）高级别异型增生以上的病变术后复发者。

喉白斑的手术治疗原则是保证病变切除的前提下，尽可能地改善或恢复嗓音功能。因此，外科处理应尽量在手术显微镜或内镜辅助下完成。应根据病理组织学诊断选择病变切除的范围：轻中度异型增生仅切除黏膜上皮组织；重度异型增生及原位癌切除需深达声韧带层；一旦术中冰冻检查或术后病理诊断明确为癌变时，则根据侵犯的深度及范围，同期或二期行部分声带切除术[26]。如双侧病变累及前连合，可以一期手术，也可以在首次切除一侧病变3~4周后二期手术切除另外一侧，以降低术后前连合创面粘连的风险。

1. 支撑喉镜冷器械病损切除术：推荐在手术显微镜辅助下使用冷器械切除喉白斑病变，可采用撕皮或剥皮术

（stripping/decortication）处理喉白斑，尽量采用黏膜微瓣切除术（mucosal microflap resection），可辅助黏膜下生理盐水注射完成切除[27]。术中尽可能保护正常黏膜组织及声韧带；切除的创面能够缝合者，建议尽量采用显微缝合技术消灭创面，最大限度地恢复嗓音质量。

2. 支撑喉镜CO_2激光病损切除术：推荐在手术显微镜辅助下使用CO_2激光切除病变，适用于所有级别异型增生的喉白斑。前提是病变可在支撑喉镜下充分暴露。由于国内尚没有激光手术切除声带范围及深度分类的统一标准，推荐采用欧洲喉科学会工作委员会（2000年）提出的显微镜下声带切除术分类标准指南[28]。"低危组"病变推荐采用Ⅰ型即黏膜下声带切除术（subepithelial cordectomy）；"高危组"病变推荐采用Ⅱ型即韧带下声带切除术（subligmental cordectomy）。对于术中冰冻或病理提示有局灶癌变者可行Ⅲ型即经声带肌的声带部分切除术（transmuscular cordectomy），甚至更大范围的切除。

八、预后与随访

喉白斑的癌变风险率通常随着异型增生程度的增加而升高，癌变率8%～22%，癌变转化时间1.8～14.4年（平均5.8年），癌变的转化时间与异型增生的程度无关[17]。病变范围、级别都是喉癌前病变复发和癌变的高风险因素[29]，但重度异型增生者也能通过保守治疗保持病变稳定状态甚至消退。

喉白斑的随访策略迄今尚无国际统一标准[30]。基于喉白斑的癌变潜能和不同治疗方法都有较高的复发率[31]，参考国外随访策略，推荐以下要点。

（一）风险度

喉白斑术后均应评估患者的风险度，根据风险度确定患者随访的间隔时间。

1. 高危病变：（1）WHO分类为重度异型增生/原位癌；（2）轻度或中度异型增生伴以下一项或多项：①持续吸烟；②持续嘶哑；③内镜下病变明显。

2. 低危病变：轻度或中度异型增生且病变不明显或嘶哑不明显或不吸烟者。

（二）随访时间

1. 高危患者：随访间隔应与早期喉癌相似，第1年每2～3

个月1次,第2年每3~4个月1次,第3年后每4~6个月1次。

2. 低危患者:每6个月随访1次,至少随访2年;之后,可在发音变化或其他可疑症状出现时就诊。

(三)控制高危因素

严格控制癌变的高危险因素如吸烟、饮酒、咽喉反流等。

(四)复发病例及时进行活检

根据癌前病变病理分级,可按照初发病例继续处理,但需关注对因治疗,密切随访,高级别异型增生及可疑癌变者应及时外科干预及综合治疗。

喉白斑的处理流程见图1。

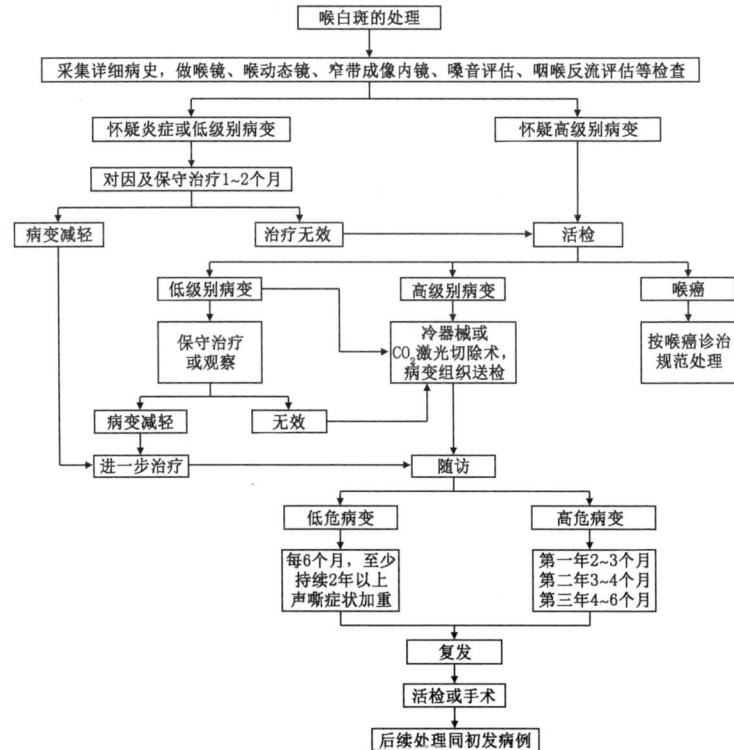

图1 喉白斑处理流程图

执笔专家：郑宏良、肖水芳、徐文、陈东辉、李晓明、于萍、李进让

参与讨论专家：中华耳鼻咽喉头颈外科杂志编委会咽喉组全体成员、中华医学会耳鼻咽喉头颈外科学分会嗓音学组全体成员、中华医学会耳鼻咽喉头颈外科学分会咽喉学组全体成员、中华耳鼻咽喉头颈外科杂志编委会头颈外科组部分成员

秘书：陈东辉

参考文献从略

（通信作者：郑宏良）

（本文刊载于《中华耳鼻咽喉头颈外科杂志》2018年第53卷第8期第564-569页）

声带麻痹诊断及治疗专家共识

中华耳鼻咽喉头颈外科杂志编辑委员会咽喉组
中华医学会耳鼻咽喉头颈外科学分会咽喉学组
中华医学会耳鼻咽喉头颈外科学分会嗓音学组

近年来,尽管声带麻痹的诊治研究国内外发展迅速,但仍旧存在对其认识不够深入,临床诊治不规范等问题,主要原因是国内外尚缺乏统一的诊断与治疗标准。为此,中华医学会耳鼻咽喉头颈外科学分会咽喉学组、嗓音学组以及中华耳鼻咽喉头颈外科杂志编辑委员会咽喉组联合组织部分专家执笔,形成了本共识的初稿。针对该初稿,在各学组的专家群分别征求意见后,又进行了网络会议讨论,并逐字逐句修改,最终形成了本共识。

一、定义及临床表现

声带麻痹是指支配喉内肌群的运动神经传导通路受损导致声带的运动障碍,可同时伴有喉的感觉神经障碍。临床表现为声音嘶哑、呼吸困难、呛咳、误吸及吞咽障碍等,严重者可影响患者生活质量,甚至危及生命[1-3]。

二、病因

1. 中枢性损伤:如脑出血、脑梗死、脑外伤、帕金森病、延髓肿瘤、脑脊髓空洞症、假性延髓性麻痹、多发性硬化症等。

2. 外周性损伤:包括迷走神经从脑干疑核至其支配的喉肌通路上任意位置的神经损伤,都可导致声带麻痹。按性质可分为以下6种:(1)外伤:包括颅底骨折,颈部、上胸部外伤,医源性损伤,如甲状腺、胸腔、纵隔、颈部、侧颅底等部位的手术。(2)肿瘤:鼻咽癌颅底侵犯、颅底副神经节瘤、听神经瘤、颈部肿瘤等侵犯或压迫迷走神经,甲状腺肿瘤、胸腔主动脉瘤、肺癌、食管癌等侵犯或压迫喉返神经。(3)炎症:由流感、麻疹、疱疹、梅毒等感染性疾病引起的周围神经炎。(4)先天性:产后即发现的声带麻痹,排除产伤引起,如Ortner综合征。(5)特发性:不明原因导致的如神经脱髓鞘等病变引起的声带麻痹。(6)其他:放射治疗引起的神经损伤,铅、砷、乙醇等中毒[1-4]。

三、流行病学

声带麻痹为常见病,是喉科的主要疾病之一。国外报道发病率1.04/10万~9.90/10万,症状恢复率报道不一,多数文献报道在1/3左右;有文献报道,内镜下运动功能恢复率为21.2%[5]。目前国内尚无流行病学资料。

四、病理生理机制

喉运动神经元中枢位于疑核,而大脑皮层的喉运动中枢有神经束与双侧疑核相联系,因此每侧喉部运动均接受双侧皮层冲动支配,因此只有双侧的皮层病变或传导通路均损伤才引起上运动神经元性声带麻痹,故极为少见。而疑核以下神经通路,包括迷走神经及其分支喉返神经、喉上神经的损伤,均为下运动神经元损伤。左侧喉返神经绕过主动脉弓,比右侧绕过锁骨下动脉到达喉肌的距离长,更容易受损伤。损伤的神经重则断离,轻则表现为神经纤维轴突的损伤,使神经电冲动的传导受阻,造成所支配的声带运动障碍,感觉神经损伤引起吞咽咳嗽反射受损,加之运动受损产生误吸呛咳。损伤处的近心端一小部分及远心端全部的周围神经瓦勒变性后,轴突再生髓鞘形成并重塑,以每日大约1 mm的速度向其支配的靶器官喉肌生长,这种神经自然再生又称为亚临床神经再支配[6]。其恢复程度取决于损伤程度及性质,神经纤维再生的数量需要达到一定程度方能恢复声带的运动功能,否则声带仍然表现为麻痹状态[7-8]。

五、临床分类

声带麻痹每种分类之间既有区别,又有联系[1-4]。

1. 病因分类:外伤性、肿瘤压迫或侵犯、炎症、先天性及特发性声带麻痹。

2. 侧别分类:单侧声带麻痹及双侧声带麻痹。

3. 受累神经分类：单纯喉返神经损伤的声带麻痹，单纯喉上神经损伤引起声带张力调节及感觉障碍，喉返神经伴喉上神经损伤的混合性声带麻痹，迷走神经伴后组脑神经损伤的联合性声带麻痹。

4. 损伤程度分类：根据声带运动障碍程度分为完全性声带麻痹、不完全性声带麻痹。以损伤的解剖结构由轻至重，分为轴突损伤、神经内膜损伤、神经断裂[9]。

六、临床症状

声带麻痹的不同类型，不同病因，恢复过程的不同阶段，其症状各不相同[1-2, 4, 10]。

1. 单侧声带麻痹：主要表现为不同程度的声音嘶哑，可伴有呛咳、误吸。随着喉返神经自然再生[6]，症状往往可有不同程度的缓解，有些患者甚至症状消失，仅在检查时发现声带麻痹。

2. 双侧声带麻痹：以呼吸困难为主要症状，可伴有声嘶、呛咳、误吸，严重者可导致窒息。损伤早期可无呼吸困难，随着声带逐渐内移使呼吸困难不断加重，甚至窒息、死亡[8]。

3. 混合性声带麻痹：由于伴喉上运动神经损伤，声门裂隙更大，如喉上神经感觉分支也受损，可出现咽喉部感觉缺失或异常，咳嗽、误吸、吞咽困难等症状更重，易引起吸入性肺炎。

4. 联合性声带麻痹：往往比混合性声带麻痹症状更重，因合并其他后组脑神经的运动及感觉神经障碍，严重损害了喉的防御功能和吞咽功能，从而导致严重的误吸、吞咽困难、反复吸入性肺炎，甚至需要长期鼻饲。双侧损伤引起的麻痹又称球麻痹，其更易引起难以恢复的误吸、吞咽困难。但部分因肿瘤压迫引起者，病程长，发展慢，损伤往往不完全，加之对侧代偿，症状往往不明显[4, 10]。

七、临床检查

临床检查是诊断声带麻痹的重要依据，也是分析病因、疾病分类、判断预后的前提，对鉴别诊断及治疗有重要的指导意义。主要有以下方法[1-2, 4, 10-11]。

1. 喉镜检查：喉镜检查是此类患者的必选项目。喉镜表现复杂多样，与声带麻痹的类型有关，还与损伤性质、程度、病程有关。喉返神经损伤即刻声带完全麻痹,此后大多数患者均有不同程度的亚临床神经支配[6],不同程度的亚临床神经支配以及不同程度的神经错向再生决定了声带所处的不同位置和声门的不同形态[2, 4, 7, 11-12]。

(1)单侧声带麻痹:损伤早期,患侧声带大部分处于旁正中位,声门闭合不全。随着病程的延长,损伤轻者,声带可恢复一定程度的内收与外展运动,甚至恢复正常。部分患者发音时声带可内收至近正中位,甚至正中位,但无外展运动,上述均属于不完全性声带麻痹;损伤程度较重者,亚临床神经支配程度较差,声带固定于旁正中位至正中位不等,声带可萎缩、菲薄、呈弓形,声门不同程度闭合不全,此类为完全性声带麻痹。

(2)双侧声带麻痹:在损伤早期,双侧声带完全麻痹,声带固定于旁正中位;随着病程的延长,喉内肌群获得不同程度的亚临床神经再支配,由于内收肌有3对肌肉,而外展肌只有1对,故声带的内收运动较外展运动更容易恢复,表现为发声时声带内收,而吸气时无外展运动,声门裂隙小,引起呼吸困难。就每一侧的喉镜表现而言,与单侧声带麻痹类似。

(3)混合性声带麻痹:早期声带固定于中间位(又称尸位),声门裂隙更大,随着喉神经的自然再生,声带可内收于中间位至正中位不等,其他表现与喉返神经损伤引起的单侧声带麻痹类似。

(4)联合性声带麻痹:除喉返神经、喉上神经混合性损伤的表现外,还伴有胸锁乳突肌、斜方肌萎缩,伸舌偏斜,舌肌萎缩,软腭偏向健侧,梨状窝积液等体征。

2. 动态喉镜检查:动态喉镜检查往往显示健侧与患侧的声带黏膜波均减弱甚至消失,以患侧为重,声带振动不规律、不对称,振动幅度减弱、少数异常增大,声门闭合相明显缩短,甚至消失;无症状或恢复期的患者由于喉返神经自然再生,喉内肌获得不同程度的张力与体积,尽管声带运动未必完全恢复,但发声时声门可能闭合良好,动态喉镜表现接近正常状态[1-4, 8, 10-13]。

3. 影像学检查:对于声带麻痹原因不明者,尤其是存在其他后组脑神经损害时,建议做增强MR或CT检查,排除从颅底到主动脉弓平面走行的迷走神经及喉返神经径路上的肿瘤等病变。怀疑颅底占位性病变的推荐MR检查；甲状腺B超等有利于发现甲状腺占位；对于并发吞咽困难的声带麻痹患者，建议吞咽造影检查，有助于评估吞咽功能和误吸的风险；怀疑杓状软骨脱位，环杓关节CT检查可协助判断，但青少年软骨未完全钙化，评估价值有限[10-13]。

4. 实验室检查：对不明原因的声带运动障碍需要鉴别诊断，如需排除关节炎，则检测类风湿因子、抗O试验等；排除免疫性疾病，则检测相关的免疫学指标；检测肿瘤标记物如EB病毒，排除鼻咽癌等头颈部或胸部肿瘤；检测微量元素如铅、砷等对诊断及鉴别诊断也有帮助[1-2, 10]。

5. 嗓音主客观评估：嗓音评估有利于评价声带麻痹患者嗓音障碍的程度，鉴别诊断，分析治疗效果[10-15]。

（1）主观评估：包括听感知评估和患者自我评估，听感知评估可以采用GRBAS、RBH等方法。而患者自我评估推荐使用汉化版嗓音障碍指数（voice handicap index，VHI）[16]。声带麻痹患者主观评估指标均表现出不同程度的增高[2, 4, 11-15]。

（2）声学分析：采用基频（FO）、基频微扰（jitter）、振幅微扰（shimmer）及噪谐比（NHR）等最为常用的声学分析指标，单侧声带麻痹患者FO可高于或低于正常，jitter、shimmer、NHR均高于正常[11-15, 17]。

6. 喉空气动力学评估：最长发声时间（maximal phonation time，MPT）是喉空气动力学最为常用的评估指标，用于评估声门闭合不全的严重程度。健康成年人的MPT为15～20 s，声带麻痹患者MPT明显减少。MPT值变小表明声门闭合不全程度增加，声音质量下降以及发声疲劳加重。有条件的单位推荐检测平均气流率、声门下压力、声门阻力、发声阈值压力等指标[11, 15]。

7. 吞咽功能检查：病变位置比较高的迷走神经损伤、伴有后组脑神经损伤的联合性声带麻痹易出现吞咽呛咳、误吸；球麻痹患者吞咽困难更加严重，需要进行吞咽功能评估。电视监视下X线透视吞咽功能检查可以判断是否存在误吸及误吸的程度，吞咽困难的程度；纤维内镜吞咽功能检查可以观察吞咽时咽喉部结构的变化，梨状窝的形态及是否存在积液。迷走神经高位损伤或联合性声带麻痹往往伴有梨状窝变浅及积液[18-19]。

8. 喉神经电生理学检查：喉神经电生理学检查包括喉肌电图及喉诱发肌电位检查，是目前检测喉部神经及肌肉电活动的唯一方法，可以定性和定量诊断神经肌肉损伤程度，是诊断声带麻痹的金标准[20-22]。环甲肌的肌电特征反映喉上神经的功能状态，其他喉内肌肌电特征反映喉返神经的功能状态。喉肌电图类型分为自发肌电图、单个运动单位分析、最大运动单位募集相；诱发肌电位检测电位幅度、潜伏期等。声带麻痹的肌电图往往表现为失神经电位如纤颤电位、正锐波等；随着喉返神经的亚临床神经支配出现多相再生电位，最大运动单位募集相呈单纯相或混合相，少有正常的干扰相；运动单位数量明显减少，电位幅度下降[22-23]。喉返神经诱发电位在麻痹早期消失，随着神经再生或多或少可以引出诱发电位，但往往电位幅度明显小于健侧，以患侧的电位幅度占健侧的百分比作为神经再生的程度。正常运动单位波形和干扰相电位，诱发电位为健侧的50%以上，而且无错相再生电位预示神经功能恢复良好[21, 23-24]；反之运动功能往往无法恢复。另外，电静息、诱发电位消失的完全性喉返神经损伤，与喉镜下所见的完全性声带麻痹是两个概念，后者并不一定缺乏运动单位电位[4, 11, 21, 23-24]。

八、诊断

诊断的主要依据是病史、临床症状、体格检查、喉镜检查。影像学及实验室检查有利于诊断及鉴别诊断。动态喉镜检查、嗓音功能评估、吞咽功能评估、空气动力学评估用于判断声带麻痹对喉功能的影响。有条件的单位尽量做喉神经电生理学检查明确声带麻痹的性质、神经损伤程度及评价预后。诊断声带麻痹后，还需要明确病因及分类。中枢性损害引起的声带麻痹，发病初期多表现出原发疾病的特点。外伤性或医源性损伤，有明确的从上纵隔至颅底平面的外伤史或手术史。不明原因的声带麻痹，通过辅助检查，常可发现侵犯压迫迷走神经或喉返神经的隐匿肿瘤等病变。特发性声带麻痹可有上呼吸道感染史，但往往病因不明。

九、鉴别诊断

1. 杓状软骨脱位：常有气管插管史、胃管插管史或颈部外伤史。患侧声带固定，两侧声带不在同一平面，两侧喉室不对称，患侧室带可有超越。患侧声带黏膜波减弱或消失，振幅减弱。CT可提示杓状软骨脱位。喉肌电图表现正常或仅有轻微的电位损害[25-27]。

2. 环杓关节炎：多为全身性关节疾病的局部表现，如风湿性关节炎或类风湿关节炎、痛风等；也可由周围炎症直接侵及环杓关节，或关节创伤引起创伤性炎症、关节粘连，另外放射治疗也可引起。急性环杓关节炎较易诊断，喉痛、声嘶，杓状软骨区充血肿胀，发声时声门呈三角形裂隙。慢性环杓关节炎极似声带麻痹，可根据病史、喉镜、CT检查、杓状软骨拨动及喉肌电图来诊断。

3. 声带突撕脱：因插管或喉部外伤引起。主要征象有声带突与杓状软骨体明显分离，撕脱的声带突与对侧声带突重叠，声带突活动度独立于杓状软骨之外，唱滑音时声带缩短或声带延伸减弱。

4. 咽喉肿瘤：下咽癌、颈段食管癌可侵及梨状窝、环后，累及声带及杓区；黏膜下型的喉室或声门下等喉部肿瘤累及声带及杓区，可表现为不完全性声带麻痹，症状进行性加重，喉镜检查杓区等局部有隆起、梨状窝变浅等现象。结合内镜影像检查可避免漏诊误诊。

5. 重症肌无力：是最常见的神经肌肉接头疾病，如累及咽喉部肌肉，可表现为声嘶、发音无力、吞咽障碍等。症状特点是晨轻晚重，休息后有所缓解。往往表现为不完全性声带麻痹、发声时声门闭合有裂隙，黏膜波减弱，FO、NHR均升高，jitter、shimmer值基本正常。新斯的明试验、喉肌电图检查有重要的诊断价值，抗乙酰胆碱受体的抗体检测为阳性。

6. 痉挛性发音障碍：疾病的特点是患者发声时控制发声的能力出现非随意性改变，内收型发生间歇性声带内收停顿或外展型因声门开放延长而发声停顿。表现为发音费力、结卡呈断续音，伴有发音失控以及长时说话困难，一般不影响笑、哭和喊叫等非言语发音。喉镜显示声带运动无明显障碍。

十、治疗

治疗原则是根据不同的病因、类型、病程、年龄进行相应治疗，达到改善或恢复喉的发声、吞咽功能，解除喉梗阻的目的[10, 12, 28-29]。

(一) 一般治疗

明确声带麻痹病因的前提下,积极解除病因,包括抗炎消肿、肿瘤切除减压术、创伤的血肿清除、清创缝合时保护神经以免加重损伤。

(二) 药物治疗

全身或局部给予神经营养药物如甲钴胺、维生素B1,早期给予糖皮质激素抗炎,改善微循环药物如尼莫地平等,能量合剂如三磷酸腺苷等。针对特殊病因患者给予相应的药物治疗。

(三) 嗓音康复治疗

中枢性病变导致的发音障碍患者,通过嗓音治疗,可在一定程度上改善患者的嗓音质量。对于周围性声带麻痹患者,若为轻症,嗓音训练具有良好的效果,即使对于最终需接受外科手术干预的患者,嗓音训练也是等待阶段的有效治疗手段,另外还有助于术中对患者嗓音矫正效果的判断,有利于患者术后的康复。

1. 嗓音训练的目标:促进声门的代偿性闭合,训练声带的有效振动,避免声门上功能亢进。改善喉肌的力量与灵活度,并增强呼吸时腹部力量的支持,从而提高发音效率、嗓音质量[30]。

2. 嗓音训练内容如下[31-32]。

(1) 嗓音健康教育:应贯穿嗓音训练的全过程,主要督促患者纠正不良的发音习惯及生活习惯;通过足量饮水保持声带湿度;通过减少酸性、辛辣、油腻、高脂等刺激性食物摄入预防咽喉反流性疾病,多方位提高患者保护嗓音的基本能力。

(2) 放松训练:目的是降低肌肉的紧张度和消除紧张状态、减少发音时肌肉的过度紧张和痉挛。包括:全身放松训练、局部放松训练(颈部放松训练、喉部放松训练)等,如按照扩胸-手臂拉伸-放松肩膀-颈部拉伸-头颈部转动-下颌拉伸-下巴按摩-脸部按摩-环喉部按摩,咽腔扩展(打呵欠)、伸舌等顺序放松,缓解声门上功能亢进及喉部肌肉紧张。

(3) 呼吸训练:目的是建立正确的腹式呼吸、消除异常呼吸方式、加强腹肌、膈肌力量,降低喉部肌肉的紧张性、协调呼吸和起音,保障气流对发音的支持。如嘱患者吸气时上半身放松,膈肌收缩下移,胸腔上下径增大,胸腔空间扩大,腹腔空间缩小,腹部突出。吐气时膈肌放松还原,腹腔空间复原,腹部复原。腹式呼吸能为发音提供稳定、充足的声门下气流的动力支持,训练过程中可把手置于口前检查音节末气流是否充足。

(4)发音训练:目的是协调发音过程中喉肌间的平衡,促进声门闭合和声带的有效振动。常用的有以下几种方法:用力推墙或拉椅时屏气练习;用力咳嗽;咳嗽后发单音/i/、/e/、/a/、/o/;硬起音以较低音调发音/e/;用力发声练习:用力(急剧起音)在舒适的音高发出元音,并加入音、词及段落练习。

(5)共鸣训练:目的是调节口腔、鼻腔、胸腔等共鸣腔之间的关系,提高发音效率。

3. 康复疗效监控:对于嗓音训练,应该动态评估治疗效果。

(1)嗓音训练的依从性:为保证患者回家仍能积极正确地进行嗓音训练,应做以下3点:①首次治疗时,言语病理师就要凭借良好的沟通技巧和专业能力,与患者建立互信。②在每次练习结束时,请患者用手机录下言语病理师的发声示范,回家模仿录音练习,或者制作CD交给患者。③根据回家练习的内容设计数据表格,便于患者记录日常练习的内容和频率,也便于言语病理师在下一次训练时查看回家练习的完成情况。此外,数据表格还能记录治疗过程中患者嗓音状态的变化。

(2)再次嗓音功能评估:嗓音训练第3周,再次进行嗓音功能评估,如果出现可测量的嗓音功能改善,认为该治疗方案对患者是合理有效的,可继续原治疗方案,否则应该改变训练方法。

(四)外科治疗

目的是通过手术的方法改善或恢复患者的嗓音质量、减轻误吸,缓解呼吸困难。治疗原则为:①首先尽可能寻找并治疗疾病的病因;②声带麻痹在进行永久性治疗前应至少观察6个月,迷走神经损伤应观察9个月以上[8],或无望恢复喉功能时可行手术治疗;③手术方式的选择应根据病因、类型、病程、年龄、损伤程度、患者的特殊需求、全身情况酌情而定[10, 12, 28-29];④对于外伤包括手术损伤、机械性损伤,迷走神经或喉返神经完全离断者应尽早行手术治疗;⑤应及时处理声带麻痹引起的喉梗阻、误吸、呛咳等。

1. 单侧声带麻痹的外科治疗:单侧声带麻痹的外科治疗包括以下几种。

(1) 喉返神经修复手术:对于明确的神经损伤病程在3年内的单侧声带麻痹,包括伴有喉上神经损伤、后组脑神经损伤的患者,可先考虑喉返神经修复手术(laryngeal reinnervation)[28-29]。单侧声带麻痹的喉返神经修复以恢复喉返神经内收功能为目标,手术方法有喉返神经探查减压术、喉返神经端端吻合术、颈襻喉返神经吻合术、迷走神经或其喉返束与喉返神经吻合、颈襻神经肌蒂环杓侧肌及甲杓肌植入术等。目前临床上最常用、有效、可选择的方法有以下几种。

① 喉返神经探查减压术:适用于外伤性环甲关节脱位或骨折压迫喉返神经,良性肿瘤压迫,甲状腺手术后声带麻痹,喉肌电图检查提示神经损伤严重;医源性引起的应有医源性损伤的术者提议;病程3个月以内。经喉返神经探查,喉返神经的连续性存在,仅为缝线结扎、血肿或骨折压迫,予以病变清除、松解喉返神经。绝大部分患者能恢复发音功能,部分甚至恢复声带运动功能[7]。

② 喉返神经端端吻合术:喉返神经端端吻合术自1909年Horsley实施以来已有100多年历史。术后几乎无法观察到声带的内收、外展运动,但声带体积、张力良好,声带内移,发音时声门裂明显缩小或消失,大多数声音可恢复。但由于喉返神经干内的内收及外展神经纤维的错向再生,有声带痉挛性静止或矛盾运动,即联带运动,甚至发生喉痉挛的危险[33],所以目前甚少使用。

③ 颈襻喉返神经吻合术:颈襻喉返神经吻合术手术适应证比较广泛,适合绝大多数单侧声带麻痹患者。颈襻又名舌下神经襻,前、后根组成神经襻后,发出许多分支配颈前带状肌,发音时放电为主,吸气时放电弱,建议采用颈襻主支或前根与喉返神经远心端吻合,因神经纤维数量多,效果更理想[34-35]。上述转位神经长度不足或缺如时可采用颈襻分支吻合[36],或对侧颈襻主支吻合。术后声带可恢复正常的肌张力、肌体积、顺应性,甚至恢复正常的声带振动及黏膜波,大多数患者的声

音恢复正常[34-37]。如果颈部手术或外伤造成颈襻损伤，但颈襻前根近端尚正常时，可利用一段游离颈丛神经桥接于颈襻前根的近端与喉返神经远端，也可取得良好效果[38]。

④ 颈襻喉返神经吻合联合杓状软骨内移手术：大样本的颈襻喉返神经吻合术的手术效果多因素分析表明，声带麻痹的病程、年龄及损伤程度是影响手术效果的独立因素[39]。建议病程超过3年，年龄60岁以上患者在颈襻喉返神经吻合的基础上，同时进行杓状软骨内移术或甲状软骨成形术，使患侧声带内移的同时，通过神经修复术使声带肌的体积及张力得到不同程度的恢复，从而改善甚至恢复正常的嗓音[37, 39]。

（2）声带注射喉成形术：声带注射喉成形手术（injection augmentation laryngoplasty）是指根据声门闭合不全的原因及特征，将自体或异体材料注射或填充至声门旁间隙，改善声门闭合及声带振动，最终改善或恢复患者的发音及吞咽功能。该手术操作简便，疗效确切，创伤小。注射材料一类为自体组织，由于取材方便、组织相容性好、无排异反应等优点，已被广泛应用，包括脂肪、筋膜或脂肪与筋膜进行混合注射[40-41]。因有注射后吸收等问题，疗效可能减退，可以多次注射。第二类为异体生物注射材料，既往应用的石蜡、硅胶及特氟隆等，因排异反应大，现已很少应用；国外目前应用较多的是胶原、粉末状脱细胞皮肤复合物（Cymetra）、羟基磷灰石钙凝胶、膨胀的聚四氟乙烯、透明质酸及其衍生物等[42-43]。异体生物材料及其衍生物注射简便有效，疗效持续时间为2～12个月，可进行多次注射或用于声带麻痹早期，暂时改善发音障碍、误吸等症状，不影响喉返神经的自然再生及功能恢复。但由于异体材料存在注册等问题，尚无法在国内推广。

声带注射根据病变特点、注射物质及注射部位不同可以分为声带内侧及声带外侧注射。声带注射可以选择全身麻醉或局部麻醉下经口直达喉镜/支撑喉镜下或经颈外舌甲膜或环甲膜或经甲状软骨进行。将物质注射至声门旁间隙。直至声带充分内移。其中应用最广泛的是全身麻醉支撑喉镜下声带外侧自体脂肪注射。注射自体脂肪3～5 ml，适当过量注射[44]。声门裂隙较大者，为获得满意的疗效，也可以进行多点注射。既往对于声带脂肪注射的长期疗效存在争议。近年来越来越多的文献显示，声带自体脂肪注射的长期疗效可靠、稳定，特别对于单侧声带麻痹的患者。手术效果与患者喉部病理状态、脂肪获取、制备、注射方式及位置有关。国内外也有一些学者选择在门诊局部麻醉下行声带脂肪注射术，简单快速有效[45]，但由于受患者配合的影响，存在单次脂肪注射量不足，需重复注射的问题。对于声门后裂隙较大者，可以联合进行杓状软骨内移术[46-47]。

（3）喉框架手术：喉框架手术是指通过喉软骨框架的改建，喉内肌的移动使声带松弛、拉紧、内收或外展，以影响声门关闭和音调，改善发音质量和呼吸功能。用于治疗单侧声带麻痹的主要有甲状软骨成形术、杓状软骨内移术、两种术式的联合及环甲接近术。

① Ⅰ型甲状软骨成形术：是在甲状软骨板上开窗植入材料使声带内移的一种方法，此法1915年始于Payr，1974年Isshiki加以改进并沿用至今[48]。适应证包括各种类型的单侧声带麻痹，尤其声门膜部裂隙比较大，而后部裂隙小，声带萎缩呈弓形，挤压双侧甲状软骨板试验可有效改善发音者[49]。开窗的位置位于甲状软骨板前下方，开窗的原则如下：a.骨窗前缘应与甲状软骨中线保持5 mm左右的距离。b.骨窗平行于甲状软骨板下缘，距离下缘约3 mm。c.骨窗应开于甲状软骨板下半部以避免内移假声带[8]。理想植入物应无异物反应，可塑形、易放置、取出方便[46-50]。目前应用的植入物也分为自体及异体材料两大类。自体材料主要采用软骨，甲状软骨上缘取材方便，再加开窗取出的软骨，其组织完全相容，不足之处为术前不能预先制作成不同形状的软骨植入物[48-50]。异体材料包括硅化橡胶（多聚硅酮）、羟基磷灰石、Gore-Tex（膨胀的多聚四氟乙烯）、Montgomery支架、钛板等[51]。形状有从矩形到矩形带有前三角锥体形，以便声带膜部内移；或带有后三角锥体的矩形，以便杓状软骨声带突的内移，或两者都有内移。有些材料可事先塑形，有些必须在术中塑形[49-51]。也因国内注册等问题，异体植入物目前只有Montgomery可供临床使用。手术在颈丛麻醉下进行，以便术中调整植入物大小及位置，以音质及最大声时的改善作为确定植入物厚度和放置适当的准则。术中轻微"矫枉过正"可代偿术后组织水

肿的再吸收，但是不应使发音太紧张，以免引起呼吸困难。如果发音改善仍不能令人满意，且声门后部有裂隙者，应再补充杓状软骨内移术[52]。

② 杓状软骨内移术：该手术由 Isshiki 等于 1978 年描述[53]。是将杓状软骨的肌突向前牵拉，重建甲杓肌、环杓侧肌的机械作用，使杓状软骨体向内转动，内收并降低声带突。适应证如下：a.发音时声门后部裂隙较大的单侧声带麻痹；b.环杓关节僵硬者宜行单纯杓状软骨内移术。麻痹声带呈弓形或声带萎缩为该手术禁忌证或需要联合甲状软骨成形术[52-54]。手术多在颈丛麻醉或静脉强化麻醉下进行，以便术中调整内收缝线的松紧程度和声带内收程度，达到最佳发音状态。术野及手术径路与甲状软骨成形术类似，为便于暴露肌突，甲状软骨后下开窗或切除部分外下方甲状软骨翼板，避免损伤环甲关节。关节囊尽量不要打开，缝线绕过肌突向前牵拉固定在甲状软骨翼板下 1/3 处，肌突缝线牵拉方向尽量与喉内肌的固有内收功能方向一致，尽量靠甲状软骨板的前下方[55]。收紧缝线使声门后裂隙关闭，但对膜性声带的内收效果有限，常需结合甲状软骨成形术或声带注射术，以提高疗效[56]。

③ Ⅰ型甲状软骨成形术联合杓状软骨内移术：其适应证如下：a.单侧声带麻痹，弓形声带或声带萎缩者，且声门后部裂隙大于声带膜部裂隙；b.声带平面错位，方法是在甲状软骨板开窗后，先不要植入材料及切开内软骨膜，而是用两根 4-0 Prolene 缝线从肌突穿出，沿环杓侧肌、甲杓肌方向穿出甲状软骨板，将缝线卡于甲状软骨前下方开窗的植入材料上。其他手术过程与前面单独叙述的两种术式相同。术中同样需要调节缝线的松紧度及植入材料的大小与位置，达到最佳的发音功能[52, 56-58]。

2. 双侧声带麻痹的外科治疗：双侧声带麻痹的治疗非常棘手。治疗的目的是解除呼吸道梗阻，尽可能保留或恢复发音及吞咽功能，最终目标是恢复喉的正常生理功能。

（1）气管切开术：气管切开术是 1922 年之前治疗双侧声带麻痹的唯一方法。随着医学的进步，现在可供选择的方法很多，但气管切开术仍是呼吸困难患者的首选方法，可快速有效地缓解患者的呼吸困难。手术适应证如下：急救措施用于暂时缓解双侧声带麻痹导致的Ⅱ度以上的呼吸困难；作为双侧声带麻痹神经修复术或声门扩大术的前置手术；暂时性双侧声带麻痹的患者作为恢复等待期出现呼吸困难的临时处理方法[59-60]，作为急救手术无绝对手术禁忌证。

（2）双侧喉返神经修复手术：双侧喉返神经损伤神经修复手术极为复杂，如果喉返神经端端吻合，因神经错向生长，造成手术失败[33]。因此需要选择合适的替代神经转位移植，分别再神经支配外展肌与内收肌。替代神经的要求如下：①选择声带外展运动的替代神经仅吸气时呈现放电活动，而选择声带内收的替代神经仅发音、吞咽时放电[61-63]；②替代神经有足够的运动神经纤维[64]；③选择替代神经切断后对其本身无明显的功能损害[65]。Tucker于1972年提出颈襻胸骨甲状肌神经肌蒂植入环杓后肌，声带外展远期疗效不佳[66]。大量的动物实验研究多采用膈神经转位修复声带外展功能，但临床效果并不理想。原因是支配喉内肌的神经分支在喉内有交叉支配的现象，易造成神经错向再生。为克服上述问题，郑宏良团队[67-68]提出以一侧膈神经上根选择性修复重建双侧外展运动功能并取得成功，在此基础上又提出以一侧膈神经上根联合双侧舌下神经甲舌肌支修复双侧喉返神经，恢复声带生理性外展内收运动功能，成功率高[69]。手术适应证如下：①明确的双侧神经断裂伤，尽早手术；②双侧喉返神经损伤程度不明者，观察6~9个月以上未恢复运动者；③年龄60岁以内，病程18个月内。肺功能不全为禁忌证，但未发现手术对肺功能产生影响[69]。手术技术的关键点如下：①利用一侧膈神经的上根支配双侧外展肌；②双侧舌下神经甲舌肌支支配双侧内收肌；③要求外展内收两种转位替代神经同步再生，同时达靶；④尽量避免外展内收神经的错向再生[67-69]。

（3）声门扩大术：通过手术干预杓状软骨及声带，扩大声门，缓解呼吸困难，同时最大限度地减小对发音和吞咽功能损害的手术均属于声门扩大术。包括喉外及喉内径路声门扩大术，前者主要是喉外径路杓状软骨切除声带外移术，后者主要包括内镜下杓状软骨全切除、部分切除或联合声带部分切除术，一侧或双侧声带后端切断术，以及声带外移固定术。有明显误吸者不适合做声门扩大术，术前建议气管切开，防止术后发生窒息。术后尽早堵管，观察2～3个月无呼吸困难再拔管。声门扩大术均为改变声门结构的手术，对嗓音及吞咽功能可能造成损害，但能满足日常生活需求，方法简便、易行，为目前常用技术。

① 喉外径路杓状软骨切除声带外移术：以Woodman[70]为代表的颈前外侧入路切除杓状软骨扩大声门，或经喉裂开，直接切除杓状软骨扩大声门。因手术创伤大，目前已被喉内径路手术逐渐代替，但仍可作为内镜下声门扩大手术的补充选择。手术适应证如下：双侧声带麻痹，经6～9个月的随访观察声带未恢复外展运动者；因外伤、炎症等引起的双侧环杓关节固定，病程半年以上者。禁忌证包括颈部放疗后、后组脑神经损害、脑梗死等中枢性损害引起的双侧声带麻痹伴吞咽困难者，或者双侧声带麻痹饮水呛咳未能恢复代偿者。手术在全身麻醉下进行，颈侧入路，暴露甲状软骨板，切除杓状软骨体，将缝线绕过声带突固定于甲状软骨下角[71]。

② 喉内径路声门扩大术：该径路于1948年由Thornell[72]报道之后很多学者对内镜下声门扩大术进行改进，最具有代表性的是1983年Ossoff等[73]报道的内镜下CO_2激光辅助杓状软骨切除术和1989年Dennis和Kashima[74]报道的激光声带后端切断术。其他改进的手术方式有杓状软骨次全切除术、联合声带部分切除术等。这种内镜手术多利用CO_2激光进行，也可利用低温等离子刀进行[75]，不推荐使用高频电刀进行手术，手术适应证、禁忌证同喉外径路手术。

a. 内镜杓状软骨切除术：应用CO_2激光或低温等离子刀在手术显微镜或喉内镜下紧贴杓状软骨膜切除软骨体或大部分软骨，形成后部三角形的呼吸区，缝合创面黏膜，消灭创面死腔，扩大声门后部呼吸区[76-77]。

b. 声带后端切断术：应用CO_2激光或低温等离子刀在手术显微镜或喉内镜下紧贴声带突前缘由内向外切断一侧声带后端至环状软骨内壁水平，使声带后部形成一个">"形状，随着创面愈合，组织牵拉的力学作用，在声门裂后1/3形成弧形或三角形的呼吸区。声门后部几乎无裂隙的患者，也可以同时切断双侧声带后端。术中注意对侧黏膜及后连合黏膜的保护，防止热损伤[78]。手术适应证及禁忌证同喉外径路手术。

c. 声带外移固定术：1922年Rethi提出声带外移固定术，采用喉裂开行杓状软骨外展固定术扩大声门裂面积，1983年Lichtenberger通过特制的内镜下持针器简化了操作难度，扩大了喉内径路行声带外展术的适应证范围。内镜下将不可吸收的尼龙线从颈部引入到声门下，再从声门上向外引到颈部，缝线绕过声带突在喉外打结，通过调整缝线松紧度达到外移声带扩大声门的目的，为暂时性双侧声带麻痹伴呼吸困难患者提供了避免气管切开的一种治疗手段，当声带恢复自主运动后可去除缝线[79]。

（4）双侧声带麻痹的其他治疗：肉毒素声带注射治疗双侧声带麻痹，为暂时性阻滞神经末梢的电冲动传导，麻痹内收肌，使声带外展，适用于神经错向再生的患者，是可以避免气管切开的一种临时性治疗方法，每4个月注射1次，如果声带未恢复运动功能，仍然需要其他永久性的治疗方法[80]。喉起搏器植入治疗双侧声带麻痹也有不少研究报道。但主要为动物实验，个别临床报告，仍然需要长期的疗效观察。

3. 声带麻痹的误吸治疗：误吸是指进食时食物误入气道，文献有使用误咽一词，本共识认为误咽易与异物、毒物等误咽至胃内相混淆，故推荐使用误吸。各类单侧声带麻痹的误吸大多数通过神经自然再生，对侧的代偿而恢复。双侧声带麻痹如果由迷走神经损伤引起，尤其是伴有后组脑神经损伤的联合声带麻痹、中枢神经损害引起的球麻痹，误吸往往非常严重，需要进食方式及饮食结构的调整，积极对因治疗防止吸入性肺炎、肺不张等合并症的发生，还需要结合吞咽康复训练。

（1）一般治疗：通常包括停止经口进食、给予辅助饮食疗法。可采用鼻饲进食、肠内营养；对于长期严重误吸的患者，通常首选胃或空肠造瘘。气管切开术还有助于分泌物较多患者的护理，有利于误吸引起的肺部合并症的防治。另外，吞咽康复训练是缓解症状的主要治疗方法[81]。

① 进食姿势调整：单侧声带麻痹患者可调整头部姿势协助吞咽，头向患侧转动，可减小患侧梨状窝的体积，使得患侧梨状窝残留的食物减少，促进食物经健侧梨状窝进入食道，达到减少食物的残留、呛咳及误吸的目的。对于中枢性的声带麻痹，可通过点头吞咽，弥补喉上抬能力的不足，促进食物进入

食道。

② 咽部感官刺激训练：咽部冷刺激及空吞咽，如用棉棒粘少许冰水，轻轻刺激软腭、舌根及咽后壁，然后嘱患者做空吞咽动作。促进患者感觉功能的恢复及增强吞咽功能的协调性。

③ Shaker训练法：患者平卧床上，抬头看脚背，锻炼咽喉部的肌肉功能[82]。

④ 改善食物性状：根据吞咽评估结果，部分患者可通过适当增稠食物或让食物变软，设置不同性状食物的进食量，可使患者安全进食。

（2）手术治疗：严重误吸的双声带麻痹患者可采用手术治疗。手术治疗也分为3类，对于神经损伤喉功能有希望恢复，而且比较轻的患者可采用声门缩窄手术，比较重的患者需采用可逆性的咽喉分离手术，其中一种特殊类型是全喉切除手术，适用于极其严重的无法恢复的误吸患者。

① 声门缩窄手术：应用透明质酸、明胶海绵、胶原蛋白或者脂肪进行注射，用于误吸比较轻的患者。对于较为严重的误吸患者采用喉框架手术，尽量缩小声门[83]。

② 咽喉分离手术：对于极其严重的持续性误吸患者，反复出现肺炎及肺部合并症，则通过分离切断气管，上端吻合于食管前壁，误吸的分泌物可被转回到食管；下端气管颈部造瘘，行此手术的患者暂时失去发声功能。对希望保喉的患者，还可以采用封闭喉腔的方法，拉近真假声带的声门闭合技术；有时还需要联合声门上闭合手术，将胸骨舌骨肌瓣转位入喉腔，尽量闭合声门，或会厌瓣缝合于声门上，可以有目的地保留声门后裂隙，使患者仍可发音。上述手术方式理论上是可逆的，神经功能恢复后，可以恢复喉气管的解剖结构，从而恢复咽喉功能[84]。

③ 全喉切除手术：其实质仍然是咽喉分离手术，但喉的功能无法逆转，患者彻底失去发音功能，并终身气管造瘘，属于破坏性手术，创伤也比较大，仅仅用于持续性严重误吸伴反复肺炎及肺部合并症，其他手术治疗效果不佳，观察1年以上神经无恢复可能的患者。顽固性误吸患者肺功能和营养状况比较差，尤其是放疗的患者，全喉切除并发症多，近年来极少采

用，已经被其他方法所代替[84]。

（五）手术并发症

1. 呼吸道梗阻：主要与局部出血，血肿压迫声门及气管有关；还与术后喉腔组织水肿、声带内移过度或脂肪注射过量有关；也有双侧声带麻痹声门扩大不够，或术后创面瘢痕收缩、粘连引起喉狭窄又过早拔管引起；还有气管切开后脱管、干痂堵塞套管等造成。出现喉梗阻应按照原则分级处理，给予抗炎消肿治疗，去除病因，甚至气管切开，颈部开放手术引起出血造成的梗阻，情况危急时，应床旁迅速打开切口，清除血块。

2. 出血：颈部开放手术均有术中、术后出血的可能，尤其是颈部甲状腺反复多次手术的患者，颈部解剖标志不清，易损伤血管造成出血，甚至发生颈内动脉大出血的可能。术中出血及时止血；术后出血量不多、无呼吸困难者，加压包扎，床边准备气管切开包。出血量大者，或引起呼吸困难者，在保持呼吸道通畅的前提下，开放止血。内镜手术中止血方法甚多，有肾上腺素棉片压迫止血、电凝止血、激光及等离子止血等。术后出血经保守治疗无效者，需再次内镜下止血。

3. 局部感染：异物反应可以造成，喉腔黏膜创伤、术野污染等也可引起。尽量药物治疗，无效者可拆除缝线，去除病因，开放引流。

4. 误吸：主要发生在双侧声带麻痹机械性声门扩大术，术后早期往往在吞咽时轻度误吸，经吞咽康复训练，绝大多数可以代偿。误吸重在预防，掌握手术禁忌证，术前有吞咽误吸者不适合声门扩大手术，头颈肿瘤放疗后引起的双侧联合性声带麻痹，是手术的相对禁忌证。

5. 嗓音功能恢复不佳或减退：单侧声带麻痹甲状软骨的开窗位置不合适，导致移植物偏高、偏后、偏前，或植入物大小不合适，影响术后发音效果。杓状软骨肌突缝线前拉的方向偏离，或适应证选择不合适也影响治疗效果。脂肪注射量不足或注射部位不当均会出现嗓音效果不佳。效果不佳者可以进行修正手术。双侧声带麻痹声门扩大术，术后嗓音效果均不同程度减退，有条件者建议神经修复术重建呼吸和发音功能。

6. 咽瘘：通常在神经修复术或喉框架手术时，分离梨状窝造成损伤引起咽瘘。术中及时发现加以修补，可以避免该并发症的发生。一旦发生应尽早行咽瘘修补。

7. 植入物排异反应：表现为局部红肿，异物突出。几乎所有的异体材料都有异物反应的可能，但随着材料学的发展，材料的组织相容性越来越好，排异反应极为少见。一旦发生应尽量抗炎消肿处理，无法控制者需要取出异体材料。

起草执笔专家：郑宏良（海军军医大学第一附属医院耳鼻咽喉头颈外科）、徐文（首都医科大学附属北京同仁医院耳鼻咽喉头颈外科）、李进让（解放军总医院第六医学中心耳鼻咽喉头颈外科）、陈世彩（海军军医大学第一附属医院耳鼻咽喉头颈外科）、庄佩耘（厦门大学附属中山医院耳鼻咽喉头颈外科二嗓音吞咽科）、肖水芳（北京大学第一医院耳鼻咽喉头颈外科）

参与讨论专家：中华医学会耳鼻咽喉头颈外科学分会第十二届委员会咽喉学组成员（名单略）、中华医学会耳鼻咽喉头颈外科学分会第十二届委员会嗓音学组成员（名单略）、中华耳鼻咽喉头颈外科杂志第十一届编辑委员会咽喉组成员（名单略）

参考文献从略

（通信作者：郑宏良）

（本文刊载于《中华耳鼻咽喉头颈外科杂志》2021年第56卷第3期第198-209页）

5 嗓音功能评估专家共识（2024）

中华医学会耳鼻咽喉头颈外科学分会嗓音学组
中华耳鼻咽喉头颈外科杂志编辑委员会咽喉组

嗓音功能的评估是嗓音及咽喉疾病的诊断及治疗的基础，主要目的为辅助病因诊断；评估嗓音障碍的程度、病变范围及特性；制订治疗方案及评价预后；监测变化及疗效随访等。嗓音功能评估主要包括嗓音质量的主观和客观评估、嗓音相关生活质量评估、声带振动特征评价、空气动力学评估、喉神经肌肉电生理功能评估，其他还包括吞咽功能评估及咽喉反流评估等。嗓音功能具有多维特性，任何单一的测量都只能评估其中的部分功能。目前国内外尚缺乏统一的嗓音功能评估标准，我国学者也在逐步规范、完善嗓音功能评估与诊断体系。本嗓音功能评估专家共识的制订，旨在为我国嗓音医学相关专业人员、耳鼻咽喉头颈外科及基层全科医生提供相应的指导性建议。对嗓音进行全面、准确、有效的评估，更有利于制订嗓音障碍的诊疗方案。同时，为深入了解我国嗓音功能评估开展的现状，中华医学会耳鼻咽喉头颈外科分会嗓音学组联合中华耳鼻咽喉头颈外科杂志咽喉组面向全国进行了嗓音功能评估开展情况的调研，为嗓音功能评估的标准化和规范化提供数据支持。

嗓音功能评估现状调查

首先通过问卷调查对全国嗓音功能评估开展情况进行调研，最终收集有效问卷797份，受访者来自29个省、自治区、直辖市，副高级及以上职称占60.10%，中级职称占29.74%。

95.23%受访者为耳鼻咽喉头颈外科医生。三级甲等医院人员占58.09%,三级其他医院人员占18.82%,二级医院人员占19.95%。受访者中76.29%人员从业机构已开展嗓音功能评估,59.10%所在从业机构嗓音评估实施人员为医生,8.41%为护士,1.88%为言语康复师。受访者单位开展嗓音主观听感知评估、客观声学评估、嗓音相关生活质量量表评估、空气动力学测量的比例为35.26%、31.12%、30.61%、23.09%;90.21%受访者从业机构使用纤维(电子)喉镜检查,窄带成像内镜(narrow band imaging,NBI)及频闪喉镜使用的比例为46.93%、35.63%;15.06%受访者单位开展喉肌电图检查,21.58%开展吞咽评估,46.93%开展咽喉反流评估。受访者所在机构开展嗓音康复治疗的比例为37.64%。

共识制订方法、推荐意见及证据等级概述

本共识制订参考指南研究与评价方法(appraisal of guidelines for research and evaluation,AGREE Ⅱ),并参考卫生保健实践指南的报告条目(reporting items for practice guidelines in healthcare,RIGHT)标准撰写全文。

本共识专家组首先系统检索了已发表的嗓音功能评估相关指南、共识和系统评价;其次,根据文献调研和专家访谈的结果,并在考虑了患者实际需求及临床意愿的基础上,基于PICO(Population,Intervention,Comparison,Outcome)原则进行归类、合并、去重、遴选等步骤整理出临床问题,再经中华医学会耳鼻咽喉头颈外科学分会嗓音学组及中华耳鼻咽喉头颈外科杂志咽喉组25位专家通过2轮投票,形成初始嗓音功能评估临床问题清单。

检索英文数据库包括:PubMed、Web of Science、The Cochrane Library;中文数据库包括:中国生物医学文献数据库、中国知网、维普和万方数据库。检索时间为从建库到2024年8月。检索以"嗓音功能评估""嗓音质量评价""嗓音""发声障碍""主观听感知评估""客观声学分析""喉镜""声带振动评价""空气动力学""喉肌电图""吞咽功能""咽喉反流"等中英文相关词汇以及逻辑符号组合而成,

检索语种限制为中文或英文，研究类型为系统评价或荟萃分析、随机对照试验、队列研究、病例对照研究等。同时，对嗓音功能评估相关指南及共识、纳入研究的参考文献和灰色文献信息（即非公开出版的文献）进行手动补充检索。由至少2名评价员对文献进行筛选，首先通过题目和摘要排除不相关的文献，对可能符合纳入标准的文献进行全文研究，确定是否纳入。

证据等级评价使用推荐意见分级的评估、制订及评价（grading of recommendations assessment, development and evaluation, GRADE）方法进行。将证据分为4个等级：高质量，进一步研究也不可能改变评估结果的可信度；中等质量，进一步研究很可能影响，且可能改变该评估结果；低质量，进一步研究极有可能影响，且该评估结果很可能改变；极低质量，任何评估结果都很不确定。

采用改良德尔菲（Delphi）法对初步形成的临床问题进行调研，专家勾选非常不同意、不同意、同意、非常同意。具体方案为：任一选项票数超过80%，则视为达成共识，可直接确定推荐意见和强度；若某一方向票数超过80%，也可视为达成共识，可直接确定推荐方向，推荐强度则定为"弱"；其余情况视为未达成共识，推荐强度为"不确定"。来自中华医学会耳鼻咽喉头颈外科学分会嗓音学组、咽喉学组及中华耳鼻咽喉头颈外科杂志咽喉组等的82位专家共进行1次线上会议讨论、1次面对面会议讨论及2轮问卷投票，形成最终的推荐意见。形成的推荐意见及证据等级见表1。

嗓音功能评估共识条目

1. 基本概况
1.1 基本信息（儿童患者由监护人填写）
性别： 男□ 女□

年龄

身高及体重

文化程度： 小学及以下□ 初中□ 高中□ 大学□ 研究生□

职业： 嗓音相关职业从业时间（月/年）

表1 嗓音功能评估共识条目推荐意见及证据等级

共识条目	推荐强度	证据等级	共识条目	推荐强度	证据等级
1. 基本概况			2. 嗓音质量评价		
1.1 基本信息			2.1 嗓音质量主观听感知评估		
性别	弱推荐	高	GRBAS分级	强推荐	高
年龄	弱推荐	高	CAPE-V分级	强推荐	高
身高及体重	强推荐	中	2.2 嗓音质量客观声学分析	弱推荐	高
文化程度	弱推荐	高	声学采样方法		
职业	弱推荐	高	声样采集设备	弱推荐	高
用声习惯及用声情况	强推荐	高	声样选择	弱推荐	高
吸烟史	强推荐	高	测量参数		
饮酒史	强推荐	高	平均基频和标准差	强推荐	高
1.2 病史			声强	弱推荐	高
诱因及症状	强推荐	高	扰动	弱推荐	高
嗓音相关治疗史	强推荐	高	嗓声谱	弱推荐	高
嗓音相关既往史	强推荐	高	共振峰	弱推荐	中
特殊家族史	弱推荐	中	音域	弱推荐	中

续 表

共识条目	推荐强度	证据等级	共识条目	推荐强度	证据等级
2.3 嗓音相关生活质量表评估	弱推荐	高	声带以外振动	弱推荐	高
嗓音障碍指数量表（VHI-30、VHI-10）	强推荐	高	声门上特征	弱推荐	高
			声门下特征	弱推荐	高
3. 喉镜及声带振动评价			4. 空气动力学测量	弱推荐	高
3.1 纤维（电子）喉镜检查	强推荐	高	4.1 非仪器检查	弱推荐	高
3.2 频闪喉镜检查	强推荐	高	最长发声时间	弱推荐	高
咽喉部相关特征	强推荐	高	4.2. 仪器检查	弱推荐	中
声门特征	强推荐	中	5. 喉肌电图检查	弱推荐	高
声带	强推荐	高	5.1 常规喉肌电图检查	弱推荐	高
声门闭合特征	强推荐	高	5.2 喉神经传导功能检查	弱推荐	中
声带运动特征	强推荐	高	6. 吞咽功能评估	弱推荐	高
声带振动特征	强推荐	高	6.1 临床症状评估	弱推荐	高
黏膜波	强推荐	高	6.2 吞咽功能筛查与评估	弱推荐	高
声带振动幅度	强推荐	高	6.3 吞咽造影和纤维喉镜吞咽检查	弱推荐	高
振动的对称性及周期性	强推荐	高	7. 咽喉反流评估	弱推荐	中
无振动部位	弱推荐	高			

用声习惯及用声情况：
平均每天用声强度：较多□一般□较少□
平均每天用声时间：（小时）
用声环境：非常嘈杂□比较嘈杂□不嘈杂□
吸烟史：否□是□（支/天×年）
饮酒史：否□是□（g/天×年）

1.2 病史

1.2.1 诱因及症状

诱因包括：①过度用声或用声不当；②嗓音及咽喉手术或其他颅脑、头颈部、胸部及可能影响发声功能的手术（舌、腭部、甲状腺、心脏、肺、食管、颈鞘、颈椎等）及气管插管；③其他：呼吸道感染、过敏、外伤等。

嗓音相关症状包括：声音嘶哑、发音中断、发音震颤、双音、音量异常、音高异常、鼻音，发音费力、发音疲劳、发音疼痛等。其他相关症状包括：咽喉部不适、清嗓、咳嗽，呼吸困难，吞咽困难，颈部僵硬、肩颈疼痛等。

1.2.2 嗓音相关治疗史

保守治疗（声休、嗓音训练、理疗、药物治疗等）；放化疗；手术治疗；其他。

1.2.3 嗓音相关既往史

呼吸系统、神经系统、内分泌系统、免疫系统、变态反应因素、听力状况、心理及精神状态。

1.2.4 特殊家族史

2. 嗓音质量评价

嗓音质量评价分为主观和客观评估，是嗓音评估的重要组成部分。嗓音质量主观听感知评估是专业人员对受试者的嗓音异常特征作出的性质和程度上的主观判定。嗓音质量的客观评估是专业人员使用一系列声学参数分析工具及分析软件来量化和分析嗓音声学特征。

2.1 嗓音质量主观听感知评估

嗓音质量主观听感知评估是临床上最便捷、常用的评估方式，通常采用多维度分级评估标准，根据嗓音的音高、响度、音质、持续时间等进行判定。但是主观评估会受到评估者的经验水平、专业培训情况等多方面的影响。

评估内容主要涉及对嗓音异常特征程度的分级，包括嗓音异常的主观感知程度总体分级（grade, G）、粗糙声（roughness, R）、气息声（breathiness, B）、发音无力（asthenia, A）及紧张（strain, S）程度等分级。G 分级反映嗓音异常的总体程度；R 分级反映嗓音的不规则程度；B 分级反映发音漏气的程度；A 分级反映发音弱或无力程度；S 分级反映发音用力、紧张程度。

此外，其他主观评估还包括对音高高低和音量大小异常程度的评估，例如假声、音高不稳、双音等，以及发音中断、发音震颤、气泡声、起声特征等。

2.1.1 评估方法

推荐应用 GRBAS 分级及 CAPE-V 分级。

GRBAS 分级：是由日本言语和嗓音学会于 20 世纪 80 年代提出，因其简便易行被广泛应用至今[1]。该分级由 G、R、B、A、S 5 个标度组成，每个标度按严重程度分为 0～3 级：0 为正常、1 为轻度异常、2 为中度异常、3 为重度异常。分数越高代表嗓音障碍越严重。GRBAS 分级缺少针对嗓音音高、音色特点的评估。

在 GRBAS 分级的基础上，有学者提出了简化版的 RBH 分级方法，即保留 GRBAS 评分中 R 及 B 参量，增加声音嘶哑 H（hoarseness, H）参量替代 G 参量。该分级方法各标度评分标准与 GRBAS 分级相同[2]。

CAPE-V 分级：嗓音听感知评估共识（Consensus Auditory-Perceptual Evaluation of Voice, CAPE-V）由美国言语语言听力协会（American Speech-Language-Hearing Association, ASHA）组织专家编制，提供了统一的声样材料和全面的声样类型。CAPE-V 评估在 GRBAS 分级的基础上用嗓音异常的整体严重程度（overall severity）来代替 G 参量，但基本概念不变，去除 A 参量而增加音高（pitch）及响度（loudness）参量。如有必要，评估者可以添加其他嗓音属性。例如在艺术嗓音评估方面，可以加入音色的明亮度属性。

CAPE-V 分级采取视觉模拟量表进行评估，将每一维标度的评定标记在 100 mm 的直线上，对参数进行连续分级评分，其毫米数值即为该特征的分数。在上述评估中，当某嗓音属性在各声样间的严重程度评价不一致时,评估者应对不同声样的严重程度分别评分。为提高内部一致性,评估者应反复听录音,并在复诊评估时,对比初诊时的录音。

2.1.2 声样选择

由于单一声样可能无法完整体现嗓音特征,目前建议可以使用持续元音、句子和段落、自发言语等多种类型的声样进行评估。

持续元音:用舒适稳定的音高、音量,持续发元音 /a/ 或 /i/ 3~5s。应用持续元音作为声样,最为简单易行。

句子和段落:句子多使用数数、短句或经过专家设计的包含特定音素的句子[34];段落,建议采用能代表目标语言各个音素的日常使用频率的语句段落[5-6]。相比于持续元音声样,句子及段落等连续言语声样更符合受试者的实际嗓音应用情况,可提供较为丰富的嗓音信息。国内学者对嗓音主观听感知评估的发声任务多有研究,但尚无公认的标准语料[3-4]。

自发言语:指不经过事先准备或没有现成语料,自然产生的言语,更能反映自然状态下的嗓音言语特征。可以通过请受试者回答具体的开放式问题采集声样分析。

2.2 嗓音质量客观声学分析

嗓音质量客观声学分析是嗓音评估中重要的检查方法之一,能客观量化声学特征,反映发声障碍的严重程度,并有助于推断嗓音疾病潜在的病理生理机制[7-8]。推荐分析参数包括基频(fundamental frequency,F_0)、声强、扰动、噪声谱等特征,其他根据需要还可包括共振峰、音域(职业用声者)、倒谱峰值突出(cepstral peak prominence,CPP)等分析[9-16]。

2.2.1 声学采样方法

声学采样信号的质量受背景(环境)噪声的影响,为确保声信号的准确记录,建议采用以下规范:①环境噪声(包括反射声)至少比最低发声强度小 10 dB;②声信号质量测量的信噪比应≥30 dB(理想值>42 dB)[17]。

声样采集设备[15]:推荐使用头戴式全向麦克风进行录音,麦克风距离口唇 4~10 cm,呈 45°~90°,注意避开口鼻呼吸气流。麦克风规格:①在声音最低预期 F_0 和最高相关频谱成分(50~8000 Hz)之间的频率范围内,应具有平坦的频率响应

(即变化小于2 dB);②动态范围的上限应高于最响亮发声的声级(即能在不饱和/不削波的情况下记录最响亮的发声)。

可通过与麦克风前置放大器或计算机声卡连接的录音机进行录音。前置放大器的规格应与麦克风适配,声卡最低规格包括采样频率≥44.1 kHz、最低分辨率为16位(为增加动态范围,最好为24位)。使用无压缩或无损压缩的音频文件格式(推荐使用*.wav格式)存储。

声样选择[8]:推荐:①持续元音,以舒适音高和响度持续发元音/a/3～5 s,重复3次。在进行音域检查时应以不同响度及不同音高分别持续发元音/a/至少2 s,重复3次。需要注意的是最高音和最低音也可以通过滑音或阶梯式升调、降调的方式获得[18]。②语料检测,同嗓音主观评估一样,国内目前尚无统一的标准语料。

嗓音测试前,可先让受试者做短时间的发声练习。评估时注意昼夜节律变化对受试者的嗓音质量的影响[19]。

2.2.2 测量参数

平均F_0和标准差:F_0是声带振动的最低固有频率,决定音高特征,与声带的长度、肌肉张力、声门下压及声带质量等有关[20-28]。F_0的标准差即嗓音的规则度,可以反映F_0的稳定程度。F_0的标准差越小,则嗓音越规则,音质越好。

声强:声强反映声带振动的强度,决定于声门闭合及声带紧张程度,正常可达到75～80 dB。

扰动:扰动包括频率微扰(jitter)和振幅微扰(shimmer),能反映声带振动的稳定性,数值越小说明声带振动越稳定。jitter反映的是嗓音在频率方面的规则度,jitter的值越小,则嗓音在频率方面的规则度越高[29-30]。shimmer反映的是嗓音在振幅方面的规则度,shimmer的值越小,则嗓音在振幅方面的规则度越高[30]。

噪声谱:噪声是嗓音中离散、非周期的能量,独立于jitter和shimmer之外。噪声谱含噪谐比(noise-to-harmonic ratio,NHR)、谐噪比(harmonic-to-noise ratio,HNR)等。NHR参数是1500～4500 Hz的非谐波成分与70～4500 Hz的谐波成分的比值,可以用来评估嗓音中噪声成分所占的比例[31]。嗓音中谐波成分与非谐波成分的比值称为HNR,表示的是嗓中谐音成分所占的比例[32-34]。

共振峰：共振峰包络所在的频率位置及共振峰包络中的泛音，决定嗓音的音质和音色。在嗓音分析软件中可以使用线性预测技术对其进行分析。通常重点分析前3个共振峰的特征，但其他共振峰对音色也起着重要作用[9-11]。

音域：包括音高音域及响度音域，是对职业用声者发音能力的评估。音域图的横坐标为频率或音高，纵坐标为声压级[12-16]。

2.3 嗓音相关生活质量量表评估

嗓音相关生活质量量表评估是受试者对嗓音功能影响的自评方法，对制订个性化治疗方案，改善患者生活质量具有一定的临床意义。目前推荐应用嗓音障碍指数量表（Voice Handicap Index，VHI），主要包括VHI-30和VHI-10量表[35-37]。

VHI-30量表：分为功能（functional，F）、生理（physical，P）和情感（emotional，E）3部分内容，总体评价称为Total（T）。量表共30个条目，每部分各10个条目，每个条目0~4分，不同分值代表该条目的发生频率："从没有"为0分；"很少"为1分；"有时"为2分；"经常"为3分；"总是"为4分。分值越高，代表嗓音障碍对该部分的影响越大，受试者嗓音障碍自我评价越严重。VHI量表亦可用于评价治疗效果。

VHI-10量表：是在VHI-30基础上形成的仅含10个条目的简化版量表，包含5个功能条目（F1、F2、F8、F9、F10）、3个生理条目（P3、P5、P6）以及2个情感条目（E4、E6），评分方式与VHI-30量表相同，总分为0~40分。VHI-10量表同样具有较好的信度和效度[38]。

家长版儿童嗓音障碍指数评估量表（pediatric voice handicap index，pVHI）是基于成人版VHI-30量表，删减与儿童无关的条目，由父母填写的量表[39]，可作为儿童评估的参考，但未广泛应用[40-41]。

3. 喉镜及声带振动评价

常规喉镜检查能够直观地对咽喉部解剖结构及病变形态进行观察，主要包括间接喉镜、纤维（电子）喉镜、窄带成像内镜等。而发音时声带高速振动，则需要运用特殊的方法进一步记录分析，如频闪喉镜检查、喉高速摄影技术、喉记波扫描技术等，以更好地明确发声障碍的原因。

3.1 纤维（电子）喉镜检查

检查时可以接近组织表面直接观察，同时可以在自然生理状态下观察呼吸、发音、吞咽间的关系。一些具有特殊光学处理功能的内镜，例如NBI内镜等，有助于辨别早期癌及癌前病变[42-44]。

3.2 频闪喉镜检查

常规喉镜无法观察到发音时声带高频率的振动情况，而频闪喉镜检查是根据视觉残留定律，通过视觉叠加，观察声带静止或振动的图像。

频闪喉镜包括硬质内镜及纤维内镜，硬质频闪喉镜又包括70°与90°内镜。硬质内镜较纤维内镜具有更佳的放大作用，可提供更好、更清晰的光学图像，在嗓音疾病内镜检查中首先推荐使用。对于咽反射敏感、不能耐受硬质内镜者，可以应用纤维频闪喉镜进行检查[45-46]。

3.2.1 观察项目

3.2.1.1 咽喉部相关特征

观察咽喉部解剖及形态特征[44]。

3.2.1.2 声门特征

包括声带特征、声门闭合特征和声带运动特征的描述。

声带特征：观察①声带的形态、颜色，黏膜表面血管特征及病变特征；②双侧声带对称性及前连合、后连合特征；③声带紧张及松弛度。

声门闭合特征：是指在发音时声带振动周期中最大关闭时双侧声带接近的程度。多数情况下正常声带在最大关闭相闭合良好，而声门闭合不完全时因出现漏气会产生气息声。声门闭合主要包括以下8种特征描述：①完全闭合：声带膜部全长接触，声门完全闭合。②梭形裂隙：声带呈弓形，声带膜部仅前后端接触，中央部呈现梭形裂隙，可见于声带沟、声带麻痹、老年声带等。③沙漏样裂隙：声带膜部的中部接触，其前部和后部均有裂隙，可见于声带小结、声带息肉等。④前部裂隙：声带膜部的前部呈现小裂隙，可见于老年声带等。⑤后部裂隙：声门后部三角形裂隙向前延至声带膜部近1/3长度，常见于肌紧张性发声障碍、声带麻痹或不全麻痹等，也可以存在于发音正常的女性和少数男性。⑥不规则闭合：声门呈不规则线性缝隙。可见于声带肿物、声带瘢痕样改变等。⑦完全不闭合：两侧声带始终不能接触，裂隙较大，甚至是贯穿整个声门，可见于声带麻痹、喉部外伤、喉或声带切除术后局部缺损等。⑧垂直平面差异：指声门最大闭合相两侧声带在垂直平面上的差距，这也会进一步加大声门闭合不全的程度，可见于部分单侧喉返神经或喉上神经损伤者。

声带运动特征：主要包括声带活动度（正常，受限，固定），声带位置及对称性，环杓关节特征等描述。对声带运动的评价包括发音和呼吸时声带的内收和外展情况及双侧声带运动的对称性[47]。声带运动障碍的位置，可描述为正中位、旁正中位、中间位及外展位等。喉神经肌肉障碍，环杓关节脱位等机械性损伤及咽喉部肿物等均可能导致声带运动障碍[48-50]。对双侧声带运动对称性可描述为左＞右，左＜右或相同。杓状软骨脱位、环杓关节炎、环杓关节区域肿瘤或瘢痕等可能导致环杓关节固定，引起声带运动障碍[51-52]。

3.2.1.3 声带振动特征

对声带振动特征的评估分左右两侧进行，主要包括黏膜波、振动幅度、对称性及周期性、无振动部位、声带以外振动等特征描述。

黏膜波：是评估声带振动最重要的特征。发音时，黏膜波动自下而上跨越声带垂直面，并沿声带表面由内向外传播。黏膜波分级建议描述为：①黏膜波正常，正常发音时在习惯的音高及响度下黏膜波沿着声带的膜部规律的、连续的传播，从声带边缘的下部传至声带的表面。②黏膜波减低，即黏膜波小于正常范围，可描述为轻度、中度、重度减低，见于各种声带良性病变、癌前病变及早期喉癌，及各种原因引起的声门闭合不全。③黏膜波消失，即无黏膜波动，常见于声带瘢痕及喉恶性肿瘤浸润。对于黏膜波的描述还应同时注意比较两侧声带的对称性。如受试者发音音高过高或不稳定，黏膜波也无法引出或减低，此时，应结合其他检查进行综合分析。

声带振动幅度：为声带振动时水平相的位移，应分别记录双侧声带的特征。声带振动幅度与声带的长度有关，也会受到内镜观察角度的影响。

振动的对称性及周期性：正常发音时声带振动呈现周期性且双侧呈镜像对称。非对称性声带振动可由声带的位置、形状、质量、张力、黏弹性的差异所致。声带的非周期性振动也是噪声（嘶哑声）产生的原因之一。

无振动部位：即发音时声带某一部分无振动或振动无力。可发生于部分或声带全长，如声带瘢痕、恶性肿瘤浸润或肿物累及。

声带以外振动：即利用声带以外的振动源发声，常见于声门上包括室带的代偿发音，以及全喉切除术后的食管发音。

3.2.1.4 声门上特征

正常发音时声门上结构保持相对固定的状态，并未参与发音。在发音不当或病理状态下以室带为主的部分声门上组织在发音时会出现代偿性的侧向压缩、前后压缩或环形压缩，严重者会完全遮挡声门，甚至会出现声门上黏膜颤动。观察以上声门上活动特征对判断不良的发音方式具有重要意义。

3.2.1.5 声门下特征

声门下病变或黏膜水肿会影响发音及呼吸功能。

3.2.2 喉镜检查任务选择

喉镜检查时在稳定的音高、响度下发持续元音 /i/，观察声门及声门上情况[53]。平静呼吸时观察咽喉部结构及声带位置。发音及深吸气时观察声带内收及外展的最大范围。应至少包括3个完整的呼吸周期[47, 53]。同时，还需要观察不同生理状态转换时咽喉部特征变化。

特定发音任务：①滑音，对职业用声者，在检查时还应嘱受试者发由低到高及由高到低的滑音 /i/。即在几秒的时间内伴随单音音高上升（或下降）的发声[54]，以此评估用声者声部的过渡情况[55-56]。②短句，对声门功能增强及声门闭合不全者，检查时可以嘱受试者数数 1~10，或说其他特定短语，以观察声门情况及声门上活动特征[47]。

3.3 其他

除频闪喉镜检查外，喉高速摄影是一项真实反映声带实时振动状态的技术，但由于其高成本及数据分析烦琐等因素，在国内外至今仍多用于研究而非临床诊断评估中。

此外，喉记波扫描技术是通过逐帧提取声带振动周期图像中同一位点的信息,并以特定的方式排列生成图像,可用于观测声带非周期性振动特性[57]。电声门图通过检测声带振动时的阻抗来检测声门的开闭情况,反映声带振动规律性[58]。目前已很少在嗓音临床评估中单独应用[59-60]。

4. 空气动力学测量

空气动力学测量即对声门下的压力及气流相关的检测,可以作为发声能力评估的有效方法[61]。空气动力学测量可分为非仪器检查及仪器检查。

4.1 非仪器检查

非仪器检查具有无创、快速、成本低的特点,主要涉及发声时间的测量,推荐应用最长发声时间(maximum phonation time, MPT)。MPT是目前临床上最常用的空气动力测试方法[62],其他还包括s/z比值等。

MPT评估时,嘱受试者深吸气后以舒适的音高和响度持续发元音/a/,直至不能发声为止,记录发声时间。重复3次,取其中最大值[63]。

4.2 仪器检查

仪器测量方法包括:唇音中断法、完全气流阻断法、不完全气流阻断法及气流重定向法[64]。目前常用的为唇音中断法[65]。测试指标常用平均气流率、发音阈压及发音阈气流等。

5. 喉肌电图检查

喉肌电图(laryngeal electromyography, LEMG)可为声带运动障碍、吞咽障碍、局灶性肌张力异常(痉挛性发声障碍)及其他可疑神经肌肉病变的诊疗及预后评价提供依据。同时可以辅助确定喉部肌肉注射(如肉毒毒素注射)的部位[66-67]。

常规LEMG检查为针肌电图检查。此外,喉神经传导功能检查是检测喉神经功能的有效手段,是对常规LEMG的良好补充。

5.1 常规喉肌电图检查

建议采用针电极对肌肉静息及随意运动状态下的电生理活动进行测定,观察插入电位、肌肉放松状态(电静息)下的异常自发电位特征,轻度随意收缩状态时运动单位电位的特征和大力收缩状态下募集相的电活动特征[68-69]。

插入电位:喉神经肌肉损伤早期插入电位延长,当损伤组织由瘢痕或脂肪等组织替代后插入电位减小[70]。

异常自发电位：包括纤颤电位及正锐波特征描述，多于神经损伤早期出现。纤颤电位是短时程、小波幅的双相或三相棘波；正锐波多为长时程的双相电位。异常自发电位分级建议采用4分级标准[71]：（＋）在至少2个不同区域有持续的自发电位发放；（＋＋）在3个以上区域有中等量持续性自发电位发放；（＋＋＋）在所有区域有大量持续性自发电位发放；（＋＋＋＋）弥漫、广泛而持续的自发电位发放充满示波器（基线）。

运动单位电位（motor unit potential，MUP）：主要特征参数为波形、波幅、时程及相位数。正常喉肌MUP多为双相或三相波。在神经损伤早期，表现为MUP消失、近静息；当神经再生后可出现高波幅、宽时程的多相的异常MUP[70,72]。而肌源性病变则表现为低波幅、正常时程的异常MUP。

募集相：正常喉肌表现为密集、相互干扰的波形（干扰相）[73-74]。当喉神经损伤程度较重时，募集相可出现孤立的单个MUP，即单纯相；而当神经部分损伤，或出现神经再支配时，喉肌募集相可介于干扰相与单纯相之间，表现为混合相[72,75]。

联带运动：喉肌电图检查中表现为喉内收肌吸气相募集增加或喉外展肌发音相募集增加[72,75-76]。

检查步骤：临床上主要检测的喉内肌包括甲杓肌、环杓后肌及环甲肌，必要时可对环杓侧肌进行检查。进针方式建议：①甲杓肌：环甲间隙中线外侧0.2～0.3 cm处垂直于皮肤进针，穿过环甲韧带后向后、外上呈30°～45°进针。②环杓后肌：经环甲膜滴入0.5%～1%丁卡因行喉腔表面麻醉后，于环甲膜中点垂直于皮肤进针，入喉腔后略向外偏15°～30°、向后穿过环状软骨板，出现突破感后即进入环杓后肌。③环甲肌：环甲膜中线偏外侧0.5～1.0 cm处皮肤进针，略斜向外上刺入环甲肌。确定进针位置后略移动针电极观察喉肌插入电位，平静呼吸状态下观察各喉肌自发电位及MUP，并在正常发/i/、深吸气及由低音至高音发/i/时记录甲杓肌、环杓后肌及环甲肌运动单位募集特征。必要时可进行喉肌与喉功能的同步化分析。

5.2 喉神经传导功能检查

喉神经传导功能检查主要为运动诱发传导功能检查[77]，通过刺激喉神经，观察其支配的远端肌肉所形成的复合肌肉动作电位（compound muscle action potential，CMAP）特征，进而明确神经损伤程度。主要测定CMAP的潜伏期、波幅及时程。神经脱髓鞘改变而无轴索损害时，神经诱发电位特征表现为潜伏期延长。继发轴突损害时诱发电位波幅明显减低或消失。神经损伤较重时CMAP无法引出。

喉返神经及喉上神经刺激位置推荐如下：①喉返神经：经环状软骨下2.0~2.5 cm、气管旁进针；②喉上神经：经舌甲膜或外侧进针，内支刺激点在舌甲膜、甲状软骨上角内侧偏上，外支刺激点则在甲状软骨上角外侧。检查时应用针电极刺激神经，检测相应喉肌CMAP特征。

6. 吞咽功能评估

吞咽过程可以分为口腔前期、口腔期、咽期和食管期。很多嗓音疾病会伴随吞咽功能的障碍，吞咽障碍评估方法包括临床症状评估、吞咽功能筛查与评估、吞咽造影和喉镜吞咽检查。

6.1 临床症状评估

吞咽功能的临床评估建议包括病史评估、吞咽相关的口腔、颌面和喉部功能评估以及进食不同性状食物能力的评估等[78]。

6.2 吞咽功能筛查与评估

吞咽功能的筛查及风险评估方法建议包括进食评估问卷（eating assessment tool，EAT-10）、洼田饮水试验和容积黏度吞咽测试等，前两者可靠性高且易操作，在国内应用广泛[79-81]。

6.3 吞咽造影检查和纤维内镜吞咽检查

吞咽造影检查（videofluoroscopic swallowing study，VFSS）被认为是吞咽障碍评估的金标准，放射检查时通过正位和侧位观察添加了造影剂的不同稠度食物的吞咽过程，以此对吞咽障碍的部位和时间过程进行量化。

纤维内镜吞咽检查（flexible endoscopic examination of swallowing，FEES）是利用纤维喉镜观察吞咽相关的解剖和生理功能、进食过程中咽腔及喉腔的功能状况以及治疗后的有效性[82-84]。检查中采用量表进行评分，国内较为常用的为Rosenbek渗漏评分，Yale吞咽残留评分等[85-87]。

7. 咽喉反流评估

发音障碍是咽喉反流疾病主要症状之一，通过对受试者进行咽喉反流评估，有利于发现嗓音障碍的原因，从而进行针对性治疗。

咽喉反流评估包括症状量表（reflux symptom index，RSI）和体征量表（reflux finding score，RFS），质子泵抑制剂试验治疗，24 h双探头pH监测，24 h多通道腔内阻抗-pH监测，咽部pH监测（DX-pH），胃/胰蛋白酶检测等评估[88-89]。

随着人工智能技术的快速发展，特别是深度学习、卷积神经网络技术的进步，未来人工智能可作为辅助临床医生的评估决策工具进一步优化嗓音评估流程，为嗓音疾病诊断与治疗模式带来全新的变革[90-97]。

执笔专家：徐文（首都医科大学附属北京同仁医院），庄佩耘（厦门大学附属中山医院），杨慧（四川大学华西医院），葛平江（广东省人民医院），黄冬雁（解放军总医院第六医学中心），李革临（首都医科大学附属北京友谊医院），傅德慧（天津医科大学第二医院），陈臻（华东师范大学康复科学系）

参与讨论专家（以姓氏拼音为序）：陈浩（中国科学技术大学附属第一医院），陈婷（福建省立医院），陈雄（武汉大学中南医院），陈臻（华东师范大学康复科学系），杜建群（天津市第一中心医院），范国康（浙江大学医学院附属第二医院），方红雁（重庆市人民医院），傅德慧（天津医科大学第二医院），葛平江（广东省人民医院），何培杰（复旦大学附属眼耳鼻喉科医院），侯瑾（西安交通大学第二附属医院），胡蓉（首都医科大学附属北京同仁医院），黄冬雁（解放军总医院第六医学中心），李革临（首都医科大学附属北京友谊医院），李进让（解放军总医院第六医学中心），李云英（广东省中医院），龙平（南昌大学第一附属医院），马珮雯（香港大学声线研究所），屈季宁（武汉大学人民医院），王剑（北京协和医院），胥斌（绵阳市中心医院），徐文（首都医科大学附属北京同仁医院），闫燕（北京大学第三医院），杨慧（四川大学华西医院），于丹（吉林大学第二医院），张海燕（山东省第二人民

医院），郑宏良（海军军医大学第一附属医院），周涛（武汉大学人民医院），庄佩耘（厦门大学附属中山医院）

投票专家（以姓氏拼音为序）：陈东辉（南京医科大学第一附属医院），陈浩（中国科学技术大学附属第一医院），陈怀宏（南方医科大学南方医院），陈婷（福建省立医院），陈雄（武汉大学中南医院），陈臻（华东师范大学康复科学系），崔香艳（吉林大学第一医院），邓洁（中山大学附属第一医院），杜建群（天津市第一中心医院），段清川（首都医科大学附属北京儿童医院），范国康（浙江大学医学院附属第二医院），方红雁（重庆市人民医院），傅德慧（天津医科大学第二医院），高潮兵（安徽医科大学第一附属医院），葛平江（广东省人民医院），关建（上海交通大学附属第六人民医院），韩红蕾（中日友好医院），何培杰（复旦大学附属眼耳鼻喉科医院），侯瑾（西安交通大学第二附属医院），胡凌翔（上海交通大学医学院附属第九人民医院），胡蓉（首都医科大学附属北京同仁医院），黄东海（中南大学湘雅医院），黄冬雁（解放军总医院第六医学中心），皇甫辉（山西医科大学第一医院），金晓峰（北京协和医院），李丹凤（空军军医大学第一附属医院），李革临（首都医科大学附属北京友谊医院），李进让（解放军总医院第六医学中心），李静雨（广西医科大学第一附属医院），李孟（海军军医大学第一附属医院），李仕晟（中南大学湘雅二医院），李树华（北部战区总医院），李为民（解放军总医院第六医学中心），李彦如（首都医科大学附属北京同仁医院），李云英（广东省中医院），梁发雅（中山大学孙逸仙纪念医院），林志宏（浙江大学医学院附属第二医院），刘静（中国中医科学院西苑医院），龙平（南昌大学第一附属医院），马丽娟（湖南省人民医院），马珮雯（香港大学声线研究所），马瑞霞（银川市第一人民医院），马翔宇（深圳市儿童医院），任晓勇（西安交通大学第二附属医院），石力（空军军医大学西京医院），谭元元（新疆维吾尔自治区人民医院），唐亮（新疆维吾尔自治区人民医院），唐瑶云（中南大学湘雅医院），田家军（山东省第二人民医院），田霖丽（哈尔滨医科大学附属第一医院），田秀芬（郑州大学第一附属医院），王桂香（首都医科大学附属北京儿童医院），王剑（北京协和医院），王琴

(安徽医科大学第一附属医院),王燕(武汉大学人民医院),卫旭东(甘肃省人民医院),吴海涛(复旦大学附属眼耳鼻喉科医院),肖旭平(湖南省人民医院),胥斌(绵阳市中心医院),徐定远(河南省人民医院),徐凌(内蒙古医科大学附属医院),徐文(首都医科大学附属北京同仁医院),闫燕(北京大学第三医院),杨慧(四川大学华西医院),易红良(上海交通大学附属第六人民医院),尹国平(清华大学附属北京清华长庚医院),于丹(吉林大学第二医院),曾泉(重庆医科大学附属第一医院),张海燕(山东省第二人民医院),张立红(北京大学人民医院),张森(山西医科大学第一医院),张欣(中南大学湘雅医院),张延平(解放军总医院第八医学中心),赵晨(中国医科大学附属第一医院),赵大庆(空军军医大学唐都医院),郑宏良(海军军医大学第一附属医院),周涵(南京医科大学第一附属医院),周涛(武汉大学人民医院),朱梅(首都医科大学附属北京友谊医院),庄佩耘(厦门大学附属中山医院),纵亮(解放军总医院第一医学中心),邹剑(四川大学华西医院)

编写秘书:李雪岩(首都医科大学附属北京同仁医院)

志谢 本共识终稿得到美国Robert T. Sataloff(Drexel University College of Medicine)教授的修改建议,特此表示感谢

参考文献从略

(通信作者:徐 文)
(本文刊载于《中华耳鼻咽喉头颈外科杂志》2024年第59卷第12期第1267-1278页)

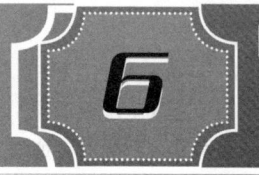

咽喉反流性疾病诊断与治疗专家共识（2022年，修订版）

中华耳鼻咽喉头颈外科杂志编辑委员会咽喉组
中华医学会耳鼻咽喉头颈外科学分会咽喉学组
中华医学会耳鼻咽喉头颈外科学分会嗓音学组

针对咽喉反流性疾病（laryngopharyngeal reflux disease，LPRD），我国曾于2016年在中华耳鼻咽喉头颈外科杂志上刊出《咽喉反流性疾病诊断与治疗专家共识（2015）》[1]。近年来，对LPRD的流行病学、症状学、诊断方法和治疗的研究均有不少进展，有必要更新诊疗共识意见以更好地指导临床实践。

本次共识制订的证据概述和推荐说明如下：将证据分为4个等级：高质量，进一步研究也不可能改变该疗效评估结果的可信度；中等质量，进一步研究很可能影响该疗效评估结果的可信度，且可能改变该评估结果；低质量，进一步研究极有可能影响该疗效评估结果的可信度，且该评估结果很可能改变；极低质量，任何疗效评估结果都很不确定。采用Delphi法对初步形成的推荐意见进行调研，对于每条推荐意见，专家可勾选非常同意、同意并有少许保留意见、同意但有较多保留意见、不同意并有少许保留意见、不同意但有较多保留意见、完全不同意。通过改良后的GRADE网格法（表1），形成每条推荐意见的推荐强度。具体方案为：除了"0"以外的任何一格票数超过80%，则视为达成共识，可直接确定推荐意见方向和强度；若"0"某一侧两格总票数超过80%，亦视为达成共识，可直接确定推荐方向，推荐强度则定为"弱"；其余情况均视为未达成共识，推荐强度定为不明确。最终，来自20个省市、自治区、直辖市，52家医院的60余位专家参与调研。

1 概 念

1.1 共识意见：咽喉反流（laryngopharyngeal reflux，LPR）是指胃十二指肠内容物反流至食管上括约肌以上的上呼吸消化道，包括鼻咽、口咽、喉咽和喉等部位，可引起上呼吸消化道的形态学改变及一系列症状和体征。[证据等级：高质量；推荐级别：强推荐]

2015年的专家共识中提出LPR是指胃内容物反流至食管上括约肌以上部位（包括鼻腔、口腔、咽、喉、气管、肺等）的现象[1]，当时的研究结果认为咽喉反流的症状和体征主要是由于胃内容物的胃酸和胃蛋白酶对上呼吸消化道黏膜造成损伤所致。临床实践发现在40%的LPRD患者中，质子泵抑制剂（proton pump inhibitor，PPI）并不能缓解症状，进一步研究发现非酸反流在咽喉反流中同样发挥重要作用[2]，而非酸反流的物质基础普遍认为是十二指肠的内容物如胰蛋白酶、胆酸等，其同样可引起上呼吸消化道黏膜损伤和炎症反应[3]。因此，咽喉反流的来源应包含胃内容物和十二指肠内容物。

1.2 共识意见：LPRD的定义是胃十二指肠内容物反流的直接或间接作用引起的上呼吸消化道组织的一种炎症疾病，伴有一系列症状和体征。[证据等级：高质量；推荐级别：强推荐]

表1 推荐强度分级方法

	1	2	0	2	1
专家意见	非常同意	同意并有少许保留意见	不确定（同意但有较多保留意见、不同意但有较多保留意见）	不同意并有少许保留意见	完全不同意
推荐级别	强推荐	弱推荐	不明确	弱不推荐	强不推荐

胃十二指肠内容物反流引起咽喉部症状和体征的机制有反流理论和反射理论[4-5]，反流理论就是胃和十二指肠内容物对上呼吸消化道黏膜的直接损伤作用；反射理论就是迷走

神经分支同时支配食管远端、咽、喉、气管以及支气管等部位，当胃十二指肠内容物反流至食管远端并刺激激发神经反射通路影响咽喉等部位，导致咽痒、咳嗽、清嗓、咽部分泌物增多等上呼吸消化道症状的间接作用。研究发现，LPRD患者组织病理学变化是一种炎症反应[6]。因此，在LPRD的定义中应该表明其发病机制及可能引起的病理学变化。一些文献已经不再应用LPRD，认为有症状的LPR本身就属于病理异常，多数专家认为仍沿用LPRD，表明其是反流所致的一系列症状和体征的统称。

2 发病机制

文献研究显示引起LPRD的主要学说是反流机制和反射机制学说。

2.1 共识意见：反流机制是指胃十二指肠反流物对上呼吸消化道的黏膜上皮有直接损伤作用。[证据等级：高质量；推荐级别：弱推荐]

大量研究表明胃和十二指肠内容物反流至上呼吸消化道对其黏膜有直接损伤作用，其诱导的炎症反应是导致LPRD的直接原因，胃内容物中的胃酸和胃蛋白酶可直接损伤咽喉、气管和上消化道的黏膜，十二指肠反流物中的胆汁酸和蛋白酶亦参与该损伤过程，引起组织肿胀、黏液分泌过多以及炎症介质的分泌[7-10]，激活NF-KB通路后上调炎症因子Ⅱ-6、IL-8、TNF等的表达，产生炎症[11-12]，这些在声带白斑、声带任克水肿等咽喉疾病的发生发展中起重要作用。

2.1.1 共识意见：食管上下括约肌松弛是导致LPR的常见原因。[证据等级：中等质量；推荐级别：强推荐]

食管上括约肌（upper esophageal sphincter，UES）和食管下括约肌（lower esophageal sphincter，LES）是食管-咽喉机械屏障的重要组成：LES能防止胃十二指肠内容物反流入食管，是抗反流的第一道屏障；UES能防御胃十二指肠内容物进入咽喉以上部位，在LES功能降低时其静息压可代偿性增高，是抗反流的第二道屏障[13]，也是引起LPR最主要的解剖基础。导致屏障解剖功能异常的常见原因有：①老化和食管病变等因素可导致UES松弛，使胃十二指肠内容物逆流至咽喉部引起相应症状，反之又进一步影响UES的收缩功能，形成恶性循环[14]；②食管短期急性或长期反复暴露于酸后，食管的舒张反射增加、收缩反射减弱，促进UES松弛[15]；③迷走神经功能减退时可对其支配的LES和UES的功能产生异常调节[16]；④LES的一过性松弛和低张力可促进反流发生，尤以后者与LPR关系密切[17]。屏障解剖功能异常可进一步成为LPR发病的动力因素：Ranjbar等[18]发现42.2%和43.1%的LPRD患者分别存在LES和UES的压力异常，12.6%的LPRD患者同时存在LES和UES的压力异常，证实了LPRD患者常合并有不同程度的食管运动障碍。Szczesniak等[19]在有LPRD症状的患者中进行了咽部和食管的压力测定和pH测定，发现自发性反流事件中91%为短暂的非吞咽相关的UES松弛，证实UES在LPR发病机制中的重要地位。

2.1.2　共识意见：咽喉黏膜上皮缺乏碳酸酐酶同工酶Ⅲ，对胃酸的抵抗能力弱于食管。[证据等级：高质量；推荐级别：强推荐]

碳酸酐酶同工酶（carbonic anhydrase，CA）是保护黏膜免受胃酸反流破坏的重要屏障之一，目前已分离出约11种具有催化活性的CA，能可逆性催化CO_2转变为极易溶于水的HCO^-离子，可直接中和反流的胃酸，也可通过调节pH值间接降低胃蛋白酶活性，避免胃蛋白酶激活导致的进一步损害[20]。研究发现，咽喉黏膜的CAⅢ与食管黏膜相比较少，中和胃酸的能力弱于食管黏膜，而且部分LPRD患者咽喉黏膜的CAⅢ较正常人低表达甚至不表达，因此对胃酸等化学刺激的抵抗力较差[3, 20]。

2.1.3　共识意见：胃内容物对咽喉黏膜上皮细胞有直接损伤作用。[证据等级：高质量；推荐级别：强推荐]

胃内容物的主要成分是胃蛋白酶和胃酸。胃蛋白酶被认为是胃十二指肠反流物中最具侵袭性的蛋白酶[21]，能与胃酸联合对咽喉黏膜造成严重损伤[22]，主要机制：通过反流至上气道，在后续的酸反流事件发生时被进一步激活[23]；在非酸性条件下被上皮细胞摄取，当胞内高尔基体、溶酶体等结构的pH值为弱酸性时被重新激活，导致细胞内损伤[23, 24]。由于胃蛋白酶在上气道多处黏膜中稳定存在且易被检测出，提示其在反流相关的炎症和损伤中具有重要作用，并被确定为LPRD的诊断标记物和潜在的治疗靶点[7]。

胃酸对咽喉黏膜的损伤主要来源于低pH值的毒性作用导致的黏膜屏障破坏，以声门下柱状上皮和声带鳞状上皮对酸暴露的反应更敏感[25]。同时，胃酸还能通过触发炎症级联反应、影响细胞内多种离子浓度，最终导致咽喉黏膜炎症、水肿[26-27]。

2.1.4 共识意见：十二指肠内容物对咽喉黏膜上皮细胞有直接损伤作用。[证据等级：高质量；推荐级别：弱推荐]

非酸性反流事件在咽喉反流事件中占有较高比例，其中胆汁反流是非酸性反流的主要内容[2]。胆汁酸是胆汁的主要成分，根据结构可分为结合胆汁酸和游离胆汁酸，在不同的pH值下因溶解度不同而活性不同：结合胆汁酸在酸性环境（pH=1.2～1.5）下可被激活，而游离胆汁酸能在中性环境（pH=7.0）下被激活，二者均可导致咽喉黏膜上皮受损[23]，如通过诱导喉气管上皮细胞发生上皮-间质转化，引起纤维化和狭窄[28]。反复咽喉黏膜受损引起的慢性炎症可进一步增加其恶性转化的风险，导致DNA/RNA的氧化损伤、双链断裂、细胞因子过度产生、细胞间相互作用的变化，引起肿瘤前/肿瘤细胞及其微环境的紊乱，是下咽肿瘤发生发展的重要环节；同时，也能诱导转录因子NF-κB或STAT3激活，促进致癌mRNA和microRNA改变（如miR-21、miR-155、miR-192的上调和miR-34a、miR-451a、miR-375、miR-99a和miR-504的下调），导致下咽部黏膜的恶性转化[29-31]。

2.2 共识意见：反射机制是指胃十二指肠反流物通过刺激食管下段的化学感受器，经迷走神经反射间接引起咽喉部症状，包括咳嗽、清嗓、咽部分泌物增多等。[证据等级：高质量；推荐级别：弱推荐]

反射机制是引起LPRD的另一个重要学说。由于迷走神经分支同时支配食管远端、咽、喉、气管以及支气管等部位，因此，当胃十二指肠内容物反流刺激远端食管时，可激发该神经反射通路，导致咽痒、咳嗽、清嗓、咽部分泌物增多等症状[32-34]。

2.3 共识意见：焦虑、抑郁等精神因素及睡眠障碍可加重机体对反流物刺激的敏感性。[证据等级：中等质量；推荐级别：强推荐]

焦虑、抑郁等精神因素及睡眠障碍与LPRD互相影响、互为因果。一项纳入1111例耳鼻咽喉头颈外科门诊患者的横断面研究结果显示，耳鼻咽喉科门诊中LPRD患病率为13.59%，焦虑患病率为8.19%，抑郁患病率为6.84%。LPRD患者中，焦虑患病率为29.14%，抑郁患病率17.22%[35]，提示LPRD患者比健康人群更容易出现异常精神心理状态，睡眠障碍则可能与LPRD患者出现焦虑和抑郁有关[36-37]。一项纳入908例耳鼻咽喉头颈外科门诊患者的研究显示约1/3的LPRD患者同时存在睡眠障碍，多因素分析显示睡眠障碍是LPRD的危险因素（$OR=2.59$，95% CI 为1.75~3.84）[36]。情绪因素可能通过激活垂体-下丘脑-肾上腺皮质轴（pituitary hypothalamus adrenocortical axis，HPA轴）、干扰脑肠肽分泌、改变肠道菌群等途径引发内脏高敏感性，睡眠障碍可能通过增加一氧化氮合酶及其信号通路的活性降低疼痛耐受性、导致瘦素、褪黑素和HPA轴激素的异常分泌诱发内脏痛觉过敏[38]，因此焦虑、抑郁和睡眠障碍可加重机体对刺激物的敏感性。

3 流行病学

3.1 共识意见：国内外单中心社区小样本的流行病学调查显示，LPRD的患病率为3.9%～34.4%，缺乏大样本、有客观检查的流行病学调查研究。[证据等级：低质量；推荐级别：弱推荐]

一项纳入1950名南京市城区居民的流行病学调查结果显示该地区LPRD的患病率为3.87%[39]，对武汉市城区居民的抽样调查结果显示武汉市区居民LPRD的患病率为6.68%[40]，福州市居民的抽样调查显示该地区LPRD的患病率为55%[41]；英国和希腊对当地居民进行流行病学调查结果显示，两个国家LPRD患病率分别为34.4%和18.8%[42-43]。上述研究都是基于反流症状指数（reflux symptom index，RSI）量表的初步筛查结果，还缺乏更大样本和客观的流行病学调查研究资料。

3.2 共识意见：国内多中心耳鼻咽喉头颈外科门诊大样本的构成比调查显示，可疑LPRD的患者在耳鼻咽喉头颈外科门诊构成比为10.15%。[证据等级：中等质量；推荐级别：弱推荐]

一项纳入72家国内三甲综合性医院耳鼻咽喉头颈外科门诊90 440例患者的多中心研究结果显示，可疑LPRD患者在门诊患者的构成比为10.15%，不同的季节LPRD患者构成比无明显差异；不同的地域LPRD构成比不同，其中东北、华南、西北、华北和西南地区的构成比高于平均水平，而华东和华中地区的构成比较低；男性患者（与女性相比）、中老年患者（与青年组相比）、吸烟史和饮酒史患者（与无烟酒嗜好患者相比）LPRD构成比较高；多因素分析显示中老年、吸烟史和饮酒史是LPRD的危险因素；发生率前三位的症状为咽部异物感、持续清嗓和喉部大量黏痰或鼻后滴漏[44]。

3.3 共识意见：LPR是许多耳鼻咽喉头颈外科疾病的致病因素之一。[证据等级：高质量；推荐级别：弱推荐]

LPR与多种疾病发病存在相关性，其中与咽喉非肿瘤性疾病关系最为密切，24小时动态pH监测显示慢性咽喉炎、任克间隙水肿、声带息肉、喉接触性肉芽肿、声带白斑等疾病患者咽喉部和/或食管酸暴露明显高于健康对照组[45-51]，同时慢性咽喉炎、声带息肉和声带白斑患者唾液中或病变组织中胃蛋白酶原和胃蛋白酶含量显著增高[52-57]，推测LPR引起的腐蚀性黏膜损伤可导致声带黏膜对损伤的易感性增加，并随后形成结节、息肉或任克间隙水肿[58]，临床治疗中学者还发现LPR影响声带息肉或任克间隙水肿术后的恢复过程，也可能是导致复发的原因之一[59]，合并LPR的患者进行抗反流治疗后，可以缩小声带息肉、喉接触性肉芽肿和声带白斑等疾病的病变范围和减少病变术后复发[59-61]，显著提高手术疗效，因此LPR可能是上述疾病的致病因素之一。

此外喉癌与反流似乎存在更为密切的相关性，病例对照研究发现控制吸烟、饮酒因素，反流仍然是喉癌的危险因素[62-63]，有研究估计16.92%的美国50～71岁喉癌患者与反流相关[64]，抗反流手术可降低胃食管反流病（gastroesophageal reflux disease, GERD）患者喉鳞状细胞癌的标准化发病率和患病风险比，而且这种变化在随访10年后更加明显[65]，但口咽动态pH（Dx-pH）监测结果则显示喉癌患者RSI和/或反流体征评分（reflux finding score，RFS）阳性率和Ryan评分阳性率均显著低于声带息肉和声带白斑，提示LPR可能在喉部非肿瘤性疾病的发病机制中起更为重要作用[51]。

阻塞性睡眠呼吸暂停（obstructive sleep apnea，OSA）与LPR互为致病因素。一项近期的Meta分析结果显示870例确诊OSA的患者中有394例LPR阳性，LPR阳性率为45.2%，并且纳入的全部10项研究均肯定了LPR在OSA患者中的高患病率[66]。从发病机制上来说，目前认为LPR和OSA之间存在恶性循环、互为因果[67]：①OSA发生时的用力呼吸会引起胸腔负压加大，从而导致LPR的发生；②LPR引起炎症反应又可致组织增生肥大，从而导致上气道狭窄，LPR引起的组织损伤和感觉异常，还会影响对维持睡眠期间上气道通畅起重要作用的神经肌肉反射功能。

LPR和胃食管反流（gastroesophageal reflux，GER）与中耳炎和慢性鼻窦炎的关系目前不完全清楚，荟萃分析结果显示中耳炎和慢性鼻窦炎患者中存在一定比例的LPR和GER[68-69]，中耳积液或鼻腔灌洗液中的胃蛋白酶或胃蛋白酶原含量增高[68, 70]，但由于在LPR的定义、排除标准、用于测量分泌物中胃蛋白酶/胃蛋白酶原的方法以及结果评估等方面，不同的研究之间存在明显的异质性，因此LPR与中耳炎和慢性鼻窦炎之间的相关性尚有争议。

3.4 共识意见：婴幼儿咽喉反流的患病率远高于成人。[证据等级：低质量；推荐级别：不明确]

婴幼儿由于存在生理性反流，同时自身表述困难，检查受限，很难区分胃食管反流与咽喉反流，并常常合并存在，故患病率远高于成人。Vandenplas和Sacré-Smits[71]研究表明，0～15个月婴幼儿反流发生率为18%，如果有气管食管瘘、神经发育不全、口动力或吞咽障碍，反流发生率可高达70%。据统计[72]，有67%的4个月婴儿及50%左右的0～3岁儿童每天都有生理性反流事件，但多数婴儿1岁左右生理性反流会消失，仅5%有持续性症状发生。美国一项来自芝加哥社区的问卷调查表明[73]，3～9岁儿童烧心和胸骨后疼痛发生率分别为2.6%和1.8%，10～17岁分别为5.2%和8.2%。最新的研究表明中国青少年反流发生率为8.1%[74]。

4 临床表现

LPRD的症状和体征多种多样，缺乏特异性。

4.1 共识意见：LPRD常见的咽喉症状有咽干、咽痛、咽异物感、声音嘶哑、频繁清嗓、咳嗽、阵发性喉痉挛、吞咽困难等。[证据等级：高质量；推荐级别：强推荐]

约10.15%的耳鼻咽喉头颈外科门诊患者存在咽喉反流相关症状[44]，LPRD的症状会因人而异，不同年龄和性别的个体会呈现出不同的症状群[75]。老年人对LPRD症状的主观感知较年轻人相对较低[76]，而女性患者咽喉部可能比男性患者对反流刺激更为敏感[77]。总结大量文献，LPRD的常见症状有咽干、咽痛、咽异物感、声音嘶哑、频繁清嗓、咽痒、咳嗽、阵发性喉痉挛、吞咽困难等[75, 78-79]，需要注意的是，嗓音滥用、药物吸入、变应性疾病、慢性鼻窦炎、吸烟和饮酒等因素会使咽喉反流的症状产生混淆[75]。

4.2 共识意见：LPRD常见的鼻部症状有鼻塞、鼻涕倒流等。[证据等级：低质量；推荐级别：弱推荐]

据文献报道，咽喉反流主要通过胃酸和胃蛋白酶的直接损伤作用、迷走神经反射和幽门螺杆菌等三个因素对慢性鼻窦炎的发生发展起到推动作用[80]，咽喉反流导致鼻腔黏膜的炎症反应以及黏膜纤毛清除功能受损使患者出现鼻塞、鼻涕倒流等鼻部症状。咽喉反流和慢性鼻窦炎存在密切的相关性已被多项研究证实[81]。国内的一项研究发现，慢性鼻窦炎患者的鼻黏膜组织样本的胃蛋白酶免疫组化染色阳性率显著高于因鼻腔解剖异常行手术治疗的对照组患者[82]。Nanda等[83]发现，使用PPI结合功能性鼻内镜手术治疗伴有LPRD的难治性鼻窦炎患者，能有效缓解患者鼻塞、鼻涕倒流等症状。研究发现，在健康志愿者的胃食管交界处予盐酸刺激后，通过食管的神经反射机制会导致健康志愿者鼻塞和鼻腔分泌物增多[84]。

4.3 共识意见：LPRD常见的耳部症状有耳闷、耳鸣、耳痛等。[证据等级：中等质量；推荐级别：弱推荐]

最新的一项系统回顾文章，以pH监测为标准诊断LPRD，中耳炎患者中的平均患病率为28.7%（8%～100%）[68]，Han和Lv[85]的一项研究发现，77.4%（24/31）的中耳炎患者Dx-pH监测Ryan指数阳性，多项研究在分泌性中耳炎患者的中耳渗出液中检测到胃蛋白酶[86-88]，进一步证实了中耳炎和LPRD的相关性。另有动物实验证明多次盐酸和胃蛋白酶刺激会导致大鼠咽鼓管功能障碍，使咽鼓管调节中耳正负压的能力下降[89]。盐酸和胃蛋白酶等反流物以气体或气液混合体等形式反流至鼻咽部，使咽鼓管通气及平衡中耳气压功能、中耳防声等功能障碍，从而出现耳闷、耳鸣、耳痛等症状[90]。

4.4 共识意见：LPRD可引起舌烧灼感、口臭、牙侵蚀等口腔症状。[证据等级：中等质量；推荐级别：弱推荐]

文献报道舌灼烧感与LPRD有相关性[91]，Lechien等[79]将舌灼烧感作为反流症状评分（reflux symptom score，RSS）量表的一项内容来诊断LPRD。有研究表明，口臭和LPRD有明确的相关性[92]，LPRD使上呼吸道和消化道黏膜损伤、口腔细菌微环境改变等都会产生挥发性硫化物[硫化氢（H_2S）、甲基硫醇（CH_3SH）、二甲基硫（$CH_3)_2SH$]而导致口臭。LPRD致使口腔唾液缓冲能力和唾液分泌速度下降以及口腔pH值的下降等是导致口腔牙侵蚀的主要原因。健康人群中牙侵蚀的发生率小于20%，而最新的系统性回顾研究发现反流患者牙侵蚀的发生率为16%～44%，而牙侵蚀患者反流的发生率为64%～75%[93]。另有动物实验也证实反流小鼠牙侵蚀的发生率较对照组显著增加[94]。

4.5 共识意见：LPRD可无典型的反酸、烧心等GERD症状。[证据等级：中等质量；推荐级别：强推荐]

烧心是指胸骨后灼烧感，反酸是指胃内容物向咽部或口腔方向流动的感觉。烧心和反酸是GERD的典型症状[95]。自1991年Koufman[96]提出一系列关于LPRD的报道以来，专家学者不断致力于区分咽喉反流和胃食管反流的重要差别[97]，但咽喉反流症状和胃食管反流症状有很多相同之处，如声音嘶哑、咽异物感、频繁清嗓等[98]，由于食管和咽喉黏膜对胃酸中和能力的差异[99]，少数几次的咽喉反流可引起LPRD的明显症状，但可能并不引起GERD的症状，因此，LPRD患者较少出现反酸、烧心等症状[5]，有文献报道，经pH监测诊断的LPRD患者中，仅40%（23/58）患者有烧心症状[100]。

4.6 共识意见：儿童患者与成人的临床表现有所不同，呈多样性、不典型性，严重的表现为呼吸暂停、间歇性紫绀等。[证据等级：中等质量；推荐级别：弱推荐]

儿童反流症状复杂，缺乏典型性，随年龄不同有较大差异，包括呼吸道和消化道症状，与婴儿猝死综合征也有相关性[101]。儿童咽喉反流在婴幼儿期主要表现为频繁呕吐，喂养困难，体重不增，易哭闹，激惹症状，严重的表现为发作性呼吸困难、窒息、紫绀等，常伴有喉部合并症存在，如先天性喉软化症、喉裂、声门下狭窄等[102]。学龄期可出现更多的呼吸道症状[103]，包括清嗓、声音嘶哑、鼻涕倒流和慢性咳嗽，反复中耳炎，严重的可表现为吞咽困难、睡眠障碍、持续性哮喘等，甚至认为复发性喉乳头状瘤与咽喉反流也有相关性[104]。年长儿表现与成人类似[105]。

4.7 共识意见：LPRD常见的喉部体征有声带后连合区域黏膜红斑、增生，声带弥漫性充血、水肿，黏稠黏液附着，声带突肉芽肿，喉室消失，假声带沟等。[证据等级：高质量；推荐级别：强推荐]

通常LPRD没有特异性的体征，但有些喉镜下的表现高度提示LPRD[106]，根据美国支气管食管联合会（American Broncho-Esophagological Association, ABEA）调查，与LPRD最相关的体征有杓区黏膜红斑及水肿、声带弥漫性充血水肿、后连合区域红斑、增生[107]；假声带沟是由于声门下黏膜弥漫性水肿造成，喉镜检查有假声带沟的患者70%可能有LPRD[108]，声带突肉芽肿也是LPRD的重要体征[109]，Qadeer等[110]的研究也证实了上述体征是LPRD常见的喉部体征，Belafsky等[111]在总结大量研究的基础上，形成了一个8项的RFS量表涵盖了上述LPRD的常见体征，并对量表进行了效度信度验证，成为开展LPRD研究的重要工具。之后开展的各种有关LPRD的研究均以RFS作为体征的评估工具。

4.8 共识意见：LPRD常见的咽部体征有咽后壁充血、淋巴滤泡增生、腭扁桃体和舌扁桃体肥大、腺样体增生、咽部黏稠黏液附着、腭舌弓充血、悬雍垂水肿。[证据等级：中等质量；推荐级别：弱推荐]

RFS量表是研究咽喉反流性疾病的最重要工具之一，RFS

包含的8项体征只反映了LPRD喉部的表现,忽略掉了咽部及其他部位的一些体征,Lechien等[112]在一项5年351例患者的病例研究中发现,咽后壁充血、淋巴滤泡增生、咽部黏液附着是LPRD的常见体征。国际耳鼻咽喉科医师联盟中的青年耳鼻咽喉科医师LPR研究组建立了反流体征评估(reflux sign assessment,RSA)量表,该量表列出的LPRD常见的咽部体征包括咽后壁充血、淋巴滤泡增生、腭扁桃体和舌扁桃体肥大、腭舌弓充血、咽部黏稠黏液附着、悬雍垂水肿等,并对量表进行了信度效度验证,通过受试者工作特征(receiver operating characteristic,ROC)曲线分析发现,将RSA>14分作为诊断LPRD的阈值时,其敏感性为89.1%、特异性为95.2%[113]。在一项针对儿童的研究中显示,腺样体肥大与儿童LPRD有显著的相关性[114]。

4.9 共识意见:LPRD常见的口腔体征有舌苔肥厚、龋齿。[证据等级:中等质量;推荐级别:弱推荐]

Lechien等[93]对24项研究进行的系统回顾显示,LPRD患者中牙蚀和龋齿的发生率较正常人明显增高,同样是青年耳鼻咽喉科医师LPR研究组所做的关于RSA量表的研究中显示,舌苔肥厚是LPRD的常见口腔体征之一[113]。

5 诊 断

目前没有单一的方法可以确诊LPRD。LPRD的诊断需依靠症状和体征评分、PPI试验性治疗的疗效及客观检查结果来综合判断。

5.1 共识意见:可疑LPRD的患者应首先评估RSI和RFS量表,RSI>13分和/或RFS>7分可初步诊断LPRD。更完善的量表有待进一步设计及验证。[证据等级:高质量;推荐级别:强推荐]

Belafsky等设计了RSI和RFS,可作为咽喉反流的初筛手段[111,115]。LPRD的患者常见症状包括声音嘶哑、持续清嗓、吞咽不畅、咽异物感等,当RFS>13分时可初步诊断LPRD。患者喉镜下可观察到多种体征,如声带红斑/水肿,杓区黏膜红斑以及杓间黏膜增生等,当RFS总分>7分时判断为异常。

国内引入RSI量表中文版并进行评估，证实其具有良好的信度和效度[116]。2012年对中国咽喉科医师应用RFS进行的信度研究发现其在不同评估者之间具有很好的重复性[117-118]。尽管国内外研究基本都应用这两个量表作为初筛LPRD的方法，但相关症状及体征仍较局限，不够全面，对LPRD的诊断准确率仍然有待提高。因此欧洲专家在2019年新制订了RSS和RSA量表[79, 113]，但尚未被广泛采纳，适合国内的更完善的量表有待进一步设计及验证。

5.2 共识意见：PPI试验性治疗是LPRD简便、有效的诊断方法。[证据等级：高质量；推荐级别：强推荐]

由于LPRD缺少诊断金标准，客观检查方法为24小时多通道腔内阻抗-pH（multichannel intraluminalimpedance-pH, MII-pH）监测，其是侵入性操作且价格昂贵，大多数耳鼻咽喉头颈外科医师更愿意对可疑LPRD患者采用PPI试验性治疗[119]。Meta分析显示，经PPI治疗后，LPRD的症状、体征缓解率为18%～87%[120]；PPI试验性治疗的敏感度高而特异度低[121]，适合作为临床上疑诊LPRD时的初筛试验。PPI试验性治疗阳性常采用的标准是症状减轻50%以上（RSI评分降低≥6或RFS评分降低≥3）[122]。但是PPI治疗LRPD有效性多数来自为无对照组的临床研究，并且使用PPI的时间长，花费大，和由此可能产生药物不良反应，使得PPI试验性治疗作为诊断方法也受到争议[123]。

5.3 共识意见：24小时MII-pH监测技术可提供反流的客观证据（食团运动方向、反流物性质和pH值），是目前诊断咽喉反流的"金标准"。[证据等级：高质量；推荐级别：弱推荐]

24小时MII-pH监测包括多个阻抗通道和两个pH监测电极，如果最上方的阻抗通道和pH监测电极可定位于食管上括约肌以上部位，则可称为24小时下咽食管MII-pH（hypopharyngeal-esophageal MII-pH, HE MII-pH）监测。其中，多通道阻抗监测可以判断食团的性质、运动方向和反流高度，pH监测可以判断食管和下咽部的pH值变化。因此，24小时MII-pH监测是目前最有效的诊断酸反流和非酸反流的方法[75]。同时，我们在金标准三个字上加了双引号，这是因为24小时MII-pH监测在诊断LPRD时也存在假阴性和假阳性的情况[124]。目前认为假阴性和假阳性的原因主要是反流事件的次数和特征每天都可能不同，如果LPRD患者在24小时MII-pH监测当天恰巧无咽喉反流事件则出现假阴性结果，反之也可能出现假阳性结果[75, 124-125]。目前尚没有24小时MII-pH监测的假阴性率和假阳性率的具体数值，也没有诊断LPRD的其他金标准可供参考。

5.3.1 共识意见：咽喉反流事件的定义为胃十二指肠内容物反流到食管上括约肌以上部位，24小时MII-pH中咽喉反流事件的判定标准：①阻抗值从食管距门齿远端到近端依次变化。②最高点的阻抗值增大或减小，提示反流物到达下咽。[证据等级：高质量；推荐级别：弱推荐]

应用24小时MII-pH诊断LPRD时，是依据MII来判定咽喉反流事件。"阻抗值从食管距门齿远端到近端依次变化"说明食团的运动方向符合反流，"最高点的阻抗值增大或减小"对于HEMII-pH监测来说提示食团反流高度为下咽部[126-127]。气态反流使阻抗值增大而液态反流使阻抗值减小，因此根据阻抗值是逐渐增大还是减小，还可以进一步将反流事件分为气态反流、液态反流或气液混合反流[126]。

5.3.2 共识意见：咽喉反流事件常见于立位状态。[证据等级：中等质量；推荐级别：弱推荐]

咽喉反流事件大多发生在白天立位，发生在夜间卧位者很少，而胃食管反流在白天立位和夜间卧位均常见，这是LPRD不同于GERD的特点之一[128]。国内文献报道的24小时MII-pH监测的反流数据也显示咽喉反流事件主要发生于白天立位，夜间卧位则不多见[129-130]。目前认为，不同于胃食管反流只需要食管下括约肌松弛即可发生，咽喉反流事件的发生需要食管上下括约肌均松弛是出现这一现象的原因[128, 131]。

5.3.3 共识意见：根据下咽pH值的变化，将咽喉反流事件分为酸反流（pH<4）、弱酸反流pH（4≤pH≤7）和碱反流（pH>7）三类。[证据等级：中等质量；推荐级别：弱推荐]

在相关的文献和综述中，酸反流被清晰地定义为pH值小于4的反流，弱酸反流为pH值4~7的反流，碱反流为pH值大于7的反流[132-133]。在咽喉反流中，对反流事件的酸性、弱酸性还是碱性的分类是根据下咽部的pH值而非食管的pH值来判定。例如，一次反流事件在食管的pH是酸性而在下咽部的pH

是弱酸性，则在论述咽喉反流时将其视为弱酸反流。

5.3.4 共识意见：弱酸反流和碱反流统称为非酸反流，是咽喉反流事件的主要形式。非酸反流又分为真性非酸反流（食管下段pH和下咽pH均≥4）和假性非酸反流（食管下段pH<4而下咽pH≥4）。[证据等级：中等质量；推荐级别：弱推荐]

尽管弱酸反流与非酸反流在字面意思上存在不一致，但在文献中明确将非酸反流定义为pH≥4的反流[133]，因此非酸反流包括弱酸反流和碱反流。事实上，绝大多数的非酸反流都是弱酸性的[134]，国外的一项研究报道反流事件到达下咽部时有75%是非酸的[135]，国内的一项近期研究评估了344例LPRD患者的1845次反流事件，非酸反流事件占所有反流事件的74.1%[136]。此外，非酸反流事件还可以根据食管下段的pH分为真性非酸反流事件和假性非酸反流事件，真性非酸反流事件中的反流物在食管下段时也是非酸性的，而假性非酸反流事件中的反流物在食管下段时则是酸性的。这一分类可能有利于鉴别反流物的来源和性质，并预测抑酸治疗的有效性[137]。

5.3.5 共识意见：酸反流和非酸反流均可引起咽喉反流的症状和体征。[证据等级：中等质量；推荐级别：强推荐]

首先，反流物中的主要致病因素胃蛋白酶在非酸环境下虽然活性下降但仍能保持一定活性[138]。其次，研究表明胃蛋白酶在中性环境可以通过受体介导的胞吞作用进入细胞质，引起细胞内结构和功能的损害[139]。同时，咽喉黏膜的酸中和能力和屏障功能均弱于食管黏膜，因此更易受到非酸反流的直接损害。有研究报道，酸反流和非酸反流患者间的RSS、RSA、嗓音障碍指数（voice handicap index，VHI）和嗓音主观感知评价无显著差异[140]。

5.3.6 共识意见：MII-pH监测的诊断标准尚不统一，目前多数学者认为有咽喉反流症状的患者24小时内发现一次咽喉反流事件即为异常。[证据等级：中等质量；推荐级别：弱推荐]

24小时MII-pH监测诊断LPRD的病理阈值既往有多个版本，造成这一结果的主要原因是最上端的阻抗和pH监测点的固定位置不同。目前，较为先进的MII-pH监测设备可以将最上端的阻抗和pH监测点固定于下咽部，因此又称为HEMII-pH

监测，可以监测真正的咽喉反流而非食管高位反流。事实上，真正的咽喉反流事件发生次数是比较少的[141]。研究认为，一次及以上咽喉反流事件（包括酸反流事件和非酸反流事件）就是异常的[126]。目前，已有越来越多的文献将一次及以上的咽喉反流事件作为诊断LPRD的病理阈值[75]。需要指出的是，有学者认为一次咽喉反流事件能否诊断LPRD还应该结合患者有无临床症状和体征[142]。

5.4 共识意见：Dx-pH监测是一种客观诊断方法，诊断标准：直立位时Ryan指数＞9.41和/或卧位时＞6.79即可诊断LPRD。[证据等级：低质量；推荐级别：弱推荐]

2009年Ayazi等[143]报道了应用Restech Dx-pH直接监测气道（口咽）pH变化，该监测方法可同时监测气液态反流，具有操作简便、探头定位准确、监测精度高、患者耐受度好、适用人群广（6个月以上婴儿）等优点。目前Dx-pH监测诊断LPRD的标准是Ryan指数直立位＞9.41和/或卧位时＞6.79。Ryan指数是2009年南加利福尼亚大学根据55名健康志愿者咽喉pH监测的结果，提出不同体位有不同的病理性反流阈值，立位阈值为5.5，卧位阈值为5.0，根据反流次数、时间及最长反流时间等计算出Ryan指数[143-144]。值得注意的是，由于其健康志愿者的纳入标准欠严格、病理反流阈值设定过低等问题[145]，造成其用于诊断LPRD时存在假阴性率高的缺点，致使临床使用中其诊断与PPI试验性治疗、MII-pH监测、胃蛋白酶检测等其他诊断LPRD的方法符合率较低[145-149]。Guo等[150]通过医工结合的方法，并设定严格的正常人纳入标准，应用机器学习深度分析了临床大样本的pH监测数据，从而形成W指数，W指数＞0诊断LPRD，较Ryan指数敏感度提高，且与RSI、RFS和PPI试验性治疗的符合率显著提高。

5.5 共识意见：胃蛋白酶检测是另一种诊断LPRD的客观方法，其中对唾液样本行胃蛋白酶检测具有简便、无创的优点。唾液胃蛋白酶检测有酶联免疫法和试纸法，前者可定量，后者为定性诊断。一天多次测定有助于提高诊断LPRD的准确性。[证据等级：中等质量；推荐级别：弱推荐]

胃蛋白酶是由胃黏膜的主细胞分泌，正常情况下不应出现在咽喉黏膜上皮细胞和分泌物中，因此可以通过检测咽喉黏膜上皮细胞和分泌物中的胃蛋白酶来诊断LPRD。尽管胃蛋白酶检测的最佳时机、样本收集部位和病理阈值仍存在争议，但胃蛋白酶可以作为LPRD的可靠标记物已被广泛认可[151]。根据胃蛋白酶检测的取材样本，可分为对组织样本的胃蛋白酶检测、对唾液样本和鼻腔灌洗液的胃蛋白酶检测[152]。

对唾液样本的胃蛋白酶检测，可以在实验室采用酶联免疫法测量唾液样本中的胃蛋白酶浓度，如果高于病理阈值则可诊断LPRD。胃蛋白酶试纸条检测为一种更为快速的唾液胃蛋白酶检测方法，该试纸条为一种胃蛋白酶侧向流动装置，包含两种人胃蛋白酶特异性单克隆抗体，当唾液中的胃蛋白酶浓度高于设置的病理阈值时则显色，从而快速、简便、无创地诊断LPRD[152-153]。若以24小时MII-pH监测为"金标准"，则唾液胃蛋白酶检测诊断LPRD的敏感性为41.5%～80.0%，特异性为52.8%～86.2%[151, 154-155]。

唾液中的胃蛋白酶浓度是动态变化的，因此单次唾液胃蛋白酶检测的结果间存在较大的差异性。对于可疑的LPRD患者，单次唾液胃蛋白酶检测结果为阴性时，为提高结果的准确性应行多次测量[127]。目前，对于多次测量的时机和测量次数仍存在争议。有文献报道唾液胃蛋白酶检测阳性率最高的4个时间点为晨起时和三餐后，其中晨起为单次唾液胃蛋白酶检测的最佳时机，如果晨起检测阴性应增加三餐后检测[156-157]。另有研究同时行胃蛋白酶试纸条检测和24小时MII-pH监测，认为咽反流事件多发生于立位且不限于三餐后，因此自晨起后每隔1小时行1次唾液胃蛋白酶试纸条检测，于白天（大多数时间为立位）共行12次胃蛋白酶检测，其结果与24小时MII-pH监测的一致性更好[127]。

5.6 共识意见：食管高分辨测压有助于了解LPRD患者胃食管的动力状态及胃食管结合部是否存在解剖结构的异常。
[证据等级：中等质量；推荐级别：弱推荐]

食管高分辨率测压（high resolution manometry, HRM）能够采集从咽到胃部的连续压力数据，提供LES/UES静息压、LES/UES松弛率、远端收缩积分、远端潜伏期、收缩前沿速度等指标用于评估食管上下括约肌功能及一过性松弛情况、胃食管交界处压力变化和食管清除功能，并输出实时同步的食管运动三维空间图像,是目前首选的食管测压技术[158-159]。HRM不仅用于指导pH或阻抗pH监测导管的定位、抗反流手术的术前术后评估、食管裂孔疝的诊断[160],而且在了解咽喉反流发病机制及LPRD诊治等方面也起到重要作用[161-164]。

5.7 共识意见:LPRD和GERD是两种独立的疾病,可独立存在也可同时存在。LPRD不是GERD的严重状态。[证据等级:高质量;推荐级别:弱推荐]

LPRD与GERD为两种相关疾病,两种疾病不能完全割裂开,但亦不能完全等同,更不建议将LPRD认为是GERD的严重状态[165]。从消化内科医生的角度出发往往将LPRD考虑为GERD的食管外症状或表现之一[166];但从耳鼻咽喉头颈外科医生角度出发则认为由于LPRD与GERD在流行病学、发病机制、临床表现、反流模式、诊断方法以及治疗手段等方面有差异,理应将LPRD作为与GERD相关的另一种疾病,而非GERD的一部分症状和表现[44,167-168];两种疾病可以单独存在,也可以同时存在[4]。

6 治 疗

LPRD治疗包括调整生活方式、药物治疗、心理调理、内镜下射频治疗和腹腔镜下抗反流手术。LPRD诊疗流程见图1。

6.1 共识意见:疾病的健康教育是LPRD治疗和预防的基础。[证据等级:高质量;推荐级别:强推荐]

疾病的健康教育是许多慢性病管理的基础,旨在帮助患者作出与自己健康相关的知情决定,以提高患者治疗依从性、促进健康生活方式[169]。LPRD在治疗上的循证医学证据方面基本上依据GERD,在一篇研究GERD健康教育所起作用的综述中认为[170]:调整生活方式有利于改善GERD症状,鉴于其他慢性病管理中健康教育对于促进患者健康、减少医疗费用所起的积极作用,健康教育在GERD治疗中可能有潜在的巨大作用。

LPRD的健康教育包括疾病知识及治疗方案宣教、生活及饮食方式指导、提高患者自我管理能力等[171]。一项针对GERD及LPRD患者PPI药物治疗依从性的横断面研究显示[172]:由于

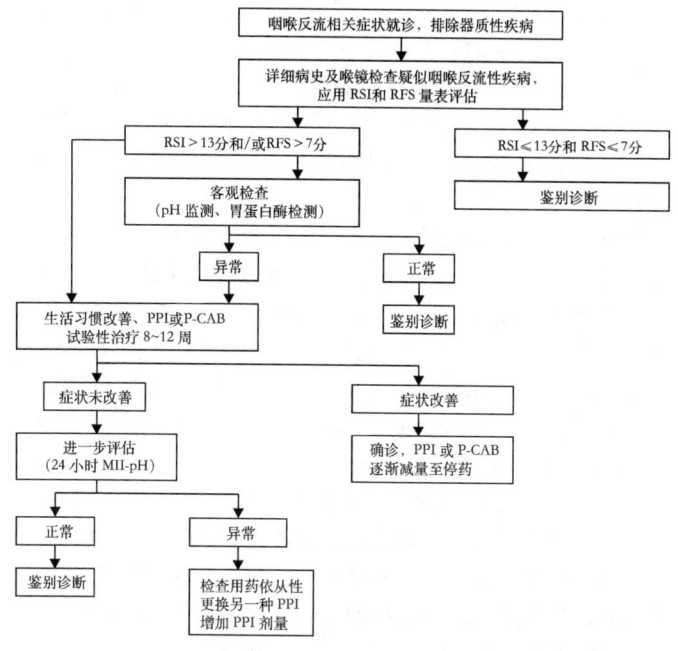

图1 咽喉反流性疾病（LPRD）诊疗流程

注：RSI为反流症状指数，RFS为反流体征评分，PPI为质子泵抑制剂，P-CAB为钾离子竞争性酸阻滞剂，MII-pH为多通道腔内阻抗联合pH

缺乏针对性的健康教育，62.7%的患者没有遵从恰当的服药时间及方法。国内一项针对LPRD所致的慢性咳嗽患者的研究发现，给予行为指导的治疗组，症状缓解率（88.64%）显著高于无健康教育的对照组（72.09%）[173]。

6.2 共识意见：调整生活方式和改变饮食习惯应贯穿治疗的始终。[证据等级：高质量；推荐级别：强推荐]

饮食和生活习惯的改变常与药物治疗一起用于LPRD的治疗，日本的研究发现调整生活方式联合药物的综合治疗比单纯药物治疗对于LPRD的症状缓解更有效[174]。体质量指数（body mass index，BMI）增加与GERD症状发生风险呈正相关[175]。虽然有回顾性研究发现无合并GERD的LPRD患者中并无超重现象[176],但近年一项多中心研究发现在肥胖患者中,合并GERD的LPRD患者症状、体征更严重,咽喉部酸反流事件也显著增加[177]。因此在LPRD的保守治疗中,对于肥胖者仍推荐减重[178]。鉴于LPRD和OSA间的互为因果关系,包括控制体重、侧卧睡眠在内的可改善睡眠质量的生活方式,以及对OSA的手术或持续正压通气治疗有利于LPRD的治疗[179]。

研究发现严格的低酸饮食可以改善PPI治疗无效患者的症状和体征[180];一项回顾性研究发现PPI治疗同时矫正生活方式联合严格低酸饮食,症状缓解率(91%)显著高于仅有PPI治疗和生活方式矫正的对照组(48%)[181];另一项回顾性研究显示,采用碱性饮料和地中海饮食治疗而未服用PPI的LPRD患者中,62.6%的患者RSI减少≥6,较PPI治疗组无明显差别(54.1%)[182]。另有研究发现高脂高糖、酸性、低蛋白的饮食方式与LPRD患者反流事件次数呈正相关[183]。

6.3 共识意见:药物治疗是治疗LPRD的主要方法,包括PPI、钾离子竞争性酸阻滞剂(P-CAB)、H2受体阻滞剂(H2RA)、促胃肠动力药和胃黏膜保护剂等。[证据等级:中等质量;推荐级别:强推荐]

LPRD的治疗主要为抑酸药物的内科治疗。Jaspersen等[184]早在1996年报道给予伴有GERD的LPRD患者奥美拉唑40 mg/d,4周后所有患者的食管炎和咽喉炎症状均消失。El-Serag等[185]通过随机对照双盲研究显示兰索拉唑30 mg/次,每日2次,共12周治疗慢性咽喉炎,其结果较安慰剂组更有效,认为PPI应作为治疗LPRD的一线药物。美国胃肠病协会推荐关于GERD食管外症状的一线治疗策略是PPI,每日2次治疗2个月[186]。一项汇集了13项随机对照临床试验共纳入831例LPRD患者的Meta分析显示接受PPI治疗后患者的总体RSI较安慰剂组显著改善[187]。但另一项Meta分析研究却发现对于GERD相关的慢性喉咽炎PPI组和安慰剂组的疗效差异无统计学意义,认为PPI治疗效果不佳[188]。故PPI抑酸治疗LPRD的效果仍存在争议[189-190],但因其简便、无创,目前仍推荐作为治疗LPRD的首选药物。

H2RA是最早的抑酸药物,但因其作用持续时间较短(4~8 h)且抑酸作用弱于PPI,故将其作为二线治疗药物[191]。

H2RA控制夜间酸突破更有效。

促胃肠动力药可通过促进乙酰胆碱的释放而增加胃肠道运动功能和增加食管括约肌的压力。研究发现PPI可使胃排空时间延迟15%～40%[192-193]。而促胃肠动力药可减少PPI导致的胃排空时间延长[194-195],因此PPI与促胃肠动力药联合应用,其疗效优于单纯PPI[196],可显著改善LPR的打嗝、餐后腹胀及恶心症状[192,197],也可改善RFS量表中的声带水肿及弥漫性喉水肿体征[198]。

P-CAB是一种新型胃酸抑制剂,其作用机制不同于PPI,通过与钾离子竞争质子泵上结合位点可逆性抑制质子泵的泌酸功能[199]。其在胃壁细胞中高浓度聚集且解离缓慢,故具有持久强效的抗泌酸作用[200-201]。P-CAB可以同时与活性质子泵和静止质子泵结合,故起效迅速,抑酸作用更强大[202]。多项临床研究显示P-CAB在食管炎黏膜愈合率和反流症状的缓解方面不劣于PPI[203-205]。一项针对20名日本健康成年男性的交叉研究发现每天20 mg伏诺拉生的抑酸作用比每天20 mg埃索美拉唑或10 mg雷贝拉唑更持久[206]。近期研究发现对于难治性反流性食管炎的患者以及对PPI抵抗的患者伏诺拉生均显示出更好的有效性[207-209],该项研究结果对LPRD的治疗也有参考价值。

6.3.1 共识意见:治疗LPRD应给予标准剂量PPI每日2次、餐前30～60 min服用,或标准剂量P-CAB,疗程8～12周,甚至更长。[证据等级:中等质量;推荐级别:弱推荐]

PPI是没有活性的前体药物,需要在胃壁细胞分泌小管的酸性环境下活化后才能与活性质子泵结合从而抑制胃酸分泌,故起效慢,必须餐前30～60 min服用。PPI半衰期较短(90 min),每日1次的PPI只能抑制70%质子泵的活性[210],且PPI不能有效控制夜间酸突破[211]。研究发现每日2次PPI在症状缓解及黏膜愈合方面明显优于每日1次的治疗[212]。Shin和Sachs[210]不研究显示增加给药频次即早餐和晚餐前给药可抑制80%的胃酸分泌。一项Meta分析结果显示每日2次PPI治疗3～6个月可显著改善LPRD患者的症状[187]。

P-CAB的抑酸作用不受胃酸分泌状态的影响,因此不受进餐影响[213]。P-CAB给药4 h起效并可持续24 h[214]。一项开放交叉研究显示每日1次20 mg伏诺拉生比每日2次20 mg或

40 mg雷贝拉唑的抑酸作用更加强大且更持久，可全天维持胃内pH>4[211]。

多数LPRD是一个慢性病程，故推荐疗程至少为8周，因为这是炎症受损的咽喉黏膜愈合和再生所需要的时间，理想情况下初始治疗时间应为3个月[75]。单倍剂量PPI或P-CAB治疗无效可改用双倍剂量，一种抑酸药无效可尝试换用另一种。PPI双倍剂量治疗可使24 h内胃内pH值>4的时间持续15.6~20.4 h[215]。P-CAB双倍剂量时控制胃内pH值>4的时间明显优于单倍剂量[205]。

6.3.2 共识意见：PPI试验性治疗的方法是标准剂量PPI治疗8~12周，然后评估疗效，如果有效即可确诊，如果无效需要进行客观检查进一步明确或排除诊断。[证据等级：中等质量；推荐级别：弱推荐]

PPI是目前试验性治疗LPRD的首选药物。一项随机对照试验的Meta分析结果表明，接受PPI试验性治疗的LPRD患者的应答率及RSI评分的改善率均显著高于接受安慰剂治疗者[216]。另外多项研究发现给予PPI每日2次，治疗3个月，LPRD患者的应答率达到441%~100%[217-219]。但另有研究发现有25%~50%的LPRD患者PPI治疗后症状无明显缓解[96]。因此对于疑似LPRD患者PPI试验性治疗8~12周后应再次进行评估，症状改善者即可确诊；症状无缓解者可进一步行24小时MII-pH监测或Dx-pH监测等客观检查以及其他相关临床表现的评估，以进一步明确病因。

6.3.3 共识意见：症状消失后PPI或P-CAB应逐渐减量至停药，以防反跳性胃酸高分泌导致疾病复发。[证据等级：中等质量；推荐级别：强推荐]

当患者接受了规范的PPI或P-CAB治疗8~12周后症状缓解，则应指导患者逐渐减少抑酸药的日常用量直至停药。切不可断崖式停药，以防出现反跳性胃酸高分泌即由于突然停用PPI导致胃酸分泌量超过了PPI治疗前的水平[220]。在一项由120名健康志愿者参与的随机双盲和安慰剂对照的研究中发现给予PPI（艾司奥美拉唑40 mg/d），8周后停止用药，44%出现了酸相关症状（反酸、烧心和消化不良）[221]。认为长期服用抑酸药升高了胃内pH，促使胃泌素代偿性释放而产生高胃泌素血症，进一步刺激肠嗜铬样细胞增生并增加了组胺释放，从而导致胃酸分泌增加[220-222]。故应首先减半用药剂量，2周后若无症状，则再减少用药频次，从每日2次减为每日1次，2周后依然无症状，再减为隔日1次直至停药。

6.3.4 共识意见：对于PPI或P-CAB停药后症状复发以及重度LPRD患者，可能需要长期维持治疗。[证据等级：中等质量；推荐级别：弱推荐]

胃酸和胃蛋白酶介导的直接黏膜损害是产生LPRD最重要的因素。目前对于LPRD的治疗方案主要是通过抑酸药物减少胃酸的直接暴露，从而降低胃蛋白酶活性。但抑酸治疗对非酸反流的影响较小。有研究显示伴有典型GERD症状的LPRD患者PPI标准剂量治疗后仍有10%~40%存在持续性非酸反流[223]。而非酸反流的主要致病因素是胃蛋白酶。胃蛋白酶在pH接近6时仍有活性，仍可损害食管外组织，而且是不可修复的永久性损害[25, 224]。加之日常饮食因素和生活方式的影响，对于PPI或P-CAB治疗后症状无明显改善的难治性LPR或停药后症状复发者可能需要长期规范管理和维持治疗。一项通过24小时pH监测对225例伴有耳鼻咽喉科疾病的GERD患者的调查研究发现经3~6个月的PPI治疗，仍有25%~50%的患者症状未改善，需要长期维持用药[96]。

多项临床研究显示伏诺拉生不仅初始治疗时可迅速缓解GERD症状，而且在维持治疗方面显示出良好的疗效和安全性[203, 225]，从而大大提高患者维持治疗的依从性。

6.3.5 共识意见：PPI或P-CAB治疗无效者应行24小时MII-pH监测及食管高分辨测压，进一步评估以寻找相关病因。[证据等级：中等质量；推荐级别：弱推荐]

尽管文献报道约60%的慢性咽喉炎患者存在GERD[226]，但GERD食管外症状诸如咽异物感、声音嘶哑、慢性咳嗽、喉痉挛等均无特异性。而且抑酸治疗对于LPRD的疗效也存在较多争议[188, 190, 227]。因此对于PPI或P-CAB治疗无效的患者需要行相应的专科评估，判断有无其他方面的疾病，如复发性咽峡炎、慢性鼻窦炎、霉菌病、结核病、变应性疾病以及自身免疫性疾病和解剖学方面疾病等。对于确实存在LPRD而PPI治疗无应答者还应行进一步检查包括胃镜检查、24小时MII-pH

监测、食管高分辨测压等，以排除食管动力障碍性疾病和其他胃食管方面的疾病，寻找LPRD的相关病因。

6.3.6 共识意见：如确诊LPRD，但PPI或P-CAB治疗效果不佳，应分析患者服药的依从性，优化PPI使用（包括增加剂量、更换PPI）或加用H2RA，评估是否纠正不良的生活习惯和饮食习惯，是否存在食管高敏性、精神因素及PPI药物代谢酶的基因多态性。[证据等级：高质量；推荐级别：强推荐]

近期文献报道约有40%患者对PPI治疗无应答[120]。一项单中心的回顾性分析纳入43例RSI>13分和pH监测异常的患者给予PPI治疗4周以后发现仍有60.5%患者pH未恢复正常[228]。对于这些药物疗效不佳的患者首先应该考虑其用药的依从性。研究发现PPI治疗效果不佳者中有62.7%的患者是因为没有服用足够剂量的PPI[229]。故强调PPI治疗应足量和足疗程。其次应考虑患者的不良饮食习惯和生活方式是否得以纠正。2016年的一项Meta分析研究认为应用PPI结合生活方式的调整是治疗LPRD有效的和值得信赖的方法[187]。此外还应考虑PPI代谢酶的基因多态性对血药浓度的影响。CYP2C19快代谢型患者的PPI抑酸效果显著弱于慢代谢和中间代谢型者[230]。对于快代谢C型患者则可改用P-CAB。研究显示伏诺拉生在CYP2C19基因的所有型人群中的抑酸作用均显著优于PPI[230]。而对于慢代谢和中间型患者若治疗效果不佳而患者的依从性很好，则可优化治疗方案包括从单倍剂量改为双倍剂量或更换PPI种类，也可短期加用H2RA。若评估证实患者存在食管或咽喉高敏性或精神心理障碍，则可加用神经调节剂进行治疗。一些研究显示神经调节药物如三环抗抑郁药及抗神经病理性疼痛药（普瑞巴林）能够缓解LPRD相关的咽喉部高敏感性症状[231-233]。

6.3.7 共识意见：长期服用抗反流药，应监控药物的不良反应，包括肝肾功能损害、社区获得性肺炎、消化道肿瘤、骨折的风险等。[证据等级：高质量；推荐级别：强推荐]

多数患者短期服用PPI或P-CAB比较安全，较少出现不良反应。临床上常见的不良反应包括恶心、腹痛、腹泻、消化不良，偶见有心慌、心律失常等。但长期服用抑酸药，使胃内

pH值长期升高，可能导致致病菌过度增长，增加感染的机会，导致社区获得性肺炎发生。一项Meta分析结果显示长期应用PPI增加了难辨梭状芽孢杆菌感染的概率[234]。

胃内pH升高可能对钙、镁、铁等矿物质的吸收产生一定影响。但一项多因素Logistic回归分析显示长期应用PPI并不增加骨质疏松的风险[235]，因此不增加骨折的风险。然而低镁血症则被认为是预测肾功能下降和慢性肾病死亡率的重要因素[236]。近年Meta分析研究发现所有PPI均可能引起急性间质性肾炎，进而导致急性肾脏损害并最终进展为慢性肾脏病[237-238]。且每日2次PPI的慢性肾脏病风险更高，相比每日1次者风险增高15%[237, 239]。

一项最新的关于PPI肝脏毒性的横断面调查研究显示所有PPI均有可能引起转氨酶升高和肝功能异常，进而可能导致胆汁淤积型肝炎的发生[240]。而且长期服用PPI（3~15年）可使血液胃泌素水平升高，使肠嗜铬样细胞增生导致胃肿瘤风险增大[241]。另有文献报道PPI可诱导肠道菌群失衡从而导致慢性炎症，以及与胃上皮细胞增殖、坏死、应激反应相关基因的表达改变有关[242]，甚至增加胃癌和食管癌的风险[243-247]。同样长期服用伏诺拉生也可引起高胃泌素血症，进而诱发胃神经内分泌癌[204]。

部分PPI和抗血小板药物都是通过肝细胞色素P450同工酶CYP2C19代谢。因此早期研究认为部分PPI可能降低氯吡格雷的抗血小板活性作用而增加心血管不良事件的发生[248]。但近期的一些Meta分析和回顾性研究显示PPI与氯吡格雷联用并未增加心血管事件（心肌梗死、心源性猝死等）的发生[249-251]。2013年美国GERD诊治指南也指出PPI与氯吡格雷联用不增加心血管事件的发生[166]。

6.4 共识意见：PPI和促胃肠动力药联合使用可以提高治疗效果。[证据等级：中等质量；推荐级别：强推荐]

大量研究证据表明，PPI和促胃肠动力药联合使用，可提高LPRD的治疗效果。对于内镜下表现为明显的声带水肿和弥漫性喉水肿的患者，可以尝试联合用药[198]。有文献研究发现联合用药可有效改善打嗝、餐后腹胀、恶心等症状[192, 197]。国内一项最新的研究结果显示联合用药和单一PPI治疗阻塞性睡眠呼吸暂停综合征伴LPRD的临床有效率分别为73.3%和44.4%[252]。

6.5 共识意见：部分LPRD患者应加用胃黏膜保护剂、胆汁结合剂等药物。[证据等级：高质量；推荐级别：弱推荐]

PPI制剂对于抑制胃酸分泌和降低胃蛋白酶活性确实具有明显优势，但对于非酸反流或者混合性反流的LPRD疗效却并不理想，据文献报道，约40%的LPRD不能通过口服PPI得到缓解[73]。因此，对LPRD患者应该根据不同反流亚型，进行个体化的精准治疗，必要时应予以胃黏膜保护剂、胆汁结合剂，如藻酸盐、铝碳酸镁、氢氧化铝镁、磷酸铝凝胶等[253-256]。然而临床上并未常规开展咽喉食管多通道腔内阻抗-pH检测，所以对PPI制剂有明显不良反应或者长期使用仍未获得满意疗效的患者中，可尝试加入或者单用黏膜保护剂、胆汁结合剂[257]。

藻酸盐可在胃内容物上形成一种黏性的、凝胶状的机械屏障，减少或防止反流的胃内容物与食管或喉咽黏膜的接触，且无明显不良反应。此外，藻酸盐对胃蛋白酶活性也有明显的抑制作用[258]。近年有研究证实，单独使用藻酸盐可明显缓解患者嗓音、吞咽、咳嗽的症状，且安全性高[254-255]。一项对比藻酸盐和PPI治疗LPRD的非劣效随机对照试验中，纳入50例患者治疗2个月后，也证实了藻酸盐可明显缓解LPRD的症状和体征，且不亚于PPI制剂，说明藻酸盐可能成为PPI治疗LPRD的替代疗法[259]。但是，目前藻酸盐尚未进入中国市场。

胆汁反流也是引起咽喉炎的主要原因[28]，而胆汁酸为胆汁的主要成分。胆汁酸水平与LPRD严重程度呈正相关[260]。一项前瞻性研究发现，LPRD患者唾液中胆汁酸水平较健康志愿者高[256]。一项2022年的综述总结了胆汁酸的致病机制为两个方面[261]，一是通过诱导细胞的上皮间质转化（epithelial-mesenchymal transition，EMT）导致上皮细胞钙黏蛋白的减少以及基质金属蛋白酶-9（matrix metalloproteinase，MMP-9）和纤维粘连蛋白的增加，造成喉气管瘢痕形成[28]；二是通过激活NF-κB通路改变致癌基因的表达，包括上调原癌基因miR-21、miR-155和miR-192，下调抑癌基因miR-375[262]。因此，基于这一理论基础，胆汁结合剂治疗LPRD是有效的。

6.6 共识意见：中医中药对缓解咽喉反流的症状有一定效果。[证据等级：中等质量；推荐级别：弱推荐]

祖国医学认为LPRD归属于中医学"喉痹"、"喉喑"、"梅核气"等范畴，辩证可以分为肝郁脾虚气滞痰阻证、胆胃不和痰热内扰证、肺脾气虚痰浊上犯、久病入络痰瘀互阻证等几种类型，正确辨证施治使用中药，能够缩短LPR疗程，提高疗效，减少不良反应[263]。中医认为LPR的病机关键是脏腑气机升降失调，气机不畅，胃气挟酸上逆于咽喉，而针刺具有疏经通络、调理脏腑、调理气机的作用，研究显示与单纯使用药物相比，针刺相关穴位联合PPI和/或促胃肠动力药可有效降低患者治疗前后的RSI评分、RFS评分、24 h食管pH<4时间占比以及改善食管下括约肌压力（LESP）及食管上括约肌压力（UESP）[264-265]，提高治疗有效率，因此对于缓解LPRD症状具有一定的效果。

6.7 共识意见：抗反流手术对部分咽喉反流患者有效，目前的抗反流手术方式有内镜下抗反流治疗和腔镜下抗反流手术。[证据等级：中等质量；推荐级别：弱推荐]

腔镜或内镜下胃底折叠术（fundoplication）是目前常采用的改善食管下端压力和减少反流的有效方法，适应证主要用于对药物治疗效果不佳或对药物治疗不耐受的患者，术后RSI和RFS评分均有不同程度降低[266]。系统回顾的文献中2190例LPRD患者（女性1270例和男性920例）接受了不同种类的胃底折叠术，83.0%的患者（95% CI 为79.7%～86.3%）症状改善，67.0%的患者（95% CI 为64.1%～69.9%）症状消失，但值得注意的是多数文献诊断LPRD的方法是根据症状和体征评分，而不是阻抗-pH监测和食管高分辨率测压这些客观检查，因此诊断方法存在异质性[267]，因此对于手术治疗还应慎重。另有研究发现胃底折叠术在改善患者RSI方面优于PPI[268]，术后吞咽障碍、胃肠胀满等为常见并发症[266]，还应注意部分患者术后复发。内镜下射频消融术（radiofrequency treatment）在消化科用于治疗GERD，在短期内可改善烧心症状，食管酸暴露时间明显降低[95]，但用于治疗LPRD尚缺乏证据。

6.8　共识意见：疗效判定标准，治疗前后、治疗中可以随时评估疗效，总体症状好转程度用视觉模拟量表评分法（visual analogue scale，VAS）评分。显效：症状基本消失，RSI≤13。有效：症状改善50%以上，RSI降低，但仍>13。无效：症状无好转，RSI无降低。[证据等级：中等质量；推荐级别：弱推荐]

RSI量表、RFS量表，或pH监测（包括24小时MII-pH监测和Dx-pH监测等）均可作为评估疗效的工具[269-270]，但pH监测设备比较昂贵，且有一定的侵入性，使用量表作为疗效评估的工具在临床工作中比较普遍。患者的症状是否缓解是疗效最重要的评判指标，因此多项研究均以RSI量表作为评价疗效的主要方法。然而，由于RSI量表中包含的症状有限，建议参照鼻窦炎症状VAS评估的方法[271]，对于咽喉反流的整体症状用VAS进行评分，结合RSI量表得分对治疗效果进行评估。

首席专家：李进让（解放军总医院第六医学中心　解放军总医院耳鼻咽喉头颈外科医学部　国家耳鼻咽喉疾病临床医学研究中心）

指导委员会：殷善开（上海交通大学附属第六人民医院），郑宏良（海军军医大学第一附属医院）、房玉新（《中华耳鼻咽喉头颈外科杂志》编辑部）

秘书组：王嘉森（解放军总医院第六医学中心　解放军总医院耳鼻咽喉头颈外科医学部国家耳鼻咽喉疾病临床医学研究中心）、杨力实（《中华耳鼻咽喉头颈外科杂志》编辑部）

证据评价组：李进让（解放军总医院第六医学中心　解放军总医院耳鼻咽喉头颈外科医学部国家耳鼻咽喉疾病临床医学研究中心）、雷文斌（中山大学附属第一医院）、闫燕（北京大学第三医院）、王嘉森（解放军总医院第六医学中心解放军总医院耳鼻咽喉头颈外科医学部　国家耳鼻咽喉疾病临床医学研究中心）

共识组（以姓氏拼音为序）

起草执笔专家：李革临（首都医科大学附属北京友谊医院）、李进让（解放军总医院第六医学中心　解放军总医院耳鼻咽喉头颈外科医学部　国家耳鼻咽喉疾病临床医学研究中心）、李兰（深圳市儿童医院）、李湘平（南方医科大学南方医院）、吕秋萍（中日友好医院）、王剑（北京协和医院）、文连姬（吉林大学第二医院）、吴继敏（火箭军特色医学中心消化科）、吴玮［战略支援部队特色医学中心（原解放军第306医院）］、徐文（首都医科大学附属北京同仁医院）、闫燕（北京大学第三医院）、杨慧（四川大学华西医院）、张立红（北京大学人民医院）、张延平（解放军总医院第八医学中心）、庄佩耘（厦门大学附属中山医院）

参与讨论及投票专家：陈东辉（南京医科大学第一附属医院）、陈雄（武汉大学中南医院）、杜建群（天津市第一中心医院）、高雪梅（北京大学口腔医学院·口腔医院正畸科）、关建（上海交通大学附属第六人民医院）、韩继波（武汉大学人民医院）、胡凌翔（上海交通大学医学院附属第九人民医院）、皇甫辉（山西医科大学第一医院）、黄冬雁（解放军总医院第六医学中心 解放军总医院耳鼻咽喉头颈外科医学部 国家耳鼻咽喉疾病临床医学研究中心）、黄永望（天津医科大学第二医院）、蒋家琪（复旦大学附属眼耳鼻喉科医院）、金晓峰（北京协和医院）、雷文斌（中山大学附属第一医院）、李革临（首都医科大学附属北京友谊医院）、李进让（解放军总医院第六医学中心 解放军总医院耳鼻咽喉头颈外科医学部 国家耳鼻咽喉疾病临床医学研究中心）、李兰（深圳市儿童医院）、李孟（海军军医大学第一附属医院）、李天成（北京大学第一医院）、李为民（解放军总医院第六医学中心解放军总医院耳鼻咽喉头颈外科医学部 国家耳鼻咽喉疾病临床医学研究中心）、李湘平（南方医科大学南方医院）、林志宏（浙江大学医学院附属第二医院）、吕秋萍（中日友好医院）、单珊（解放军联勤保障部队第980医院）、石力（空军军医大学西京医院）、唐亮（新疆维吾尔自治区人民医院）、田霖丽（哈尔滨医科大学附属第二医院）、田秀芬（郑州大学第一附属医院）、王剑（北京协和医院）、王丽萍（中国医科大学附属盛京医院）、温文胜（广西医科大学第一附属医院）、文连姬（吉林大学第二医院）、吴继敏（火箭军特色医学中心消化科）、吴玮［战略支援部队特色医学中心（原解放军第306医院）］、肖水芳（北京大学第一医院）、肖旭平（湖南省人民医院）、徐文（首都医科大学附属北京同仁医院）、闫燕（北京大学第三医院）、杨慧（四川大学华西医院）、杨新明（中南大学湘雅二医院）、叶京英（清华大学附属北京清华长庚医院）、易红良（上海交通大学附属第六人民医院）、尹国平（清华大学附属北京清华长庚医院）、於子卫（上海嘉会国际医院）、袁伟（解放军总医院第六医学中心解放军总医院耳鼻咽喉头颈外科医学部 国家耳鼻咽喉疾病临床医学研究中心）、袁英（山东大学齐鲁医院）、岳志勇（山东省立医院）、曾泉（重庆医科大学附属第一医院）、张立红（北京大学人民医院）、张庆丰（深圳大学总医院）、张庆泉（烟台市毓璜顶医院）、张贤（解放军联勤保障部队第900医院）、张欣（中南大学湘雅医院）、张亚梅（首都医科大学附属北京儿童医院）、张延平（解放军总医院第八医学中心）、赵晨（中国医科大学附属第一医院）、郑宏良（海军军医大学第一附属医院）、周成勇（解放总医院第四医学中心）、朱梅（首都医科大学附属北京友谊医院）、祝小林（中山大学附属第一医院）、庄佩耘（厦门大学附属中山医院）

外审组：高志强（北京协和医院）、吴皓（上海交通大学医学院附属第九人民医院）、黄志刚（首都医科大学附属北京同仁医院）未注明科室人员均属耳鼻咽喉科或耳鼻咽喉头颈外科

参考文献从略

（通信作者：李进让）
（本文刊载于《中华耳鼻咽喉头颈外科杂志》2022年第57卷第10期第1149-1172页）

便携式睡眠监测在阻塞性睡眠呼吸暂停诊疗中的临床应用专家共识(2021)

中华耳鼻咽喉头颈外科杂志编辑委员会咽喉组
中华医学会耳鼻咽喉头颈外科学分会咽喉学组

阻塞性睡眠呼吸暂停(OSA)是目前最常见的睡眠呼吸障碍疾病。据估计,全球30~69岁人群中有9.36亿罹患该病,其中我国患病人数约为1.76亿,该病对人体会产生严重的多系统损害,已成为全球性健康问题[1-2]。OSA的诊断主要依赖于睡眠中多种生物电信号和生理活动的持续同步记录,即多导睡眠监测(PSG)[3-4]。目前人工值守的整夜PSG是确诊OSA和判断其严重程度的金标准,但人工值守的整夜PSG存在设备与环境要求高、分析技术复杂、费用较高等缺陷,难以满足庞大的OSA人群筛查诊断的临床需求[5]。因此,早在1980年,便携式监测(portable monitoring,PM)设备便已问世,并得到相对广泛的使用。

PM也被称为家庭睡眠监测(home sleep testing,HST)或中心外睡眠监测(out of center sleep testing,OCST),其在不同程度上简化了实验室整夜值守PSG(即标准PSG)的操作流程。随着监测设备的不断更新和临床实践的不断积累,大量研究结果表明,在合理应用的前提下,PM在OSA的诊断上具有较高的敏感性和特异性,并在当前的OSA诊疗过程中发挥了重要作用[6-8]。近年来,PM的使用范围和数量呈快速增长趋势,2007年美国睡眠医学学会(AASM)发布了《无人值守便携式监测在成人OSA诊断中的临床应用指南》[9]。目前我国尚无针对PM临床应用的规范或指南,这使得我国PM的临床应用存在诸多问题,主要表现为:(1)PM分级概念模糊;(2)各级PM的适应证选择不当;(3)PM结果判读不规范;(4)PM

实施过程中准备不充分、注意事项不明晰。本专家共识重点对以上问题提出建议方案,供相关从业人员参考,以规范PM在OSA诊疗过程中的应用。

一、睡眠监测的分级与设备分类

1994年AASM将用于OSA评估诊断的监测划分为Ⅰ级、Ⅱ级、Ⅲ级和Ⅳ级4个等级,将Ⅱ~Ⅳ级统一划分为PM[4, 10]。

1. Ⅰ级标准多导睡眠监测(standard polysomnography):要求记录至少7个指标,包括脑电图、眼动电图、下颌肌电图、心电图、呼吸气流、呼吸运动(努力)和血氧饱和度,必须记录睡眠体位(人工或仪器监测),检查过程必须持续有专业人员值守,必要时进行相应处理,建议同时记录音视频以及腿动情况。

2. Ⅱ级全指标便携式多导睡眠监测(comprehensive portable polysomnography):要求至少记录7个指标,除可用心率监测替代心电图记录,睡眠体位记录为非必须项外,其余指标的要求均与Ⅰ级相同,检查过程不要求有专业人员持续值守。

3. Ⅲ级改良便携式睡眠呼吸暂停检查(modified portable sleep-apnea testing):要求记录至少4个指标,包括心电图或心率、血氧饱和度以及至少2个导联的呼吸指标(两导呼吸运动或呼吸运动、呼吸气流各一个导联),检查过程不要求有专业人员持续值守。

4. Ⅳ级单或双生物指标记录(continuous singleor dual bioparameter recording):要求至少监测血氧饱和度、气流或呼吸运动中的一项,检查过程不要求有专业人员持续值守。

上述分类中,相同级别的睡眠监测所使用的设备参数可能有所不同,如呼吸气流监测指标中,部分设备使用压力气流信号,也有部分设备使用热敏信号,还有部分设备同时使用两种信号,这些不同可能导致监测的准确性与敏感性出现差异,需进一步对这些指标差异进行归类。为此,2011年AASM发布《睡眠中心外阻塞性睡眠呼吸暂停监测设备技术评价》[11],细化了PM相关设备的技术参数分级标准。该分类系统依据监测信号的种类,即睡眠(Sleep)、心血管(Cardiovascular)、血氧(Oximetry)、体位(Position)、呼吸努力（Effort）、呼吸气流（Respiratory），建立SCOPER分类系统（表1）。依据此分类标准，可以对目前常见的PM设备进行较为细化的等级分类（表2）。SCOPER分类系统可以更细化地对不同监测指标的采集模式进行分类，弥补Ⅰ～Ⅳ级分类中同一级别监测设备的某些指标不能有效区分的不足。然而，由于其分类方式较为烦琐，目前临床上仍以Ⅰ～Ⅳ级分类法为主要的睡眠监测分级方法。

PM的临床应用选择需要依据不同的场景来确定，与标准PSG相比，具有一定的优势和劣势。其优势包括：①受监测地点约束较小，可在家中或无睡眠监测室的医院进行检查，可应用于活动受限的患者；②患者更易接受，居家监测可在一定程度上减弱了"首夜效应"，且便于进行多夜监测；③使用负荷较标准PSG低。其劣势为：①因无人值守可能因为仪器故障、电极和电源脱落、患者或家属误操作等问题导致数据丢失，造成检查结果不可靠；②诊断具有局限性，无睡眠评估的Ⅲ～Ⅳ级监测可能低估OSA病情，有漏诊风险。

需要指出的是，近年来随着科学技术的不断发展，一些新技术、新设备，如脉搏传导时间、睡眠床垫、外周动脉张力测定以及人工智能技术等，被应用于睡眠结构以及OSA的评估诊断。虽然这些监测中部分进行了睡眠结构的分析，但并不是采用标准的脑电分析完成，其准确性尚需验证，因此，这类监测在4级分类系统中不能被分为Ⅱ级，而应按照其含有的标准有效导联进行评级，如睡眠床垫、Watch-Pat中标准有效导联为脉搏血氧，目前应分类为Ⅳ级。此外，有些新技术与设备可能不符合现有的分类方法，其准确性、可靠性也需进一步验证。

二、PM的适应证

PM与标准PSG的主要区别是监测过程中无专业人员值守，对电极松动、脱落及信号传输存储障碍等异常情况不能及时发现纠正，因此，会造成监测失败率的增加，且不利于观察及处理监测过程中患者遇到的突发或紧急情况（如窒息、严重心血管疾病等）。对于某些其他的睡眠疾病（如异态睡眠等），由于未能获得必要的音视频信息，也难以作出准确诊断。所以，必须充分认识到PM目前主要适用于高度怀疑OSA患者的

表1 SCOPER分类系统

等级	睡眠（Sleep）	心血管（Cardiovascular）	血氧（Oximetry）	体位（Position）	呼吸努力（Effort）	呼吸气流（Respiratory）
1级	S1：EEG导联≥3个，并结合EOG与下颌EMG	C1：ECG导联>1个，并可获取相关心血管事件	O1：推荐采样频率的血氧监测（手指或耳部）	P1：视频或其他可视化的体位测定	E1：2个RIP测量带	R1：鼻压力与热敏装置
2级	S2：EEG导联<3个，有或无EOG与下颌EMG	C2：外周动脉张力测定	$O1_x$：非推荐采样频率或未描述采样频率的血氧监测（手指或耳部）	P2：非可视化的体位测定	E2：1个RIP测量带	R2：鼻压力气流
3级	S3：睡眠替代信号，如体动仪	C3：标准ECG（1个导联）	O2：替代部位进行的血氧监测（如前额）	—	E3：演算的呼吸努力	R3：热敏装置
4级	S4：其他睡眠评价信号	C4：脉搏监测（尤其是从脉搏血氧获取）	O3：其他形式的血氧监测	—	E4：其他的呼吸努力测量（包括piezo测量带）	R4：呼末二氧化碳
5级	—	C5：其他心脏监测	—	—	—	R5：其他呼吸监测

注：血氧最小采样频率为10 Hz，最理想为25 Hz；3导EEG应为前额、中央及枕部导联；ECG：心电图；RIP：呼吸感应体积描记；EEG：脑电图；EOG：眼动电图；EMG：肌电图；

表 2 常用便携式睡眠监测设备的 SCOPER 分类

设备名称	Sleep	Cardiac	Oximetry	Position	Effort	Respiratory
ApneaLink	0	4	1_x	0	0	2
PDX	2	1	1	2	1	1
Night One	4	5	1	2	2	2
ARES	3	4	2	2	3	2
Compumedics PS-2	2	3	1_x	0	1	3
Embletta PDS	0	4	1_x	2	1	2
Embletta MPR PG	2	3	1	2	1	1
Embletta MPR PG ST	2	1	1	2	1	1
Embletta MPR PG ST+	1	1	1	2	1	1
NOX T3	2	3	1	2	1	1
NOX A1	2	1	1	2	1	1
Somte PSG	1	1	1	2	1	1
Siesta	2	3	1_x	2	4	3
Somte	2	3	1	2	1	1
Somté/Morpheus	0	4	1_x	0	x	3
Stardust II	0	4	1_x	2	4	2
WatchPAT	3	2	1_x	2	0	0

注:表 2 中每项监测指标栏中的数字为表 1 中相对应的监测指标的分级

诊断[9]，且不推荐应用于过度肥胖（BMI>35 kg/m²）和高龄（年龄>70岁）的患者，也不推荐在临床诊疗中用于无症状人群的筛查以及单一症状的评价，如白天嗜睡（不伴有打鼾及呼吸暂停），或者仅因为PM检查较方便[12]。在临床应用中，不同级别PM监测的适用人群各有异同。

（一）全指标便携式多导睡眠监测（Ⅱ级睡眠监测）

不同的设备，其脑电导联数量不尽相同，对于非标准脑电导联（≥3导脑电）的Ⅱ级监测而言，尽管对睡眠分期提供了一定的帮助，其对特定区域异常脑电图的采集与判读仍存在不足。到目前为止，该类监测仍主要适用于成人OSA的诊断，但已有的证据提示，Ⅱ级睡眠监测在年龄较大儿童中使用是可行的。

推荐意见：（1）18岁≤年龄≤70岁，临床疑诊为OSA，且不伴有其他干扰睡眠呼吸状态合并症（严重心肺疾病、神经肌肉疾病、使用阿片类药物或怀疑伴有其他睡眠疾病）的患者[9,13-14]；（2）提示存在严重OSA，必须尽快治疗但暂时无法安排标准PSG监测的患者[9,15]；（3）因行动不便或出于安全考虑无法移至睡眠监测室进行标准PSG的患者[9,13,15]；（4）拟行手术治疗但无条件进行标准PSG监测的OSA患者；（5）已由标准PSG确诊为OSA并开展相关治疗的患者，可应用该类监测评估治疗效果[9,16]；（6）6岁以上儿童及青少年，由于条件限制不能完成标准PSG时[17-19]。

（二）改良便携式睡眠呼吸暂停检查（Ⅲ级睡眠监测）

通常缺少脑电信号的采集，无法精确进行醒睡状态及睡眠分期的分析。应用此类监测进行睡眠呼吸状况分析时，对呼吸事件指数的计算通常以记录时间来代替睡眠时间，且以出现微觉醒为判定标准的低通气事件会被遗漏，这些都会造成病情被低估或漏诊。因此，Ⅲ级监测总体上是在Ⅰ、Ⅱ级监测不能进行的情况下使用。

推荐意见：（1）18岁≤年龄≤70岁，高度怀疑为中重度OSA，且不伴有其他干扰睡眠呼吸状态合并症（严重心肺疾病、神经肌肉疾病、使用阿片类药物或怀疑伴有其他睡眠疾病）的患者[9,13,20]，高度怀疑为中重度OSA的临床特征包括但不限于：响亮而不均匀的鼾声、可被观察到的呼吸暂停、无其他原因的白天嗜睡、肥胖的患者；（2）12岁≤年龄＜18岁，高度怀疑中重度OSA而无其他睡眠疾病，由于条件限制无法完成标准］PSG时[21-23]；（3）同Ⅱ级监测中推荐意见2、3、5；（4）在特定场景下或特定群体中，如社区流行病学调查或高血压群体中，若需进行OSA的筛查，在筛查对象无相应的中重度OSA临床特征的情况下，在条件允许的情况下也建议使用该类监测以提高筛查的准确率；（5）睡眠作息时间不规律，或睡眠易受外界环境干扰而失眠者，不推荐使用[9, 24]。

（三）单或双生物指标记录（Ⅳ级睡眠监测）

最常采集的信号是睡眠时的脉搏血氧，通过脉搏血氧饱和度的波动可以间接反映受试者的呼吸情况。双生物指标的设备在血氧饱和度监测的基础上增加了呼吸情况（气流或胸部运动）的采集，因此，推荐该类监测用于单纯睡眠呼吸暂停患者的筛查，且结果阳性的患者建议进行Ⅲ级或以上级别的监测以明确诊断。

推荐意见：（1）年龄≥18岁的高度怀疑中重度OSA的患者，因条件限制无法完成上述各类睡眠监测时可应用此类监测进行初步的筛查[9, 25]；（2）因活动不便、安全或病情危重且无法进行Ⅰ、Ⅱ、Ⅲ级监测患者的OSA筛查[26]；（3）同Ⅱ级监测中推荐意见2、3、5；（4）同Ⅲ级监测中推荐意见4、5。

三、PM监测相关准备

PM（尤其是Ⅱ、Ⅲ级监测）需在监测前提前设置设备的记录开始与结束时间，因此，应在监测前准确掌握受试者的作息时间规律，根据受试者的作息时间设置合适的设备记录启动与停止时间，如果设置的记录开始及结束时间与受试者习惯性作息时间不匹配，则可能会造成Ⅱ级监测所获得的睡眠潜伏期及睡眠效率不准确，呼吸事件指数低于实际情况，造成低估病情或漏诊。PM监测是通过设备的自我记录储存功能来完成睡眠过程中各生理指标采集过程的。应特别注意整个监测过程中的质量控制，从而保证监测的准确性及安全性。

推荐意见：(1) 由专业的医师对患者的病情进行全面的评估，评估手段包括：病史采集、睡眠相关问卷、必要的查体及辅助检查等[6,27]，由专业人员安装设备或由其指导患者佩戴；(2) 条件允许时，建议监测前完成1~2周的睡眠日记，以便了解受试者的大体睡眠情况及作息规律，为设置该类监测设备的记录开始及结束时间提供参考[6,28]；(3) 监测当天，嘱受试者避免酒精、咖啡、浓茶等影响睡眠的饮料，尽量避免午睡（习惯性午睡者，午睡时间不超过0.5 h）；(4) 建议提醒受试者监测前1周内避免睡眠剥夺情况的发生；(5) 嘱患者提前洗漱完毕，身穿宽松舒适衣物，睡前2~4 h进行设备的安装、测试，在此之前应仔细检查设备的性能，检查电池电量是否充足、各个传感器有无损坏、设备时间是否与标准时间一致；(6) 指导患者家属学习观察各通道信号指示灯工作状态，以便患者家属及时发现设备异常并与工作人员联系解决，以提高监测成功率；(7) 书面清晰地告知受试者监测前需完成的准备及注意事项；(8) 设备安装完成后再次检查设备工作状态是否正常；(9) 工作人员应在监测结束后督促帮助患者完成监测当晚睡眠情况问卷，从而帮助提高监测结果分析的准确性。

四、判读原则

PM监测结果的判读根据监测级别的差异有不同的判读方法，但总体原则是各类信号的判读遵循最新版的AASM判读指南。需要特别指出的是，Ⅱ级监测中开关灯时间需根据患者监测次日填写的睡眠情况问卷，并结合呼吸、血氧下降事件出现的时间等信息综合判断确定，可能存在一定的误差，因此，其睡眠潜伏期、睡眠效率等指标可能不够准确。Ⅲ级监测中，由于没有脑电分析，不能进行睡眠情况的记录分析，无法获取准确的睡眠时间，同时也无法判读呼吸事件中以微觉醒为判定标准的低通气事件、呼吸努力相关微觉醒事件。因此，呼吸事件指数（Respiratory event index，REI）定义为总记录时间内每小时发生呼吸暂停及伴有氧减事件的低通气事件的次数[29]。

由于总记录时间通常大于总睡眠时间,所以REI应小于或等于临床上习惯使用的AHI。

推荐意见:(1)PM的结果判读必须由专业的技术人员或医师来完成;(2)Ⅲ级监测报告中建议以REI来替代Ⅰ、Ⅱ级监测中的AHI或呼吸紊乱指数(Respiratory disorder index, RDI)[29];(3)Ⅲ、Ⅳ级监测中如果受试者主诉监测过程中有较长时间未入睡,或者呼吸事件频繁的患者在某一时段呼吸事件无合理解释的消失,应考虑将这种时间段剔除,或者在睡眠报告中进行说明,以利于更准确地了解受试者的睡眠呼吸情况;(4)Ⅳ级监测中血氧饱和度信号的判读多以设备的自动分析为主,但必须进行人工校对,需结合睡眠问卷及相关信号的图形特征,剔除伪迹,以保证结果的准确性;(5)血氧信号反复出现伪迹或脱落导致可分析总时间<4 h或连续监测时间<4 h应视为监测失败[29-30];(6)监测设备启动异常或未启动应视为监测失败[30-31];(7)Ⅲ、Ⅳ级监测中患者主诉未入睡应视为监测失败;(8)Ⅱ级监测中,如果仅仅是脑电电极脱落,符合Ⅲ级监测的要求,可以将其降级为Ⅲ级监测进行结果的判读和分析;(9)Ⅱ、Ⅲ级监测中,如果部分导联脱落或信号消失,但气流或血氧饱和度信号完好,符合Ⅳ级监测的要求,可以将其降级为Ⅳ级监测进行结果的判读和分析;(10)PM监测判定为失败后,应由专业医师评估决定是重复同级监测还是升级监测;(11)对于高度怀疑为中重度OSA的受试者,如果Ⅲ、Ⅳ级的监测结果为阴性,是否进行二次监测或升级为Ⅰ、Ⅱ级监测应由专业医师来判断决定。

PM监测由于其使用过程中负荷低、环境要求低、患者易于接受等优点,正在被越来越多地应用于临床实践,但应严格按照不同监测的适应证合理地选择受试人群,从而实现高效、准确的OSA筛查诊断。需要强调的是,PM目前只是标准PSG实施存在困难时的一种替代,在条件允许的情况下,标准PSG仍然应该是首选。PM与PSG联合应用进行OSA诊断的临床路径见图1[25, 32]。

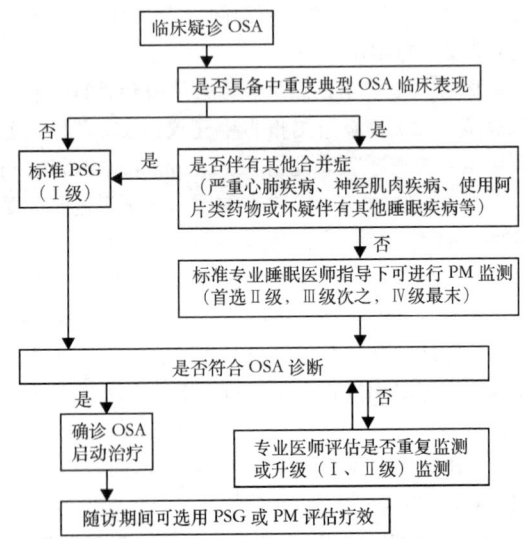

图1 PM与PSG联合应用进行OSA诊断的临床路径

OSA为阻塞性睡眠呼吸暂停；PSG为多导睡眠监测；PM为便携监测

学术指导专家：叶京英（清华大学附属北京清华长庚医院）、肖水芳（北京大学第一医院）、郑宏良（海军军医大学附属长海医院）、李进让（解放军总医院第六医学中心 解放军总医院耳鼻喉科头颈外科医学部 国家耳鼻咽喉疾病临床医学研究中心）、殷善开（上海交通大学附属第六人民医院）

起草执笔专家：叶京英（清华大学附属北京清华长庚医院）、尹国平（清华大学附属北京清华长庚医院）

参与讨论专家及邮件征询意见专家：陈雄（武汉大学中南医院）、崔鹏程（空军军医大学唐都医院）、高雪梅（北京大学口腔医院）、华清泉（武汉大学人民医院湖北省人民医院）、黄冬雁（解放军总医院第六医学中心 解放军总医院耳鼻喉科头颈外科医学部 国家耳鼻咽喉疾病临床医学研究中心）、皇甫辉（山西医科大学第一医院）、霍红（北京协和医院）、雷文斌（中山大学附属第一医院）、李进让（解放军总医院第六医学中心 解放军总医院耳鼻喉科头颈外科医学部 国家耳鼻咽喉疾病临床医学研究中心）、李兰（深圳市儿童医院）、李树华（北部战区总医院)、李延忠(山东大学齐鲁医院)、林志宏(浙江大学医学院附属第二医院)、刘业海(安徽医科大学第一附属医院)、任晓勇(西安交通大学第二附属医院西北医院)、石力(空军军医大学西京医院)、孙敬武(中国科学技术大学附属第一医院 安徽省立医院)、孙亚男(哈尔滨医科大学附属第二医院)、田秀芬(郑州大学第一附属医院)、文卫平(中山大学附属第一医院)、肖红俊(华中科技大学同济医学院附属协和医院)、肖水芳(北京大学第一医院)、肖旭平(湖南省人民医院)、肖毅(北京协和医院)、肖英(华中科技大学同济医学院附属协和医院)、徐文(首都医科大学附属北京同仁医院)、许志飞(国家儿童医学中心 首都医科大学附属北京儿童医院)、闫燕(北京大学第三医院)、杨慧(四川大学华西医院)、叶京英(清华大学附属北京清华长庚医院)、易红良(上海交通大学附属第六人民医院)、尹国平(清华大学附属北京清华长庚医院)、张立红(北京大学人民医院)、殷敏(江苏省人民医院)、殷善开(上海交通大学附属第六人民医院)、张庆丰(深圳大学总医院)、张庆泉(烟台毓璜顶医院)、张心浩(华中科技大学同济医学院附属同济医院)、张亚梅(国家儿童医学中心首都医科大学附属北京儿童医院)、郑宏良(海军军医大学附属长海医院)、赵晨(中国医科大学附属第一医院)、周成勇(解放军总医院第四医学中心)、周水洪(浙江大学医学院附属第一医院)、庄佩耘(厦门大学附属中山医院)

工作秘书:曹鑫(清华大学附属北京清华长庚医院)、周颖倩(清华大学附属北京清华长庚医院)

参考文献从略

(通信作者:叶京英)

(本文刊载于《中华耳鼻咽喉头颈外科杂志》2021年第56卷第12期第1238-1243页)

头颈外科篇

颈深部脓肿诊断与治疗专家共识（2022）

中华耳鼻咽喉头颈外科杂志编辑委员会头颈外科组

中华医学会耳鼻咽喉头颈外科学分会头颈外科学组

颈深部脓肿是颈深筋膜受细菌感染入侵后，局部筋膜和软组织在细菌和炎性细胞所释放的毒素或蛋白酶作用下发生坏死、溶解、液化，最终形成颈深间隙脓肿的疾病。根据O'Brien等[1]报道，其发病率为0.09‰~0.15‰，多见于男性、免疫功能低下、合并糖尿病等基础性疾病的患者。由于该病起病急，进展迅速，位置隐匿，容易出现严重并发症，并发下行性纵隔炎时病死率高达40%~76%[2-4]。为此，由中华耳鼻咽喉头颈外科杂志编辑委员会头颈外科组、中华医学会耳鼻咽喉头颈外科学分会头颈外科学组牵头组织国内专家学者，在广泛阅读国内外相关文献和征询国内本领域知名专家学者意见的基础上，经过多次研讨后达成此共识。

应 用 解 剖

颈深间隙是由颈深筋膜包绕而成，可分为舌骨上、舌骨下和跨越全颈的颈深间隙[5]。相邻颈深间隙之间的筋膜是相互延续的，间隙之间有淋巴液引流。一旦某个间隙发生感染即可在短时间内向相邻间隙扩散，如牙源性感染向外可累及咬肌间隙，向下可累及颌下间隙，向后可累及咽旁间隙；扁桃体周围脓肿可累及咽旁间隙；气管前间隙感染可向下累及前上纵隔；而咽后间隙感染可向下累及后纵隔（图1）。因此，颈深间隙之间的交通网、所包含的解剖结构，是疾病发展和蔓延的重要基础因素之一。而扁桃体周围间隙是由咽黏膜和包绕着扁桃体

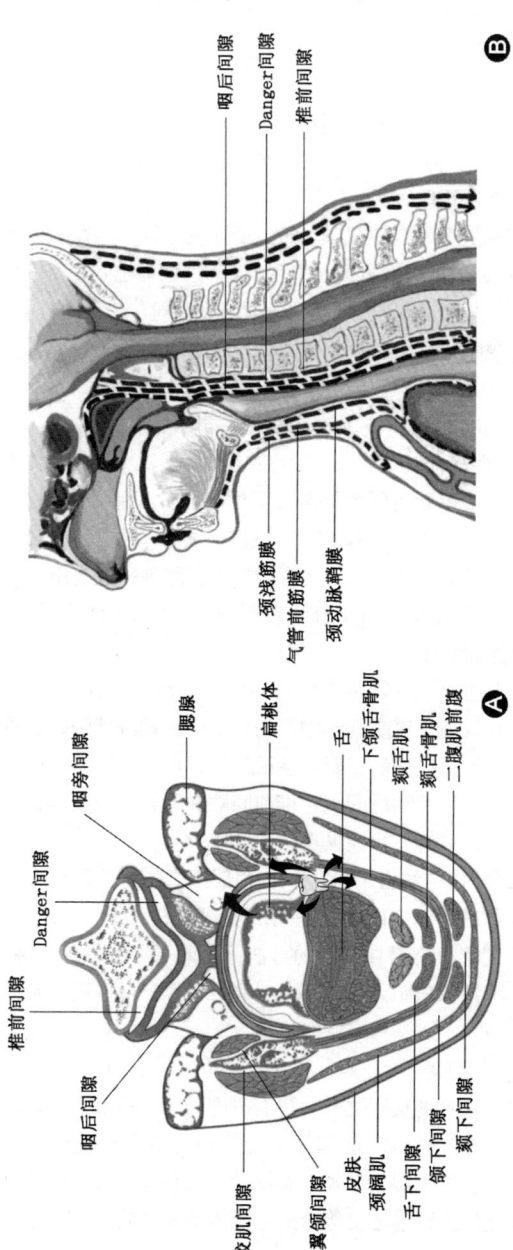

图 1 颈深部肌间隙的引流交通网

A：牙源性颈深部脓肿起始扩散路径（黑色箭头），扁桃体源性颈深部脓肿的扩散路径始于气管前间隙路径（蓝色箭头）；B：下行性纵隔脓肿的扩散路径有气管前间隙路径（上纵隔和前纵隔）、颈动脉鞘间隙路径（中纵隔）、气管食管旁间隙路径（后纵隔）和咽后间隙路径（后纵隔）

的纤维包膜环绕而成,并不是完全由颈深筋膜包绕而成,不属于颈深部间隙的范畴。

病 因 学

一、局部因素

1. 上呼吸道感染（占20%~30%）:小儿颈深部脓肿多由上呼吸道感染引起,如急性鼻炎、急性咽炎和急性扁桃体炎等[6-7];成人常由扁桃体周围脓肿扩散至咽旁间隙而发病[8-9]。

2. 牙源性感染（占10%~20%）:多由龋齿、牙周炎、拔牙后感染或口腔卫生护理不当引起,多发生于下颌第二或第三磨牙感染,是并发Ludwig咽峡炎的主要病因[10-11]。

3. 先天性疾病（以儿童或青少年患者多见）:如鳃裂瘘管、鳃裂囊肿或甲状舌管囊肿等先天性疾病伴发感染后引起,特点是患者的发病年龄较轻,首次发作一般小于6岁,脓肿常有反复发作的病史。第三鳃裂瘘管的患者,脓肿一般与甲状腺关系密切[4]。此类脓肿由于有囊壁限制,脓肿的范围一般较为局限,全身症状较轻。

4. 上呼吸消化道异物（占5%~10%）:异物残留或误吞尖锐异物后上呼吸消化道受到异物损伤也是引起颈深部脓肿的重要原因之一。异物损伤后,感染会沿异物残留位置或瘘口向颈深间隙扩散,可累及咽后间隙、椎前间隙和舌骨下间隙等,甚至下降到纵隔,引起下行性纵隔脓肿[12]。

5. 颈部外伤（约占5%以下）:颈部撞击伤、挫裂伤等均可引起颈深部脓肿。有时颈部撞击后虽然体表无明显破裂口,但是喉部及气管等有潜在破裂的可能,由此可导致颈部气肿、感染,形成脓肿,如感染控制不及时则可沿颈深部筋膜间隙向纵隔扩展。

二、全身因素

除了以上常见的病因之外,仍有一部分患者病因未明,占全部患者的40%~60%。这部分患者往往与自身免疫因素有关,如糖尿病、类风湿关节炎、系统性红斑狼疮、失代偿性肝硬化以及放化疗或营养不良等造成的机体免疫力低下[13-17]。

病原学

目前普遍认为颈深部脓肿大多情况下属于混合感染,主要为需氧菌和厌氧菌的混合感染[18-22]。需氧致病菌主要为革兰阳性菌,包括链球菌属和葡萄球菌属,成人以链球菌属为主,占所有需氧菌感染的40%~50%[23],而小儿则以葡萄球菌属为主,占50%~70%[24-25]。其次为革兰阴性杆菌,其中以肠杆菌科(肺炎克雷伯菌和大肠埃希菌)和假单胞菌属(铜绿假单胞菌)多见,肺炎克雷伯菌是合并糖尿病患者最常见的致病菌,占50%~70%[26]。厌氧致病菌以普雷沃菌属和拟杆菌属多见[27],但厌氧菌的总体培养阳性率偏低,可能与标本获取、送检和培养条件等各个环节有关,某一环节一旦接触到氧气都可能造成培养阴性。

临床表现

一、疼痛

咽痛、牙痛和颈痛是颈深部脓肿最常见的临床症状,吞咽和咀嚼时疼痛可加剧,甚至出现放射性头痛。查体可见咽部充血,黏膜肿胀或隆起,口腔异味;牙源性感染患者可见龋齿,牙龈肿胀;合并扁桃体周围脓肿者可见扁桃体周围隆起肿胀,感染可进一步向咽旁和咽后间隙扩散引起咽旁和咽后脓肿;若脓肿已破溃或咽部有瘘口者,可见脓液从破溃及瘘口处流出。

二、肿胀

由颈深部感染引起的黏膜或皮下软组织肿胀或脓腔、气腔形成所导致。一般在早期表现为黏膜或软组织蜂窝织炎,伴局部黏膜或皮肤充血红肿、按压疼痛。当脓肿成熟后可触及波动感;若脓腔内含气体较多,可触及捻发感,皮肤呈橘皮样改变。对于甲状腺后方、咽旁、椎前和食管前间隙的脓肿,患者早期可无明显的颈部肿胀感,当脓肿发展到一定程度推压周围软组织后才出现颈部肿胀。

三、全身表现

大多数患者在疾病的早期就开始发热,出现菌血症或败血症时可出现寒战、高热，当脓肿包裹后可表现为反复的低热。其他全身症状还包括食欲不振、乏力、头痛等。如发生脓毒血症并出现相关器官衰竭时，则可出现相应的临床症状和体征。

四、其他

主要包括张口受限、呼吸困难、吞咽困难和声音嘶哑。如患者出现张口受限说明感染已累及咬肌间隙，同时可能累及茎突前咽旁间隙和颌下间隙；并发Ludwig咽峡炎时会导致口咽部狭窄而造成气道阻塞，出现呼吸困难；声音嘶哑则可能由颈动脉间隙脓肿压迫迷走神经、舌骨下间隙脓肿压迫喉返神经或声门区炎性水肿引起；对于胸痛的患者应警惕下行性纵隔脓肿和心包脓肿。另外，咳嗽、咳脓痰和肺部湿啰音等是并发气道炎症或者肺炎的重要临床表现。

辅 助 检 查

一、影像学检查

主要目的：（1）判断脓肿是否形成、大小、液化程度、累及范围；（2）了解脓肿与重要血管、神经及甲状腺等重要器官的解剖关系；（3）查找脓肿可能的病因；（4）评估病情变化，协助临床决策；（5）评估穿刺引流和切开引流的必要性和可行性。主要检查包括颈部以及甲状腺超声、颈胸部增强CT、颈胸部增强MRI。其中颈胸部增强CT对诊断和治疗具有良好的时效性，推荐为必要的影像学检查项目，但在治疗的动态监测过程中，特别是合并胸腔纵隔感染的患者，如果无法实现高频度的强化CT，颈胸部平扫CT也是简便可行的监测病情进展的检查手段。而颈胸部增强MRI虽然在软组织和脓肿的辨识能力上远高于增强CT，但其简便性及时效性较差，在非紧急情况下可考虑行颈胸部增强MRI。

1. 颈部及甲状腺超声：可显示的颈深部间隙界限上至扁桃体平面的咽旁间隙，下至上纵隔主动脉弓平面。液化良好的脓腔内主要超声表现为无回声，按压探头可见液体波动，这是脓肿的典型超声征象；含气的脓腔内可见气体强回声伴后方回声衰减，少量气体可帮助脓腔的定位，大量气体则会影响脓腔的显示；液化不完全的脓肿，实性成分可呈现低、高或混合回声。颈部及甲状腺超声可为后续的超声引导下穿刺引流治疗提供有效的检查信息。

2. 颈胸部增强CT：该检查能够很好地区分脓肿和蜂窝织炎，并有效地判断脓肿范围。蜂窝织炎在增强CT下表现为局部软组织肿胀，脂肪间隙消失，肿胀区域呈均匀强化；当形成脓肿时可见局部有低密度灶，周边可见环形强化带。增强CT可显示脓肿的范围，也可清晰显示颈部重要大血管的位置和形态，有助于了解脓肿与颈部大血管的关系。既可以指引外科医师在行脓肿开放引流术中对脓腔的逐一开放引流，也有助于减少术中损伤重要血管的可能，对手术的范围和难度判别具有重要指引作用。若增强CT考虑颈鞘内有脓腔并有血管受压可能，可进一步行动脉CT血管成像（CTA）了解血管的完整性。

3. 颈胸部平扫＋增强MRI：增强MRI的优点是具有良好的软组织对比度和多平面显示，可区分血管、脓肿和邻近软组织的关系。建议在无脂肪抑制的T1WI和脂肪抑制后的T2WI序列进行观察，同时结合弥散加权成像（DWI）序列和脂肪抑制后增强T1WI序列加以判断。蜂窝织炎和脓肿均呈T1WI低T2WI高信号且通常有细网格表现（内部纤维分隔），有强化；脓肿形成时表现为DWI高信号，脓肿可以有分隔，通常粗大，增强T1WI环形强化，且DWI高信号区对应增强T1WI上未强化区。

二、实验室检查

主要包括：血常规、血生化、血气分析、出凝血功能、C-反应蛋白（CRP）和降钙素原（PCT）等，可作为评估颈深部脓肿患者病情严重程度的重要参考指标[28-32]。建议每位患者都进行细菌培养和药敏试验，若急诊就诊时无法第一时间获取脓液样本，可先行咽拭子或痰培养检查，为临床抗菌药物的应用提供参考依据。必要时（如考虑有脓毒血症或败血症时）需要行血培养。

三、其他

包括：心脏彩超、肺功能、电子纤维喉镜、电子纤维支气管镜以及胃镜等，为病因学治疗提供重要的参考依据。

诊断以及鉴别诊断

以病史、临床症状和体征、影像学检查和实验室检查即可作出颈深部脓肿的临床诊断。主要诊断要点归纳为：(1) 可追溯的相关局部因素或全身因素病史；(2) 急性进展的咽、喉、颈部疼痛伴或不伴发热，颈部和/或咽旁区域可触及软组织肿胀伴压痛，部分可触及波动感或捻发感，伴局部皮肤或黏膜充血红肿；(3) 实验室检查血白细胞计数或中性粒细胞比率等感染指标增高，B超、CT或MRI见颈深部及周围间隙脓腔或脓气腔形成。在诊断脓肿的同时，我们也需注意相关合并症及并发症的诊断。颈深部脓肿需与以下疾病相鉴别：咽、喉部的急性炎性疾病，颈部淋巴结液化坏死，颈部结核，结节性甲状腺肿等。

局部合并症及全身并发症

由于颈深部脓肿进展快的临床特点，在短时间内可并发一种或多种危重并发症，其总体发生率为10%~30%[9,27,33]。如果诊疗不及时，其病死率高约50%[34]。

一、Ludwig咽峡炎

是原发于舌骨上间隙的危重并发症之一，由牙源性感染引起，感染可迅速扩散至双侧颌下间隙、颏下间隙、咬肌间隙和茎突前咽旁间隙，表现为明显的张口受限。另外，肿胀的颏下区可将舌体向后推，同时双侧茎突前咽旁间隙肿胀可进一步加剧口咽部狭窄，因此很容易出现紧急气道梗阻。但大部分患者会出现不同程度的张口受限，会给气管插管带来一定的难度[35]。

二、下行性纵隔炎、纵隔脓肿

由于重力作用和胸内负压，再加上气管前间隙、颈动脉间隙和咽后间隙分别与上、中、后纵隔相延续，颈深部的感染可扩散到纵隔并引起下行性纵隔炎、纵隔脓肿，甚至导致坏死性筋膜炎和心包脓肿[36-38]，多由肺炎克雷伯菌以及产气荚膜梭菌感染引起。

三、颈内静脉血栓性静脉炎、颈内动脉假性动脉瘤

颈深部脓肿可扩散至颈动脉鞘内，引起颈内静脉血栓性静脉炎，如血栓脱落可引起急性肺栓塞，出现Lemierre综合征[39-40]。颈内动脉炎性假性动脉瘤虽鲜有报道，一旦发生则可能引起致命性大出血[41]。

四、肺炎

下呼吸道感染也是需要关注的并发症之一，尤其是重症肺炎，往往是由炎症下行扩散至下气道所致[42]。

五、脓毒血症

若颈深部脓肿控制不佳，还可进一步发展为脓毒血症，甚至脓毒性休克，造成多器官衰竭，威胁生命，也严重影响患者的预后[43]。

六、电解质紊乱、心律失常

由于咽部疼痛及咽部黏膜肿胀等原因，患者往往会因为进食受限而出现不同程度的电解质紊乱、低蛋白血症和贫血，而电解质的紊乱可能会进一步导致心律失常。特别是伴有糖尿病的患者，在使用胰岛素纠正血糖时会进一步导致细胞外的钾内移而引起血钾降低，可能导致房颤或室性心律失常等问题。

治　疗

颈深部脓肿起病急，进展迅速，治疗过程复杂多变。主要原则是气道及全身情况的评估及管理、脓肿的彻底引流、全身抗感染治疗、病因治疗及支持治疗。值得注意的是，抗感染及引流治疗需维持至脓肿完全治愈为止，过程可达数周至数月不等，留置引流管的数量可达数十条，需与患者及家属做好充分沟通。由于治疗过程可能涉及多学科合作，可制订一个标准化的诊疗流程帮助临床医师更加规范化地进行管理，具体诊疗流程见图2。

一、气道的评估和管理

在充分评估患者全身情况的基础上，更要关注气道的评

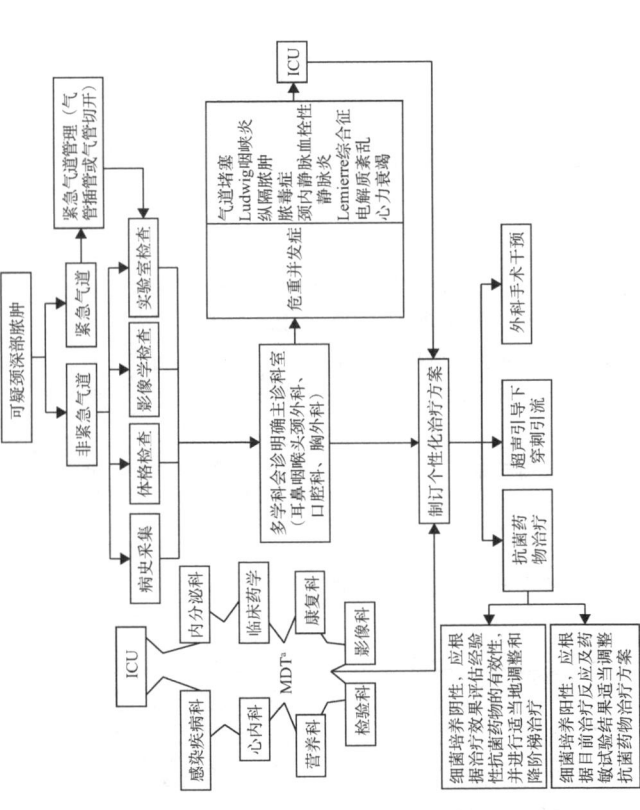

图 2 颈深部脓肿诊疗流程图

*MDT中各科室名称及设置在不同医院略有差异

估。若患者出现呼吸困难，需根据气道阻塞的平面和程度制订气道管理的策略，必要时进行气管插管或气管切开，避免窒息[8]。根据最新的研究结果，除了血氧饱和度等作为评估标准之外，还可根据颈深间隙感染的范围、是否形成气体和相关系统性炎性指标（如中性粒细胞百分比、血小板计数/淋巴细胞计数和白蛋白）对气道进行评估管理[44]。

二、抗感染治疗

鉴于颈深部脓肿多由混合（需氧菌和厌氧菌）感染引起，早期足量合适的抗感染治疗非常重要。在患者就诊时，应该尽可能第一时间进行细菌培养和药敏试验。由于细菌培养结果至少需要48～72 h，因此在这段时间内需要进行经验性抗菌药物治疗（表1）。一般以青霉素类/第一、二代头孢（针对革兰阳性菌）或第三代头孢菌素（针对革兰阴性菌）+甲硝唑（针对厌氧菌）作为基础抗感染治疗方案[45]。根据目前最新研究报道[46]，脓肿局限于颈部且无明显并发症及合并症的轻症患者，致病菌可能多为链球菌属和葡萄球菌属等革兰阳性菌为主，可推荐使用青霉素类或第一、二代头孢菌素；如患者合并糖尿病，则多由革兰阴性菌感染引起，并以肺炎克雷伯菌感染为主，推荐使用第三、四代头孢菌素；若出现下行性纵隔炎、脓胸或脓毒症等严重并发症的重症患者，抗菌药物需广谱覆盖所有可能的医院感染致病菌（如头孢哌酮钠舒巴坦、哌拉西林/他唑巴坦或碳青霉烯类抗菌药物）。在《国际脓毒症/脓毒性休克管理指南》和《中国脓毒症/脓毒性休克急诊治疗指南（2018）》中均推荐使用一种碳青霉烯类或含β内酰胺酶抑制剂复合制剂的抗菌药物作为经验性治疗方案[47-48]，病情得到控制后应注意抗菌药物的降阶梯治疗，严格把控高级别广谱抗菌药物的应用原则。一旦细菌培养和药敏试验结果明确相关病原菌及药敏结果，应按结果提示选择敏感的抗菌药物进行治疗，如细菌培养结果提示存在混合多细菌感染的情况，要注意分辨致病菌和定植菌，需与检验科沟通，避免盲目使用抗菌药物。由于抗菌药物的使用时长需维持数周至数月不等，需注意药物的不良反应及并发真菌感染的可能，必要时增加抗真菌治疗方案，过程中应与临床药学部保持交流。

表1　颈深部脓肿经验性抗菌药物推荐方案

1. 局限于颈部的感染以青霉素类/第一、二代头孢（针对革兰阳性菌）或第三代头孢菌素（针对革兰阴性菌）＋甲硝唑（针对厌氧菌）作为基础经验性抗感染治疗方案，待临床症状完全消退72～96 h后可考虑停药。若有局部病灶者，需用药至感染灶控制或完全消散；若用药3 d后临床症状控制不佳，感染指标仍有明显上升，复查B超或CT见脓腔无明显缩小或继续扩大，且未知病原学种类及药敏信息时，可调整为抗菌谱更广和抗菌作用更强的抗菌药物种类或含β内酰胺酶抑制剂的抗菌药物

2. 如果出现下行性纵隔炎，可考虑使用含β内酰胺酶抑制剂的抗菌药物作为首选经验性治疗方案，若72 h后感染控制不佳，可考虑结合药敏结果进一步升级抗菌药物；若患者合并脓胸或脓毒症，推荐在ICU及临床药学专家会诊评估后使用碳青霉烯类抗菌药物作为首选经验性治疗方案，在使用过程中应该检查感染指标变化情况，并注意抗菌药物的降阶梯治疗

3. 在长期使用抗菌药物的状态下，应注意菌群失衡、真菌二重感染及继发多重耐药细菌感染的可能，可进行患者的大便培养、脓液的真菌培养和真菌血培养及脓液的二代测序检测，了解是否有合并真菌感染的可能及耐药细菌感染，必要时联合使用抗真菌药物治疗或针对耐药细菌选择合适的抗感染治疗

三、外科治疗

在确定脓肿形成后，即可尽早进行外科干预引流。根据脓肿的大小及位置，可选择的方法包括超声引导下穿刺引流以及外科手术引流。

（一）超声引导下穿刺引流

一般情况下，超声引导下穿刺置管引流适应证为：（1）有安全的穿刺路径，脓腔较小，容易引流干净；（2）不适宜外科手术引流者（如全身情况较差）；（3）作为外科手术的补充引流治疗；（4）穿刺抽脓目的为获取脓液样本进行细菌培养＋药敏试验，协助抗菌药物的选择。禁忌证主要为有明显呼吸困难不能耐受平卧操作者。对于部分病情进展较快的患者，需与超声介入科讨论后评估具体的适应证。

（二）手术引流

切开引流几乎适用于各种情况的颈深部脓肿，在保障呼吸道通畅及生命体征稳定的前提下尽早实施有效的脓肿切开引

流是本病的主要治疗措施。需要强调的是抗菌药物治疗不能替代脓肿切开引流。术中应尽量将脓腔进行彻底开放和引流。手术的相对禁忌证包括：（1）患者全身情况差，难以耐受全麻手术；（2）患者长期使用抗凝药物，纤维蛋白原低于0.5 g/L或血小板计数小于$50×10^9$/L。但对于危及生命的颈深部脓肿患者则无绝对的禁忌证。

手术要点如下。（1）切口：手术的切口应根据脓肿大小和部位选择。（2）脓腔定位：术前应根据影像学检查对脓腔的范围和层次进行定位。（3）开放脓腔：根据术前定位找到脓腔，应尽量清除脓腔内脓液以及坏死组织，并反复冲洗脓腔，若脓腔为多房性，可使用内镜辅助或手指沿组织间隙钝性探查并分离脓腔的间隙，同时清除各个脓腔之间的间隔、脓液、渗出物以及表面坏死筋膜，将脓腔合并为一个较大腔隙，以保证术后充分有效引流。（4）保护重要神经、血管（如颈动脉鞘、喉上和喉返神经等）。（5）放置负压引流：脓腔清理后引流管的放置是关键，应做到每个脓腔均有放置负压引流管，术后采取闭式引流或闭式循环冲洗引流。（6）当脓肿向纵隔延伸时，需与胸外科紧密配合完成纵隔脓肿的彻底清创和引流。下行性纵隔脓肿最常见于上纵隔，上纵隔脓肿大多数情况下可循气管前间隙脓腔向下探查并清除脓液，随后沿间隙放置负压引流管引流。如感染继续扩散至气管分叉以下的前下纵隔，则需行剑突下切开联合颈部径路引流冲洗，进行引流手术时，应尽量避免进入胸膜腔造成脓胸。对于后纵隔的脓肿，如后纵隔脓肿与咽后间隙脓肿相通，可在清除咽后间隙脓肿后将引流管沿咽后间隙放置于后纵隔脓腔进行引流，必要时可留置多根引流管便于引流及冲洗。如脓肿引流不彻底，必要时可多次进行胸腔镜手术引流以达到彻底消除脓腔的目的。（7）引流管留置时间需根据脓肿的吸收情况而定，病情危重者甚至要放置数月。在拔除引流管前需复查影像学检查，明确已引流彻底后方可拔除。

四、病因治疗

具有明确病因的患者，如果条件允许可在脓肿切开引流手术同期进行病因处理，如下颌第二或第三磨牙拔除术、先天性鳃裂瘘管或囊肿切除术以及颈部、食管异物取出术等。如患者全身状态较差或病因处理时机不成熟，可待感染控制及全身情况改善后再进一步处理。

五、支持治疗

包括血糖、血压的控制，维持电解质平衡，关注肝肾功能情况、心功能情况、肺部炎症变化、氧合指数以及出入量等。对于脓毒症所致的全身多脏器功能受损或气道黏膜肿胀明显时，可视情况应用糖皮质激素进行治疗。全身支持治疗是加速患者快速康复的关键因素。

六、随访

对于颈深部脓肿患者，应叮嘱其出院后1～2周内进行第1次随访，并完善影像学检查以了解感染是否有复发。对于合并糖尿病、高血压、全身性免疫疾病者，应该叮嘱患者到内科就诊，并做到术后1年内的定期随访观察。

小　　结

综上所述，颈深部脓肿虽然发病率不高，但病情多变、进展迅速、治疗复杂且危重并发症多，往往需要多学科紧密配合协作才能完成系统性诊疗。临床上患者的主要表现为局部的红肿热痛，而在诊断时需注意病因诊断、合并症诊断及并发症的诊断。颈胸部增强CT是诊断颈深部脓肿最常用的影像学检查方法，也是外科干预方式的重要参考依据。全身评估以及气道评估和管理是患者生命安全的保障。在细菌培养和药敏试验结果未知之前，正确有效的经验性抗菌药物治疗方案至关重要，而在药敏结果明确后，需结合药敏结果及患者病情严重程度调整抗感染方案。外科干预手段几乎适用于所有的颈深部脓肿患者，在保障呼吸道通畅及生命体征稳定的前提下尽早实施有效的脓肿切开引流是治疗本病的关键。对于重症患者建议在多学科共同讨论后制订合适的方案。支持治疗和术后随访是患者快速康复和降低脓肿复发的有效措施。

儿童颈深部脓肿特点

1. 儿童颈深部脓肿多数发生于6岁以下[49]。

2. 儿童颈深部脓肿临床表现不典型,且患儿表达困难,常影响早期诊断,全面的病史采集和体格检查对于诊断非常关键。多以颈侧红肿、打鼾、气道阻塞、进食吞咽困难首诊。

3. 儿童期颈深部脓肿可沿颈部间隙(如咽旁间隙、咽后间隙)蔓延,病程进展多较迅速。

4. 在辅助检查方面,颈部B超是评估儿童颈深部脓肿的重要手段。对于需行外科干预的患儿,基于减少颈部放射暴露的考量,可选择增强MRI检查。情况紧急或因气道梗阻无法进行MRI检查的患儿,可进行增强CT检查。

5. 儿童颈深部脓肿常见致病菌为金黄色葡萄球菌[50],治疗原则是控制感染和全身营养支持治疗。抗感染原则:选择敏感药物、早期、足量。经验性抗菌药物,推荐第一、二代头孢或β-内酰胺酶抑制剂的联合制剂,并联合抗厌氧菌药物[51]。

6. 对于较大脓肿,当全身情况允许时,需尽早行外科手术切开引流。对于小于1岁婴儿的颈深部脓肿,在清醒下进行切开引流时,可采用坐位(由家长或医护人员怀抱)以避免误吸。在部分病例中,B超引导下穿刺抽脓是相对微创的方法。对于先天性病变引起的颈部脓肿,如鳃裂囊肿、梨状窝瘘、前肠囊肿,应在感染控制后,积极治疗原发病,解除病因。对于异物形成的脓肿,应尽早取出异物。

7. 全身支持治疗对儿童患者也非常重要。对于进食不佳的患儿,应该及时给予鼻饲营养支持或静脉能量支持治疗,并及时纠正电解质紊乱,维持酸碱平衡。如果出现呼吸困难、下行性纵隔炎、颈静脉血栓等严重并发症,应转入ICU进一步协助治疗。相较于成人,儿童基础病少,并发症发生率较低,多数预后较好。

执笔专家:雷文斌(中山大学附属第一医院耳鼻咽喉头颈外科)、文卫平(中山大学附属第一医院耳鼻咽喉头颈外科)

参与讨论专家(按姓氏拼音排序):陈敏英(中山大学附属第一医院重症医学科)、董频(上海市第一人民医院耳鼻咽喉头颈外科)、郭鹏豪(中山大学附属第一医院检验科)、胡国华(重庆医科大学附属第一医院耳鼻咽喉头颈外科)、黄晓明(中山大学孙逸仙纪念医院耳鼻咽喉头颈外科)、黄志刚(首都医科大学附属北京同仁医院耳鼻咽喉头颈外科)、雷大鹏（山东大学齐鲁医院耳鼻咽喉科）、黎曙霞（中山大学附属第一医院药学部）、李剑锋（北京大学人民医院胸外科）、李晓明（白求恩国际和平医院耳鼻咽喉头颈外科）、刘敏（中山大学附属第一医院检验科）、刘业海（安徽医科大学第一附属医院耳鼻咽喉头颈外科）、倪鑫（首都医科大学附属北京儿童医院耳鼻咽喉头颈外科）、潘新良（山东大学齐鲁医院耳鼻咽喉科）、宋西成（青岛大学附属烟台毓璜顶医院耳鼻咽喉头颈外科）、唐亮（新疆维吾尔自治区人民医院耳鼻喉诊疗中心）、陶磊（复旦大学附属眼耳鼻喉科医院头颈外科）、谢晓燕（中山大学附属第一医院超声科）、杨慧（四川大学华西医院耳鼻咽喉头颈外科）、杨新明（中南大学湘雅二医院耳鼻咽喉头颈外科）、张杰（首都医科大学附属北京儿童医院耳鼻咽喉头颈外科）、张诠（中山大学肿瘤防治中心头颈外科）、赵鹏飞（首都医科大学附属北京友谊医院放射科）、周梁（复旦大学附属眼耳鼻喉科医院头颈外科）

信函征询意见专家（按姓氏拼音排序）：边学（解放军总医院第七医学中心耳鼻咽喉头颈外科）、崔晓波（内蒙古医科大学附属医院耳鼻咽喉头颈外科）、方文涛（上海市胸科医院胸外科）、高志强（北京协和医院耳鼻咽喉科）、李超（四川省肿瘤医院头颈外科）、李进让（解放军总医院第六医学中心耳鼻咽喉头颈外科医学部）、刘明波（解放军总医院耳鼻咽喉头颈外科学部）、刘鸣（哈尔滨医科大学附属第二医院耳鼻咽喉头颈外科）、王恩彤（北京电力医院耳鼻咽喉头颈外科）、王俊（北京大学人民医院胸外科）、王振常（首都医科大学附属北京友谊医院放射科）、温树信（山西白求恩医院耳鼻咽喉头颈外科）、于振坤（南京明基医院耳鼻咽喉头颈外科）、郑波（北京大学第一医院临床药理研究所）、周水洪（浙江大学医学院附属第一医院耳鼻咽喉头颈外科）

工作秘书：高文翔（中山大学附属第一医院耳鼻咽喉头颈外科）、林宇（中山大学附属第一医院耳鼻咽喉头颈外科）

参考文献从略

（通信作者：文卫平）

（本文刊载于《中华耳鼻咽喉头颈外科杂志》2022年第57卷第4期第405-412页）

2 头颈部鳞状细胞癌免疫检查点抑制剂治疗专家共识

中华耳鼻咽喉头颈外科杂志编辑委员会头颈外科组
中华医学会耳鼻咽喉头颈外科学分会头颈外科学组

头颈部肿瘤发病人数位居世界恶性肿瘤第六位,GLOBOCAN 2020数据库显示,每年新发病例约93万,死亡病例高达46.7万[1]。在中国,每年新发病例超过13万,死亡病例接近7万,2022年国家癌症中心发布的中国头颈部肿瘤流行病学数据显示,唇、口腔、咽(不包括鼻咽)组的整体发病率最高,男性发病率整体高于女性[2]。

在头颈部恶性肿瘤中,头颈部鳞状细胞癌(head and neck squamous cell carcinoma,HNSCC)占90%左右,70%~80%HNSCC患者在初诊时已为局部晚期(Ⅲ或Ⅳ期),其中90%局部晚期或转移性HNSCC会转移至局部引流淋巴结。局部晚期患者经过综合治疗后,2年内复发比例为40%~60%[3-4]。对于复发或转移性HNSCC,传统化疗或靶向治疗后中位生存时间仅有1年左右[5-7],5年生存率不足10%[7]。

近些年,随着免疫治疗的兴起,研究发现免疫检查点抑制剂(immune checkpoint inhibitors,ICIs)可以通过阻断免疫检查点来恢复机体的抗肿瘤免疫反应。有数据显示,ICIs在局部晚期不可切除和/或远处转移的HNSCC挽救性治疗中,比经典的EXTREME方案(西妥昔单抗联合铂类及5-氟尿嘧啶)有更加长久的肿瘤控制效果;对于诱导治疗效果,目前的短期随访数据未见生存期获益,但已有报道显示以免疫治疗为主的综合诱导治疗方案其病理控制令人鼓舞。针对有效患者人群及生物标志物的筛选、疗效评定、肿瘤超进展判定及严重免疫相关不良事件(immune-related adverse events,irAEs)的诊断处理尚未取得广泛共识[8-9]。为了更好指导国内同行安全、科学和规范开展头颈恶性肿瘤的免疫治疗及相关的临床试验，中华耳鼻咽喉头颈外科杂志编辑委员会头颈外科组、中华医学会耳鼻咽喉头颈外科学分会头颈外科学组共同组织国内从事头颈部肿瘤免疫治疗的专家总结国内外免疫治疗在头颈肿瘤（不含鼻咽癌）的应用，形成此专家共识。

ICIs的机制与治疗数据

近年来，研究发现肿瘤诱导的免疫反应上调了包括程序性死亡受体配体1（programmed cell death-ligand 1，PD-L1）在内的免疫检查点表达，即在程序性死亡受体1（programmed cell death-1,PD-1）/PD-L1通路激活后，介导肿瘤免疫逃逸（一种"适应性抵抗"）。而ICIs阻止了免疫逃逸，其本质是以T细胞上的抑制性受体作为靶点，通过与配体竞争性抑制，恢复T细胞免疫杀伤功能，达到恢复抗肿瘤免疫反应的目的[10-12]。

一、目前ICIs获批情况以及剂量、周期数

2016年8月和12月，美国食品药品监督管理局（FDA）分别批准纳武利尤单抗和帕博利珠单抗用于二线治疗复发或转移性HNSCC（非鼻咽癌）的适应证。在这两种PD-1抑制剂的前瞻性Ⅲ期随机对照研究（CheckMate-141和KEYNOTE-040）中显示[13-14]，对于铂类药物治疗后6个月内进展的患者，抗PD-1单抗可显著延长患者总生存期并改善生活质量。2019年6月，美国FDA基于KEYNOTE-048研究批准帕博利珠单抗单药用于PD-L1联合阳性分数（combined positive score，CPS）≥1的复发或转移性HNSCC患者的一线治疗，以及帕博利珠单抗联合化疗（顺铂/卡铂+5-氟尿嘧啶）用于复发或转移性HNSCC患者的一线治疗。2019年9月，中国国家药品监督管理局（National Medical Products Administration，NMPA）基于CheckMate-141研究批准纳武利尤单抗用于治疗含铂类方案治疗期间或之后出现疾病进展且肿瘤PD-L1表达阳性[肿瘤比例评分（tumor proportion score，TPS）≥1%]的复发或转移性HNSCC。2020年12月，NMPA批准了帕博利珠单抗用于PD-L1 CPS≥20的复发或转移性HNSCC患者的一线治疗。

此外,还有其他PD-1抑制剂、PD-L1抑制剂及细胞毒性T淋巴细胞相关蛋白4(cytotoxic T-lymphocyte associated protein 4,CTLA-4)抑制剂也广泛参与了头颈肿瘤的临床研究。对于不同ICIs的剂量、给药频率以及给药途径,详见表1。

二、局部晚期不可切除和/或远处转移性HNSCC治疗及研究

(一)一线研究

KEYNOTE-048是针对未经治疗的局部无法治愈的复发或转移性HNSCC患者的Ⅲ期临床研究。分别应用帕博利珠单抗单药、帕博利珠单抗联合化疗,对照EXTREME方案。结果显示:在CPS≥20及CPS≥1患者中,帕博利珠单抗单药组相比EXTREME组在总生存期(overall survival,OS)上显著获益;而联合化疗组,则在包括CPS≥20、CPS≥1及全部患者的OS上均有获益。安全性结果提示:单药组的3级及以上不良事件(adverse events,AEs)发生率低于EXTREME组,而联合化疗组稍高于EXTREME组[13]。

此外,PD-1抑制剂联合CTLA-4抑制剂的双抗组合也在局部复发不可切除和/或转移性HNSCC的一线治疗中进行了探索。结果显示:相比于EXTREME方案,纳武利尤单抗联合伊匹木单抗在全部患者及CPS≥20患者的OS上均未见显著获益[14]。

PD-L1抑制剂度伐利尤单抗在局部复发不可切除和/或转移性HNSCC一线治疗中也开展了相应的Ⅲ期临床研究。KESTREL研究比较了度伐利尤单抗联合CTLA-4抑制剂替西木单抗、度伐利尤单抗单药及EXTREME方案的疗效及安全性。结果提示在PD-L1高表达患者中(即肿瘤细胞表面PD-L1≥50%或免疫细胞≥25%),2个试验组相比于EXTREME组在OS上未见获益,因此中止了研究。不过在3~4级治疗相关不良事件(treatment-related adverse events,TRAEs)上试验组均优于对照组[15]。

(二)二线研究

CheckMate-141是复发性HNSCC二线应用PD-1抑制剂对照标准治疗(甲氨蝶呤、多西他赛或西妥昔单抗)的Ⅲ期临床研究,结果是纳武利尤单抗单药在OS上获益,并且3~4

级TRAEs上优于对照组[16]。与之类似的另一项Ⅲ期研究KEYNOTE-040，同样证实了帕博利珠单抗单药相比于二线标准治疗，无论在全部患者还是CPS≥1中均可见OS获益。其中最常见的TRAEs是甲状腺功能减退症（13%）和标准治疗引起的疲劳（17%）[17]。

表1 免疫检查点抑制剂的剂量及给药情况

药品	类别	单次剂量	剂量频率/给药间隔[a]
帕博利珠单抗（Pembrolizumab）	PD-1抑制剂	200 mg	每3周/每个周期的第1天
纳武利尤单抗（Nivolumab）	PD-1抑制剂	3 mg/kg或240 mg	每2周/每个周期的第1天
卡瑞利珠单抗（Camrelizumab）	PD-1抑制剂	200 mg	每3周/每个周期的第1天
特瑞普利单抗（Toripalimab）	PD-1抑制剂	240 mg	每3周/每个周期的第1天
替雷利珠单抗（Tislelizumab）	PD-1抑制剂	200 mg	每3周/每个周期的第1天
阿维鲁单抗（Avelumab）	PD-L1抑制剂	10 mg/kg	每2周/每个周期的第1天
度伐利尤单抗（Durvalumab）	PD-L1抑制剂	1500 mg	每4周/每个周期的第1天
替西木单抗（Tremelimumab）	CTLA-4抑制剂	75 mg	每4周/每个周期的第1天
伊匹木单抗（Ipilimumab）	CTLA-4抑制剂	1 mg/kg	每6周/每个周期的第1天

注：PD-1为程序性死亡受体1，PD-L1为程序性死亡受体配体1，CTLA-4为细胞毒性T淋巴细胞相关蛋白4，[a]给药途径均通过静脉注射

Ⅲ期研究EAGLE应用PD-L1抑制剂度伐利尤单抗单药、度伐利尤单抗联合替西木单抗，对照二线标准治疗。结果显示单药组和联合治疗组均未见OS获益，但3级以上的TRAEs相比标准治疗有所减少[18]。

（三）其他

HNSCC中趋化因子和细胞因子的相互作用介导了肿瘤

微环境，多种间质细胞分泌的细胞因子和趋化因子可通过多种途径影响肿瘤细胞的生长、增殖和转移。新的联合治疗方向有：（1）联合新ICIs/免疫检查点激动剂，如CTLA-4抑制剂等；（2）联合靶向治疗，如血管内皮生长因子受体抑制剂（vascular endothelial growth factor receptor inhibitor，VEGFRi）、表皮生长因子受体单抗（epidermal growth factor receptor monoclonal antibody，EGFRmAb）、表皮生长因子受体酪氨酸激酶抑制剂（epidermal growth factor receptor tyrosine kinase inhibitor，EGFR-TKI）等；（3）联合放疗。目前在局部晚期不可切除和/或远处转移性HNSCC中PD-1联合EGFRmAb及EGFR-TKI的Ⅱ期研究均证实靶免联合治疗有不错的短期及长期疗效[19-21]。国际国内指南已对帕博利珠单抗及纳武利尤单抗联合西妥昔单抗进行了推荐，详见附录1。

【推荐1】推荐帕博利珠单抗作为局部晚期不可切除和/或远处转移性HNSCC一线治疗Ⅰ级推荐［证据级别1A］（基于KEYNOTE-048）；推荐纳武利尤单抗、帕博利珠单抗作为局部晚期不可切除和/或远处转移性HNSCC二线治疗Ⅰ级推荐［证据级别1A］（基于CheckMate-141及KEYNOTE-040）。

【推荐2】依据多项Ⅱ期临床研究及美国国立综合癌症网络（NCCN）指南、中国临床肿瘤学会（CSCO）头颈部肿瘤诊疗指南，推荐帕博利珠单抗联合西妥昔单抗、纳武利尤单抗联合西妥昔单抗作为局部晚期不可切除和/或远处转移性HNSCC一线、二线及后线治疗的Ⅱ级推荐［证据级别3］。

注：推荐及证据级别依照CSCO指南

三、局部晚期HNSCC免疫诱导治疗的应用及研究

免疫诱导治疗的研究开启时间相对较晚，目前尚无长期生存数据。定义上诱导治疗是指根治性手术或放疗前的全身性治疗，同时术前的诱导治疗也被称为新辅助治疗。理论上，免疫诱导治疗可能会产生有效的全身免疫，可能对伴有远处转移的高危人群或局部根治术后残留的微转移灶有效。因此，免疫诱导治疗或许能为HNSCC患者带来新的生存获益[22]。

全球范围内开展了多项针对ICIs的新辅助Ⅱ期临床研究。在单药研究中，Wise-Draper等[23]探索了帕博利珠单抗单药单周期新辅助的治疗模式，结果显示：39%的患者出现病理缓

解，3级以上TRAEs发生率降低。与之类似的另外一项帕博利珠单抗的单药单周期新辅助研究结果也显示，病理性肿瘤反应（pathologic tumor response，pTR）≥50%者，达到22%，并且未出现严重的irAEs以及意外的手术延误或并发症[24]。

CheckMate358是一项开放标签、全球多中心、多队列、Ⅰ～Ⅱ期临床研究[25]，评估了纳武利尤单抗在既往未治疗、可切除的HPV阳性或阴性HNSCC患者中的疗效和安全性。可评估患者的术后病理应答评估显示，HPV阳性组有1例（5.9%）达到主要病理缓解（major pathologic response，MPR），HPV阴性组有1例（5.9%）达到病理完全缓解（pathologic complete response，pCR）。总TRAEs发生率为63.5%。

还有一项针对Ⅱ～ⅣA期口腔鳞状细胞癌的单臂Ⅱ期研究，治疗3～4周期。结果显示：33%的患者达到肿瘤影像学缓解，1例患者因新型冠状病毒中断治疗，没有出现不良事件引起的手术延迟[26]。

对于ICIs联合化疗的新辅助研究，2020年的欧洲肿瘤内科学会（ESMO）上报道了纳武利尤单抗联合紫杉醇及卡铂在可切除局部晚期HNSCC中的新辅助研究[27]，结果提示42%的患者达到pCR，3级及以上AEs发生率为37%。

对于国产PD-1抑制剂联合化疗的新辅助研究，Huang等[28]开展特瑞普利单抗联合化疗的2周期新辅助方案，结果显示pCR达到13%，3～4级的TRAEs发生率为21.7%，未观察到与治疗相关的手术延迟。Zhang等[29]探索了卡瑞利珠单抗联合化疗的3周期新辅助方案，结果提示客观缓解率为96.7%（29/30），pCR为37.0%，12个月无病生存率为95.8%，新辅助治疗期间未发生4级或5级TRAEs，最常见的手术并发症是伤口延迟愈合（18.5%）。

此外，放疗联合免疫治疗作为诱导治疗的模式也在进行探索。局部晚期HNSCC中PD-1联合放疗的多队列新辅助研究也显示出了67%的pCR，其他联合治疗模式仍在研究中[30]。

【推荐3】根据多个Ⅱ期研究数据，推荐以PD-1抑制剂为基础的治疗模式作为HNSCC诱导治疗Ⅲ级推荐［证据级别3］。由于数据显示临床病理缓解获益，考虑其潜在临床生存期获益可能性较高，建议积极开展以PD-1抑制剂联合化疗的诱导治疗模式在局部晚期HNSCC的临床试验。

四、局部晚期HNSCC免疫同步/辅助/全程治疗的应用及研究

目前，局部晚期HNSCC免疫同步/辅助治疗的数据有限，在已完成的3项Ⅲ期研究中，JAVELIN-100对于既往未接受过治疗的高危局部晚期HNSCC患者进行阿维鲁单抗联合同步放化疗[31]，后予以阿维鲁单抗维持治疗（最长可用1年），但是相比于安慰剂组未见生存获益。类似地，KEYNOTE-412研究结果显示帕博利珠单抗联合同步放化疗，后予以帕博利珠单抗维持治疗，相较于安慰剂组，虽然无事件生存期（event free survival，EFS）及OS上有数值的提高，但差异无统计学意义[32]。REACH研究旨在评估免疫治疗联合西妥昔单抗及放疗在既往未接受治疗的Ⅲ～ⅣB期HNSCC患者的疗效。在顺铂耐受的患者中，阿维鲁单抗联合西妥昔单抗及放疗组的1年无进展生存期（progression-free survival，PFS）低于顺铂联合放疗组，未能获益；在顺铂不耐受的患者中，2组的2年PFS及OS差异无统计学意义[33-34]。另一项Ⅱ期PembroRad研究，提示Ⅲ～ⅣB期不适宜接受高剂量顺铂的HNSCC患者应用帕博利珠单抗联合放疗在局部控制率上优于西妥昔单抗联合放疗，但2年PFS及OS差异无统计学意义[35]。

对于新辅助免疫+术后辅助免疫的全程治疗，Wise-Draper等[23]研究在帕博利珠单抗单药新辅助治疗后，依据是否存在高危因素（包括切缘阳性和/或淋巴结外侵犯）进行分层，中危组进行帕博利珠单抗辅助治疗。结果提示全组患者予以帕博利珠单抗全程治疗后1年无病生存期（disease-free survival，DFS）显著改善，其中中危组患者的1年DFS和OS均显著改善。并且与无病理缓解患者相比，新辅助治疗后获得病理缓解（包括部分和主要病理缓解）患者的1年DFS和OS均得到显著改善。

目前，还有两项进行中的Ⅲ期临床研究KEYNOTE-689及IMvoke010。KEYNOTE-689针对可切除的局部晚期HNSCC，采用帕博利珠单抗新辅助治疗，术后予以同步放（化）疗及帕博利珠单抗辅助治疗[36]。IMvoke010针对已接受根治性治疗的高危局部晚期HNSCC，应用阿替利珠单抗辅助治疗[37]。从

研究设计上看，PD-1抑制剂辅助及后续维持治疗的总时长在1年左右，仍需后续研究证实其有效性。而免疫治疗能否替代辅助放疗，或者降低放疗剂量，目前仍缺少研究数据。

【推荐4】根据JAVELIN-100、KEYNOTE-412及REACH研究结果，阿维鲁单抗、帕博利珠单抗在局部晚期HNSCC同步及辅助治疗中未取得阳性结果，而IMvoke010尚未公布数据，因此暂不推荐PD-1/PD-L1抑制剂单药用于辅助治疗。

【推荐5】虽然帕博利珠单抗Ⅱ期研究显示中危组患者诱导＋辅助的全程治疗模式后1年DFS显著提高，但考虑KEYNOTE-689尚未公布数据，PD-1抑制剂全程治疗的有效性仍值得探索。

免疫治疗技术参数

免疫治疗相关的分子标志物包括：疗效预测、疗效评定、肿瘤超进展、肿瘤全身不良事件预测等。HNSCC患者中免疫治疗单药有效率在17%左右[16]，大部分肿瘤患者对免疫单药治疗没有反应。如何在人群中选择对免疫治疗敏感者，同时能减少irAEs以及肿瘤超进展的风险，是安全开展免疫治疗的前提之一。

一、肿瘤疗效标志物

（一）CPS

CPS指任意强度膜染色的肿瘤细胞以及与肿瘤细胞直接关联的膜/胞质染色的淋巴/巨噬细胞，上述细胞相对于肿瘤细胞（至少一百个）的比例分数，但应排除全部坏死细胞、间质细胞、原位癌以及其他免疫细胞（包括但不限于中性粒细胞、嗜酸粒细胞、浆细胞）等染色。而TPS仅计算部分/完整膜染色的肿瘤细胞占样品中存在的所有活肿瘤细胞的百分比。KEYNOTE-040研究发现TPS为0~1%的患者仍有相当部分CPS≥1，而KEYNOTE-048研究也证实了CPS≥1的患者OS高于TPS≥50%者[38]，因此CPS在HNSCC中是更合适的生物标志物。

（二）肿瘤突变负荷（tumor mutation burden，TMB）

TMB指肿瘤细胞基因组中，所评估基因的外显子编码区每兆碱基中发生置换和插入/缺失突变的总数。作为一个潜在的新兴的生物标志物，在预测肿瘤免疫疗效中的作用越来越受到重视。

两项针对癌症基因组图谱（TCGA）数据库NSCC临床样本分析的研究，其TMB与预后结果并不一致。一项研究发现与良好预后相关的亚组普遍具有高TMB和免疫检查点分子表达[39]，另一研究认为高TMB与预后不良、原发肿瘤体积大、临床分期晚和人乳头瘤病毒（HPV）阴性状态相关[40]。目前，从KEYNOTE-158研究中可以看到，实体肿瘤中如果是高组织TMB，则其客观缓解率更高[41]，1年和2年的无进展生存率优势明显，可见生存拖尾效应，这与Zhang等[39]结果一致，并且NCCN指南中也针对高TMB（≥10 mut/Mb）患者推荐了帕博利珠单抗治疗。考虑到KEYNOTE-158研究中仅有1例HNSCC患者，还需要通过大样本数据来证实TMB是否可以成为合适的分子标志物。

（三）微卫星高度不稳定（microsatellite instability-high，MSI-H）/错配修复缺陷（deficiency of mismatch repair，dMMR）

在众多指标中，dMMR和MSI-H显示出独特的优势。具有dMMR或MSI-H的肿瘤对ICIs敏感，尤其对PD-1和PD-L1抑制剂敏感。

一项回顾性研究分析了一组受头颈部浸润性癌或癌前病变影响的病例，其中50%浸润性鳞癌和63%的发育不良病变显示为hMLH1和/或hMSH2启动子高甲基化，这是一种常见的表观遗传机制。鉴于错配修复（mismatch repair，MMR）启动子的高甲基化与微卫星不稳定（microsatellite instability，MSI）的程度成正比，因此MMR表观遗传失活的样本数量与检测到的MSI等级相关[42]。Yalniz等[43]回顾性分析99例头颈肿瘤患者（喉癌65例），其中26例MSI呈阳性，17例患者在至少1个点位中显示不稳定（MSI-H）。KEYNOTE-177研究证实在结直肠癌中，MSI-H/dMMR与免疫治疗疗效正相关[44]。另外KEYNOTE-158研究显示晚期MSI-H/dMMR非结直肠癌患者应用帕博利珠单抗后OS超过20个月，虽然MSI-H亚组分析中HNSCC患者仅1例，但NCCN指南已将MSI-H/dMMR列为局部晚期不可切除和/或远处转移性HNSCC一线或二线选择帕博利珠单抗治疗的特定情况[8]。

(四)$CD8^+T$淋巴细胞比例

Mandal等[45]利用TCGA分析了280个肿瘤的转录组数据以全面描述HNSCC的免疫微环境。研究显示在10个T细胞浸润最多的肿瘤中,HNSCC的$Treg/CD8^+T$细胞浸润比值最高(HPV^+高于HPV^-)。在不同位置的比较中,口咽部肿瘤相比其他部位头颈肿瘤有更高的T细胞浸润,Treg细胞浸润同样更高,从其较低的$CD8^+/Treg$比值可以看出口咽部肿瘤可能受到了较高水平的免疫调节影响,表明这些患者可能会从免疫激动剂治疗中受益。

总之,HNSCC免疫疗效指标目前推荐的是CPS,$CD8^+T$淋巴细胞比例与HPV感染相关,TMB、MSI与HNSCC的免疫疗效仍需要大样本研究进行证实。

【推荐6】根据KEYNOTE-040及KEYNOTE-048研究中CPS与TPS的比较结果以及CPS阳性患者获益情况,推荐CPS作为HNSCC的生物标志物Ⅰ级推荐[证据级别1B]。

【推荐7】根据回顾性研究数据,$CD8^+T$淋巴细胞比例可作为潜在的生物标志物,但仅建议在临床研究中进行探索[证据级别3]。

【推荐8】根据NCCN指南及KEYNOTE-158等研究,推荐TMB及MSI-H/dMMR作为HNSCC的生物标志物Ⅲ级推荐[证据级别2B]。

二、免疫治疗疗效判定参数

(一)病理治疗效果(pathological treatment effect,PTE)

定义为表现出预先确定的肿瘤反应组织学标准的组织面积(包含肿瘤坏死、组织细胞炎症或对角蛋白碎片的巨细胞反应)占总肿瘤面积的百分比。PTE≥20%的肿瘤被定义为"中度"反应者,而PTE<20%的肿瘤被定义为"最小"反应者。具有0或100%PTE的淋巴结分别被定义为病理性"无反应者"或"完全反应者"[23]。

(二)pTR

定义为存在肿瘤细胞坏死和角质碎片并伴有巨细胞/组

织细胞反应，量化为占整个肿瘤床的百分比（区域病理反应/区域病理反应加上存活肿瘤），分为pTR-0（<10%）、pTR-1（10%~49%）和pTR-2（≥50%）[24]。

（三）pCR/MPR

pCR定义为没有活的肿瘤细胞。MPR定义为残存活肿瘤细胞≤10%[30]。

【推荐9】 根据多项Ⅱ期临床研究数据，推荐PTE、pTR、pCR/MPR作为HNSCC免疫疗效评判参数Ⅲ级推荐[证据级别3]。

三、免疫治疗超进展预判参数

综合目前的文献，超进展定义为肿瘤反常的加速生长[46]，包括：（1）在ICIs治疗后，第一次评价时进展或至治疗失败时间（time to treatment failure, TTF）<2个月；（2）肿瘤体积增加>50%；（3）肿瘤增长速度增加>2倍。由于免疫治疗的特点，传统的影像学评价标准并不适用免疫治疗疗效评估。除了超进展外，假性进展也是一种特殊的反应模式[47]，表现为肿瘤病灶较初始大小增加，或者出现新的病灶，经活检证实为坏死或炎性细胞浸润，继续治疗后出现肿瘤负荷减轻。因此包括实体瘤免疫反应评价标准（immune Response Evaluation Criteria in Solid Tumours, iRECIST）及实体瘤免疫改良反应评价标准（immune-modified Response Evaluation Criteria in Solid Tumours, imRECIST）在内的新评价标准应运而生[47-49]。例如iRECIST大部分疾病缓解指标判断与实体瘤疗效评价标准（Response Evaluation Criteria in Solid Tumors, RECIST）1.1基本相同，但新增了疾病进展的确认，并分为免疫未证实的疾病进展（immune unconfirmed progressive disease, iUPD）和免疫证实的疾病进展（immune confirmed progressive disease, iCPD）。前者指首次观察到进展的影像学证据，但未伴有明显临床恶化（与疾病相关的症状，如呼吸困难、疼痛等）；后者指直至下次随访评估再次观察到新的疾病进展，才可确认为疾病进展。此标准更贴近免疫治疗疗效特征，避免过早中止治疗。

2016年ESMO大会上，Lahmar等[50]发表了一篇在晚期非小细胞肺癌患者中应用PD-1/PD-L1抑制剂的单中心回顾性研究。结果显示22.5%（20/89）的患者在接受治疗后出现进展，其中9例在第一次评价疗效时即发生快速进展，但只有1例患者在之后的随访中出现肿瘤回缩，其余被定义为超进展。

目前尚待证实的超进展预测因子包括MDM2基因家族扩增、老龄、EGFR突变和放疗部位的局部复发等。研究显示，针对MDM2，6例带有MDM2基因家族扩增的患者（5例MDM2，1例MDM4）TTF均<2个月，其中4例患者确认为超进展；针对老龄，出现超进展较未出现超进展的患者年龄更大，>65岁的患者中19%出现超进展，而<64岁的患者中5%出现超进展；针对EGFR突变，10例EGFR突变的癌症患者接受免疫治疗后，6例TTF<2个月，2例出现超进展；针对放疗，几乎所有的超进展病例都发生于放疗部位有局部复发的患者中[47]。

值得讨论的是，KEYNOTE-048帕博利珠单抗单药治疗组中位PFS为2.3个月（范围：2.2~2.3个月），KEYNOTE-040帕博利珠单抗组中位PFS为2.1个月（范围：2.1~2.3个月），TTF>2个月，虽然CheckMate-141纳武利尤单抗组中位PFS为2.0个月（范围：1.9~2.1个月），有部分患者TTF<2个月，但3项研究均未提供单药治疗后肿瘤体积改变的相关数据，超进展的比例无法确认，且研究后续未做超进展相关基因检查，因此目前缺乏足够证据证明免疫治疗超进展的影响因素。

【推荐10】根据多项回顾性研究数据，尚无法明确超进展的定义及机制，MDM2基因家族扩增、老龄、EGFR突变、放疗部位局部复发等可能是引起免疫治疗超进展的重要因素，但因证据级别等级较低，暂不做相关推荐。

irAEs及处理

一、irAEs的流行病学特征及危险因素

ICIs在解除了T细胞的功能抑制，诱导肿瘤免疫反应的同时，对于机体的免疫应答具有普遍的激活作用，并且不依赖于个体的肿瘤特异性抗原。人类免疫系统依赖于一个复杂的制衡系统，对病原体或肿瘤可提供有效的免疫反应，同时保持对非

肿瘤性自身以及一些共生物的耐受性。ICIs对这种体内平衡的干扰可导致自身耐受的丧失和错误的非肿瘤自身免疫反应，从而导致irAEs[51]。

一项包含36个Ⅱ/Ⅲ期临床试验的荟萃分析显示，ICIs治疗后不良事件的总体发生率在54%～76%[52]。irAEs潜在的疾病谱非常广泛，可累及全身所有器官系统，临床表现多种多样，发生部位、发生时间及严重程度均不确定，因此临床上应用免疫治疗也带来了严重的挑战。

irAEs中位发生时间通常在治疗开始后2～16周之内，具体取决于所涉及的器官系统。用药半年后irAEs的发生率很低，然而也有在ICIs开始治疗数天内或治疗结束后≥1年以上发生的irAEs。早期毒性（定义为治疗开始后1～12周内发生的毒性）最常见的是皮肤毒性反应。不同的ICIs在irAEs方面存在较大区别。单药治疗时，PD-1抑制剂和PD-L1抑制剂的耐受性（包括irAEs发生率和严重程度）优于CTLA-4抑制剂。另外，CTLA-4抑制剂相关的3～4级irAEs中，发生率高者分别为结肠炎、垂体炎和皮疹，而PD-1抑制剂更容易引起肺炎、甲状腺炎和关节痛[53]。双免疫联合时（PD-1抑制剂联合CTLA-4抑制剂）irAEs的发生率更高、严重程度更重、发生时间更早，免疫联合化疗时总体不良事件的发生率增加，因此诊断和处理irAEs时需要更多的鉴别诊断及合理处理。

irAEs的危险因素包括遗传因素和个体因素，如肠道菌群的差别、年龄、体质量指数（BMI）等，但尚未得到一致性的验证。同样，也缺乏普适的与irAEs发生相关可用于筛查的风险因素。患者存在的基础免疫性疾病可能与irAEs的发生相关。一项包括123例既往有自身免疫性疾病患者的系统综述显示，50%的患者在免疫治疗期间出现了自身免疫性疾病恶化，其中34%的患者出现了相应的结缔组织病症状，16%的患者没有自身免疫性疾病症状。激素对于这种irAEs同样敏感，也并不影响免疫治疗带来的生存获益[54]，因此，有基础结缔组织病的患者不是免疫治疗的绝对禁忌证。有研究提示患者基线血液中存在的低滴度抗体如抗核抗体可能与irAEs的发生相关，但无证据证明需常规筛查自身抗体谱。

EBV和HPV感染可能与部分肿瘤的发生相关,如宫颈癌、淋巴瘤、胃癌、头颈部肿瘤等,同时HBV/HCV的感染与肝癌的发生相关。一项来自FDA不良事件报告系统数据库的研究提示,对于HBV抗原阳性患者,只要在ICIs治疗同时持续进行核苷类抗乙肝病毒的治疗,就不会出现乙肝病毒的活动[55]。因此,患者可在常规筛查HBV-DNA并使用核苷类药物进行长期抗病毒治疗下继续免疫治疗。目前没有证据证明EBV/HPV感染会在免疫治疗期间出现感染加剧,不过EBV/HPV的感染可能与患者更好的免疫疗效呈正相关。

【推荐11】对于接受免疫治疗的患者,常规进行病史询问、基础疾病的管理,并完善基线筛查,包括血常规、肝功、肾功、甲功、下丘脑-垂体激素轴、心肌酶、脑钠肽、尿常规、心电图、胸部CT等。对于病史评估存在明确基础性疾病的患者,推荐多学科综合评估。

【推荐12】对于拟接受免疫治疗的患者,建议充分管理基础疾病或合并症后再启动免疫治疗,包括控制活动性感染、糖尿病患者控制血糖、哮喘/慢性阻塞性肺疾病患者控制急性发作并调整治疗、心血管疾病患者积极予以二级预防、HBV/HCV患者筛查基线病毒DNA并常规抗病毒治疗等。

二、常见irAEs的临床表现及管理

发生irAEs的常见器官或系统包括皮肤、内分泌系统、胃肠道、肝脏、肺脏、心脏、血液系统、神经系统、肾脏和肌肉关节等。目前不同系统肿瘤免疫治疗后出现irAEs的一般分级原则和处理推荐类似,具体可参考CSCO ICIs相关的毒性管理指南及NCCN免疫相关毒性管理指南[56-57]。在指南的基础上,针对以下各系统irAEs的临床特点及管理要点进行概述,以利于各系统irAEs的具体临床管理。

(一)皮肤毒性

ICIs相关皮肤毒性发生率相对较高,发生时间往往较早,临床表型及轻重程度多种多样,包括丘疹/斑丘疹、皮肤瘙痒、白癜风、苔藓样皮炎、银屑病、大疱性类天疱疮、肉芽肿性疾病、伴有嗜酸粒细胞增多和全身症状的药疹(DRESS)、Stevens-Johnson综合征和Sweet综合征等。不同类型的皮疹提示不同的严重程度。丘疹/斑丘疹及皮肤瘙痒最

为常见,通常严重程度较低,其程度按受累的皮肤面积分为1~3度,1~2度可通过外用激素类软膏、口服抗组胺类药物治疗,2~3度需口服中等量激素治疗(泼尼松/甲泼尼龙),预后较好,但需注意有些以斑丘疹起病的类型后续可能发展成严重的大疱性皮疹。大疱性皮肤毒性Stevens-Johnson综合征、中毒性表皮坏死松解症和DRESS综合征等属于高级别皮肤毒性,严重程度更高,应该在皮肤科专科医生的指导下进行治疗[58]。

评估建议:基线评估皮肤irAEs的发生风险,包括银屑病、天疱疮等皮肤疾病史、结缔组织病史和药物过敏史等。

治疗建议:ICIs治疗后监测有无皮肤损伤发生,发生皮损者需积极处理并观察其变化,必要时请皮肤科医师会诊以辅助诊断,难以鉴别诊断时行活组织病理学检查。同时注意有无其他irAEs合并存在。发生2级以上皮肤irAEs者需暂停或永久停用ICIs,并给予糖皮质激素和免疫抑制剂治疗。

(二)内分泌系统毒性

内分泌毒性在ICIs治疗中的发生率达4%~14%,包括甲状腺炎、垂体炎、原发性肾上腺皮质功能不全及罕见的1型糖尿病等多种类型[59]。

1. 甲状腺炎:最常见的ICIs相关内分泌毒性之一。ICIs相关的甲状腺炎主要表现为因甲状腺炎导致腺体破坏引起甲状腺素分泌不足而导致的甲状腺功能减退(简称甲减,症状轻微,可出现疲劳、怕冷、体重增加、水肿、便秘、心率过缓等),以及早期出现的甲状腺功能亢进(简称甲亢,症状通常为一过性,包括消瘦、食欲增加、心悸、易怒等)[57]。甲状腺毒症明显者可通过β阻滞剂控制心室率,大部分不需要特殊处理,后续患者多发展为甲减。偶有患者因甲减且长期未进行有效的甲状腺素补充而出现相应的全身症状,包括甲减肌病、甲减相关心包积液、多浆膜腔积液、甲减相关周围神经病变。因此在ICIs治疗前及治疗中应定期复查甲状腺功能(简称甲功)。同时,甲状腺炎容易与其他部位irAEs合并存在,在患者出现其他系统irAEs时应同时监测甲功。如出现甲亢,建议每2~4周复查甲功;如出现甲减,则及时补充甲状腺素片。一般不需要使用全身糖皮质激素。

2. 垂体炎：在使用CTLA-4抑制剂时发生率高，PD-1/PD-L1抑制剂相关垂体炎的发生率很低（<1%）。垂体炎症状非特异性，局部炎症可导致疲劳、头痛或虚弱，以及因垂体增大导致的一过性视觉变化。垂体分泌功能异常可导致相应激素分泌不足所致的症状，最常见的是垂体前叶功能不足导致的继发性肾上腺皮质功能不全（促肾上腺皮质激素缺乏）、促性腺激素性性腺功能减退症和继发性甲减，多尿、尿崩症等垂体后叶激素缺乏的症状相对少见[59]。

3. 原发性肾上腺皮质功能不全：较垂体炎所致继发性肾上腺功能不全更罕见，为免疫损伤肾上腺皮质所致。重症原发性肾上腺皮质功能不全可导致肾上腺危象，症状包括低血压、电解质失衡、脱水和意识障碍，需立即治疗。肾上腺皮质功能不全导致的低皮质醇需终生类固醇激素替代治疗[59]。肾上腺皮质功能不全临床症状非特异性，诊断依据为相应临床症状的基础上，检测到血清皮质醇降低伴或不伴促肾上腺皮质激素异常。需注意肾上腺皮质激素的分泌有很明显的昼夜分泌节律，化验时必须严格注意采血的时间点；同时垂体-肾上腺皮质轴的分泌很容易受外源性皮质激素的影响且可持续很长时间（2周以上），解读化验结果时必须除外外源性皮质激素的影响。

4. 1型糖尿病：胰岛受累所致的1型糖尿病在ICIs治疗中的发生率不到1%，但容易出现酮症酸中毒，也可合并胰腺炎[59]。临床上这些患者往往以酮症酸中毒就诊于急诊，有潜在的致死性，需及时作出诊断和紧急的处理。出现ICIs相关1型糖尿病者可能需要终身补充胰岛素治疗。

评估建议：所有进行ICIs治疗的患者基线及治疗中每3～6周复查甲功；如出现甲亢，每2～4周复查甲功。患者出现其他部位irAEs时，建议常规复查甲功以除外甲状腺炎。如发现甲状腺炎，需完善甲状腺超声检查。

治疗建议1：甲亢患者如出现甲状腺毒症的相应症状，可给予β阻滞剂治疗，无须抗甲亢治疗。甲减患者需长期补充甲状腺素治疗，补充原则遵循小剂量开始，缓慢加量至游离T4（FT4）正常，促甲状腺激素<6 μIU/ml为止，每3～4周复查甲功。

治疗建议2：怀疑垂体炎时，需要完善促肾上腺皮质激素、血清皮质醇、卵泡刺激素、黄体生成素、促甲状腺激素、FT4、男性睾酮、女性雌激素水平的测定，同时完善脑垂体MRI。

治疗建议3：原发性或继发性肾上腺皮质功能不全者，需长期补充生理剂量的氢化可的松每日2次；继发性甲减者需长期补充甲状腺素治疗。

治疗建议4：ICIs治疗的患者定期监测血糖，出现高血糖或酮症酸中毒时，需请内分泌科专科协助诊治。ICIs相关糖尿病患者需严格控制饮食，同时用胰岛素控制血糖。

治疗建议5：内分泌系统毒性在得到相应激素的合理补充后，患者可重启免疫治疗。

（三）消化道毒性

1. ICIs相关结肠炎：免疫性结肠炎最重要的临床表现为腹泻，多为水样泻、夜间泻，可合并下腹痛、里急后重、脓血便，偶可合并消化道出血，甚至肠穿孔。结肠炎的诊断需要排除感染、肿瘤或其他治疗相关的原因[60]。患者每日腹泻次数与肠炎的严重程度分级相关，结肠镜可准确评估结肠黏膜的受累范围、病变类型及严重程度。对于严重的、难治性或复发性结肠炎，结肠镜检查有助于进一步明确病因并排除感染如巨细胞病毒感染，以便更安全地使用英夫利昔等治疗炎症。腹盆CT检查可用于除外肠穿孔。

评估建议：ICIs治疗期间腹泻的患者要考虑免疫性结肠炎的可能性，但需要排除其他病因。推荐行结肠镜检查及镜下组织活检，尤其对于临床表现为难治性或复发性的结肠炎患者，以进一步明确诊断、评估严重程度、除外感染以及明确炎症状态，以选择合理的治疗策略。

治疗建议：2级以上的结肠炎建议尽早应用激素（泼尼松/甲泼尼龙，1~2 mg/kg）和对症支持治疗，对于激素疗效欠佳者建议联合生物制剂英夫利昔治疗。

2. ICIs相关肝脏毒性：常表现为无症状的转氨酶升高，少数情况下出现胆红素升高。部分患者可出现恶心、呕吐、纳差、腹胀、黄疸、皮肤瘙痒等症状。ICIs治疗后定期监测肝功有助于早期发现ICIs相关肝损伤。免疫性肝炎的诊断首先需要除外病毒感染、肿瘤进展或其他药物引起的肝损[61]。2级及以上肝损需要尽快启动激素治疗。对于3～4级肝炎，建议行肝脏活检以快速明确病因。以胆红素升高为主的免疫性胆管炎对于激素的敏感度仅50%左右，需早期启动大剂量激素并加强支持治疗，二线药物方面目前尚无好的选择[61]。

评估建议：对于肝功能异常的患者，需要详细了解既往3个月内的治疗史和用药史，并完善血常规、肝肾功能、肌酸肌酶、脑钠肽、凝血、血氨、腹部增强CT、肝脏MRI和磁共振胰胆管成像（MRCP）等检查，排除其他药物损伤、肝转移瘤、淤血肝、胆道梗阻等其他病因引起的肝损。

治疗建议1：对于2级以上肝损，暂停ICIs治疗，停用其他可疑药物或潜在加重肝损伤的药物；在常规保肝治疗的基础上，启用1～4 mg/kg泼尼松或等效剂量的糖皮质激素治疗。

治疗建议2：对于激素治疗不敏感的患者，建议行肝穿组织活检病理检查。二线治疗推荐加用麦考酚酸酯，可考虑联合人丙种球蛋白治疗。

（四）免疫性肺炎

免疫性肺炎常见的临床表现为呼吸困难和干咳，也可出现发热、胸痛等其他症状。少数患者也可无明显呼吸道症状而以肺部影像学检查发现肺炎。免疫性肺炎的诊断通过ICIs用药史及影像学发现炎性病变来诊断，且需充分排除肺部感染、肿瘤进展、肺栓塞等其他病因[62]。免疫性肺炎的影像学表现多种多样，常见的包括机化性肺炎、磨玻璃样肺炎、超敏性肺炎、急性呼吸窘迫综合征样改变、非特异性间质性病变、局部实变等多种类型。对肺炎患者行支气管镜检查，可通过肺泡灌洗液的流式细胞分析来寻找淋巴细胞肺泡炎的证据，也可通过灌洗液标本的病原学检查明确是否合并感染。免疫性肺炎对激素的敏感性高，但大剂量长疗程的激素治疗需警惕后续发生机会性肺部感染。

评估建议1：ICIs治疗中的患者出现呼吸困难、干咳等呼吸道症状时需复查胸部CT，无呼吸道症状者也需定期复查胸部CT以及时发现免疫性肺炎。推荐行胸部高分辨CT检查。

评估建议2：ICIs治疗后的患者，出现肺部新发炎症或间质病变需考虑免疫性肺炎的可能，但需排除肺部感染、肿瘤进展、肺水肿等其他原因方可诊断。建议对于可耐受的患者行支气管镜检查,或者支气管镜下肺泡灌洗检查,对部分患者也可行支气管镜下肺组织活检。

治疗建议:2级以上肺炎需要停用ICIs,同时开始激素治疗(泼尼松/甲泼尼龙,0.5～2 mg/kg)。对于激素治疗不敏感者建议进一步鉴别诊断除外其他病因。二线治疗建议加用托珠单抗,也可考虑使用英夫利昔,但需进一步除外慢性感染如结核、乙肝等。

(五)心脏毒性

ICIs引起的心脏毒性罕见(发生率<1%),但可呈爆发性起病,3～4级的心肌炎死亡率高,且心肌炎多在免疫治疗开始后1～3周期内出现[61]。心肌炎的典型症状主要为心功能不全及血流动力学不稳定所致,表现为呼吸困难、心悸、水肿、乏力等;也可以骨骼肌受累的症状起病,表现为肌痛、肌无力,或眼肌受累症状如上睑下垂、视物重影等。怀疑心肌炎者需首先完成心脏血清生物标志物(包括肌酸激酶、肌钙蛋白水平、N末端脑钠肽、肌红蛋白)以及心电图评估以确定有无心肌受损。影像学检查包括超声心动图评估左心室射血分数和心肌运动情况,心脏MRI钆增强评估心肌炎症。心脏活检是诊断心肌炎的金标准。鉴别诊断方面,心肌炎患者重点需要除外缺血性心肌病,必要时可完善冠脉造影。心肌炎的治疗必须尽早开始大剂量甚至冲击量激素,同时加强支持治疗,与重症监护、心内科、呼吸科等的多学科紧密合作非常关键。

评估建议:ICIs治疗开始后的前4个周期内,建议每1～2周检测心脏血清标志物,严密监测有无相关症状发生,如出现可疑症状,尽早检查心脏血清标志物及心电图以明确有无心肌炎发生,同时继续动态监测。

治疗建议:诊断为心肌炎者,立即停用ICIs,并尽早开始糖皮质激素治疗。对于1～2级心肌炎,采用1～2 mg/kg泼尼松/甲泼尼龙治疗,3～4级心肌炎可采用500～1000 mg冲击量甲泼尼龙治疗。关注病情的动态变化,如激素治疗不敏感或无效,可早期联用其他免疫抑制治疗,同时加强支持治疗。

(六)血液学毒性

血液学irAEs临床罕见[63],可分为中性粒细胞减少症、自身免疫性溶血性贫血、免疫性血小板减少症、再生障碍性贫血以及嗜酸粒细胞增多症等几大类。血常规发现相应的一系、两系甚至三系的下降可提示血液系统毒性的发生，但是诊断的关键在于除外其他原因。在化疗联合免疫治疗中，血液系统的异常绝大部分与化疗相关，另外肿瘤骨髓转移、一些特殊的病毒感染如细小病毒B19感染也会造成血液系统的异常。在血液系统irAEs的鉴别诊断中，骨髓涂片和骨髓活检有助于明确骨髓增生状态，除外肿瘤骨髓转移等其他病因。

评估建议+治疗建议：血液系统毒性发生率低，需彻底除外其他病因包括化疗所致骨髓抑制、肿瘤骨髓转移、病毒感染等其他因素所致。须完善骨髓涂片及骨髓活检。治疗可在血细胞集落刺激因子、输相应血液成分支持的基础上，使用糖皮质激素、静脉注射免疫球蛋白等进行治疗，其疗效判断需要更长时间。

（七）神经系统毒性

神经系统毒性发生率很低，种类繁多，单药ICIs治疗的神经系统irAEs（发病率）包括周围神经病变（1.3%）、重症肌无力（1.2%）、脊髓炎（0.8%）、脑膜炎（0.4%）、脑炎（0.3%）和格林-巴利综合征（<0.1%）等[64]，其临床症状多样，容易引起误诊而造成不良后果。神经系统毒性的常见症状包括：头痛、癫痫、记忆力下降、意识水平下降、精神障碍、行为改变、肌无力、感觉异常、运动异常、言语异常、视力改变等。对于疑似神经病变的患者，应充分评估病因，除外其他药物、传染性疾病、代谢性疾病、内分泌、血管性疾病以及肿瘤神经系统转移引起的异常。

评估建议+治疗建议：怀疑神经系统irAEs者，需在神经专科的指导下，尽快进行专科检查以明确诊断并除外其他病因，包括头颅MRI、腰穿脑脊液检查、肌电图、脑电图等。并在专科指导下早期使用糖皮质激素、静脉注射免疫球蛋白等治疗，需要考虑到具体irAEs累及的神经系统部位及病变性质的差别进行治疗。

（八）肾脏毒性

免疫性肾脏毒性发生率低，临床多表现为血清肌酐水平升高，可伴/不伴有高血压/蛋白尿。ICIs治疗后的肾脏毒性首先要除外其他药物所致的肾损伤，包括有肾损伤的化疗药、增强

CT的造影剂等，以及肾前性因素引起的肌酐升高。肾脏活检可明确诊断肾脏损伤的类型并指导治疗。肾损伤对于糖皮质激素治疗的敏感性高。

评估建议：免疫性肾脏毒性主要表现为血肌酐升高，诊断需要除外其他原因所致的肾损伤，肾穿活检病理是诊断的金标准。

治疗建议：免疫相关肾损伤对激素治疗敏感性好，建议使用1～2 mg/kg泼尼松或甲泼尼龙进行治疗；对于效果欠佳者，建议行肾活检明确肾病理损伤类型以指导后续治疗。

（九）风湿性毒性

全身性和风湿性炎症反应包括关节性、肌肉性、肉芽肿性、血管炎性和全身性炎症反应综合征[65]。

免疫相关肌炎临床表现为肌无力、肌痛、肌萎缩等，也可伴随关节痛、发热、皮疹等症状。患者均有肌酸激酶的升高。同时很多骨骼肌肌炎经常合并心肌炎，因此对于肌炎患者必须进一步检查有无心肌炎，包括肌钙蛋白、心电图、脑钠肽等。如肌炎患者出现中轴肌肉受累则提示为重症肌炎，包括吞咽肌受累出现吞咽困难、呼吸肌受累出现呼吸困难甚至Ⅱ型呼吸衰竭、颈肌受累出现颈部不能直立以及心肌受累出现心肌炎。肌炎的诊断依据典型的症状和酶学改变，且需除外肿瘤局部侵犯、其他药物引起的肌肉损伤、重症肌无力、甲减肌病等原因。

免疫相关关节炎包括炎性关节痛、关节炎（表现为关节炎症和疼痛）和风湿性多肌痛（表现为肩部和臀部的僵硬和疼痛）等多种类型。怀疑关节炎者，可通过关节查体确定受累关节，完善肌酶谱检查除外肌炎等其他原因，并完善关节超声、CT或MRI检查以及血清炎症指标和自身抗体检测。

评估建议+治疗建议1：免疫治疗相关肌炎的诊断需要症状结合明显的肌酸肌酶升高，同时除外其他原因。累及中轴肌肉的肌炎提示为重症，需在激素治疗的基础上加强支持治疗。

治疗建议2：免疫性关节炎对于激素治疗敏感性好，但症状容易反复，激素减量时建议加用非甾体抗炎药或其他慢作用的非特异性抗炎药物。

三、免疫治疗中irAEs管理总则

理论上讲，全身各个系统都可能发生irAEs，潜在的疾病非常广泛，且发生的时间及严重程度不定，因此患者在接受免疫治疗的过程中，需要全程监测以防irAEs的发生。

【推荐13】免疫治疗开始后，需要警惕有无发热、皮疹、肌无力、肌痛、关节痛、腹痛、腹泻、呼吸困难、咳嗽、心悸、视力改变、手脚麻木、意识改变等症状，需要定期复查血常规、肝功能、肾功能、淀粉酶、脂肪酶、心肌酶、脑钠肽、甲功、心电图、胸部CT等。

【推荐14】对于疑似出现irAEs的患者，需要通过临床表现及专科检查，充分鉴别后明确诊断具体的各部位irAEs；同时根据标准明确分级。

【推荐15】对于1级irAEs，可以暂停免疫治疗后观察；对于2级irAEs，可暂停免疫治疗后开始激素治疗；对于3级irAEs，需要停用免疫治疗，收住院进行免疫抑制治疗；对于4级irAEs可能危及生命者，需要收住院严密监测病情并尽快开始治疗。

【推荐16】对于免疫治疗的患者，应进行全程管理，进行充分的患者及家属教育，取得其理解并能协助监测是否有irAEs的发生。建议建立irAEs的多学科综合治疗团队（MDT）对irAEs进行管理。

免疫治疗临床诊疗实践

一、多学科会诊模式

头颈部肿瘤的治疗错综复杂，一方面患者需要获得全面的支持服务，另一方面也需要针对头颈肿瘤治疗及患者管理高度专业的医生参与。与传统单一学科相比，MDT有助于缩短治疗等待时间、改善预后，并且大约1/3的治疗模式有可能发生改变[8, 66-69]。MDT涵盖了耳鼻咽喉头颈外科、口腔科、放疗科、肿瘤内科、病理科、放射诊断科、整形外科、康复科、营养科及其他需要的科室（如神经内科、内分泌科、呼吸内科等）。

【推荐17】考虑免疫治疗在局部晚期HNSCC的应用尚需讨论，因此建议通过MDT讨论后决定是否予以免疫治疗，以及免疫治疗的时机和周期。

二、免疫治疗患者评估

目前通过RECIST 1.1进行HNSCC疗效评估仍是主要方法。但随着ICIs的应用,临床诊疗中逐渐发现了不同于化疗的反应模式。例如肿瘤负荷增高或者出现新病灶,随后在原有治疗方案未改变的情况下出现后续治疗反应[70],生物学上,这并不是真正的肿瘤生长,而是免疫治疗产生的炎症细胞浸润、水肿和坏死的结果[71]。因此根据RECIST 1.1进行判别可能使部分患者过早停药导致无法达到最大化生存获益。

目前有5种针对免疫治疗疗效评估的标准(附录2)。iRECIST定义了iUPD和iCPD。其中iUPD与RECIST 1.1的疾病进展同义。然而,根据iRECIST,iUPD必须得到确认(iCPD)才能被视为真正的进展,在iUPD之后至少4周但不超过8周进行再次影像学检查,当总目标病变测量值增加至少5 mm时,即可确认iCPD[72]。

但免疫治疗后假进展更容易出现在免疫单药治疗中,联合治疗策略下出现假进展的比例大为降低,HNSCC中出现假性进展的比例仍需要大样本研究确认。既往研究中,例如KEYNOTE-012的45例患者中,仅1例出现假性进展[73-74]。此外开展的各项针对HNSCC的Ⅲ期研究中也未见使用iRECIST作为主要终点。针对局部晚期HNSCC的免疫新辅助治疗,因治疗周期较短,iRECIST标准也较难用于疗效评估。因此iRECIST是否可以替代RECIST 1.1仍存在较大争议。

【推荐18】目前仍推荐RECIST 1.1作为评估HNSCC免疫治疗后肿瘤是否缓解的标准。对于晚期HNSCC,iRECIST可以作为临床研究的探索性终点。

三、免疫治疗随访

恶性肿瘤综合治疗结束后,需要严密的随访体系。随访间隔时间和检查内容随不同肿瘤、不同分期、各个医院的随诊方式和条件以及患者就诊条件等多方面进行调整,随访的核心是早期发现肿瘤局部复发、远处转移和综合治疗带来的全身不良事件。免疫治疗的长期不良事件目前尚处于经验积累阶段;在附录3中,详细列举了免疫治疗后,患者随访阶段需要检查的指标。

【推荐19】基于复发风险、第二原发肿瘤、治疗后遗症和毒性，免疫治疗后的随访须完善影像学（原发部位CT、MRI）、血液学（甲功、血常规、血生化、心肌酶、凝血）等相关检查。对于症状涉及颅神经或肿瘤侵犯颅底的患者，MRI通常比CT更可取。CT对于评估某些头颈癌（如喉癌）可能发生的骨侵蚀或软骨侵犯是MRI的补充。对于累及骨的口腔癌患者，需要MRI来评估骨髓浸润程度，而CT更适用于评估皮质骨侵蚀或骨膜浸润程度。对于起源于舌根的肿瘤，MRI通常可以勾画出大体肿瘤和正常肌肉之间的边界，比CT更有效。淋巴结转移的评估可以通过B超、CT或MRI进行，这取决于原发部位。对于局部晚期HNSCC患者，2～3周期免疫治疗后可进行CT或MRI检查。如果患者高度关注远处转移，可能需要进行胸部CT或 ^{18}F-FDG PET/CT来评估是否需进行计划中的最终局部治疗。血液学检查更多用于检测免疫治疗带来的irAEs，特别是甲功异常、心脏毒性、肝损等，因此推荐随访期间常规检测，其他指标在有临床症状提示时再检测。

【推荐20】根据免疫治疗中患者疗效及irAEs监测的需要，推荐对于免疫治疗的HNSCC患者，按附录3流程进行随访。

总 结

目前HNSCC中ICIs治疗开展迅速，从Ⅲ期临床研究CheckMate-141开始，随着KEYNOTE-040、KEYNOTE-048等研究的成功，奠定了免疫治疗从局部晚期不可切除和/或远处转移性HNSCC二线治疗到一线治疗的首要地位。同时各类新的ICIs联合治疗，包括联合anti-EGFR、EGFR-TKI、VEGFRi、LAG-3抑制剂、IDO抑制剂等也在如火如荼地进行。在局部晚期HNSCC中，ICIs虽然在辅助治疗阶段尚未见生存获益，但其诱导治疗及全程治疗模式仍然值得关注。因此本共识以临床数据及指南为核心，考虑到药物可及性，进行了ICIs治疗的相关推荐，旨在规范HNSCC ICIs的临床诊疗，提高患者生存时间及生活质量。

附录1 头颈部鳞状细胞癌（HNSCC，非鼻咽癌）相关指南

一、国际指南

1）2023年美国国立综合癌症网络（NCCN）V1版推荐帕博利珠单抗联合化疗用于复发、不可切除或转移性HNSCC一线治疗以及帕博利珠单抗单药用于复发、不可切除或转移性HNSCC（没有手术和放疗选择、CPS≥1）一线治疗（1类证据）；推荐纳武利尤单抗联合西妥昔单抗用于一线及后续治疗（2A类证据）；推荐帕博利珠单抗联合西妥昔单抗用于一线及后续治疗（2B类证据）。

2）2021年泛亚欧洲头颈学会（EHNS）-欧洲肿瘤内科学会（ESMO）-欧洲放射治疗和肿瘤学会（ESTRO）指南推荐帕博利珠单抗联合化疗及帕博利珠单抗单药作为标准治疗用于PD-L1阳性且最近6个月内未接受含铂化疗的复发或转移/持续性疾病不适合根治性放疗或手术的患者（ⅠA级别），推荐帕博利珠单抗联合化疗（铂类＋氟尿嘧啶）作为标准治疗用于PD-L1未检测的患者（ⅠA级别），推荐帕博利珠单抗联合化疗作为可选择治疗用于PD-L1阴性患者（ⅠA级别）。

3）2019年癌症免疫治疗学会（SITC）推荐帕博利珠单抗单药用于未经治疗的复发/转移性HNSCC（CPS≥1）（1类证据），推荐帕博利珠单抗联合化疗（铂类和氟尿嘧啶）用于未经治疗的全人群或者CPS未明确的复发/转移性HNSCC（1类证据）。

二、国内指南

2022年中国临床肿瘤学会（CSCO）将帕博利珠单抗联合化疗用于治疗复发或转移性HNSCC以及帕博利珠单抗单药用于治疗复发或转移性HNSCC（CPS≥1）均列为Ⅰ级推荐[证据级别1A]。

附录 2 肿瘤疗效评估标准

特征	RECIST 1.1	irRC	irRECIST	imRECIST	iRECIST
疾病进展	最小直径总和增加 20%,增加至少 5 mm	在间隔至少 4 周的 2 次连续观察中,最长直径之和增加 >25%	irPD: 与进展的新病灶或非目标病灶或最低点相比,总测量肿瘤负荷增加 20%	与最低点相比,最长直径之和增加 >20%	iUPD: 最长直径之和增加 >20%
新病灶	疾病进展	新病灶的存在并不能定义疾病进展,新病灶的测量值包含在测量值总和中	与 irRC 相同	与 irRC 相同	新病灶的存在并不能定义疾病进展,新病灶的测量结果不计入肿瘤负荷
确定疾病进展	不要求	需要 ≥4 周后通过后续扫描确认疾病进展	从第一次评估为 irPD 后至少 4 周,评估为明确疾病进展或者出现新病灶	如果在 4 周目评估后,评估为非疾病进展,则疾病更新为非疾病进展	自第一次 iUPD 4 周后,如果目标和非目标病灶的大小增加,或出现另一个病变,或新目标病变的总和增加 >5 mm,则成为 iCPD

注: RECIST 为实体肿瘤疗效评价标准, irRC 为免疫相关反应标准, irRECIST 为实体肿瘤免疫相关反应评价标准, imRECIST 为实体肿瘤免疫改良反应评价标准, iRECIST 为实体肿瘤免疫反应评价标准, iUPD 为免疫相关的疾病进展, iCPD 为免疫证实的疾病进展。

2 头颈部鳞状细胞癌免疫检查点抑制剂治疗专家共识

附录3 免疫治疗患者的管理流程

基线评估	常规监测	各种irAEs的补充评估
临床评估检查十查体: 自身免疫性疾病、感染性疾病、内分泌系统疾病、脏器特异性疾病/血栓栓塞事件以及有无排便异常(包括排便次数和粪便(便)形状)、PS ECOG评分、体重、身高、体质量指数、全身体检、皮肤和肌肉骨骼评估	每次就诊时进行临床评估(包括症状和体格检查)	每次就诊时根据相关irAEs的体征和症状进行临床检查
免疫及炎症特点: 血清C反应蛋白、血沉、铁蛋白;如存在基础自身免疫病、筛查相关自身抗体	如果出现发热,复查C反应蛋白、血沉、铁蛋白、纤维蛋白原	无
心血管系统: 心率、血压、心电图、胸部CT、TTE、血清心肌钙蛋白T/I、CK、NTproBNP、电解质	每周期ICIs治疗前复查肌钙蛋白T/I、NTproBNP和CK等	如怀疑心肌炎,考虑检查心脏MRI、经胸超声心动图、心电图和冠状动脉CTA
肾脏: eGFR、尿常规十沉渣、尿蛋白、尿肌酐、尿钙、尿钠、蛋白质与肌酐比率	每周期ICIs治疗前复查eGFR、尿常规	如果出现急性肾损伤,停止肾毒性药物,检查肾脏超声、尿沉渣、尿蛋白、尿肌酐、尿钙、尿钠、蛋白质与肌酐比率,考虑肾脏活检
肝脏和胰腺: 血清总胆红素、AST、ALT、GGT和ALP;淀粉酶和脂肪酶	每周期ICIs治疗前复查:AST、ALT、GGT、ALP、淀粉酶和脂肪酶	如疑似肝炎或有症状的胰腺炎,完善腹部超声或CT/MRI检查

续 表

基线评估	常规监测	各种irAEs的补充评估
血液学： 血常规	每周期ICIs治疗前复查血常规	无
传染病筛查： T. SPOT-TB试验，HIV、HBV、HCV	如果新出现转氨酶升高，重复肝炎病毒筛查	无
胰岛和甲状腺： 血糖和糖化血红蛋白；TSH和FT4，也可检查TPO-Ab和TG-Ab	ICIs治疗期同每4~6周复查TSH、FT4和血糖	如怀疑1型糖尿病，重复糖化血红蛋白
肾上腺和垂体功能： 血清皮质醇；TSH、FT4	ICIs治疗期间每4~6周复查TSH、FT4	如怀疑肾上腺皮质功能不全，检查早8点血清皮质醇、促肾上腺皮质激素、LH、FSH、E2
呼吸系统： 静息SPO$_2$、胸部CT、存在慢性肺部疾病时行PFT	出现临床症状时复查SPO$_2$	如怀疑肺炎，检查胸部CT、疹液检查、SPO$_2$/动脉血气分析，必要时行支气管镜检查肺泡灌洗等

注：irAEs为免疫相关不良事件，PS ECOG为东部肿瘤合作组，TTE为经胸壁超声心动图，CK为肌酸激酶，NTproBNP为N末端B型利尿钠肽原，ICIs为免疫检查点抑制剂，冠脉CTA为冠状动脉造影，eGFR为估算的肾小球滤过率，AST为谷丙转氨酶，ALT为谷丙转氨酶，GGT为转肽酶，ALP为碱性磷酸酶，T. SPOT-TB为结核感染T细胞斑点试验，HIV为艾滋病病毒，HBV为乙肝病毒，HCV为丙肝病毒，TSH为促甲状腺激素，FT4为血清游离甲状腺素，TPO-Ab为甲状腺过氧化物酶抗体，TG-Ab为甲状腺球蛋白抗体，LH为促黄体生成素，FSH为促卵泡生成激素，E2为雌二醇，SPO$_2$为血氧，PFT为肺功能检查

2 头颈部鳞状细胞癌免疫检查点抑制剂治疗专家共识

执笔专家：黄志刚（首都医科大学附属北京同仁医院耳鼻咽喉头颈外科）、陈晓红（首都医科大学附属北京同仁医院耳鼻咽喉头颈外科）、刘绍严（中国医学科学院肿瘤医院头颈外科）、王汉萍（北京协和医院呼吸与危重症医学科）、胡国华（重庆医科大学附属第一医院耳鼻咽喉头颈外科）、华清泉（武汉大学人民医院耳鼻咽喉头颈外科）、文卫平（中山大学附属第一医院耳鼻咽喉头颈外科）、潘新良（山东大学齐鲁医院耳鼻咽喉头颈外科）、周梁（复旦大学附属眼耳鼻喉科医院耳鼻咽喉头颈外科）

参与讨论专家（按姓氏拼音排序）：陈晓红（首都医科大学附属北京同仁医院耳鼻咽喉头颈外科）、房居高（首都医科大学附属北京同仁医院耳鼻咽喉头颈外科）、胡国华（重庆医科大学附属第一医院耳鼻咽喉头颈外科）、华清泉（武汉大学人民医院耳鼻咽喉头颈外科）、黄志刚（首都医科大学附属北京同仁医院耳鼻咽喉头颈外科）、雷大鹏（山东大学齐鲁医院耳鼻咽喉头颈外科）、雷文斌（中山大学附属第一医院耳鼻咽喉头颈外科）、李超（四川省肿瘤医院甲状腺-口腔颌面外科）、李晓明（白求恩国际和平医院耳鼻咽喉头颈外科）、刘绍严（中国医学科学院肿瘤医院头颈外科）、潘新良（山东大学齐鲁医院耳鼻咽喉头颈外科）、陶磊（复旦大学附属眼耳鼻喉科医院耳鼻咽喉头颈外科）、王汉萍（北京协和医院呼吸与危重症医学科）、文卫平（中山大学附属第一医院耳鼻咽喉头颈外科）、杨安奎（中山大学肿瘤防治中心头颈外科）、周梁（复旦大学附属眼耳鼻喉科医院耳鼻咽喉头颈外科）

信函征询意见专家（按姓氏拼音排序）：桂琳（中国医学科学院肿瘤医院内科）、黄晓明（中山大学孙逸仙纪念医院耳鼻咽喉头颈外科）、王宝山（河北医科大学第二医院耳鼻咽喉头颈外科）、王恩彤（北京电力医院耳鼻咽喉头颈外科）、温树信（山西白求恩医院耳鼻咽喉头颈外科）、杨新明（中南大学湘雅二医院耳鼻咽喉头颈外科）、张欣欣（解放军总医院耳鼻咽喉头颈外科医学部）

秘书：张洋（首都医科大学附属北京同仁医院耳鼻咽喉头颈外科）

参考文献从略

【编 后 语】

鳞状上皮细胞癌是头颈部肿瘤最主要的病理类型。局部不可切除和/或远处转移性非鼻咽HNSCC是头颈外科治疗的重点和难点：在根治肿瘤的同时，合理运用外科手术、化学药物、放射、靶向、免疫多学科综合治疗，以保全患者发声、呼吸、吞咽功能等，是头颈外科努力的方向。尽管以上新的治疗方法和策略不断出现，但头颈肿瘤整体5年生存率仅50%左右。以提高生存期为目标，头颈外科一直在寻求突破。

对于局部不可切除和/或远处转移性HNSCC的治疗，KEYNOTE-048等临床试验改变了过去以靶向药物和化疗药物为主的治疗手段，特别在一线CPS≥20患者中，帕博利珠单抗单药的中位生存期相比EXTREME方案提高了4个月，因此以PD-1抗体为核心的免疫检查点抑制剂ICIs已经成为局部晚期不可切除和/或远处转移性HNSCC一线及二线的标准治疗方案。受到免疫治疗在局部晚期不可切除和/或远处转移性HNSCC疗效的鼓舞，免疫诱导治疗及辅助治疗在局部晚期HNSCC中，也获得了越来越多的关注和重视。目前，国内外有200多项免疫治疗相关的头颈部肿瘤临床试验，显示免疫治疗潜在广泛的临床应用前景。

本文通过总结国内国际免疫治疗的临床研究最新成果，并对免疫治疗可能有效患者人群及分子生物标志物的筛选、超进展判定、irAEs的诊断处理、随访等相关内容进行系统阐述，旨在未来我国HNSCC的综合治疗中，安全、合理、有序地开展免疫治疗。

黄志刚（首都医科大学附属北京同仁医院耳鼻咽喉头颈外科）

（通信作者：黄志刚）
（本文刊载于《中华耳鼻咽喉头颈外科杂志》2023年第58卷第11期第1061-1076页）

原发灶不明的颈部转移性鳞状细胞癌诊治专家共识（2024）

中华耳鼻咽喉头颈外科杂志编辑委员会头颈外科组
中华医学会耳鼻咽喉头颈外科学分会头颈外科学组

原发灶不明的颈部转移性鳞状细胞癌（cervical metastatic squamous cell carcinoma of unknown primary，CMSCCUP）的病例数占所有头颈部恶性肿瘤的比例低于5%[1]。CMSCCUP通常是指组织细胞学、病理学证实为颈部淋巴结转移性鳞状细胞癌，但经过系统的病史采集、体格检查、内镜及影像学等检查，仍然无法明确原发病灶的颈部转移性恶性肿瘤。虽然随着内镜及影像学等检查技术的发展，隐匿性原发灶的检出率逐年增高，但由于该疾病少见，影响了前瞻性研究的开展，目前大多通过回顾性研究了解该疾病并总结诊治方案，诊疗策略存在较多争议。基于此，中华耳鼻咽喉头颈外科杂志编辑委员会头颈外科组、中华医学会耳鼻咽喉头颈外科学分会头颈外科学组牵头组织国内本领域专家学者，根据医学文献的系统回顾和专家学者的意见征询，达成此共识，提出CMSCCUP的管理建议。需要指出的是，鳞状细胞癌是原发灶不明的颈部转移癌中最常见的组织病理类型，本共识所讨论的病理类型限于鳞状细胞癌，其他病理类型不在本共识讨论范围之内。

流行病学与临床症状

CMSCCUP患者多见于男性，55~65岁多发[2]，常有多年烟酒史。近年来，人乳头状瘤病毒（human papillomavirus，HPV）相关颈淋巴结转移癌患病人数逐年增多，患者平均年龄小于HPV阴性的CMSCCUP患者[3]。

CMSCCUP患者多以颈部无痛性包块为首发症状，包块质地较硬，多无明显压痛，随着病情进展，可因淋巴结外侵犯导致触诊时包块活动差，甚至固定。部分患者具有一些有提示意义的临床症状，如鼻塞、咽部不适、口腔溃疡等，可能因病史较长、症状轻微或问诊不详细而被忽略，但这些临床症状对寻找原发灶的位置有一定的提示作用，应注意病史采集和体格检查，结合病史进行鉴别。

CMSCCUP的转移淋巴结约40%位于颈部Ⅱ区，为最常见的部位，该部位转移淋巴结常见的原发部位为鼻咽部、扁桃体、舌根部[4]。其次为Ⅰ区和Ⅲ区，占110%~20%[5]，Ⅰ区常见的原发部位为口腔、鼻腔、头面部皮肤，Ⅲ区常见的原发部位为喉、下咽。位于Ⅳ区和Ⅴ区者占5%~10%[5]，其原发部位常见于鼻咽、下咽、头皮。颈根部、锁骨上三角的淋巴结转移癌可能原发于肺部、食管、乳腺、胃肠、卵巢，在男性则可能来源于前列腺或睾丸，详见表1。

表1 颈部转移性鳞癌常见原发部位

转移淋巴结区域	常见原发部位（按发生率顺序排列）
ⅠA区	口底、下唇、口腔、面部
ⅠB区	口腔、鼻腔、颌下腺、面部
Ⅱ区	口腔、口咽（扁桃体、舌根）、鼻咽、下咽、喉
Ⅲ区	口腔、口咽、下咽、喉
Ⅳ区	口咽、下咽、喉、气管、食管、锁骨下
Ⅴ区	鼻咽、肺部、食管、胃、头皮
Ⅵ区	喉（声门下）、下咽、食管、锁骨下
锁骨上三角	乳腺、肺部、胃肠、卵巢、前列腺、睾丸

评估与诊断

CMSCCUP的评估与诊断要点包含翔实的病史采集、全面且有重点的体格检查以及有序的辅助检查。

一、病史采集

翔实的病史采集对于初步判断原发灶的可能位置和大致类型具有重要的价值。采集内容除患者的一般情况，如性别、年龄、发病时间、伴随症状外，还应包含吸烟史、饮酒史、头颈部放射史、旅居史、籍贯、家族遗传史、性生活史、健康体检的情况以及是否有免疫缺陷性疾病等。

二、体格检查

包括颈部转移灶的评估及原发灶的筛查，后者以头颈部器官及其黏膜为重点，同时涵盖全身其他部位的检查。颈部转移灶的评估包括淋巴结的分区、数目、范围、活动度，同时应关注其与颈动脉鞘的位置关系，为后续可能的颈淋巴结活检或手术提供有价值的信息。头颈部检查应包括头皮、面部和颈部的皮肤、鼻腔、耳廓、外耳道、口腔、鼻咽、口咽、下咽、喉，需留意异常的包块、溃疡等病变。建议耳鼻咽喉科医师在体检时留意舌体、舌根、软腭、牙龈等部位，必要时请口腔科医生会诊。初次的体格检查即应注意鼻咽、扁桃体隐窝、舌根部及口底，建议医生对以上部位及腮腺、下颌下腺、舌下腺、甲状腺进行触诊，可能会发现隐匿性的病变。如转移灶位于颈根部、锁骨上三角区域，还应请专科医生对乳腺、腹部、生殖器等可能的部位进行体格检查，以提高原发灶的发现概率。

三、颈部转移灶的病理学检查

超声引导下细针穿刺（fine-needle aspiration，FNA）细胞学是最常用于获取颈部淋巴结病理性质的检查，而粗针穿刺活检（core needle biopsy，CNB）能够获得更多的组织量[6]，有利于辨识淋巴结结构，便于进行后续免疫组织化学检查和明确转移淋巴结的病理亚型，因此CNB更适于CMSCCUP的诊断[7]，当FNA难以获得明确的病理诊断时，推荐应用CNB。

开放活检创伤相对较大，因此，除非多次CNB无法确诊或需要明确转移淋巴结的临床和病理分期，不推荐开放活检作为常规的病理学诊断手段。必须行开放活检时，推荐由后续进行手术的医生或其团队实施，以求最大限度地减少创伤，保证前后治疗的有序性和信息的一致性。

四、内镜检查

包括鼻内镜、电子鼻咽镜、电子喉镜、耳内镜、支气管镜、电子胃镜等，是发现CMSCCUP原发灶最重要的检查手段。内镜检查应由经验丰富的医师完成，仔细观察鼻咽顶、咽隐窝、后鼻孔、扁桃体隐窝、舌根、梨状窝尖、环后、食管入口、喉室、声门下区等隐匿或通常情况下不易暴露的部位。与传统内镜相比,窄带成像、荧光成像等技术有助于发现白光下难以发现的微小及浅表病灶[8],有利于CMSCCUP原发灶的检出。

五、增强CT与MRI检查

增强CT具有一定的筛查原发灶的作用,在体格检查未发现原发灶的患者中,约有25%可通过高清薄层增强CT筛查出原发灶,尤其对于原发灶位置位于锁骨以下者敏感性更高[9]。此外,增强CT能够指导临床医生更有针对性地进行内镜检查,有效提高内镜筛查原发灶的敏感性和特异性[10]。推荐常规行头、颈、胸部增强CT检查,可选择性行腹部、盆部的增强CT检查。需要注意增强CT有较高的假阳性率,对于CT扫描发现异常者需通过内镜检查进一步确认。

相比于增强CT,增强MRI具有良好的软组织分辨率,在CMSCCUP的诊断中通常作为增强CT的补充用于鼻咽、舌根、上纵隔等部位的评估[11]。

六、PET-CT检查

PET-CT对筛查原发灶的敏感性高于增强CT,有助于在增强CT结果阴性的情况下进一步筛查原发灶并进行定位,当原发灶位于扁桃体或舌根时,PET-CT能够提供更多的信息,帮助临床医生明确手术切除活检的指征。同时,PET-CT能够发现远处转移灶,有助于完善肿瘤的分期并制订针对性的治疗方案。对于PET-CT提示的阳性病灶(以鼻咽、腭扁桃体、舌根等部位较为常见),需要通过内镜检查或术中检查进一步确诊[12]。

七、颈部转移灶的分子诊断

高危HPV相关口咽鳞状细胞癌的发病率近年来有显著增高的趋势。临床流行病学显示,绝大多数高危HPV相关口咽癌的转移淋巴结发生于颈部Ⅱ区和Ⅲ区,其原发部位大多位于腭扁桃体和舌根部[13],因此,推荐对所有穿刺和开放活检标本进行p16蛋白免疫组织化学检查[14],有利于CMSCCUP的原发灶定位。

推荐对穿刺或活检标本进行原位杂交检测EB病毒编码

区域（Epstein-Barr encoding region，EBER），EB病毒是鼻咽部鳞状细胞癌的常见病因，因此EBER检测结果有利于判断CMSCCUP的原发灶位置。此外，血浆EB病毒DNA（EBV-DNA）检测在诊断早期非角化鼻咽癌方面具有较高的灵敏性和特异性，且其与鼻咽癌新辅助化疗的有效性、放疗的敏感性和预后均显著相关[15]，故建议将血浆EBV-DNA检测作为CMSCCUP原发灶筛查的重要手段之一。研究表明[16]，包括EBV衣壳抗原IgM抗体（EBV-VCA-IgM）在内的多种EB病毒抗体均可在血清中被检测到，但以单一抗体作为早期鼻咽癌诊断标志物其特异性较低，可将多种抗体检测结果相结合作为CMSCCUP原发部位的筛查指标之一。推荐有条件的医疗机构对CMSCCUP样本进行分子诊断，以利于更准确地定位原发灶并对后续治疗提供有效的指导。

八、全身检查及重要脏器功能评估

通过CT、MRI、彩超等影像学检查手段对包括脑、肺、肝、肾、骨、消化系统、生殖系统在内的全身重要脏器及腋窝、腹股沟等常见淋巴结转移区域进行仔细评估，可提高发现原发灶、全身转移灶的可能性，也有助于完善病变分期。

对心、肺、脑、肝、肾等重要脏器功能和全身功能状态（performance status，PS）评估也应作为CMSCCUP诊断的重要组成部分，这对后续治疗的选择有重要的指导价值。

九、术中活检和诊断性切除

术中活组织病理检查是诊断CMSCCUP原发灶的必要措施，也是在体格检查、内镜、增强CT、增强MRI、超声、PET-CT等结果均呈阴性时进一步寻找和明确原发灶位置的重要手段。回顾性分析显示，运用内镜在手术中对上呼吸消化道进行直接检查，有利于更好地暴露并观察隐匿部位，与此同时对可疑部位进行活检可以有效提高原发灶的检出率[17]。推荐对体格检查、内镜、CT、MRI、PET-CT等均未发现原发灶的患者进行有针对性的术中检查并合理活检。

依据回顾性研究结果，当上述检查及检验手段仍无法确定原发灶位置时，可依据转移淋巴结的分区、分布以及患者意愿酌情行同侧或双侧腭扁桃体、舌根扁桃体、舌根黏膜、鼻咽部组织切除活检术，以提高原发灶的检出率[18]。

分 期 标 准

根据国际抗癌联盟(UICC)/美国癌症联合委员会(AJCC)TNM第8版分期,p16阳性或EBER阳性的CMSCCUP分别被确定为口咽癌或鼻咽癌T0期。淋巴结分期则依据HPV和EBV状态的不同分别进行相对独立的分期,见表2~表8。

表2 HPV阳性的CMSCCUP分期

分期	意义
肿瘤(T)	
T0	未发现原发病灶,但是在转移的淋巴结中检测出HPV
颈部淋巴结(N)	
临床分期(cN)	
cNx	区域淋巴结无法评估
cN0	无区域淋巴结转移
cN1	同侧单个或多个淋巴结转移,最大径≤6 cm
cN2	对侧或双侧淋巴结转移,最大径≤6 cm
cN3	转移淋巴结最大径>6 cm
病理分期(pN)	
pNx	区域淋巴结无法评估
pN0	无区域淋巴结转移
pN1	4个及以下的淋巴结转移
pN2	4个以上的淋巴结转移
远处转移(M)	
Mx	无法评估是否远处转移
M0	无远处转移
M1	远处转移

注:CMSCCUP为原发灶不明的颈部转移性鳞状细胞癌

表3 HPV阳性的CMSCCUP临床预后分期

T	N	M	分期
T0	N1	M0	Ⅰ
T0	N2	M0	Ⅱ
T0	N3	M0	Ⅲ
T0	任何N	M1	Ⅳ

注:CMSCCUP为原发灶不明的颈部转移性鳞状细胞癌

表4 HPV阳性的CMSCCUP病理预后分期

T	N	M	分期
T0	N1	M0	Ⅰ
T0	N2	M0	Ⅱ
T0	任何N	M1	Ⅳ

注：CMSCCUP为原发灶不明的颈部转移性鳞状细胞癌

表5 EBV阳性的CMSCCUP分期

分期	意义
肿瘤（T）	
T0	未发现原发病灶，但是在转移的淋巴结中检测出EBV
颈部淋巴结（N）	
cNx	区域淋巴结无法评估
cN0	无区域淋巴结转移
cN1	环状软骨下缘以上，颈部淋巴结单侧转移和/或单侧或双侧咽后淋巴结转移，最大径≤6 cm
cN2	环状软骨下缘以上，双侧颈淋巴结转移，最大径≤6 cm
cN3	单侧或双侧颈淋巴结转移，最大径＞6 cm，和/或延伸至环状软骨下缘以下
远处转移（M）	
Mx	无法评估是否远处转移
M0	无远处转移
M1	远处转移

注：CMSCCUP为原发灶不明的颈部转移性鳞状细胞癌

表6 EBV阳性的CMSCCUP预后分期

T	N	M	分期
T0	N1	M0	Ⅱ
T0	N2	M0	Ⅲ
T0	N3	M0	ⅣA
T0	任何N	M1	ⅣB

注：CMSCCUP为原发灶不明的颈部转移性鳞状细胞癌

表7 HPV及EBV阴性的CMSCCUP分期

分期	意义
肿瘤（T）	
T0	未发现原发病灶，在转移的淋巴结中未检测出HPV和EBV
颈部淋巴结（N）	
临床分期（cN）	
cNx	区域淋巴结无法评估
cN0	无区域淋巴结转移
cN1	同侧单个淋巴结转移，最大径≤3 cm，ENE（－）
cN2a	同侧单个淋巴结转移，3 cm＜最大径≤6 cm，ENE（－）
cN2b	同侧多个淋巴结转移，最大径≤6 cm，ENE（－）
eN2c	双侧或对侧淋巴结转移，最大径≤6 cm，ENE（－）
cN3a	转移淋巴结最大径＞6 cm，ENE（－）
cN3b	淋巴结转移，临床上明显的ENEc（＋）
病理分期（pN）	
pNx	区域淋巴结无法评估
pN0	无区域淋巴结转移
pN1	同侧单个淋巴结转移，最大径≤3 cm，ENEp（－）
pN2a	同侧单个淋巴结转移，最大径≤3 cm且ENEp（＋）；或同侧单个淋巴结转移，3 cm＜最大径≤6 cm，且ENEp（－）
pN2b	同侧多个淋巴结转移，最大径≤6 cm，ENEp（－）
pN2c	双侧或对侧淋巴结转移，最大径≤6 cm，ENEp（－）
pN3a	单个淋巴结转移，最大径＞6 cm，ENEp（－）
pN3b	同侧单个淋巴结转移，最大径＞3 cm且ENEp（＋）；或任意大小同侧多个、对侧、双侧淋巴结转移，且ENEp（＋）；或任意大小单个对侧淋巴结转移且ENEp（＋）
远处转移（M）	
Mx	无法评估是否远处转移
M0	无远处转移
M1	远处转移

注：CMSCCUP为原发灶不明的颈部转移性鳞状细胞癌，ENEc为临床提示淋巴结包膜外侵犯，ENEp为病理提示淋巴结包膜外侵犯

表8　HPV及EBV阴性的CMSCCUP预后分期

T	N	M	分期
T0	N1	M0	Ⅲ
T0	N2	M0	ⅣA
T0	N3	M0	ⅣB
T0	任何N	M1	ⅣC

注：CMSCCUP为原发灶不明的颈部转移性鳞状细胞癌

治　疗

CMSCCUP的治疗证据大多来源于回顾性分析，缺乏前瞻性研究进行评价，目前许多治疗的选择是根据已知的原发灶头颈癌的颈部治疗基本原则来制订的，因此，其治疗原则存在较大争议，但治疗的目的始终是最大限度延长患者生存期、提高治愈率和改善生活质量。多学科协作诊治应贯穿治疗全过程，结合外科手术、放疗、化疗、靶向药物、免疫治疗等多种手段，为患者制订最适合的整体治疗策略，并在治疗过程中适时调整。

一、p16阳性的CMSCCUP

参照口咽癌（T0期）的治疗。荟萃分析显示p16阳性的CMSCCUP预后显著优于p16阴性的患者，但是否需要进行个体化特别是强度的治疗尚存在争议[19]。

二、EBER阳性的CMSCCUP

参照鼻咽癌（T0期）的治疗。对于EBER阳性或高度提示鼻咽来源（如咽后淋巴结受累）的SCCUP，局部放疗（包括鼻咽和双颈部）具有良好的局部控制率和生存率，而同期放化疗或诱导化疗后同期放化疗可用于N2-3期的患者[20-21]。

三、p16或EBER阴性的CMSCCUP

颈淋巴清扫术是常规的治疗选择，有助于明确淋巴结分期，有效指导后续的辅助放疗或放化疗选择。口咽部是SCCUP最常见的发生部位，因此，ⅡA、Ⅲ、Ⅳ区应作为常规清扫区域，其他有可疑阳性淋巴结的区域也应进行补充清扫。在完成高质量的颈清扫后，单一病理阳性的淋巴结（N1

期)可不进行辅助放疗。多枚病理阳性淋巴结,和/或淋巴结包膜外侵犯(extranodal extension,ENE)者应进行辅助放疗(图1)。辅助放疗剂量通常为60 Gy(累及的区域淋巴结)或50 Gy(超出累及范围且存在微小残留疾病风险的区域),确定淋巴结存在病理性ENE的区域可考虑接受更高剂量(60~66 Gy)的辅助放疗。

对于无法接受手术的患者,根据淋巴结分期进行局部放疗是合理的选择,对于N3期或ENE(+)的患者,如无顺铂化疗禁忌,通常需要接受顺铂同期放化疗或诱导化疗后同期放化疗。放疗的照射范围目前仍有争议,传统的全黏膜腔照射联合双侧颈部照射具有良好的黏膜腔和颈部淋巴结控制率,选择性的黏膜腔照射有利于降低放疗毒性。但应注意:(1)当临床高度怀疑潜在皮肤原发鳞状细胞癌时,应避免黏膜放疗;(2)当临床高度怀疑潜在鼻咽部原发灶时,黏膜放疗应局限在鼻咽部,颈部放疗范围包括双侧Ⅱ~Ⅴ区及咽后淋巴结;(3)对于单侧累及多个淋巴结且无临床和影像学证据显示为ENE的患者,应常规接受双侧放疗;(4)当病变为单侧单个淋巴结,且无临床和放射学证据为ENE的,可考虑仅治疗单侧受累颈部(有鼻咽部原发灶风险者除外);(5)当患者为N3期,和/或双侧淋巴结受累,和/或临床及影像学证据为ENE的,需要放疗双侧颈部[18]。

四、M1的CMSCCUP

参照复发/转移性头颈部鳞状细胞癌关于远处转移的相关治疗推荐。

预后及随访

CMSCCUP的5年生存率为36%~60%[22],远处转移率为11%~25%不等[23-24]。尽管原发病灶的发展是CMSCCUP重点关注的问题,但最重要的预后影响因素是淋巴结分期,CMSCCUP患者的预后和相同淋巴结分期的已知原发灶的患者是相似的,其他影响预后的因素包括阳性淋巴结数量、细胞学分级、ENE、患者的全身情况等[22,25]。

CMSCCUP的治疗后随访尤其重要,目的在于早期发现原

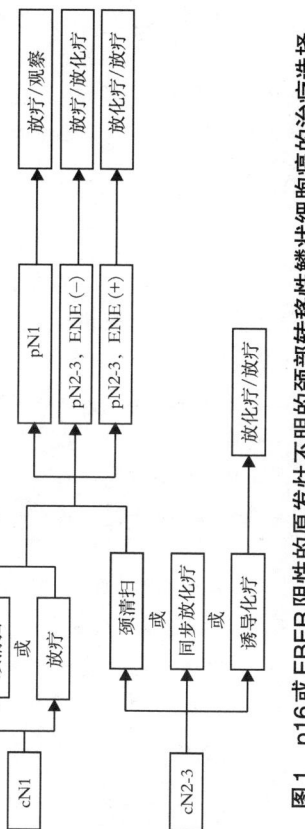

图1 p16或EBER阴性的原发灶不明的颈部转移性鳞状细胞癌的治疗选择

发病灶、评估治疗效果、监测和处理并发症。对于随访过程中发现原发病灶者，则按照该原发肿瘤及其分期给予相关治疗推荐。鉴于CMSCCUP的复杂性，管理决策最好在多学科协作背景下作出，并综合考虑肿瘤负荷及其在颈部的分布、患者的整体健康状态、潜在的治疗相关不良反应和功能恢复情况，以确保对该人群进行高质量的管理。通过应用头颈部肿瘤学的一般原则，可以对绝大多数CMSCCUP患者实现疾病控制。

执笔专家：潘新良（山东大学齐鲁医院耳鼻咽喉科、山东大学齐鲁医院（青岛）耳鼻咽喉头颈外科、国家卫生健康委员会耳鼻喉科学重点实验室）、黄志刚（首都医科大学附属北京同仁医院耳鼻咽喉头颈外科）、文卫平（中山大学附属第一医院耳鼻咽喉头颈外科）、李晓明（白求恩国际和平医院耳鼻咽喉头颈外科）、刘绍严（中国医学科学院肿瘤医院头颈外科）、周梁（复旦大学附属眼耳鼻喉科医院耳鼻咽喉头颈外科）

参与讨论专家（按姓氏拼音排序）：陈晓红（首都医科大学附属北京同仁医院耳鼻咽喉头颈外科）、陈兴明（北京协和医院耳鼻咽喉科）、董频（上海市第一人民医院耳鼻咽喉头颈外科）、房居高（首都医科大学附属北京同仁医院耳鼻咽喉头颈外科）、胡国华（重庆医科大学附属第一医院耳鼻咽喉头颈外科）、黄志刚（首都医科大学附属北京同仁医院耳鼻咽喉头颈外科）、雷大鹏（山东大学齐鲁医院耳鼻咽喉科、国家卫生健康委员会耳鼻喉科学重点实验室）、李超（四川省肿瘤医院甲状腺口腔颌面外科）、李进让（解放军总医院第六医学中心解放军总医院耳鼻咽喉头颈外科医学部咽喉嗓音外科）、李晓明（白求恩国际和平医院耳鼻咽喉头颈外科）、刘绍严（中国医学科学院肿瘤医院头颈外科）、倪鑫（首都医科大学附属北京儿童医院耳鼻咽喉头颈外科）、潘新良（山东大学齐鲁医院耳鼻咽喉科、山东大学齐鲁医院（青岛）耳鼻咽喉头颈外科、国家卫生健康委员会耳鼻喉科学重点实验室）、陶磊（复旦大学附属眼耳鼻喉科医院耳鼻咽喉头颈外科）、文卫平（中山大学附属第一医院耳鼻咽喉头颈外科）、张彬（北京大学肿瘤医院头颈外科）、张立红（北京大学人民医院耳鼻咽喉头颈外科）、周梁（复旦大学附属眼耳鼻喉科医院耳鼻咽喉头颈外科）

信函征询意见专家（按姓氏拼音排序）：陈杰（湖南省肿瘤医院头颈外科）、郭传瑸（北京大学口腔医院口腔颌面外科）、黄晓明（中山大学孙逸仙纪念医院耳鼻咽喉科）、郎军添（上海交通大学医学院附属瑞金医院耳鼻咽喉科）、雷文斌（中山大学附属第一医院耳鼻咽喉头颈外科）、林鹏（天津市第一中心医院耳鼻咽喉头颈外科）、刘宏伟（辽宁省肿瘤医院头颈外科）、刘业海（安徽医科大学第一附属医院耳鼻咽喉头颈外科）、倪晓光（中国医学科学院肿瘤医院内镜科）、宋西成（青岛大学附属烟台毓璜顶医院耳鼻咽喉头颈外科）、孙彦（青岛大学附属医院耳鼻咽喉头颈外科）、王宝山（河北医科大学第二医院耳鼻咽喉科）、王恩彤（北京电力医院耳鼻咽喉头颈外科）、魏伯俊（首都医科大学附属北京朝阳医院甲状腺颈部外科）、温树信（山西医科大学第三医院耳鼻咽喉头颈外科）、杨安奎（中山大学肿瘤防治中心头颈外科）、于振坤（南京医科大学附属明基医院耳鼻咽喉科）、张欣欣（解放军总医院耳鼻咽喉头颈外科医学部）、张宗敏（中国医学科学院肿瘤医院头颈外科）、周水洪（浙江大学医学院附属第一医院耳鼻咽喉头颈外科）

秘书：魏东敏（山东大学齐鲁医院耳鼻咽喉科）、林云（山东大学齐鲁医院（青岛）耳鼻咽喉头颈外科）

参考文献从略

（通信作者：潘新良）

（本文刊载于《耳鼻咽喉头颈外科杂志》2024年第59卷第2期第107-113页）

4 喉全切除术后辅助发音管植入专家共识（2024版）

中华耳鼻咽喉头颈外科杂志编辑委员会头颈外科组
中华医学会耳鼻咽喉头颈外科学分会头颈外科学组
中国残疾人康复协会无喉者康复专业委员会

喉全切除术后辅助发音管植入是喉全切除术后重新获得言语功能的重要方法，是在气管和食管之间造瘘，植入带有单向阀的管状结构，产生振动发音，经口腔构音形成语言。本共识面向头颈外科相关医师、肿瘤学医师、嗓音学医师、康复师和护士等人群，明确喉全切除术后辅助发音管Ⅱ期植入适应证及禁忌证，规范术前筛查及操作流程，提示并发症及其处理方法，指导发音康复及日常护理。帮助无喉者恢复言语交流能力，回归社会生活，提高治疗后生活质量。

一、共识制订方法学

1. 共识形成过程：由中华耳鼻咽喉头颈外科杂志编辑委员会头颈外科组、中华医学会耳鼻咽喉头颈外科学分会头颈外科学组、中国残疾人康复协会无喉者康复专业委员会组织头颈外科学、耳鼻咽喉科学、肿瘤外科学、嗓音医学及康复医学等专家，参考美国预防医学工作组的推荐评价标准（表1）[1]，从证据质量以及干预措施利弊、成本效果等多维度形成推荐意见，采用改良德尔菲法，形成本共识。

2. 共识目的及目标人群：共识的目的是让从事于无喉康复的头颈外科、耳鼻咽喉科相关的医师、嗓音治疗师、麻醉科医师、言语康复师、护理专业和社区工作人员等明确职责，了解喉全切除后辅助发音管植入及康复技术的标准和流程，帮助患者恢复言语交流能力，改善生活质量，尽快回归生活。本共识仅供医疗、护理及康复专业人员参考，不作为医疗纠纷的评

表1 共识推荐分级标准

推荐分级	推荐强度定义
A	强力推荐。循证医学证据肯定，患者可以受益，利大于弊
B	推荐。循证医学证据良好，患者可以受益，利大于弊
C	推荐。基于专家意见
D	反对推荐。基于专家意见
E	反对推荐。循证医学证据良好，患者不能受益，弊大于利
F	反对推荐。循证医学证据肯定，患者不能受益，弊大于利
I	不推荐或者不作为常规推荐。推荐或者反对的循证医学证据不足、缺乏或者结果矛盾，利弊无法评估

判依据。

3. 文献查阅：通过中国知网、万方数据知识服务平台、维普网、中国生物医学文献数据库（CBMDisc）、Embase及Medline数据库，以喉全切除术（total laryngectomy）、发音管（voice prosthesis）、气管食管穿刺（tracheoesophageal puncture）以及言语及语言障碍康复（rehabilitation of speech-language disorders）为关键词检索1980年1月至2023年7月发表的论文。

发音功能的丧失是喉全切除术后最直接也是对生活质量影响最大的后遗症。意味着社交能力的下降、社会家庭等角色的转换以及生活方式的改变，严重影响患者生理、心理健康。随着喉体的切除和气管造瘘，气体直接通过造瘘口进出呼吸道，不再经过发音器官和构音器官。

喉全切除术后重新获得言语功能的方法大致分为食管发音（oesophageal voice）、外置辅助工具及发音管（voice prosthesis）（图1）。食管发音动力仅来源于吞咽到食管下段的部分空气向咽部的反流，振动食管及咽喉黏膜，经过口腔构音完成发音。优点是不需要借助任何发声设备、不占用工作手，缺点是需要掌握发声技巧且成功率低，发音响度低、声时短，需要一定技巧和培训[2-3]。外置辅助装置主要包括：电子人工喉简称电子喉（electronic speaking aids）和机械人工喉。电子喉可以产生一定频率的脉冲波，将其放置在口底，利用脉冲波发出"基音"，传入咽腔，再通过口腔构音形成语音。电子喉

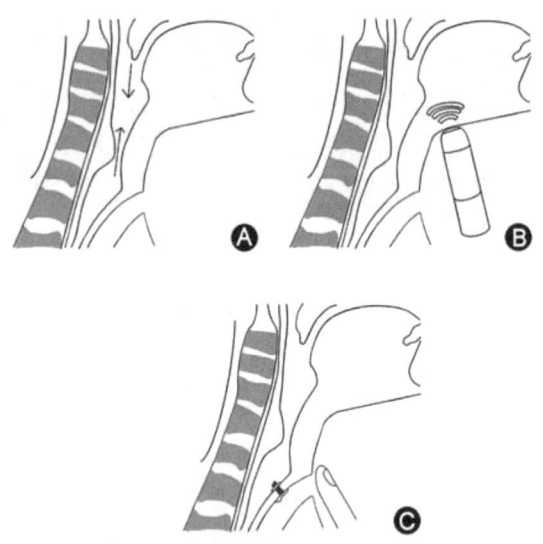

图1 喉全切除术后的三种发声康复方式
A：食管发音；B：电子喉；C：发音管

发音的优点是容易学习，可以说长句子，使用清洁方便。缺点是发音为金属机械音，较难听懂，设备购买需要一定费用，治疗后颈部僵硬者不适合使用。机械人工喉由罩杯、振动膜及导管组成，通过呼气动力驱动声源。当罩杯置于气管造瘘口处，肺中的气流通过振动膜发出"基音"，并经过导管引入口腔形成语音。优点是容易学习。缺点是占用手，句子短，需要清洗养护以及定期更换[4-5]。

【**推荐意见1**】对接受喉全切除手术者，术后应进行言语功能康复（推荐等级：A）。

【**推荐意见2**】可以根据患者不同年龄、身体状态、社会心理状态及本人对言语康复的需求选取个性化的方案来重获言语功能，诸如：食管发音、外置辅助工具及发音管等不同的康复方式（推荐等级：A）。

二、发音管的工作原理和种类特点

发音管，别名发音纽或发音假体，自1980年Singer和Blom报道为喉全切除术后患者植入单向阀门发音管以来[6]，已成为欧美无喉患者发音康复的标准方法[7]。国内自20世纪80年代亦有学者开展植入手术,取得了较好的效果[8-13]。

(一)工作原理

发音管的植入是在喉全切除手术以后,在气管和食管之间造瘘,植入带有单向阀的管状结构,一方面保证气流通过产生振动来发音,一方面防止食物逆流进入气管,其材质多为硅胶等。发音时患者以手指封堵气管造瘘口,使气体可以通过发音管,进入口腔构音形成语音。其优点较明显:肺动力发声,可以讲长句子,非常接近正常音质。缺点是需要手术植入,植入物需要清洗和定期更换。可采用喉全切除术中同期植入,也可采用喉全切除术后二期植入。

(二)发音管的种类和特点

1. BlomSinger发音管:是一种低压活瓣型发音管,食管侧管壁内有一蒂在下的瓣膜,平时为闭合状,发音时开放。

2. Panie发音管:为一双凸缘体积小的硅胶管,食管侧是鸭嘴式单向瓣,气管端开放,食管侧和气管侧各有一凸缘。此类发音管虽气流阻力较大,但对呼吸和咳嗽影响不明显。

3. Singh瓣膜管:发音管气管侧连一短小的硅胶气管套管,安装单向通风管,患者讲话时可不用手堵气管造瘘口。

4. Provox发音管:由硅胶、聚偏二氟乙烯及有机硅黏合剂组成,分为壳体、阀瓣及环形体三部分,也属于低阻力自固定式发音管,通过瓣膜的改良降低阻力。发音方式与BlomSinger类似。

三、喉全切除术后发音管植入适应证

发音管植入的先决条件是患者处于喉全切除术后无喉状态,接受植入者应该有较强自主发声欲望,不愿学习食管发音或者培训失败者,不愿使用外置辅助装置(机械人工喉或电子喉)或效果不满意者,同时能够理解发音管植入的风险及获益。患者应该病情稳定,肿瘤无局部复发或转移;患者肺功能可以满足发音驱动。理论上喉全切除术后植入发音管没有特定的年龄上限,患者具有良好的认知功能,自理及手协调能力能够满足发音管使用及养护的基本要求即可。局部满足以下条件:(1)气管造瘘无明显狭窄,造瘘口大小合适,患者手指可有效封堵;(2)无环状软骨残留;(3)气管食管共同壁完整;

（4）术后或放疗结束3～6个月以上。

【推荐意见3】接受发音管植入的无喉者应该有较强自主发声欲望。患者病情稳定，肿瘤无局部复发或转移，肺功能可满足发音驱动，有良好的认知功能、自理及手协调能力等（推荐等级：A）。

【推荐意见4】接受发音管植入的无喉者局部气管造瘘应无明显狭窄（也不能过大）、无环状软骨残留、气管食管共同壁完整，治疗后有足够的愈合和康复时间（推荐等级：B）。

四、喉全切除术后发音管植入相对禁忌证

喉全切除术后发音管植入手术没有绝对禁忌证，但需要在术前了解患者一般状态是否能够耐受麻醉和手术。全身基本状态相对禁忌证包括：（1）严重且未被纠正的听力、构音和言语障碍；（2）存在明显肢体尤其是上肢运动障碍，不能自行完成造瘘口封堵者；（3）存在明显的认知功能障碍。与手术相关的相对禁忌证包括：（1）重度张口受限，置入食管镜或经口导丝困难者；（2）颈段食管或下咽明显狭窄者；（3）经过吹气试验、食管造影或食管测压证实的，未经处理的环咽肌痉挛者；（4）颈部畸形或治疗后纤维化严重影响手术操作者。

【推荐意见5】不推荐存在严重且未被纠正的听力、构音和言语障碍者；存在明显肢体尤其是上肢运动障碍，不能自行完成造瘘口封堵者；存在明显的认知功能障碍的患者植入发音管（推荐等级：F）。

【推荐意见6】不推荐重度张口受限、颈段食管或下咽明显狭窄、未经处理的环咽肌痉挛、颈部畸形或治疗后纤维化严重影响手术操作的患者植入发音管（推荐等级：E）。

五、喉全切除术后发音管植入手术的术前准备

喉全切除术后发音管植入应使用全身麻醉，随后的随访中定期更换发音管一般为局部麻醉。

（一）患者术前常规全麻准备

1. 术前评估：了解患者全身状况，包括心、肺、肝、肾、内分泌、营养、血液系统、免疫状况等，并有重点地进行局部及全身肿瘤相关评估。

2. 术前检查：完成各项常规检查，包括心电图、胸片或胸部CT、凝血、肝肾功能、电解质、血糖及感染筛查等，如

发现检查异常，及时会诊和处理。影像学检查包括颈部B超、增强CT和/或增强MRI，有必要时行PET-CT等检查。

3. 术前抗菌药物应用：术前半小时或术中可预防性应用抗菌药物。

（二）局部术前准备

包括颈部皮肤刮毛、剃须，指导练习头颈过伸位，术前6~8 h禁食、禁水，手术前一晚酌情使用镇静药物助眠等。

（三）手术器械准备

1. 食管镜或内镜设备：如纤维喉镜或可视光纤喉镜等，根据患者颈部、下咽及食管情况选择合适的规格。

2. 发音管型号：也就是长度，根据气管食管共同壁厚度选择，可参考颈部影像测量值。

3. 发音管穿刺套装：包括穿刺针、预装穿刺扩张器和导丝。

4. 其他：配合内镜系统使用的气管插管、吸引器、11号手术刀、弯头剪刀和血管钳等。

【推荐意见7】发音管的型号一般指其长度，可以根据气管食管共同壁厚度进行选择，参考颈部影像如CT、MR上的测量值（推荐等级：B）。

六、喉全切除术后发音管植入操作流程

1. 患者取仰卧垫肩垂头位。经口置入食管镜，当食管镜前端达食管入口下方，将食管镜倒转180度，在颈部气管造瘘口处可手指触诊摸到食管镜口的斜面并且可以看到灯光。下咽及食管上段狭窄或者曲折成角硬性食管镜无法通过时，可以将6~8 mm的气管插管套在纤维喉镜或可视光纤喉镜上替代（图2）。

2. 于气管造口内的气管后壁，距皮肤黏膜交界5~10 mm的正中线12点钟位置，用尖刀或者穿刺针向下切开或穿刺气管膜部及食管前壁，达到食管镜末端的管腔内。

3. 从食管镜或可视内镜系统内可以看到切口或穿刺针针尖，将导丝或者造瘘钳置入已形成的气管食管瘘道中。将引导线从穿刺针孔内置入至口外拉出，退出穿刺针，将发音管固定于口外一侧引导线。

4. 在导丝或者造瘘钳的帮助下，经气管侧植入发音管，

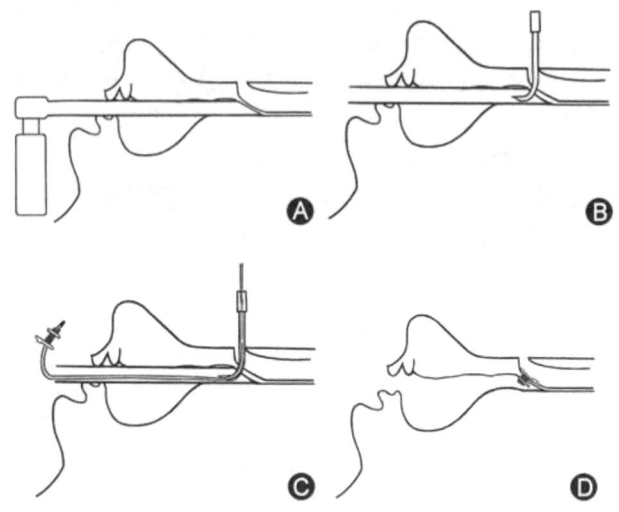

图2 发音管喉全切除术后植入手术步骤

A:经气管造口插管全身麻醉后消毒铺巾,经口导入食管镜,将食管镜倒转180度;B:距离气管造口12点方向下方5~10 mm气管膜部正中刺入穿刺针;C:将引导线从穿刺针孔内置入至口外拉出,退出穿刺针,将发音管固定于口外一侧引导线;D:在气管一侧将引导线向前牵拉,将发音管从穿刺孔拽出,调整好发音管位置并固定

植入时注意方向,使单向气阀方向朝向食管侧。

5. 调整好发音管位置,使其食管气管两侧的轮缘全部展开,固定发音管。

【推荐意见8】喉全切除术后发音管植入手术多在食管镜辅助下完成,下咽及食管上段狭窄或者曲折成角硬性食管镜无法通过时,可以将6~8 mm的气管插管套在纤维喉镜或可视光纤喉镜上替代(推荐等级:B)

七、喉全切除术后发音管植入相关并发症及处理

发音管植入手术的并发症可分为术中并发症和术后并发症。术中并发症多和硬性食管镜操作有关,包括:门齿松动/脱落、黏膜擦伤、出血、食管穿孔和颈椎骨折等[14-16]。术后并发症多与气管食管穿刺瘘管有关[17-18],大部分为轻症,包括发音管渗漏、脱落/误吞误吸、内陷嵌顿、肉芽增生、局部

感染蜂窝织炎及发音障碍;严重并发症包括颈深部感染及纵隔炎/脓肿[12, 19]。

1. 发音管渗漏:发音管渗漏分为中央渗漏和周围渗漏(图3)。中央渗漏分为如下原因:(1)机械性阻塞:食物残渣等异物阻塞单向阀门,致使关闭不严。使用清洁刷或冲洗器进行清洁即可解决。(2)生物膜形成:由单向阀门附近积聚的念珠菌等菌群引起,堆积过厚会使其关闭不严。除日常清洁外,还可以通过摄入乳酸菌或在刷子上使用抗真菌凝胶等抗念珠菌方法延缓其发生[20-21]。如果生物膜导致严重渗漏或增加发音阻力,可以更换发音管。(3)胸内负压:由于胸内负压导致阀门自行打开,可以使用带磁阀门的发音管或重新定位瘘管,将造瘘口向口侧上移5 mm。周围渗漏原因如下:(1)发音管过长:发音管超出气管食管壁大于2~3 mm,可以观察到其在窦道内移动,解决方法为更换短的发音管。(2)瘘管扩大或气管食管瘘形成:原因有很多种,包括胃食管反流、前期治疗(放疗或放化疗)、环咽肌高张、局部感染、肉芽生长、甲状腺功能低下、糖尿病及营养不良等。解决方法包括:更换特殊加封发音管、加用防渗漏垫片、瘘管周围黏膜下包线缝合、局部填塞脂肪组织/胶原蛋白/生物塑化剂及移除发音管待瘘管收缩或手术缝合(图3)。

2. 发音管脱落/误吞误吸:发音管脱落常与瘘管大小、发音管及其组件尺寸以及使用清洁时的手法等相关。误吞发音管与其他异物相同,症状与异物的尺寸、梗阻位置、阻塞程度及持续时间有关。多数可随吞咽进入消化道而排出,必要时需要食管镜或胃镜取出。误吸发音管:即时的症状包括咳嗽、喘鸣或异常呼吸音、呼吸困难、不对称的呼吸运动及纵隔摆动等。多可自行咳出,但部分需要急诊支气管镜取出。长期并发症包括肺不张、肺炎、支气管炎及肺脓肿等。需在抗炎的基础上进行支气管镜异物取出。

3. 肉芽增生发音管内陷嵌顿:气管食管瘘道周围肉芽过度增生,原因包括过敏、感染、水肿或胃食管反流等,肉芽过度增生造成发音管逐渐变得相对过短甚至被周围组织覆盖。解决方法是去除病因,重新植入适合长度的发音管。

4. 穿刺口肉芽:多数由于发音管过短,其轮缘与气管壁

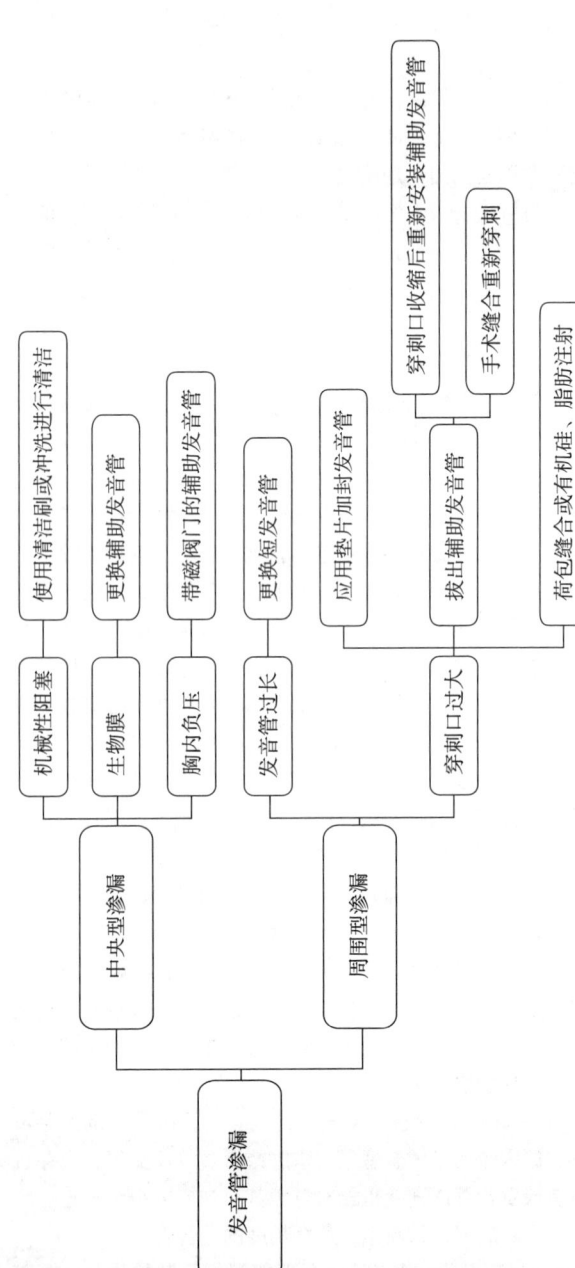

图 3 发音管植入相关并发症及处理

膜接触形成接触性肉芽。大多数调整尺寸后可以解决,肉芽组织较大者可通过双极或等离子进行切除。

5. 局部感染蜂窝织炎:穿刺后感染多发生在术后2周内,气管食管瘘道口局部红肿热痛、分泌物增多、炎性肉芽形成、发声阻力增加。应用广谱抗菌药物抗感染治疗,如果感染未控则需要移除发音管,待感染痊愈后二次植入发音管或采用其他发音重建方式。

6. 颈深部感染及纵隔炎/脓肿:由于食管后壁穿孔或气管食管假性连接引起。如果患者突然出现吞咽困难、发热、颈部活动度减低可提示颈深部感染,向下蔓延可导致纵隔炎甚至脓肿形成。按照颈深部感染治疗原则进行处理。

7. 植入后发音困难:最常见的原因是环咽肌高张力。高张位点的确定是治疗成败的关键,可根据局部触诊感觉紧张度,但是由于手术及放疗等常导致颈部纤维化或瘢痕,局部触诊多不满意;还可根据动态食管造影、肌电图及食管测压等方法明确定位。治疗手段顺序依次为:(1)发音训练;(2)化学法神经失用:确定高张部位后局部多点注射利多卡因可以短期抑制肌肉高张,应用A型肉毒素在超声引导下定位咽食管上括约肌深度多点注射可以获得较长期的效果;(3)手术治疗:咽丛神经切断术、咽缩肌和环咽肌切断术等[22]。

【推荐意见9】 术后并发症多与气管食管穿刺瘘管有关,大部分为轻症,包括发音管渗漏、脱落/误吞误吸、内陷嵌顿、肉芽增生、局部感染蜂窝织炎及发音障碍;严重并发症包括颈深部感染及纵隔炎/脓肿。应该根据其形成原因给予及时处理(推荐等级:B)。

八、发声训练及日常维护

1. 发声训练:向患者解释发音管的基本原理,评估手及颈部的活动度和柔韧度等。首次尝试嘱患者轻轻吸气,张开嘴巴并发/ha/的声音,在呼气时用手指堵塞气管造瘘口,发声结束后松开吸气。一般在首次或几次尝试后可发声。之后可以鼓励患者延长元音,逐步熟练并从单字、词语、短句过渡到长句。训练中需要注意四个要素:**密闭的造口阻塞、挺立放松的身体姿势、平静的腹式呼吸模式和呼吸-发声协调**。鼓励患者勤于练习。

2. 发音管日常维护：定时清洗发音管，至少早晚各清洁一次，可在三餐后、发音音量较低或不能发声时增加清洗次数。清洗刷和冲洗器每天用75%的酒精浸泡10 min消毒，冲洗、擦干后备用。可以在三餐之后再加餐进食酸奶等富含乳酸菌饮食，抑制或推迟生物膜形成。

【推荐意见10】发音管植入后需要对患者进行发音培训，鼓励其勤于练习以达到更好的发音效果（推荐等级：A）。

【推荐意见11】发音管植入后需要定时清洗、养护，以抑制或推迟生物膜形成达到更好的使用效果和更长的使用时间（推荐等级：C）。

九、发音管的更换和取出

1. 发音管的更换：发声困难和渗漏是最常见的更换原因，其次发音管过长、脱落、局部感染炎症等都是更换或去除发音管的原因。发音管更换的指征：阀门打不开，清洗无效，讲话费力；阀门关不严，生物膜严重；发音管过长或过短，周围型渗漏或肉芽生长；发音管窦道过大，周围型渗漏。发音管的使用寿命一般在3个月～2年之间，具体寿命与患者体质和维护状态有关。发音管更换多可在门诊局麻下完成，可提前喷入丁卡因等表面麻醉剂，准备好吸引器等防喷溅设备。取出发音管时，用钳子等夹住发音管的核心部位，防止轮缘撕裂。沿窦道方向，小心拔出，取出后检查发音管的完整性和窦道状态。装入新的发音管时可使用止血钳或发音管特定的插入系统通过造口插入。确认气管侧轮缘已完全打开，在轮缘未打开的情况下，需要用钳子拉出轮缘。也可以采用"过推法"，即先将发音管推入食管侧，然后将气管侧的轮缘从窦道中拉出，可用无齿止血钳等边牵拉边旋转到位。插入加封型发音管时，应使用过推插入法。最后，让患者喝水检查是否有渗漏。

2. 发音管的取出：由于炎症、感染、发音障碍或患者强烈要求等原因将发音管取出之后，需要将气管食管窦道进行闭合，防止食物进入呼吸道。根据穿刺口的状态不同，关闭方法也不同。通常首先会尝试简单缝合：去除发音管后，去除窦道内的上皮，然后全层缝合；一些窦口较大、放化疗或感染后局部组织脆弱的情况，要放弃简单缝合，应用血运良好的各类皮瓣封闭瘘管。

【推荐意见12】发音管的使用寿命一般在3个月～2年之间，具体寿命与患者体质和维护状态有关（推荐等级：B）。

【推荐意见13】发音管更换的指征包括：生物膜生长严重影响阀门打开和关闭；发音管过长或过短，周围型渗漏或肉芽生长；发音管窦道过大，周围型渗漏（推荐等级：A）。

【推荐意见14】由于炎症、感染、发音障碍或患者强烈要求等原因将发音管取出之后，局部窦道需要缝合或者皮瓣修补（推荐等级：A）。

总之，使用发音管对喉全切除术后患者进行发音重建是一种临床技术手段，临床上已经出现和应用数十年。由于其相关的问题特别是并发症的发生和处理、发音管的长期护理和维护、发音管的质量和品牌的选择以及需要定期更换的麻烦和医疗经济学问题，限制其在临床上的大范围推广应用，临床在选择发音管作为喉全切除术后Ⅱ期发音重建手段时应该合理选择适应证、仔细权衡利弊和审慎有效实施。

执笔专家：钟琦（首都医科大学附属北京同仁医院耳鼻咽喉头颈外科）、陶磊（复旦大学附属眼耳鼻喉科医院耳鼻咽喉头颈外科）、王剑（中国医学科学院北京协和医院耳鼻喉科）

参与讨论专家（按姓氏拼音排序）：董频（上海市第一人民医院耳鼻咽喉头颈外科）、黄志刚（首都医科大学附属北京同仁医院耳鼻咽喉头颈外科）、黄晓明（中山大学孙逸仙纪念医院耳鼻喉科）、雷大鹏（山东大学齐鲁医院耳鼻咽喉头颈外科）、雷文斌（中山大学附属第一医院耳鼻咽喉头颈外科）、刘永玲（首都医科大学附属北京同仁医院耳鼻咽喉头颈外科）、吕正华（山东省耳鼻喉医院头颈外科）、陶磊（复旦大学附属眼耳鼻喉科医院耳鼻咽喉头颈外科）、王剑（中国医学科学院北京协和医院耳鼻喉科）、王琰（中国医科大学附属第一医院耳鼻咽喉科）、钟琦（首都医科大学附属北京同仁医院耳鼻咽喉头颈外科）

信函征询意见专家（按姓氏拼音排序）：白艳霞（西安交通大学第一附属医院耳鼻咽喉头颈外科）、陈晓红（首都医科大学附属北京同仁医院耳鼻咽喉头颈外科）、房居高（首都医科大学附属北京同仁医院耳鼻咽喉头颈外科）、华清泉（武汉大学人民医院耳鼻咽喉头颈外科）、高伟（深圳市前海泰康医院耳鼻咽喉头颈外科)、黄晓明(中山大学孙逸仙纪念医院耳鼻咽喉科)、吕正华(山东省耳鼻喉医院头颈外科)、雷大鹏(山东大学齐鲁医院耳鼻咽喉头颈外科)、林鹏(天津市第一中心医院耳鼻咽喉头颈外科)、李超(四川省肿瘤医院甲状腺口腔颌面外科)、刘宏伟(辽宁省肿瘤医院头颈外科)、刘大昱(山东大学齐鲁医院(青岛)耳鼻咽喉头颈外科)、农东晓(广西医科大学第一附属医院耳鼻咽喉头颈外科)、任晓勇(西安交通大学第二附属医院耳鼻咽喉头颈外科)、宋西成(青岛大学附属烟台毓璜顶医院耳鼻咽喉头颈外科)、宋琦(白求恩国际和平医院耳鼻咽喉头颈外科)、王宝山(河北医科大学第二医院耳鼻咽喉头颈外科)、王天笑(北京大学肿瘤医院头颈外科)、温树信(山西医科大学第三医院耳鼻咽喉头颈外科)、魏东敏(山东大学齐鲁医院耳鼻咽喉头颈外科)、徐先发(民航总医院耳鼻咽喉头颈外科)、杨新明(中南大学湘雅二医院耳鼻咽喉头颈外科)、于振坤(南京医科大学附属明基医院耳鼻咽喉头颈外科)、周水洪(浙江大学医学院附属第一医院耳鼻咽喉头颈外科)

秘书：丁硕(首都医科大学附属北京同仁医院耳鼻咽喉头颈外科)、吴春萍(复旦大学附属眼耳鼻喉科医院耳鼻咽喉头颈外科)、牛燕燕(中国医学科学院北京协和医院耳鼻喉科)、张洋(首都医科大学附属北京同仁医院耳鼻咽喉头颈外科)、张铎(复旦大学附属眼耳鼻喉科医院耳鼻咽喉头颈外科)、金晓峰(中国医学科学院北京协和医院耳鼻喉科)、陈玲(复旦大学附属眼耳鼻喉科医院耳鼻咽喉科声学测试及嗓音言语治疗室)、郭伟(首都医科大学附属北京同仁医院耳鼻咽喉头颈外科)、霍红(中国医学科学院北京协和医院耳鼻喉科)

志谢　钟萱璇为本文绘图

参考文献从略

(通信作者：钟　琦、陶　磊、王　剑)
(本文刊载于《中华耳鼻咽喉头颈外科杂志》2024年第59卷第11期第1136-1142页)

5 经口机器人咽喉肿瘤手术专家共识（2025版）

中华耳鼻咽喉头颈外科杂志编辑委员会头颈外科组
中华医学会耳鼻咽喉头颈外科学分会头颈外科学组

咽喉肿瘤的治疗多采用传统开放手术，术后可能伴有功能障碍和外观畸形，影响患者生活质量。随着激光、低温等离子等能量设备的引入，多数早期的咽喉头颈肿瘤可以采用经口内镜辅助下微创手术；然而，狭小的空间，限制了肿瘤暴露和器械操作。与传统方法相比，腔镜机器人手术系统具有高清的3D视野和灵活自如的操作手臂，极大地提高手术的稳定性、精准性和安全性，使得机器人手术逐渐成为咽喉肿瘤等疾病治疗的新选择[1]。自2009年美国食品药品监督管理局（FDA）批准了经口机器人手术（transoral robotic surgery，TORS）在口咽、喉和下咽手术中的应用以来，手术范围逐渐拓展至咽旁间隙及鼻咽等解剖区域，已显示出较好的有效性、可行性和安全性。

由于TORS相对新颖，国内尚缺乏统一的指导原则，为促进经口机器人咽喉肿瘤手术的规范开展和应用，中华耳鼻咽喉头颈外科杂志编辑委员会头颈外科组与中华医学会耳鼻咽喉头颈外科学分会头颈外科学组共同主导，组织国内专家制订《经口机器人咽喉肿瘤手术专家共识（2025版）》。本共识以肿瘤手术原则为基础，强调肿瘤的完整切除和局部控制率，兼顾功能与微创，反对因追求微创而忽略疗效。推荐级别及证据级别见表1。

表1　GRADE证据质量与推荐强度分级

类别	具体描述
证据质量分级	
高（A）	非常有把握：观察值接近真实值
中（B）	对观察值有中等把握：观察值有可能接近真实值，但也有可能差别很大
低（C）	对观察值的把握有限：观察值可能与真实值有很大差别
极低（D）	对观察值几乎没有把握：观察值与真实值可能有极大差别
推荐强度分级	
强	明确显示干预措施利大于弊或弊大于利
弱	利弊不确定或无论质量高低的证据均显示利弊相当
GPS（good practice statement）	基于非直接证据或专家意见/经验形成的推荐

一、入排标准

1. 纳入标准：（1）肿瘤位于口咽、声门上区、下咽、鼻咽及咽旁等区域，机器人手术系统可充分暴露肿瘤及各边界，在机械臂可达到的区域内应能完整切除肿瘤；（2）张口门齿距足够暴露术区及摆放机械臂；（3）肿瘤基底相对局限；（4）患者了解替代方案，有机器人手术的意愿。

2. 排除标准：（1）不能耐受全麻手术或严重颈椎病患者；（2）伴有急性感染者；（3）有头颈部手术史、放疗史者，应谨慎选择；（4）面颌骨发育严重不良者；（5）肿瘤广泛侵犯周围重要结构。

【推荐意见1】根据肿瘤解剖位置、侵犯范围、病理特征、暴露程度和患者意愿等决定是否选择TORS。随着手术经验的积累和提升，适应证可适当放宽（证据等级：B；推荐等级：强）。

【推荐意见2】患者存在张口受限、下颌骨横向宽度不足、巨舌症、门齿前突明显、小颌畸形、严重的颈椎疾病等任何一种情况，都可能严重影响口咽、下咽及喉部等部位的肿瘤暴露和机械臂操作，不推荐TORS[2-6]（证据等级：C；推荐等级：GPS）。

二、术前评估及口腔准备

1. 肿瘤评估：结合电子鼻咽喉镜、影像及病理学检查结果，详细评估患者的口咽、喉及下咽等部位病变大小、病理类型及经口机器人操作手术的可行性等。

2. 全身状况评估：术前检查评估全身情况是否可以耐受全麻和手术，注意基础疾病，如心脑血管及呼吸系统疾病、糖尿病、凝血功能障碍、营养不良等。

3. 术前口腔处理：围手术期给予含漱液漱口。如为恶性肿瘤，需清洁口腔及牙齿，拔除无法保留的患牙。

三、设备及器械选择

1. 设备：注册准入的机器人手术系统，定期维护，运行稳定。

2. 机器人手术系统摆放：置于患者左侧或右侧、向头侧偏转45°。

3. 术区暴露：根据术区暴露需求，选择合适的开口器，如Davis开口器、Feyh-Kastenbauer开口器、Dingman扁桃体开口器、喉前牵拉开口器等，便于充分暴露病变及摆放器械臂。

4. 机械臂摆放及器械选择：选取30°或者0°镜头，除镜头臂外，一般置入2个机械臂，可选择马里兰钳和/或有孔双极镊、电铲、电剪或电钩等，注意保护口角。助手位于手术床旁，可持吸引管等器械辅助手术操作。器械准备多依据病变部位及手术团队的操作习惯进行选择。

【推荐意见3】经口机器人咽喉肿瘤手术的设备应有注册准入，器械多依据病变部位及手术团队的操作习惯进行选择（证据等级：A；推荐等级：强）。

四、肿瘤部位

（一）口咽部恶性肿瘤

【推荐意见4】HPV检测是口咽恶性肿瘤治疗时必须完成的检查，特别是口咽鳞癌在选择TORS时需要参考HPV状态[7-9]（证据等级：A；推荐等级：强）。

【推荐意见5】HPV相关口咽鳞癌初始治疗可采用TORS或同步放化疗，两者具有相同的推荐等级。建议在MDT团队指导下，与患者和家属充分沟通后作出决策[10-11]（证据等级：A；推荐等级：强）。

【推荐意见6】 无论HPV状态，经选择的T1-2期扁桃体肿瘤、软腭肿瘤、咽侧壁以及舌根肿瘤是TORS的适应证[5,12-13]（证据等级：A；推荐等级：强）。

【推荐意见7】 上下颌骨未被累及的HPV相关T3-4a期口咽鳞癌患者经2个疗程及以上新辅助治疗后原发肿瘤降期，预计经口可完成原发灶根治性手术者[14]，可采用TORS治疗（证据等级：B；推荐等级：弱）。

【推荐意见8】 HPV不相关T3-4a期口咽癌患者原则上不推荐TORS，但对于接受了新辅助治疗，原发肿瘤降期，预计可经口完整切除肿瘤，也可慎重选择[2,7]（证据等级：C；推荐等级：弱）。

【推荐意见9】 口咽癌具有以下情况不推荐TORS：肿瘤侵犯咽旁间隙、颈内动脉、下颌骨、舌骨、颅底，或舌根、口底广泛受累[2-3]（证据等级：C；推荐等级：GPS）。

【推荐意见10】 TORS术后手术创面处理中，扁桃体区和舌根区术野深面未累及知名大血管，在创面彻底止血后可以旷置，不增加术后出血风险[8,13]（证据等级：C；推荐等级：弱）。

【推荐意见11】 TORS术后需要根据口咽部缺损范围来决定是否行组织瓣修复，对于少数TORS可切除的局晚期肿瘤手术中颈部知名血管暴露时应考虑即时组织瓣修复重建[15]（证据等级：C；推荐等级：强）。

【推荐意见12】 TORS术后患者常伴有不同程度的腭咽功能不全，应在创面愈合后（术后7~10 d），尽早开始吞咽和言语功能锻炼，若不具备相关条件的单位，可建议患者出院后到相关专科进行功能康复锻炼[16-17]（证据等级：B；推荐等级：弱）。

【推荐意见13】 TORS术后肿瘤复发选择再次TORS手术的指征：对于rT1-2期张口度良好的复发口咽癌患者，原则上依然可以选择TORS。建议在MDT团队指导下，精准判断病灶范围，确保R0切除[18-19]（证据等级：C；推荐等级：弱）。

证据概述：多项临床研究表明，应用TORS治疗口咽癌能够获得满意的肿瘤学疗效，尤其是HPV相关的口咽癌，其疗效显著优于非HPV相关患者。研究提示：与开放手术/非手术治疗方案相比，接受TORS的口咽癌患者较仅接受放（化）疗的患者5年生存率有显著提高（70.2%比58.4%）[20]；对于经选择的T1-3期扁桃体癌TORS，早期研究结果显示肿瘤局部控制率为1100%[21]，在后续的系列研究中，接受TORS治疗口咽癌患者2年总体生存率为82%～95%[13,22-23]。美国国家癌症数据库2010—2015年间的回顾性研究表明，在9745例T1-2期口咽鳞癌患者中，有2694例（27.6%）接受TORS，结果显示TORS与较低的手术切缘阳性率和较低的术后辅助放化疗率相关，在倾向得分匹配的队列中，机器人手术组的5年总体生存率为84.8%，而非机器人手术组为80.3%[24]；一项410例（89%为口咽鳞癌）接受TORS治疗的大型多中心研究显示，2年的疾病特异性生存率和总生存率分别为95%和91%[1]。国内单中心分析结果表明口咽癌TORS术后1年和2年无病生存率分别为96.3%和94.6%[25]。国内五家中心回顾性分析的49例舌根恶性肿瘤患者3年总生存率为92.5%，无进展生存率为884.9%[26]；HPV阳性组扁桃体癌患者3年生存率和无进展生存率分别为90.9%和90.9%；HPV阴性组为80.5%和75.6%[27]。国内有研究报道对于T3-4期口咽癌，可以在新辅助化免治疗后根据原发灶残留情况，选择TORS进行原发灶根治性切除，2年总生存率100%，无病生存率93.3%，肿瘤局部控制率93.3%[28]。TORS口咽癌术后并发症及生活质量优劣性尚存争议[7,10]，38例TORS治疗的口咽鳞癌（86.9%为T1-2期）研究显示[29]，虽然在术后早期观察到饮食相关指标的下降，但术后12个月均可恢复到基线生活质量和功能状态。若患者仅接受TORS治疗，术后吞咽功能恢复最佳，而联合术后放（化）疗者生活质量评分会显著降低[30]。

（二）声门上区及下咽部恶性肿瘤

【推荐意见14】 暴露良好的T1、T2及高选择的T3期声门上型喉癌和选择性的T1-2期下咽癌是TORS的适应证[31-32]（证据等级：B；推荐等级：强）。

【推荐意见15】 T3-4a期声门上型喉癌或下咽癌在接受新辅助治疗后原发肿瘤降期，预计经口可完成原发灶根治性手术者，可采用TORS治疗[33-34]（证据等级：B；推荐等级：强）。

【推荐意见16】暴露喉及下咽时,可缝扎并向口外牵拉舌体,选择合适的开口器和拉钩有利于更好地显露手术区域。对于下颌后缩的病例,Feyh-Kastenbauer开口器暴露梨状窝及喉腔常欠佳,可以选择喉前牵拉开口器[1, 35-36](证据等级:B;推荐等级:强)。

证据概述:手术机器人系统为术者提供充分显露的3D视野,优于经口激光显微手术的管状视野,在一定程度上提升了肿瘤局部控制率[37]。有研究表明声门上型喉癌TORS可以获得平均5.7 mm的手术切缘[38];系统评价声门上型喉癌TORS的5年总生存率为78.7%~80.2%[32];多中心研究发现TORS声门上型喉癌术后5年肿瘤局部控制率为90.2%,无病生存率为94.3%[39]。一项前瞻性临床研究报道16例TORS声门上型喉癌,15例吞咽和言语功能恢复良好[40]。国内四家中心的27例声门上型患者,中位随访12个月,2例出现局部复发,3年生存率和无病生存率分别为100%和94.1%[41]。

在早期下咽癌治疗中,TORS比经口激光显微手术具有更高的可及性和可操作性[42]。一项系统评价结果显示,137例进行TORS的下咽癌患者,均未中转开放手术,平均随访23个月,84例患者存活[43];Mazerolle等[44]报道57例TORS下咽癌手术(T1-2期占比98%)的4年总生存率达66%,喉功能保全率为96%;Park等[45]报道38例TORS下咽癌手术中,早期(Ⅰ-Ⅱ期)病例5年疾病特异性生存率为100%,而晚期(Ⅲ-Ⅳ期)为74%,喉功能保全率为92%,经口进食率达76.3%。一项单中心回顾性分析结果显示100例Ⅲ-Ⅳ期喉癌、下咽癌患者接受新辅助化疗和TORS,中位随访时间为24.0个月,2年生存率、疾病特异性生存率和无复发生存率分别为75%、84%和65%[35]。TORS术后需要气管切开的比例较低,且大多数患者能够恢复经口进食。国内三家中心结果显示TORS下咽癌患者3年总体生存率77.1%,3年局部控制率74.6%,无瘤生存率57.1%[46]。

针对声门上型喉癌和下咽癌,与开放手术相比,TORS可能具有更好的肿瘤学结果及生活质量[44, 47-48]。

【推荐意见17】TORS切除口咽、喉和下咽恶性肿瘤原发灶,要重视术中冰冻病理学检查在确定手术安全切缘中的作用[38,49]（证据等级：B；推荐等级：强）。

【推荐意见18】 TORS切除口咽、喉和下咽恶性肿瘤手术的同时，需依据国内外公认的指南进行相应区域的颈淋巴清扫[3,50-52]（证据等级：A；推荐等级：强）。

【推荐意见19】 TORS术后具有一般高危因素者（T3-4、N2-3、淋巴结位于Ⅳ或Ⅴ区、脉管侵犯或周围神经浸润）建议单纯放疗，切缘阳性/不足或淋巴结包膜外侵者建议同期放化疗，术后辅助放疗及综合治疗应在规定期限内完成[53-54]（证据等级：A；推荐等级：强）。

（三）咽旁间隙肿瘤

【推荐意见20】 咽旁间隙的良性肿瘤，特别是凸向口咽部、主要位于血管内侧，以及影像学资料提示边界清、与周围大血管、骨组织无明显粘连者，推荐应用TORS[55]（证据等级：B；推荐等级：强）。

【推荐意见21】 腮腺深叶原发的良性肿瘤术后易残留复发，并易出现面神经损伤等并发症，应谨慎选择TORS（证据等级：C；推荐等级：强）。

【推荐意见22】 影像学提示血管源性肿瘤，或突破椎前筋膜、与椎前肌肉粘连的病变，不推荐应用TORS[56-57]（证据等级：B；推荐等级：强）。

【推荐意见23】 肿瘤分离过程中，应注意包膜的完整性，避免肿瘤破裂和溢出[58]（证据等级：C；推荐等级：GPS）。

【推荐意见24】 术腔处理采用可吸收缝线逐层（筋膜、咽缩肌和黏膜）间断缝合关闭创面[59]（证据等级：B；推荐等级：强）。

证据概述：咽旁间隙肿瘤的切除有多种不同的手术入路方式，对于茎突前间隙的咽旁肿瘤，因其解剖位置靠近口咽侧壁，经口入路，特别是TORS是比较好的选择[60-61]。TORS能够提供清晰的3D立体视野和精确的手术操作，同时具备创伤小、恢复快、无颈部瘢痕等显著优点[55-56,58]。尽管具有诸多优势，术者仍需警惕可能出现的并发症，包括出血[62]、神经功能损伤[56]、切口愈合不良[56]、局部感染及呼吸道梗阻等[58,63]，但其并发症发生率明显低于颈外入路手术[64]。

TORS术后良性肿瘤复发主要源于两个因素：一是肿物位

置过高接近颅底而未能完整切除,二是术中肿物破裂后术腔遗留碎块[65]。术前详细的检查评估结合内镜技术有助于完整切除肿瘤。手术操作中保留完整的包膜、主动缩小瘤体张力、及时取出碎块组织等方式可以最大限度地避免肿瘤残留。术后管理同样至关重要,需要采取综合措施促进术腔愈合。规范留置引流、广谱抗菌药物的应用、鼻饲管的留置、血糖水平的控制、营养状态的调整都有助于术腔及切口的愈合[63, 66]。使用经鼻术腔引流可以显著改善术腔愈合等级,并减少术后并发症的发生[63, 67]。

(四)局部复发鼻咽癌

【推荐意见25】TORS挽救性手术推荐用于一程放疗后肿瘤未控或局部复发的鼻咽癌患者,适用于rT1、rT2及部分rT3期(病变累及蝶窦底或斜坡前段);对于累及蝶窦底、斜坡前段或鼻腔的患者,TORS可与经鼻内镜手段相结合,以实现肿瘤的彻底切除[68-70](证据等级:B;推荐等级:强)。

【推荐意见26】肿瘤距离颈内动脉<5 mm的病例,TORS应慎用[68-69](证据等级:B;推荐等级:强)。

【推荐意见27】肿瘤侵犯两侧蝶窦壁、海绵窦或颅内者,禁用TORS[71](证据等级:B;推荐等级:强)。

证据概述:复发鼻咽癌传统开放手术会严重影响外观和功能。系列病例研究表明,TORS(或联合内窥镜)是一种安全的方法,早期肿瘤的局部控制率和生存率与内窥镜和开放术式相当。Tsang等[72]报道局部复发鼻咽癌术后2年肿瘤局部控制率86%,无病生存率61%;5年局部控制率、总生存率和无病生存率分别为85.1%、55.7%和69.1%[69]。单中心33例复发鼻咽癌病例报道3年总生存率为92.9%,无局部复发率为91.7%,无局部区域复发率为84.6%[68]。与开放手术相比,TORS在吞咽和生活质量等方面更具优势[69],提示国内TORS鼻咽切除术治疗局部复发鼻咽癌安全、有效、可行,有较好的肿瘤局部控制率和生存率。尽管如此,TORS手术仍需严格把握适应证。

(五)单孔机器人的TORS

【推荐意见28】单孔机器人手术系统的适应证及禁忌证、器械准备与多臂机器人手术系统基本一致(证据等级:C;推荐等级:GPS)。

证据概述：单孔（single port，SP）机器人系统问世于2014年，于2019年FDA批准用于TORS[73]。SP机器人融合内镜及手术器械于单一机械臂，具有极强的灵活性，可经口腔轻易到达鼻咽、口咽、下咽和喉部，进一步减少创伤，缩短对接时间[74]。SP机器人手术系统的视野暴露更好，3D柔性内镜具有直视和"眼镜蛇"两种模式，加之器械臂可旋转270°，能够最大限度地为术者提供所需的手术视野；SP机器人的3个器械均为双关节，具有一定的延展性，有助于术者在有限空间内顺利完成肿瘤的整块切除。与多臂机器人相比，SP系统操作更为灵巧，目前在手术安全性、平均住院时间、肠内营养时间以及TORS相关并发症的发生率方面无明显差异[75]，但是一项口咽癌研究表明SP的切缘阴性比例更高[76]。

五、咽喉肿瘤TORS并发症的预防及处理

【推荐意见29】 对于少量渗血，可以通过止血药物等方法处理，密切观察，并高度警惕出血加重；若出现小动脉出血，可能导致窒息，需紧急气管切开并送手术室清创止血；对于高出血风险的病例，建议颈清扫同时选择性结扎颈动脉分支（如甲状腺上动脉、舌动脉等）以减少出血风险（证据等级：B；推荐等级：强）。

【推荐意见30】 根据原发灶病变范围，预估出血或上气道梗阻风险高时，建议行预防性气管切开。此外，术后带管入ICU延迟拔管也是避免气管切开的一种选择[8, 77-80]（证据等级：B；推荐等级：强）。

【推荐意见31】 根据手术部位及切除范围，TORS术后一般建议留置鼻饲管1~2周，视吞咽功能和术腔恢复情况，择期拔除胃管[13, 77, 79-81]；长期留置胃管者多见于T3-4a期病例（证据等级：B；推荐等级：GPS）。

【推荐意见32】 术中若发现颈清扫区域与口咽或喉咽腔相通，应采用修复手段及时处理（证据等级：B；推荐等级：强）。

证据概述：TORS常见的并发症包括出血、呼吸困难、误吸、咽瘘等。术后出血是TORS最常见也是最危险的并发症，发生率约6.47%（范围3.1%~19.7%）[82]，主要原因包括创面感染、缝线或血管夹脱落、切口裂开等。位置较低的舌根、喉及下咽部肿瘤可能出现术后咽喉腔水肿，导致呼吸困难。大部

分患者在TORS术后两到三周内会出现不同程度的吞咽障碍。频繁误吸，还会导致吸入性肺炎。随着创面的愈合、肌肉动力逐渐恢复，吞咽障碍会明显改善。咽瘘主要发生在TORS切除扁桃体癌或梨状窝癌并同期进行颈淋巴清扫时，创面可能深达咽缩肌或咽侧壁与颈部伤口相通。如术中未进行相关处理，术后可能会出现咽瘘[83]。

六、结束语

TORS已被证实为一种安全、有效且微创的手术技术，为患者提供更小创伤和更好疗效的可能。然而，为了确保手术的最佳效果和患者安全，手术团队必须严格掌握适应证，选择个体化治疗方式。提倡国内从事咽喉头颈外科的同道加强合作，开展多中心临床研究，以验证TORS在不同类型咽喉肿瘤中的应用价值，并进一步探索其在手术适应证、操作技巧及术后管理的最佳实践。随着机器人手术系统的研发应用，临床数据和研究成果的相继报道，共识应及时更新，以确保所有从事TORS的医疗团队能够跟上技术发展的步伐。同时，需强调技术规范化培训和质量控制的重要性。展望未来，多学科团队合作融合技术创新、应用创新、模式创新，共同推动国内TORS广泛应用，必将为更多患者提供更加安全、高效、精准的医疗服务。

顾问专家（按姓氏拼音排序）：陈晓红（首都医科大学附属北京同仁医院耳鼻咽喉头颈外科）、胡国华（重庆医科大学附属第一医院耳鼻咽喉头颈外科）、黄志刚（首都医科大学附属北京同仁医院耳鼻咽喉头颈外科）、雷大鹏（山东大学齐鲁医院耳鼻咽喉头颈外科）、李晓明（白求恩国际和平医院耳鼻咽喉头颈外科）、刘绍严（中国医学科学院肿瘤医院头颈外科）、潘新良（山东大学齐鲁医院耳鼻咽喉头颈外科）、文卫平（中山大学附属第一医院耳鼻咽喉头颈外科）、徐伟（山东省耳鼻喉医院头颈外科）、周梁（复旦大学附属眼耳鼻喉科医院耳鼻咽喉头颈外科）

执笔专家（按姓氏拼音排序）：陈英权（香港中文大学医学院耳鼻咽喉头颈外科）、房居高（首都医科大学附属北京同仁医院耳鼻咽喉头颈外科）、黄晓明（中山大学孙逸仙纪念医院耳鼻咽喉科）、陆翔（华中科技大学同济医学院附属同济医院耳鼻咽喉头颈外科）、宋明（中山大学肿瘤防治中心头颈科)、陶磊(复旦大学附属眼耳鼻喉科医院耳鼻咽喉头颈外科)、王琰(中国医科大学附属第一医院耳鼻喉科)、向明亮(上海交通大学医学院附属瑞金医院耳鼻咽喉科)、张彬(北京大学肿瘤医院头颈外科)、周令宇(香港大学玛丽医院头颈外科)

参与讨论专家(按姓氏拼音排序):白艳霞(西安医科大学第一附属医院耳鼻咽喉科)、范林军(陆军军医大学第一附属医院(重庆西南医院)甲乳外科)、郭朱明(中山大学肿瘤防治中心头颈科)、贺青卿(解放军联勤保障部队第九六〇医院甲状腺乳腺外科)、雷文斌(中山大学附属第一医院耳鼻咽喉头颈外科)、李超(四川省肿瘤医院甲状腺口腔颌面外科)、刘学奎(中山大学肿瘤防治中心头颈科)、王宇(复旦大学附属肿瘤医院头颈外科)、王旭东(天津医科大学肿瘤医院颌面耳鼻喉肿瘤科)、吴国洋(厦门医学院附属海沧医院甲状腺外科)、徐琰(陆军特色医学中心(大坪医院)普外科)、严佶祺(上海交通大学医学院附属瑞金医院普外科)、杨安奎(中山大学肿瘤防治中心头颈科)、郑传铭(浙江省人民医院头颈甲状腺外科)

信函征询意见专家(按姓氏拼音排序):陈飞(四川大学华西医院耳鼻咽喉头颈外科)、陈曦(南京医科大学第一附属医院耳鼻咽喉科)、崔娇(新疆维吾尔自治区人民医院耳鼻喉诊疗中心)、李振东(辽宁省肿瘤医院头颈外科)、刘宏伟(辽宁省肿瘤医院头颈外科)、刘良发(首都医科大学附属北京友谊医院耳鼻咽喉头颈外科)、刘明波(解放军总医院第一医学中心耳鼻咽喉头颈外科)、宋琦(白求恩国际和平医院耳鼻咽喉头颈外科)、田皞(湖南省肿瘤医院头颈外科)、温树信(山西白求恩医院耳鼻咽喉头颈外科)、赵旭东(中国医科大学附属盛京医院耳鼻咽喉科)、郑朝晖(福建医科大学附属第二医院耳鼻咽喉科)、周水洪(浙江大学医学院附属第一医院耳鼻咽喉科)

秘书:韩萍、梁发雅(中山大学孙逸仙纪念医院耳鼻咽喉科)

(通信作者:黄晓明)
(本文刊载于《中华耳鼻咽喉头颈外科杂志》2025年第60卷第3期第250-254页)

儿童耳鼻喉篇

1 中国儿童阻塞性睡眠呼吸暂停诊断与治疗指南（2020）

中国儿童OSA诊断与治疗指南制订工作组
中华医学会耳鼻咽喉头颈外科学分会小儿学组
中华医学会儿科学分会呼吸学组
中华医学会小儿外科学分会
中华耳鼻咽喉头颈外科杂志编辑委员会

儿童阻塞性睡眠呼吸暂停（obstructive sleep apnea，OSA）是指儿童睡眠过程中频繁发生部分或完全上气道阻塞，干扰儿童的正常通气和睡眠结构而引起的一系列病理生理变化[1]。OSA作为儿童睡眠呼吸障碍（sleep-disordered breathing，SDB）疾病中危害最为严重的疾病，因其较高的患病率和严重的远期并发症，越来越受到家长和社会的重视。2012年美国儿科学会（American Academy of Pediatrics，AAP）指南指出儿童OSA患病率为1.2%~5.7%[2]，2010年中国香港地区报道儿童OSA的患病率为4.8%[3]。与成人OSA不同，造成儿童上气道阻塞的主要原因是腺样体和（或）扁桃体肥大；此外，肥胖、颅面畸形、神经肌肉疾病等因素也可能与儿童OSA的发病有关[4]。儿童OSA如果得不到及时的诊断和有效的干预，将导致一系列严重的并发症，如颌面发育异常（腺样体面容）、行为异常、学习障碍、生长发育落后、神经认知损伤、内分泌代谢失调、高血压和肺动脉高压，甚至增加成年期心血管事件的风险等[5-8]。故儿童OSA的早发现、早诊断和早干预对改善预后意义重大。

我国在儿童OSA筛查诊断和治疗策略的临床诊疗环节上存在诸多问题，制约了临床上科学诊疗策略的提出，阻碍了我国儿童OSA诊疗水平的进步。然而，目前儿童OSA的诊疗涉及多学科，且标准不一、缺乏规范的问题较为突出。国内外儿童OSA诊疗指南与专家共识数量十分有限[1-2, 5, 9-13]。我国于2007年发布的《儿童阻塞性睡眠呼吸暂停低通气综合征诊疗指南草案（乌鲁木齐）》主要基于传统专家共识，近10余年国内缺乏基于多学科循证证据支持的儿童OSA诊疗路径或规范；因此，亟须制订基于循证医学证据的临床实践指南。本指南制订的目的是规范我国儿童OSA临床诊疗决策，为儿童OSA诊疗提供依据，促进多学科整合，指导广大相关医务工作者的临床实践，共同为儿童OSA的科学管理保驾护航。

指南的目标人群

本指南适用于1～18岁、与腺样体和（或）扁桃体肥大或肥胖等相关的睡眠呼吸暂停患儿。

不适用于中枢性睡眠呼吸暂停综合征或低通气综合征患儿；不适用于OSA合并其他疾病患儿（如唐氏综合征、严重颅面畸形、神经肌肉疾病、慢性肺部疾病、镰状细胞病、代谢性疾病或喉软化症）。

指南的使用人群

各等级医院从事睡眠呼吸疾病相关工作的临床医师、护理人员、技术人员及相关教学、科研工作人员。

缩略语表

见表1。

相关专业术语

睡眠事件的判断按照美国睡眠医学会制订的儿童睡眠呼吸事件判读标准[14]，具体结果判读及定义如下。

表 1 缩略语表

英文缩写	英文全称	中文
AAP	American Academy of Pediatrics	美国儿科学会
AASM	American Academy of Sleep Medicine	美国睡眠学会
ASA	Australasian Sleep Association	澳大利亚睡眠学会
ASA	American Society of Anesthesiologists	美国麻醉医师学会
AHI	apnea-hypopnea index	呼吸暂停低通气指数
ATS	American Thoracic Society	美国胸科学会
AUROC	area under receiver operating characteristic curve	受试者工作特征曲线下面积
CPAP	continuous positive airway pressure	持续气道正压通气
ERS	European Respiratory Society	欧洲呼吸学会
FDA	Food and Drug Administration	食品药品管理局
GPS	good practice statement	基于非直接证据或专家意见/经验形成的推荐
ICSD-3	International Classification of Sleep Disorders-Third Edition	国际睡眠疾病分类-第三版
MAA	mandibular advancement appliance	下颌前移型矫治器
NLR	negative likelihood ratio	阴性似然比
NPPV	non-invasive positive pressure ventilation	无创正压通气
OAHI	obstructive apnea hypopnea index	阻塞性呼吸暂停低通气指数

续　表

英文缩写	英文全称	中文
OAI	obstructive apnea index	阻塞性呼吸暂停指数
ODI	oxygen desaturation index	氧减指数
OSA	obstructive sleep apnea	阻塞性睡眠呼吸暂停
OSA-18	obstructive sleep annea 18-item quality-of-life questionnaire	阻塞性睡眠呼吸暂停18项生活质量调查表
OSAHS	obstructive sleep annea-hypopnea syndrome	阻塞性睡眠呼吸暂停低通气综合征
OSAS	obstructive sleep apnea syndrome	阻塞性睡眠呼吸暂停综合征
PLR	positive likelihood ratio	阳性似然比
PSG	polysomnography	多导睡眠监测
PSQ	pediatric sleep questionnaire	儿童睡眠问卷
RCT	randomized controlled trial	随机对照试验
RME	rapid maxillary expansion	上颌快速扩弓
SDB	sleep-disordered breathing	睡眠呼吸障碍
SROC	summary receiver operating characteristic curve	累积受试者工作特征曲线
SFORL	French Society of Otorhinolaryngology and Head and Neck Surgery	法国耳鼻咽喉头颈外科学会

1. 阻塞型呼吸暂停事件：口鼻气流下降≥90%，持续≥2个呼吸周期，整个事件中存在胸腹运动。

2. 中枢型呼吸暂停事件：口鼻气流下降≥90%，持续20 s；或≥2个呼吸周期伴有事件相关觉醒或≥3%的血氧饱和度下降；或≥2个呼吸周期伴有心率减低至<50次/min持续至少5 s，或心率<60次/min持续时间15 s（仅用于1岁以内婴儿）。整个事件中胸腹运动缺失。

3. 混合型呼吸暂停事件：口鼻气流下降≥90%，持续≥2个呼吸周期，整个事件中胸腹运动存在与缺失并存。

4. 低通气：口鼻气流较基线下降≥30%，持续时间≥2个呼吸周期且伴有事件相关觉醒或≥3%的血氧饱和度下降。

5. 呼吸暂停低通气指数（apnea hypopnea index，AHI）：定义为每夜睡眠中平均每小时呼吸暂停与低通气的次数之和。

6. 阻塞性呼吸暂停低通气指数（obstructive apnea/hypopnea index，OAHI）：定义为每夜睡眠中平均每小时发生阻塞型呼吸暂停事件、混合型呼吸暂停事件与阻塞型低通气的次数之和。

7. 阻塞性呼吸暂停指数（obstructive apnea index，OAI）：定义为每夜睡眠中平均每小时阻塞型呼吸暂停事件的次数。

8. 氧减指数（oxygen desaturation index，ODI）：定义为平均每小时血氧饱和度下降≥3%的次数。

指南临床问题、推荐意见、证据概述和推荐说明

本指南采用推荐意见分级的评估、制订及评价（grading of recommendations assessment, development and evaluation, GRADE）方法（http://www.gradeworkinggroup.org/）对证据体的证据质量和推荐意见的推荐强度分级，GRADE证据质量和推荐强度分级的含义见表2。本指南共包括11个临床问题，形成24条推荐意见，包含诊断和治疗两方面相关临床问题，其推荐意见汇总见表3。

1 中国儿童阻塞性睡眠呼吸暂停诊断与治疗指南（2020）

表2 GRADE证据质量与推荐强度分级

类别	具体描述
证据质量分级	
高（A）	非常有把握观察值接近真实值
中（B）	对观察值有中等把握：观察值有可能接近真实值，但也有可能差别很大
低（C）	对观察值的把握有限：观察值可能与真实值有很大差别
极低（D）	对观察值几乎没有把握：观察值与真实值可能有极大差别
推荐强度分级	
强（1）	明确显示干预措施利大于弊或弊大于利
弱（2）	利弊不确定或无论质量高低的证据均显示利弊相当
GPS（good practice statement）	基于非直接证据或专家意见/经验形成的推荐

表3 儿童阻塞性睡眠呼吸暂停（OSA）指南问题及推荐意见

问题	推荐意见
诊断问题	
1. 在儿童OSA的诊断中，哪些临床症状和体征需要重点关注？	在症状方面，推荐首先关注有无打鼾以打鼾的频率，其中打鼾≥3晚/周需要重点关注（1A）。 在症状方面，推荐关注睡眠憋气、呼吸暂停、呼吸费力、睡眠不安、遗尿、白天嗜睡、注意力缺陷或多动，学习成绩下降等表现（1B）。小年龄儿童应关注张口呼吸、反复觉醒、情绪行为异常等（GPS）。 在体征方面，推荐重点关注腺样体肥大、扁桃体肥大、腺样体面容以及肥胖（1B）。 无论是单一或者联合多个症状和体征，与多导睡眠监测（PSG）相比都不能可靠地诊断儿童OSA，推荐结合其他诊断方法来提高诊断的准确性（1B）。
2. 在PSG指标中，对儿童OSA具有直接诊断意义的关键指标是什么，其诊断的推荐界值是多少？	在问题1相关症状的基础上，PSG是儿童OSA的标准诊断方法。推荐OAHI>1次/h作为儿童OSA的诊断界值，利于早期发现需要干预治疗的睡眠呼吸障碍患儿；另外AHI、OAI和最低血氧饱和度对儿童OSA的诊断也有重要参考意义（1A）。
3. 如何基于PSG指标来制订OSA严重度分级？	建议基于PSG指标进行OSA严重度分级，参考标准如下：轻度：1次/h<OAHI≤5次/h；中度：5次/h<OAHI≤10次/h；重度：OAHI>10次/h（2B）。 不推荐使用扁桃体大小等指标进行OSA的严重程度分级（1B）。
4. 便携或简易替代诊断工具（如脉氧仪）的诊断价值如何？	推荐使用PSG进行儿童OSA诊断（1A）。 对于没有条件开展PSG的机构，建议临床医生使用脉氧等经过临床验证的便携式睡眠监测设备，并充分结合病史、体格检查及问卷等临床信息进行综合诊断，必要时转诊到上级医疗机构完善PSG进行确诊（2C）。

续 表

问题	推荐意见
5. 常用的儿童OSA相关问卷或量表[如儿童睡眠问卷（PSQ）、阻塞性睡眠呼吸暂停18项生活质量调查表（OSA-18）]的诊断价值如何？	不建议单独应用PSQ或OSA-18量表作为OSA患儿的诊断工具，需结合病史、体格检查及睡眠监测设备以增加问卷诊断的特异度（2D）。
治疗问题	
6. OSA患儿腺样体和（或）扁桃体切除术的手术适应证是什么？	确诊为OSA且临床检查符合腺样体和（或）扁桃体肥大的患儿，无手术禁忌时，推荐腺样体和（或）扁桃体切除术作为中、重度OSA患儿的首选治疗（1B）。确诊为OSA的患儿不符合腺样体和（或）扁桃体肥大时，需综合评估口腔、鼻腔等上气道情况，建议进一步行其他方法治疗（GPS）。
7. OSA患儿术后疾病持续存在的危险因素有哪些？	推荐重点评估肥胖儿童有以下特点的OSA患儿进行术后关注，必要时补充治疗。建议对具有以下特点的OSA患儿进行术后关注，包括（2B）：患儿手术时年龄<3岁；伴随哮喘，伴随鼻部疾病（变应性鼻炎、鼻窦炎）；OAHI>10次/h和（或）最低血氧饱和度<80%；OSA家族史。
8. 鼻用糖皮质激素及白三烯受体拮抗剂治疗儿童OSA的疗效和安全性如何？	对于轻、中度OSA患儿，结合腺样体及扁桃体评估情况，推荐鼻用糖皮质激素或白三烯受体拮抗剂为治疗药物，以降低睡眠呼吸事件、改善症状评分，并定期随诊评估药物疗效和可能出现的不良反应（1B）。关于联合用药，在评估腺样体及扁桃体后，对于轻、中度OSA患儿，建议使用鼻用糖皮质激素联合孟鲁司特钠进行治疗，并定期随诊评估药物疗效和可能出现的不良反应（2D）。对于使用药物后无效或停药后再次出现症状的OSA患儿，建议在上气道综合评估基础上，进行其他治疗（GPS）。

续表

问题	推荐意见
9. OSA患儿使用无创正压通气（NPPV）的指征、疗效和远期不良反应有哪些？	对于有外科手术禁忌、不伴腺样体和（或）扁桃体肥大、腺样体和（或）扁桃体切除后OSA持续存在以及选择非手术治疗的OSA患儿，在完善上气道综合评估后，推荐NPPV作为一种有效治疗方法（1B）。 推荐重度OSA患儿使用NPPV作为治疗方案之一（GPS）。 对于接受NPPV治疗的患儿，推荐在PSG下调整呼吸机参数，并定期评估参数设置的适宜性（GPS）。 OSA患儿使用NPPV可产生鼻部症状、眼睛刺激症状和皮肤破损等轻微不良反应，如长期使用，可造成颌面发育异常，推荐定期评估（GPS）。
10. 口腔矫治（口腔矫正器）在儿童OSA治疗的疗效和安全性如何？	对于可能合并口腔及颌面发育问题的OSA患儿，尤其是不伴有腺样体和（或）扁桃体肥大、术后OSA持续存在、不能手术或不能耐受NPPV治疗的OSA患儿，建议进行口腔矫治器治疗（GPS）。 经评估后，需要进行口腔矫治器治疗的OSA患儿，建议根据牙颌畸形的类型和气道阻塞部位选用上颌扩弓治疗或下颌前导矫治。上颌扩弓治疗对于轻度至中度OSA患儿有效，特别是对于腭中缝骨性愈合前的患儿效果较好（2D）。下颌前导矫治对于轻度至重度OSA患儿均有一定效果，推荐在青春发育期前采取治疗，6个月以上的长期治疗优于短期治疗（1B）。
11. 减重对于超重或肥胖OSA患儿的疗效如何？	对于超重或肥胖的OSA患儿，临床医师应推荐行为和饮食干预以控制体重（1D）。

指南相关临床问题

一、指南诊断相关临床问题

临床问题1：在儿童OSA的诊断中，哪些临床症状和体征需要重点关注？

【推荐意见】 在症状方面，推荐首先关注有无打鼾以及打鼾的频率，其中打鼾≥3晚/周需要重点关注（证据等级：A；推荐级别：强推荐）。

在症状方面，推荐关注睡眠憋气、呼吸暂停、张口呼吸、呼吸费力、睡眠不安、遗尿、白天嗜睡、注意力缺陷或多动、学习成绩下降等表现（证据等级：B；推荐级别：强推荐）。小年龄儿童应关注张口呼吸、反复觉醒、情绪行为异常等（GPS）。

在体征方面，推荐重点关注腺样体肥大、扁桃体肥大、腺样体面容以及肥胖（证据等级：B；推荐级别：强推荐）。

无论是单一或者联合症状和体征，与PSG相比都不能可靠地诊断儿童OSA，推荐结合其他诊断方法来提高诊断的准确性（证据等级：B；推荐级别：强推荐）。

【证据概述】 指南制订工作组进行了定性研究，共纳入可提取到描述患儿OSA相关症状和体征的文献21篇，其中包括指南7篇，系统评价3篇，结果如下：21个研究均报告打鼾症状，其中有6篇提及打鼾频率（其中4篇报告具体频率分别是3晚/周）；其次报告频次较高的症状有注意力缺陷/多动表现、呼吸暂停、白天嗜睡、体重减轻或超重；报告频次高的体征有扁桃体肥大、腺样体肥大及腺样体面容。

有2个系统评价评估了临床病史和（或）体征对比PSG诊断OSA的准确性[15-16]。2004年的系统评价共纳入12篇原始研究（$n=1058$），包括6个前瞻性队列研究、4个回顾性病例系列研究、1个横断面研究、1个病例对照研究，样本量范围为12~326例[15]。研究间基于PSG的诊断标准存在明显的异质性，如"AHI事件"（呼吸暂停或低通气）及其范围（1~15次/h）；基于10项研究数据的Meta分析提示合并阳性预测值（positive predictive value，PPV）为55.8%（95%

CI 42.1~69.6),临床评估的组成部分的敏感度和特异度在任一研究中均未同时>65%[15];研究间存在方法学异质性和临床异质性,但纳入研究的结果较为一致,本系统评价提示相比PSG,临床症状和体征并不能很好地诊断OSA。2012年的系统评价共纳入10个诊断试验($n=1525$),研究间存在异质性,其中只有6个研究将AHI>1次/h定义为儿童OSA的诊断界值,无研究描述如何识别症状和体征,也未评估观察者之间的一致性[16]。本系统评价结果提示扁桃体肥大和打鼾症状对OSA的敏感度高但特异度低,而白天嗜睡、呼吸暂停和夜间呼吸困难特异度高但敏感度低。症状和体征组合的7种模型的敏感度和特异度范围分别为4%~94%和28%~99%[16],其分层合并ROC曲线下面积(area under receiver operating characteristics curve,AUROC)结果提示症状和体征对儿童OSA的诊断能力较差。因此与PSG相比,无论是单一或者联合症状和体征,都不能很好地预测儿童OSA[15-16],必须使用其他诊断模型来提高诊断的准确性。另1个系统评价评估了临床病史和体格检查对比PSG对儿童SDB的诊断价值[17],同样支持以上结论。

【推荐说明】 本推荐意见主要基于已获得证据中出现频率较高的症状和体征;结合专家访谈结果及指南制订工作组专家意见,某些未列入推荐意见但基于临床经验的的症状如:口吐白沫、喜俯卧位/头后仰/端坐/颈部过伸的睡姿等,体征如三凹征等,临床上也值得关注,在临床应用中应结合推荐意见和患儿个体化表现进行评估。此外还需重视对于OSA患儿全面的上气道阻塞评估,包括是否合并变应性鼻炎、鼻中隔偏曲、鼻咽部肿物、咽喉部占位或肿瘤等疾病。儿童症状和体征是儿童OSA初诊的重要依据,但其诊断准确性较低,不推荐仅根据单一或者联合症状和体征预测儿童OSA,推荐结合其他诊断工具综合判断。另外,本推荐意见参照2019年欧洲呼吸学会(European Respiratory Society,ERS)建议将症状、体征按年龄作一区分,如小年龄组重点关注打鼾、张口呼吸、反复觉醒、情绪行为异常等症状,而大年龄患者重点关注打鼾、呼吸暂停、白天嗜睡和注意缺陷多动障碍如学习困难、记忆力下降等症状。

临床问题2：在PSG指标中，对儿童OSA具有直接诊断意义的关键指标是什么，其诊断的推荐界值是多少？

【推荐意见】在问题1相关症状的基础上，PSG是诊断儿童OSA的标准方法。推荐OAHI＞1次/h作为儿童OSA的诊断界值，利于早期发现需要干预治疗的SDB患儿；另外AHI、OAI和最低血氧饱和度对儿童OSA的诊断也有重要参考意义（证据等级：A；推荐级别：强推荐）。

【证据概述】2012年美国AAP指南[2]系统地收集和评价了自2002年后的10个诊断相关研究（来自12篇论著），均使用标准PSG诊断儿童OSA，但各个研究使用的诊断标准均不一致，诊断OSA关键指标有AHI、OAI等，AHI诊断界值常见为1、3、5次/h。1篇2012年的系统评价（10个研究）发现，这10篇文章在使用PSG来诊断儿童OSA时，使用的诊断界值均不一致，有6篇采用AHI＞1次/h，有2篇采用AHI＞5次/h[16]。

1个2016年中国的诊断试验（$n=1115$）使用PSG对符合美国胸科学会（American Thoracic Society，ATS）标准（AHI＞5次/h或OAI＞1次/h）的患儿、介于国际睡眠疾病分类（ICSD）和ATS标准（OAHI≥1次/h，同时AHI≤5次/h且OAI≤1次/h）之间的患儿、ICSD原发鼾症（OAHI＜1次/h）的患儿，以及健康儿童进行比较后发现：介于ICSD和ATS标准之间的患儿与健康儿童相比，睡眠障碍量表总评分、夜间打鼾相关症状、日间行为异常相关症状、夜间睡眠伴随症状和相关疾病的评分均显著增高；介于ICSD和ATS标准之间的患儿阻塞性呼吸暂停平均持续时间、最长时间以及低通气平均持续时间、最长时间均明显长于ICSD原发鼾症组（$P<0.01$），且其最低血氧饱和度低于原发鼾症组（$P<0.05$）[18]。介于ICSD和ATS诊断标准之间的打鼾患儿夜间症状明显，日间行为表现受到影响，PSG参数与OSA相似；因此应按照ICSD标准，将OAHI≥1次/h作为儿童OSA的诊断界值，更有利于早期发现需要干预治疗的SDB患儿。1篇2005年的横断面研究（$n=48$）探讨了PSG在儿童鼾症鉴别诊断中的价值，结果显示，AHI＜1次/h的儿童与1次/h≤AHI＜5次/h和AHI≥5次/h的儿童相比，平均血氧饱和度、最低血氧饱和度及血氧饱和度＜95%时间差异均有统计学意义（P值均<0.01），而鼾声指数及总打

鼾次数差异均无统计学意义，因此AHI≥1次/h更适合用于儿童OSA的诊断[19]。1篇2016年我国横断面调查（$n=99$）分析了健康儿童的睡眠呼吸参数，3～5岁和6～14岁儿童的OAI和OAHI相似［OAI：（0.08±0.12）次/h和（0.07±0.14）次/h，OAHI：（0.18±0.21）次/h和（0.19±0.26）次/h］，健康儿童OAHI的95%CI在1次/h以下[20]。

【推荐说明】本推荐意见基于已获得证据，并参考2017年ERS指南[21]，并与国际睡眠疾病分类-第三版（International Classifi Cation of Sleep Disorders-Third Edition，ICSD-3）[22]标准统一（表4），将OAHI＞1次/h作为儿童OSA的诊断界值。在此强调阻塞因素导致的睡眠呼吸暂停和低通气在儿童OSA诊断中的重要性；有研究证明，OSA患儿中枢性呼吸事件可能与长期的阻塞性呼吸暂停和低通气有关，本指南的推荐意见从OSA定义的病因出发，强调阻塞性因素是引起OSA患儿一系列病理生理变化的根源问题，故仍将OAHI作为诊断OSA的主要客观指标，而非AHI。

临床问题3：如何基于PSG指标来制订OSA严重程度分级？

【推荐意见】建议基于PSG指标进行OSA严重程度分级，参考标准如下：轻度：1次/h＜OAHI≤5次/h；中度：5次/h＜OAHI≤10次/h；重度：OAHI＞10次/h（证据等级：B；推荐级别：弱推荐）。

不推荐使用扁桃体大小等指标进行OSA的严重程度分级（证据等级：B；推荐级别：强推荐）。

【证据概述】1个2011年的系统评价[25]（20个研究）评估了儿童扁桃体大小及PSG值判断OSA严重程度分级的标准，结果显示：20项研究中有11项研究提示主观判断扁桃体大小与PSG值客观评价OSA严重程度之间存在关联，而另外9项研究提示二者之间无相关性；与质量低的研究（评分2.36）相比，质量高的研究（评分3.22）提示扁桃体大小与OSA无关联。结论提示：使用0～4度评估方法来主观判断儿童扁桃体大小与PSG值客观评价的OSA严重程度之间的相关性很微弱；高质量的研究表明两者之间没有关联。

有研究使用临床参数评估儿童OSA的严重程度，结果提示扁桃体大小和AHI或ODI无相关性[26]；在学龄前儿童中，腺样体大小与OSA的严重程度之间存在弱相关性，腺样体肥大是正常体重的学龄前儿童OSA的主要原因[27]。对于OSA严重程度分级，不同研究标准尚不统一，但大多基于阻塞相关的AHI进行严重程度分级，且多以阻塞相关的AHI为5、10或者15次/h作为分级划分界值[28-30]，有些研究参考血氧饱和度和总睡眠时间[29]。

2015年澳大利亚睡眠学会（Australasian Sleep Association，ASA）指南[23]推荐OAHI作为儿童OSA严重程度分级的标准，其中OAHI<1.2次/h视为正常，1.2次/h≤OAHI<5次/h视为轻度异常，5次/h≤OAHI<10次/h视为中度异常，10次/h≤OAHI<30次/h视为重度异常；2007年发布的《儿童阻塞性睡眠呼吸暂停低通气综合征诊疗指南草案（乌鲁木齐）》[1]以AHI或OAI作为儿童OSA严重程度分级的标准，其中5次/h≤AHI<10次/h或1次/h≤OAI<5次/h，且最低血氧饱和度在85%~91%为轻度异常；10次/h≤AHI<20次/h或5次/h≤OAI<10次/h，且最低血氧饱和度在75%~84%为中度异常；AHI≥20次/h或OAI>10次/h，且最低血氧饱和度<75%视为重度异常。

【推荐说明】 本推荐意见中严重程度分级的目的在于指导OSA患儿预后风险评估，下文中凡涉及"轻度OSA""中度OSA"和"重度OSA"均以此分度为准。由于目前检索到的系统评价扁桃体大小与AHI或ODI无相关性；不同研究针对OSA严重程度分级标准尚不统一，基于相关系统评价、参考原始研究和已发表指南（表4）[21-23]，本指南以1次/h<OAHI≤5次/h、5次/h<OAHI≤10次/h和OAHI>10次/h作为儿童OSA严重程度分级标准。目前，儿童OSA的远期随访困难，国内外尚缺少儿童OSA分级诊断与疾病远期预后和认知、代谢、心肺功能、心血管疾病等并发症相关联的队列研究，个别研究证据级别较低，因此，儿童OSA的远期随访和队列研究是该领域未来研究的方向之一，意义重大。

临床问题4：便携或简易替代诊断工具（如脉氧仪）的诊断价值如何？

【推荐意见】 推荐使用PSG进行儿童OSA诊断（证据等

表 4 儿童阻塞性睡眠呼吸暂停（OSA）指南诊断界值汇总

国家	制订机构	年份	轻度	中度	重度	极重	参考文献类型
美国	美国睡眠医学会（AASM）[22]	2014	OAHI: ≥1	—	—	—	ICSD-3
欧洲	欧洲呼吸学会（ERS）[21]	2017	OAHI: ≥1~5	OAHI: >5~10	OAHI: >10	—	系统评价
澳大利亚	澳大利亚睡眠学会（ASA）[23]	2015	OAHI: ≥1.2~5	OAHI: >5~10	OAHI: >10~30	OAHI: >30	横断面调查
美国	美国麻醉医师学会（ASA）[24]	2014	AHI: 1~5	AHI: 6~10	AHI>10	—	指南
中国	中华耳鼻咽喉头颈外科杂志编委会，中华医学会耳鼻咽喉科学分会[1]	2007	AHI: >5~10 或OAI>1~5，最低血氧饱和度：85%~91%	AHI: >10~20 或OAI>5~10，最低血氧饱和度：75%~84%	AHI>20或OAI>10，最低血氧饱和度<75%	—	指南

注：—表示无数据；OAHI：阻塞性呼吸暂停低通气指数；AHI：呼吸暂停低通气指数；OAHI 和 AHI 的单位均为次/h

级：A；推荐级别：强推荐）；对于没有条件开展PSG的机构，建议临床医生使用脉氧仪等经过临床验证的便携式睡眠监测设备，并充分结合病史、体格检查及问卷等临床信息进行综合诊断，必要时转诊到上级医疗机构完善PSG进行确诊（证据等级：C；推荐级别：弱推荐）。

【证据概述】指南制订工作组制作的系统评价（包括13个研究，$n=1633$），包括7个脉氧仪（$n=1450$）和6个便携式睡眠监测设备相关研究（$n=183$）；有7个研究无法提取原始数据进行描述性研究；另6个研究包括：3个脉氧仪相关研究（$n=1019$）和3个Watch-PAT相关研究（$n=114$），与PSG比较诊断OSA的合并敏感度、特异度及其95% CI 分别为75.0%（53.0%~89.0%）和88.0%（70.0%~96.0%），阳性似然比（positive likelihood ratio，PLR）和阴性似然比（negative likelihood ratio，NLR）及其95% CI 分别为6.2（2.5~15.4）和0.3（0.1~0.7），累积受试者工作特征曲线（summary receiver operating characteristic curve，SROC）下面积及95% CI 为0.89（0.86~0.91），$P=0.000$。

2013年的1个系统评价（包括33个研究，$n=1064$，AMSTAR2=7.5），共报告了40个不同诊断方法与PSG的比较结果[31]。其中有1个脉氧仪和2个便携式睡眠监测设备与PSG比较的研究（$n=21$~57），发表时间1995——2003年；有2个研究（OSA诊断标准为AHI>1次/h）报告了敏感度分别为66.7%和100%，特异度分别为66.7%和62.5%。

【推荐说明】本推荐意见仍推荐使用PSG作为儿童OSA的标准诊断方法，但受限于标准PSG监测的设备、操作、人员和费用等问题，对于没有条件开展PSG的机构，建议临床医生使用脉氧仪等经过临床使用和相关研究验证的便携式监测设备，对OSA患儿的睡眠呼吸特点进行客观评估和初步诊断，以在临床治疗决策前获得更多的客观诊断证据，利于患儿的综合评估和个体化治疗，这与2012年美国AAP指南[2]和2014年澳大利亚ASA指南[23]观点一致；如采用上述便携式设备进行监测且提示OSA程度严重，必要时需转诊到上级医疗机构完善PSG进一步确诊后再进行治疗。另外，本推荐意见的证据检索并不局限于设备类型，但是睡眠监测的Ⅲ和Ⅳ级设备种类繁多，本临床问题主要针对简易替代诊断工具如脉氧仪的诊断准确性。对于脉氧监测的判读方法可参考McGill Oximetry评分（表5）[32-33]，但由于基于PSG的儿童OSA诊断标准在不断更新，该评分方法的特异度和灵敏度有待进一步研究。另外，对于McGill Oximetry评分标准无法覆盖的儿童（如血氧饱和度<90%的次数不足3次但有3簇以上血氧饱和度下降事件的儿童，以及血氧饱和度<90%的次数达3次以上，但血氧饱和度下降事件不足3簇的儿童），建议进一步完善标准PSG以明确诊断。

临床问题5：常用的儿童OSA相关问卷或量表（如PSQ、OSA-18）的诊断价值如何？

【推荐意见】 不建议单独应用PSQ或OSA-18量表作为OSA患儿的诊断工具，需结合病史、体格检查及睡眠监测设备以增加问卷诊断的特异度（证据等级：D；推荐级别：弱推荐）。

【证据概述】 指南制订工作组制作的系统评价，共纳入8个研究评价了OSA相关问卷或量表（OSA-18：4个研究，$n=1047$；PSQ：4个研究，$n=472$）对比PSG的诊断准确性，有4个研究无法提取数据而进行描述性分析。其余4个研究结果提示PSQ（$n=307$）和OSA-18（$n=743$）对于诊断儿童OSA的合并敏感度、合并特异度、PLR、NLR及对应的95% CI分别为：77%(55%～90%)、61%(38%～80%)、2.0(1.2～3.3)、0.38(0.19～0.76)，AUROC=0.75，95% CI 0.71～0.78，$P=0.000$。

2014年的1个系统评价（AMSTAR2=10）[17]研究了多个体格检查和问卷调查对比PSG诊断儿童SDB的准确性，分为问卷、问卷+体格检查、问卷+体格检查+其他诊断方法、体格检查+其他诊断方法共4个亚组，在纳入的11个诊断试验中，有3个诊断试验分别评价了PSQ比PSG（$n=102$）、PSQ+体格检查比PSG（$n=61$）及OSA-18+体格检查+其他诊断方法比PSG（$n=527$）。该研究提示，以上问卷的诊断准确性不高，尚不能替代PSG或其他客观检查成为独立的诊断方法。

【推荐说明】 2012年美国AAP指南[2]和2014年澳大利亚ASA指南[23]均明确强调临床症状和问卷/量表对OSA初步诊断的重要性。问卷作为临床症状的量化工具，有简易便捷和无创适用的特点。截至2011年，世界范围内共有6404个睡眠评

1 中国儿童阻塞性睡眠呼吸暂停诊断与治疗指南（2020）

表 5 McGill Oximetry Score（MOS）评分[32-33]

评分	意义	标准			
		血氧饱和度<90%次数	血氧饱和度<85%次数	血氧饱和度<80%次数	其他
MOS 1	正常或不确定	<3	0	0	血氧饱和度基线平稳（血氧饱和度下降事件<3簇）且>95%
MOS 2	提示轻度血氧饱和度下降	≥3	≤3	0	至少3簇血氧饱和度下降事件
MOS 3	提示中度血氧饱和度下降	≥3	>3	≤3	至少3簇血氧饱和度下降事件
MOS 4	提示严重血氧饱和度下降	≥3	>3	>3	至少3簇血氧饱和度下降事件

注：1簇血氧饱和度下降事件定义为[33]：在10~30 min内发生至少5次血氧饱和度下降，每档评分须同时满足标准中的"血氧饱和度降低次数"和"其他"条件

价工具可被检索到,包括183篇(个)儿童睡眠障碍问卷(量表),但遗憾的是只有小部分筛查工具有其相应的信度、效度评估研究[34]。就目前国内被科学引入而且应用较广的问卷而言,本指南重点评价PSQ和OSA-18两个问卷,PSQ内容涵盖了OSA患儿睡眠打鼾、嗜睡和多动三大方面主要症状问题,该问卷因其有效、便捷、可行性强的优点被翻译成葡萄牙语版[35]、西班牙语版[36-37]和简体中文版[38]等多种版本而引入更多国家使用,其良好的信度和效度也被越来越多的证实;OSA-18作为目前特异性调查OSA患儿生活质量的量表之一,应用较为广泛,其内容涵盖5个维度(18个条目):睡眠障碍、身体症状、情绪不佳、白天状况、对监护人的影响程度。然而,目前的循证医学证据提示上述问卷的诊断准确性并不高,尚不能替代PSG或其他客观检查成为独立的诊断工具,建议结合其他工具进行临床诊断,必要时选择PSG确诊。

二、指南治疗相关临床问题

临床问题6:OSA患儿腺样体和(或)扁桃体切除术的手术适应证是什么?

【推荐意见】 确诊为OSA且临床检查符合腺样体和(或)扁桃体肥大的患儿,无手术禁忌时,推荐腺样体和(或)扁桃体切除术作为中、重度OSA患儿的首选治疗(证据等级:B;推荐级别:强推荐)。

确诊为OSA患儿不符合腺样体和(或)扁桃体肥大时,需综合评估口腔、鼻腔等上气道情况,建议进一步行其他方法治疗(GPS)。

【证据概述】 指南制订工作组开展定性研究,结果如下:①关于儿童OSA手术适应证纳入77篇文献,其中指南10篇(指南意见如上所述)、系统评价3篇、原始研究64篇。②所纳入的系统评价及原始研究围绕OSA患儿腺样体和(或)扁桃体切除术相关手术疗效、手术方法及手术并发症等内容进行讨论,上述研究的手术组患儿纳入标准均为腺样体和(或)扁桃体肥大的OSA患儿。③所纳入系统评价及原始研究中,手术组最低年龄为1岁的研究有2篇,最低年龄为2岁的研究有13篇,余均为3岁以上。④上述原始研究中纳入手术组患儿的最短病程为3～6个月。

【推荐说明】 扁桃体和（或）腺样体切除术目前是儿童OSA的一线治疗方法之一，特别对于中、重度OSA患儿而言，在内镜或影像学综合评估上气道情况（包括鼻、鼻咽部、口咽、喉咽和喉部）后，临床检查符合扁桃体和（或）腺样体肥大且无手术禁忌（可参考2012年美国AAP指南[2]）时，是其首选治疗方式，同时患儿症状和家长为患儿解决症状的诉求应当同样被重视。对于轻度OSA（1次/h＜OAHI≤5次/h）患儿，在充分评估病因后，需要给予适当的临床干预，这与2015年ERS发布的2～18岁SDB患儿诊疗意见相一致[8]。但是，目前关于轻度患儿用药或手术的获益研究证据有限，临床可结合经验对该部分患儿进行药物对症治疗，特别是针对鼻部、咽部症状的治疗；同时给予必要的睡眠姿势健康指导，肥胖患儿可给予减重指导。关于患儿手术时年龄，2017年ERS的1～23月龄儿童阻塞性睡眠呼吸紊乱官方声明指出[21]，3岁以下患儿术后需要住院监测，并指出在已发表文献中，行腺样体切除术的患儿最小年龄为3月龄，行腺样体和扁桃体切除术的最小年龄为6月龄。对于患儿行腺样体和（或）扁桃体切除术时年龄范围，目前缺乏规范的原始研究及系统评价等证据支持，仅在个别指南及少数个案报道中提及，术者可结合自身经验及气道阻塞程度进行具体把握。当前有多种对于腺样体肥大和扁桃体肥大的形态学评估方法，本指南参考扁桃体肥大和腺样体肥大分别以Brodsky的扁桃体5分度[39]及腺样体4分度法[40]为依据，此分度标准判定扁桃体占据口咽宽度＞50%为扁桃体肥大、腺样体阻塞后鼻孔面积＞50%为腺样体肥大。对于具有扁桃体和（或）腺样体肥大的极度肥胖患儿，临床医师应权衡扁桃体和（或）腺样体切除术的风险（包括：主要风险如麻醉并发症、术后呼吸衰竭、出血、腭咽关闭不全、鼻咽狭窄，次要风险如疼痛、术后脱水等[2]）与其他治疗的利弊。对于不符合扁桃体和（或）腺样体肥大的OSA患儿，更需进行详尽的口腔、鼻腔、喉部等上气道情况评估以及神经肌肉病等全身问题的排查，以了解阻塞平面和阻塞原因，必要时请相关科室协助诊疗。

临床问题7：OSA患儿术后疾病持续存在的危险因素有哪些？

【推荐意见】 推荐重点评估肥胖儿童有无术后疾病持续存在，必要时补充治疗（证据等级：B；推荐级别：强推荐）。

建议对具有以下特点的OSA患儿进行术后关注，包括（证据等级：B；推荐级别：弱推荐）：患儿手术时年龄<3岁；伴随哮喘、伴随鼻部疾病（变应性鼻炎、鼻窦炎）；OAHI>10次/h和（或）最低血氧饱和度<80%；OSA家族史。

【证据概述】 指南制订工作组制订系统评价（$n=1655$，10个前瞻性队列研究，2个回顾性队列研究）报告了OSA患儿疾病持续存在常见的4类危险因素。结果发现：①肥胖因素（7个研究，$n=682$）：与正常体重患儿相比，术前肥胖患儿发生术后OSA持续存在的风险是其4.11倍（$OR=4.11$，95% CI 1.68~10.08，$P<0.01$）；按照不同的诊断标准进行亚组分析，结果提示：AHI≥1次/h组（$OR=3.77$，95% CI 1.57~9.05，$P<0.01$）；AHI≥2次/h组（$OR=7.96$，95% CI 2.76~22.92，$P<0.01$）；AHI≥5次/h组（$OR=8.73$，95% CI 4.50~16.94，$P<0.01$）；提示与术前正常体重患儿相比，术前肥胖是术后持续存在OSA的危险因素。②超重因素（3个研究，$n=224$）：超重患儿与体重正常患儿相比，不增加术后OSA持续存在的风险（$OR=0.76$，95% CI 0.20~2.96，$P=0.70$）。③伴随疾病（1个研究，$n=85$）：伴随哮喘（$OR=1.31$，95% CI 0.50~3.41，$P=0.58$）和变应性鼻炎（$OR=0.96$，95% CI 0.39~2.39，$P=0.93$）不增加术后OSA持续存在的风险。④疾病家族史：有SDB家族史（2个研究，$n=194$，$OR=1.35$，95% CI 0.62~2.91，$P=0.45$）和过敏家族史（2个研究，$n=194$，$OR=2.24$，95% CI 0.95~5.28，$P=0.07$）和肥胖家族史（1个研究，$n=84$，$OR=1.03$，95% CI 0.20~5.32，$P=0.98$）均不增加术后OSA持续存在的风险。本系统评价结果提示肥胖是引起儿童OSA术后持续存在状态的危险因素。

2015年1个系统评价[41][共51个研究，$n=3413$，其中1个随机对照试验（randomized controlled trial, RCT），其余为病例系列和非RCT，AMSTAR2=7.5]显示，与手术前比较，手术后患儿AHI明显下降了12.4次/h，同时OAI、AHI、中枢性指数也下降，最低血氧饱和度明显上升。术后AHI<1次/h的患儿比例为51%（肥胖组比非肥胖组比未区分肥胖组：34%比49%比56%），而AHI<5次/h的患儿比例为81%（肥胖组比非肥胖组比未区分肥胖组：61%比87%比84%）。Meta回归分析显示术后AHI阳性率（持续存在率）与术前AHI和体重指数Z评分呈正相关。结果提示手术干预能明显改善OSA患儿的睡眠参数，尤其是对非肥胖OSA患儿。术后OSA持续存在好发于病情较重及肥胖患儿。

【推荐说明】肥胖作为儿童OSA的独立危险因素值得关注，本指南临床证据提示肥胖也是儿童OSA术后疾病持续存在的危险因素，可使用PSG或者借助便携或简易替代诊断工具来评估术后OSA持续存在状态，必要时的补充治疗包括无创正压通气（non-invasive positive pressure ventilation，NPPV）、口腔矫治、减重等。当前研究提示伴随疾病（哮喘和变应性鼻炎）和OSA家族史不增加术后OSA持续存在的风险，但是基于既往指南建议[2, 42-44]和指南制订组专家意见，临床医生仍需注重对<3岁、伴随疾病、重度OSA或者低氧血症、相关家族史的OSA患儿进行术后评估和气道管理。此外，对于疾病严重程度（基于PSG）和腺样体和（或）扁桃体肥大等解剖因素不匹配的患儿，如腺样体和（或）扁桃体明显肥大但无频繁睡眠呼吸暂停事件，或者睡眠呼吸事件频繁但扁桃体和（或）腺样体却无明显肥大的患儿，尤需注意术后上气道综合评估。

临床问题8：鼻用糖皮质激素及白三烯受体拮抗剂治疗儿童OSA的疗效和安全性如何？

【推荐意见】对于轻、中度OSA患儿，结合腺样体及扁桃体评估情况，推荐鼻用糖皮质激素或孟鲁司特钠作为治疗药物，以降低睡眠呼吸事件，改善症状评分，并定期随访评估药物疗效和可能出现的不良反应（证据等级：B；推荐级别：强推荐）。

关于联合用药，在评估腺样体及扁桃体后，对于轻、中度OSA患儿，建议使用鼻用糖皮质激素联合孟鲁司特钠进行治疗，并定期随诊评估药物疗效和可能的不良反应（证据等级：D；推荐级别：弱推荐）。

对于使用药物后无效或停药后再次出现症状的OSA患儿，

建议在上气道综合评估基础上,进行其他治疗(GPS)。

【证据概述】 指南制订工作组制作的系统评价共纳入4个、3个和2个RCT,分别评价了鼻用糖皮质激素、白三烯受体拮抗剂及二者联合用药治疗儿童OSA疗效和不良反应。

鼻用糖皮质激素治疗儿童OSA共纳入4个RCT($n=204$):①有3个RCT($n=142$)的合并结果提示:与安慰剂相比,鼻用糖皮质激素可降低OAHI($SMD=-3.34$, 95% CI -4.66~-2.01, $P<0.0001$)和ODI($SMD=-2.18$, 95% CI -3.86~-0.50, $P=0.01$),觉醒指数($SMD=-1.32$, 95% CI -4.61~1.97, $P=0.43$)、最低血氧饱和度($SMD=2.06$, 95% CI -2.44~6.57, $P=0.37$),两组间差异均无统计学意义。2个研究报告了腺样体形态(A/N),一个研究提示鼻用糖皮质激素可缩小腺样体,而另一个研究提示组间差异无统计学意义。②另1个研究为鼻用布地奈德与安慰剂(生理盐水)比较、用药周期为6周的随机交叉试验($n=62$),该研究未报告随机分配后组间比较的数据,故未与其他研究进行合并分析。该研究所纳入的62例受试者均完成了交叉试验的第一阶段,有19例(药物组5例,安慰剂组14例)在第一阶段后退出试验。该研究对比实际完成鼻用布地奈德的48例(第一阶段30例+第二阶段18例)与第一阶段安慰剂组32例,提示鼻用布地奈德相比安慰剂可降低AHI。③不良反应方面,有2个研究报告偶见恶心呕吐、腹泻,另2个研究两组均无不良反应发生。④进行Meta分析的3个研究间存在明显的临床异质性,鼻用糖皮质激素类型(2个糠酸莫米松鼻喷剂、1个丙酸氟替卡松鼻喷剂)、用药次数、用药时间(4周、6周、4个月)差异有统计学意义。纳入标准中AHI不等,结局指标OAHI和AHI均有报告。

孟鲁司特钠治疗儿童OSA共纳入3个RCT($n=187$):①与安慰剂/不干预组(2个RCT, $n=103$)相比,孟鲁司特钠可降低OAHI($SMD=-0.99$, 95% CI -1.40~-0.58, $P<0.00001$)、ODI($MD=-2.83$, 95% CI -3.86~-1.79, $P<0.00001$)和觉醒指数($SMD=-1.02$, 95% CI -1.47~-0.57, $P<0.0001$);可升高最低血氧饱和度($MD=4.07$, 95% CI 2.27~5.88, $P<0.00001$)。其中1个RCT($n=46$)结果提示:打鼾($SMD=-1.84$, 95% CI -2.53~-1.14, $P<0.00001$)和张口呼吸($SMD=-1.22$, 95%

$CI\ -1.85\sim-0.59$,$P=0.0002$）症状有缓解趋势。1个RCT（$n=57$）提示扁桃体形态（$MD=-0.20$,95% $CI\ -0.46\sim0.06$,$P=0.14$）和腺样体形态（$SMD=-0.58$,95% $CI\ -1.19\sim0.03$,$P=0.06$）两组间差异无统计学意义。以上2个RCT方法学质量较高，但样本量有限。②1个研究（$n=84$）比较了孟鲁司特钠联合常规治疗对比常规治疗，结果提示可降低AHI（$MD=-1.62$,95% $CI\ -2.63\sim-0.61$,$P=0.002$）、升高最低血氧饱和度（$MD=2.53$,95% $CI\ 0.88\sim4.18$,$P=0.003$）和降低3级和4级腺样体肥大数量（$RR=0.15$,95% $CI\ 0.04\sim0.64$,$P=0.01$）。

鼻用糖皮质激素与白三烯受体拮抗剂联合用药共纳入2个RCT（$n=234$）：①鼻用糖皮质激素+口服孟鲁司特钠比鼻用糖皮质激素（2个RCT,$n=169$）治疗儿童OSA，两组在改善AHI方面差异无统计学意义（$SMD=-0.48$,95% $CI\ -2.24\sim1.28$,$P=0.59$），但联合用药相比单用药组最低血氧饱和度（$SMD=1.11$,95% $CI\ 0.79\sim1.44$,$P<0.0001$）更高。不良反应方面，1个研究未报告不良反应，1个研究报告未出现不良反应。鼻用糖皮质激素+口服孟鲁司特钠比口服孟鲁司特钠（1个RCT,$n=122$）治疗儿童OSA，最低血氧饱和度（$MD=1.20$,95% $CI\ 0.34\sim2.06$,$P=0.006$）、腺样体形态（$MD=-0.02$,95% $CI\ -0.03\sim-0.01$,$P=0.002$）方面，糠酸莫米松鼻喷剂与孟鲁司特钠咀嚼片联合应用较孟鲁司特钠咀嚼片治疗效果好；而两组在改善AHI方面差异无统计学意义（$MD=0.31$,95% $CI\ -0.07\sim0.69$,$P=0.11$）。以上2个RCT中有1个RCT（$n=195$）为三组比较[孟鲁司特钠比鼻用糖皮质激素（失访4例）比鼻用糖皮质激素+口服孟鲁司特钠（失访8例）]，原文主要对三组治疗前、后比较，除扁桃体外，三组治疗前、后分别在AHI、最低血氧饱和度、打鼾、张口呼吸等指标方面均提示有效；但未对组间进行逐一比较。②以上2个研究均未描述是否实施隐蔽分组，未实施盲法，有不同程度的失访。

共5个系统评价比较了药物治疗儿童OSA[44-48]。2011年的Cochrane系统评价[45]评价抗炎药物治疗OSA患儿的疗效和安全性（AMSTAR2=14），其中有2个RCT为鼻用糖皮质激素（2个RCT，$n=87$），另1个是孟鲁司特钠（仅发表摘要）。①第1个RCT为期6周（$n=25$）：鼻用丙酸氟替卡松鼻喷剂相比安慰剂能降低轻、中度OSA患儿的AHI（$MD=-7.20$，95% CI $-13.96\sim-0.44$），但对于治疗前后最低血氧饱和度（$MD=-1.20$，95% CI $-5.06\sim2.66$）、患儿父母报告的临床症状评分（如打鼾、呼吸暂停和白天嗜睡等）及扁桃体大小两组差异无统计学意义。远期的安全性和疗效数据尚不清楚；该研究方法学质量高但样本量较小。②另1个是用药周期为6周的随机交叉试验（$n=62$），该研究结果提示鼻用布地奈德相比安慰剂可降低AHI，本研究因未基于随机分配数据下进行的分析结果解释尚需谨慎。2015年的1个系统评价[46]（2个RCT/1个病例对照，$n=105/27$，AMSTAR2=7.5）基于为期6周鼻用激素（氟替卡松和布地奈德）单组治疗前、后数据的比较结果提示：鼻用糖皮质激素可降低患儿AHI（$WMD=4.07$，95% CI $0.00\sim8.14$，$P<0.00001$）；布地奈德偶有鼻出血、腹泻、呕吐，症状较轻，未停止治疗。以上3个纳入研究间存在明显的方法学异质性和临床异质性，且未比较随机分配的药物组与对照组的差异。2013年1个系统评价[47]（2个RCT，$n=76$，AMSTAR2=10.5）结果提示：相比安慰剂，孟鲁司特钠可降低OSA患儿（OAI>1次/h或AHI>5次/h）AHI（$MD=-2.06$，95% CI $-2.28\sim-1.84$，$P<0.00001$）、觉醒指数（$MD=-4.18$，95% CI $-5.14\sim-3.21$，$P<0.00001$）、呼吸暂停指数（$MD=-1.18$，95% CI $-1.28\sim-1.08$，$P<0.00001$），但平均血氧饱和度（$MD=0.75$，95% CI $-0.32\sim1.83$，$P=0.17$）组间差异无统计学意义；未见明显不良反应。2018年1个系统评价[48]共纳入6个研究（$n=668$），包括1个横断面研究、2个前瞻性队列研究、1个回顾性队列研究、2个安慰剂对照的RCT报告了孟鲁司特钠治疗儿童OSA疗效。其中的2个RCT与2013年发表的系统评价[47]所纳入的RCT一致；另2个研究（1个前瞻性队列研究、1个回顾性队列研究，$n=502$）报告了孟鲁司特钠联合鼻用糖皮质激素治疗OSA前、后比较的疗效，结果提示治疗后AHI降低（$MD=-4.18$，95% CI $-6.33\sim-2.04$，$P<0.0001$）、LSAT（$MD=4.76$，95% CI $4.46\sim5.06$，$P<0.000001$）。该系统评价纳入的6个研究中有4个研究报

告不良反应情况,在511例受试者中有3例出现轻微的恶心、头痛和鼻出血,未见严重不良反应报告。2017年的1个网状Meta分析[49](7个RCT,$n=499$,AMSTAR2=7.5)结果显示与安慰剂相比,鼻用糠酸莫米松($WMD=1.40$,95% CI 1.17～1.63)、布地奈德($WMD=3.50$,95% CI 3.34～3.66)、氟替卡松($WMD=7.20$,95% CI 5.26～9.14)和孟鲁司特钠($WMD=2.80$,95% CI 1.01～4.59)均降低了AHI,其中氟替卡松改善儿童OSA的AHI的效果最好。

【推荐说明】 对于轻度及中度OSA患儿,经临床评估为腺样体和(或)扁桃体肥大,特别是腺样体肥大患儿,除外其他口腔颌面及上气道梗阻问题后,推荐鼻用糖皮质激素和孟鲁司特钠作为治疗药物;尤其是合并鼻塞、流涕、喷嚏及闭塞性鼻音等鼻炎症状的患儿,鼻用糖皮质激素可作为推荐使用。其中,对于中度OSA且明确伴腺样体和(或)扁桃体肥大的患儿,腺样体和(或)扁桃体切除仍为首选推荐,对于有手术禁忌、等待手术以及家长因多种原因拒绝手术者,上述药物可作为推荐的保守治疗方法。在疗效方面,系统评价证据提示,鼻用糖皮质激素可有效降低OSA患儿OAHI和ODI,孟鲁司特钠可有效降低OAHI并改善症状评分。另外,目前国内外关于二者联合使用的药效及不良反应尚缺少高质量RCT证据,也缺乏长期疗效随访研究证据,二者联用疗效研究可作为今后OSA患儿及腺样体肥大患儿药物治疗的研究方向之一,此观点与2018年法国耳鼻咽喉头颈外科学会(French Society of Otorhinolaryngology and Head and Neck Surgery,SFORL)指南观点一致[42]。基于以上证据,并结合药物说明书,建议使用年龄>2岁,鼻用糖皮质激素用药时间通常为6周,白三烯受体拮抗剂用药疗程建议3个月,但目前相关的临床研究多基于短期随访,尚缺少规范的远期疗效观察研究,同时停药及中转手术的临床指征仍需未来更多循证依据支持。用药过程中需监护可能出现的药物不良反应,如鼻出血、头痛、腹泻、恶心、呕吐等,此外有研究报道服用孟鲁司特钠偶见噩梦、攻击行为和抑郁、自杀倾向等精神症状,亦需注意。2019年美国食品药品管理局(Food and Drug Administration,FDA)强调孟鲁司特钠可能带来神经/精神事件风险,包括抑郁、自残、自杀倾向[50]。一旦出现药物相关的精神症状，临床医生应嘱家长立即停药并专科就诊。疗程结束后进行再次全面评估，对于症状改善、体征及OAHI改善不明显或停药后再次出现症状的OSA患儿，需充分考虑发病原因，并重新确定上气道梗阻平面，如确定为腺样体和（或）扁桃体肥大无明显缓解，且排除其他上气道平面梗阻因素，建议手术干预（参考临床问题6的推荐意见）。

临床问题9：OSA患儿使用NPPV的指征、疗效和远期不良反应有哪些？

【推荐意见】 对于有外科手术禁忌证、不伴腺样体和（或）扁桃体肥大、腺样体和（或）扁桃体切除后OSA持续存在以及选择非手术治疗的OSA患儿，在完善上气道综合评估后，推荐NPPV作为一种有效治疗方法（证据等级：B；推荐级别：强推荐）。

推荐重度OSA患儿使用NPPV作为替代或围术期补充治疗方案之一（GPS）。

对于接受NPPV的患儿，推荐在PSG下调整呼吸机参数，并定期评估参数设置的适宜性（GPS）。

OSA患儿使用NPPV可产生鼻部症状、眼睛刺激症状和皮肤破损等轻微不良反应，如长期使用，可造成颅面发育异常，推荐定期评估（GPS）。

【证据概述】 指南制订工作组共查询到2个RCT报告了正压通气治疗儿童OSA疗效和不良反应，存在临床异质性未进行合并。1个研究（$n=70$）为随机双盲对照试验，比较了持续气道正压通气（continuous positive airway pressure，CPAP）+手术比手术，结果提示联合使用CPAP可降低AHI（$MD=-6.80$，$95\%\ CI\ -10.62\sim-0.298$，$P=0.0005$），研究未报告不良反应和并发症。该研究提示其他指标CPAP组对增加氧分压、降低二氧化碳分压、缩短呼吸暂停持续时间和改善艾普沃斯嗜睡评分（Epworth Sleepiness Score，ESS）方面均有效。另1个研究（$n=67$）比较了CPAP+常规治疗与常规治疗，疗程3个月，方法学质量较低，该研究也提示CPAP对降低AHI、提高最低血氧饱和度有效。

【推荐说明】 OSA患儿NPPV的使用强调建立在气道综合

评估基础上，以明确上气道阻塞层面，但并不强调或推荐药物诱导睡眠内镜或药物诱导MRI作为常规检查。使用需结合个体情况和临床需求，对使用年龄不做限制和推荐。CPAP是治疗儿童OSA的一种有效的替代治疗方法[23]，可作为重度OSA患儿围手术期的重要补充治疗[51]，亦可作为特殊OSA患儿在等待颅面手术过程中采取的暂时干预措施[21]。对于接受CPAP或其他无创通气治疗的OSA患儿，必须在睡眠监测下完成压力滴定，并需要定期重新评估参数设置的适宜性。2016年中华医学会儿科学分会呼吸学组睡眠协作组的专家共识（草案）指出，"儿童NPPV治疗一定要在有儿童NPPV治疗的专业医疗中心进行长期监测和随访，避免或及时发现面罩相关的颅面发育异常"[52]。

临床问题10：口腔矫治（口腔矫正器）在儿童OSA治疗的疗效和安全性如何？

【推荐说明】 对于可能合并口腔及颌面发育问题的OSA患儿，尤其是不伴有腺样体和（或）扁桃体肥大、术后OSA持续存在、不能手术或不能耐受NPPV治疗的OSA患儿，建议进行口腔评估，必要时进行口腔矫治器治疗（GPS）。

经评估后，需要进行口腔矫治器治疗的OSA患儿，建议根据牙颌畸形的类型和气道阻塞部位选用上颌扩弓治疗或下颌前导矫治。上颌扩弓治疗轻、中度OSA患儿有效，特别是对于腭中缝骨性愈合前的患儿效果较好（证据等级：D；推荐级别：弱推荐）。下颌前导矫治对于轻度至重度OSA患儿均有一定效果，推荐在青春发育期前采取治疗，6个月及以上的长期治疗优于短期治疗。（证据等级：B；推荐级别：强推荐）。

【证据概述】 2017年1个Meta分析[53]（1个RCT、9个病例系列报告、2个病例报告、5个病例对照研究，$n=314$）报告了上颌快速扩弓（rapid maxillary expansion，RME）治疗伴有腭盖高拱或上腭狭窄（上颌横向发育不足）的OSA患儿，结果提示矫正后相比矫正前AHI降低（$MD=-4.84$，95% CI -8.47~-1.21）、最低血氧饱和度升高（$MD=5.78$，95% CI 1.99~9.58）。2016年的1个系统评价[54]报告快速扩弓治疗OSA患儿（$n=215$），结果提示RME可将AHI平均降低6.86次/h（$P<0.0001$）。2017年的1个系统评价[55]（5个非随机对照试验，$n=137$）纳

入结果提示快速扩弓可降低OSA患儿AHI（$SMD=3.24$，95% $CI\ 0.34\sim6.15$）。2019年的1个系统评价[56]对6个研究进行描述性分析，提示快速扩弓对上颌和鼻侧壁的增宽量分别为3.4 mm和3.3 mm，这一数量在青春期后的患儿降至2.8 mm和2.2 mm。对于青春发育期前进行的扩弓，长期追踪上齿槽座及上颌骨的宽度，可保持稳定增加，而青春发育期后进行的扩弓，仅有鼻侧壁较对照组增加1.3 mm，上颌骨性宽度则无增加。2016年的Cochrane系统评价[57]（1个Qusi-RCT，$n=23$，AMSTAR=15）对比了个性化的口腔矫治器与不干预治疗儿童OSA（AHI>1次/h），结果提示尽管纳入研究提示口腔矫正干预可降低轻度OSA患儿的AHI（$RR=0.39$，95% $CI\ 0.20\sim0.76$，$P=0.0061$），改善口呼吸（$RR=0.16$，95% $CI\ 0.04\sim0.59$，$P=0.0060$）、鼻塞（$RR=0.18$，95% $CI\ 0.05\sim0.69$，$P=0.013$）、习惯性打鼾（$RR=0.18$，95% $CI\ 0.06\sim0.55$，$P=0.0028$）等症状，但口腔矫正治疗OSA证据尚不充分。

2019年的1个系统评价[58]（纳入3个RCT、1个交叉RCT、3个非随机对照试验，$n=188$，AMSTAR2=12）评价了下颌前移型矫治器（mandibular advancement appliances，MAA）治疗OSA患儿的疗效。其中2个高质量RCT（$n=34$）报告显示：与安慰干预相比，MAA组OSA患儿AHI更低（$MD=-1.75$，95% $CI\ -2.07\sim-1.44$），最低血氧饱和度更高（$RR=3.4$，95% $CI\ 0.9\sim5.9$，$P=0.007$）；儿童睡眠问卷及生活质量和行为评分提升，ODI两组差异无统计学意义。敏感性分析纳入其他低质量研究，重新合并结果与以上两个高质量研究合并结果一致。亚组分析提示：MAA对轻（AHI<5次/h）、中（5次/h<AHI<10次/h）和重（AHI>10次/h）组AHI分别减少50%（1.72/3.5）、57%（4.27/7.5）和76%（10.69/14.08）；MAA对低龄组（6~9.5岁）和大龄组（9.5~13岁）均可降低AHI。结果提示：对13岁之前各年龄段均可以使用MAA治疗儿童OSA。目前缺乏青春发育期后的数据。

【推荐说明】口腔矫治是儿童OSA的重要补充治疗措施，对于儿童临床耳鼻咽喉科及呼吸科医师而言，明确口腔正畸评估的适应证，并建立联合口腔科综合治疗的诊疗观念尤为重要。在口腔矫治期间，OSA患儿完成定期口腔科正畸随访尤为必要,并建议在停止治疗3~6个月后系统地进行睡眠监测[42]。对于伴有口呼吸不良习惯的OSA患儿,口面肌功能训练可作为辅助治疗手段。

临床问题11:减重对于肥胖OSA患儿的疗效如何?

【推荐说明】对于超重或肥胖的OSA患儿,临床医师应推荐行为和饮食干预控制体重(证据等级:D;推荐级别:强推荐)。

【证据概述】2016年的1个系统评价[59]($n=359$,其中OSA:$n=163$,AMSTAR2=5.5)共纳入16个研究,其中有4个研究为减重干预OSA,包括手术减重(2个回顾性研究,$n=260$,其中OSA:$n=117$)和行为减重(2个前瞻性研究,$n=99$,其中OSA:$n=46$),均行描述性分析。手术减重干预中,1个研究纳入的34例肥胖患儿[肥胖定义为体质量指数(body mass index,BMI)$\geqslant 95^{th}$]中,有19例OSA肥胖患儿(肥胖定义为BMI>40 kg/m^2)接受了胃旁路手术,10例术后随访患儿[年龄(16.9±1.77)岁]手术前、后BMI为(60.8±11.1)kg/m^{2}和(41.6±9.5)kg/m^2,AHI中位数从9.1次/h下降到0.65次/h($P<0.01$),OSA持续存在率为1/10;另1个研究纳入的226例中有98例OSA患儿(肥胖定义为BMI>40 kg/m^2)接受了腹腔镜套式胃切除术,未提供手术前后BMI和AHI信息,OSA持续存在率为18%(18/98)。另2个研究报告了行为减重(饮食限制、体育活动和心理支持)干预肥胖OSA患儿(其中1个研究肥胖定义为BMI>40 kg/m^2),AHI较减重前降低,持续存在率为38%(8/21)和3/9。

2018年的1个病例系列研究[60]($n=24$),报告了体育锻炼联合饮食改变的减重干预对于14例OSA(AHI$\geqslant$2次/h)患儿疗效,亚组分析结果提示在患儿减重干预9个月后AHI无明显变化($P=0.18$)。

【推荐说明】对于超重或肥胖的OSA患儿,除了其他治疗,临床医师应推荐控制体重[1-2],学龄儿童健康体重标准推荐参考中华人民共和国卫生行业标准(WS/T 586-2018)《学龄儿童青少年超重与肥胖筛查》[61],肥胖患儿的临床干预指导建议参考欧洲内分泌学会和儿科内分泌学会相关指南[62]。但目前缺少减重治疗对儿童OSA的疗效高质量研究,主要以病例系列报告为主,且研究对象BMI非常高(>40 kg/m^2)、年龄偏大(>15岁),证据有限。

指南的制订过程与方法

(一)指南制订方法学

本指南符合美国医学科学院(Institution of Medicine,IOM)最新指南定义[63],制订方法参考2015年发布的《世界卫生组织指南制订手册》的制订流程及相关方法学标准[64],以及指南研究与评价工具(Appraisal of Guidelines for Research and Evaluation,AGREE Ⅱ)[65],并参考卫生保健实践指南的报告条目(Reporting Items for Practice Guidelines in Healthcare,RIGHT)[66]撰写指南文件。

(二)指南注册与计划书

本指南在国际实践指南注册平台(International Practice Guidelines Registry Platform)(http://guidelines-registry.cn/)注册(注册号IPGRP-2018CN058)。本指南计划书已发表于《中国循证医学杂志》2020年第1期[67]。

(三)指南工作组

2018年7月成立指南工作组,下设4个小组:指南指导委员会、指南制订工作组、指南秘书组(证据合成与评价组)、指南外部评审小组。工作组成员由临床专家、指南方法学、循证医学、临床流行病学、卫生统计学、专业期刊编辑等领域的多学科、不同地域的专家组成;临床专家包括耳鼻咽喉头颈外科、呼吸科、口腔科、慢病管理及发育行为等学科,其中儿科医师占比约78%。在结局指标遴选和推荐意见形成过程中考虑了患者(监护人)的价值观和意愿。

本指南方法学支持与指导由兰州大学基础医学院循证医学中心/GRADE中国中心、北京大学循证医学中心/北京大学公共卫生学院和首都医科大学附属北京儿童医院临床流行病学与循证医学中心共同完成。

(四)利益冲突声明

所有参与指南制订相关人员,包括指南指导委员会、指南制订工作组和指南秘书组(证据合成与评价组)、指南外部评审小组成员均按要求填写了利益冲突声明,未见与本指南直接相关的经济和非经济利益冲突。

(五)临床问题和结局指标的收集和遴选

本课题组系统查询已发表OSA相关指南和系统评价,结合利益相关人员的深度访谈结果,初拟OSA指南临床问题及结局指标清单,并进行归类、去重、合并。遴选临床问题环节先后开展了2轮德尔菲调查,召开了1次面对面共识会议,指南制订工作组多次讨论确定本指南所关注的11个临床问题,包括5个诊断临床问题和6个治疗临床问题。由临床专家和方法学家共同基于PICO(Population, Intervention, Comparison, Outcome)原则构建临床问题。结局指标清单拟定是在所查询文献、深度访谈、考虑部分患儿监护人意愿和价值观的基础上,指南制订工作组经过多次讨论,最终确定本指南的结局指标。

(六)证据的检索、合成与评价

本指南在指南主题和范围确定、证据合成与评价不同阶段,进行了OSA、腺样体和(或)扁桃体手术相关指南的检索与评价,OSA相关系统评价/Meta分析的检索与评价;在制订系统评价阶段检索了相应的原始研究并进行评价与数据分析。

1. 纳入和排除标准:纳入标准:①研究对象:符合OSA/OSAS(obstructive sleep apnea syndrome)/OSAHS(obstructive sleep apnea-hypopnea syndrome)诊断的患儿,年龄1~18岁;②干预措施和对比措施:不限定;③结局指标:不限定;④研究类型分为三部分:检索OSA和腺样体和(或)扁桃体切除术相关指南、共识;检索OSA相关系统评价/Meta分析;指南制订工作组自制系统评价/Meta分析,则检索相应的原始研究。

排除标准:排除原发打鼾、中枢性呼吸暂停或低通气综合征的患者;排除OSA合并其他先天或重症疾病患儿:包括唐氏综合征、颅面畸形、神经肌肉疾病(如脑瘫)、慢性肺部疾病、镰状细胞病、代谢性疾病或喉部软化症。排除干预措施和对比措施为中医药的干预措施(如中草药、中成药、针灸等)。排除重复发表文献、计划书。

2. 数据来源与检索策略:数据来源包括:①数据库检索:

英文数据库包括：PubMed、EMBASE、The Cochrane Library，中文数据库包括：中国生物医学文献数据库（CBM）、中国知网（CNKI）、维普（VIP）和万方数据库（WanFang Data）。检索时间为从建库到2019年9月。②指南相关资源：美国国家临床指南中心（NGC，http://www.ngc.gov）、英国国家卫生与临床技术优化研究所（NICE，https://www.nice.org.uk/guidance）、指南国际网络（GIN，https://www.g-i-n.net）、世界卫生组织（WHO，http://www.who.int/publications/guidelines/en/）、Uptodate（https://www.uptodate.com/contents/search）和医脉通。③系统评价/Meta分析注册相关检索资源：PROSPERO（International prospective register of systematic reviews）注册平台。④临床试验相关资源：世界卫生组织国际临床试验注册平台（World Health Organization International Clinical Trial Registry Platform，WHO ICTRP）。⑤补充检索：查找OSA相关纳入研究参考文献，百度学术进行补充检索。

检索词主要包括OSA、儿童人群和研究类型三个方面。其中PubMed检索OSA相关系统评价/Meta分析的检索策略见表6。

表6　PubMed检索

序号	检索式
#1	"Snoring"［Mesh］
#2	"Sleep Apnea Syndromes"［Mesh：NoExp］
#3	"Sleep Apnea, Obstructive"［Mesh］
#4	(sleep* AND (apnea* OR appoea* OR hypopn*OR obstruct*OR disorder*OR disturb*)) OR snore* OR snoring*
#5	#1 OR #2 OR#3 OR #4
#6	"Infant"［Mesh］
#7	"Child, Preschool"［Mesh］
#8	"Child"［Mesh］
#9	"Adolescent"［Mesh］
#10	child*［Title/Abstract］OR pediat*［Title/Abstract］OR paediat*［Title/Abstract］OR infan*［Title/Abstract］OR

续 表

序号	检索式
	youth* [Title/Abstract] OR toddler* [Title/Abstract] OR adolesc* [Title/Abstract] OR teen* [Title/Abstract] OR boy* [Title/Abstract] OR girl* [Title/Abstract] OR bab* [Title/Abstract] OR preschool* [Title/Abstract] OR pre-school* [Title/Abstract]
#11	#6 OR #7 OR #8 OR #9 OR #10
#12	#5 AND#11
#13	"Meta-Analysis" [Publication Type]
#14	"Meta-Analysis as Topic" [Mesh]
#15	Meta analysis
#16	Meta analyses
#17	Systematic review
#18	Systematic reviews
#19	OR/13-18
#20	#12 AND #19

3．文献筛选和资料提取：由至少2名评价员依据纳入和排除标准独立筛选文献，首先阅读题目、摘要排除不相关的文献，查阅可能符合纳入标准的研究全文，确定纳入全文。由至少2名评价员依据预先制订的资料提取表提取相关资料。以上过程不同意见讨论解决或咨询第三方意见协商确定。

4．证据评价：使用AGREE Ⅱ评价相关指南方法学质量。使用AMSTAR2工具对纳入的系统评价分析进行方法学质量评价[68]。如为高质量的系统评价和（或）Meta分析直接使用，如果时间大于2年则加以更新。考虑到制订中国儿童OSA指南需要中国本土的证据，指南制订工作组重新制订了相关系统评价/Meta分析。该环节用Cochrane偏倚风险评估工具（Risk of Bias，ROB）评价纳入RCT的偏倚风险；用诊断准确性研究的质量评价工具（Quality Assessment of Diagnostic Accuracy Studies 2，QUADAS-2）评价纳入诊断试验的方法学质量；用纽卡斯尔-渥太华量表（Newcastle-Ottawa scale，NOS）评价纳入队列研究和病例对照研究的方法学质量。评价过程由2人独立完成，若存在不一致，共同讨论或咨询第三方协商解决。

本指南使用GRADE对各临床问题的证据概述中的证据体进行分级（表2）。共分为高、中、低、极低四个等级；推荐强度分为强推荐和弱推荐（http://www.gradeworkinggroup.org/）。GRADE证据质量分级过程考虑五个降级因素包括偏倚风险、一致性、精确性、发表偏倚、间接性，以及三个升级因素包括效应量大、混杂因素偏倚、剂量效应。通过证据总结表和概要表呈现证据。

（七）形成推荐意见

指南制订工作组基于各临床问题相关的国内外系统评价证据、指南制订工作组制订的系统评价证据，个别问题参考相关指南证据，同时考虑了中国患儿/监护人的偏好和价值观、干预措施的成本等利弊平衡后，拟定了27条推荐意见。通过3轮德尔菲调查以及2019年8月25日在北京召开的面对面专家共识会议，前后共收集82条反馈意见，最终形成24条推荐意见。其间，指南工作组讨论和审定了所有推荐意见和证据质量。

（八）指南的外审

指南征求意见稿由7名外部同行专家评审，根据其反馈意见和建议进行完善。最后由指南制订工作组将指南提交指南指导委员会批准。

（九）传播与实施

本指南发布后，指南发起单位联合通过以下方式对本指南进行传播和推广：①在相关学术会议中介绍和解读指南。②有计划地在全国范围内组织耳鼻咽喉科医师、呼吸科医师、睡眠监测技师、护理人员等相关医务工作者学习指南相关内容并能正确使用。③通过微信或其他途径传播。

指南实施中的有利因素和不利因素估计。有利因素：打鼾、睡眠呼吸暂停的问题逐渐被公众认识，家长对孩子的睡眠问题重视度提高，各级临床医生对OSA指南也有了很高的需求。不利因素：①OSA是睡眠障碍的一种类型，以打鼾和睡眠呼吸暂停为主要临床表现。睡眠障碍范畴较广，现多倾向于耳鼻咽喉头颈外科、呼吸科、口腔科、慢病管理及发育行为等多学科联合诊疗，本指南主要关注以腺样体肥大、扁桃体肥大和（或）肥胖引起的儿童OSA，而未包括原发打鼾、中枢性呼吸暂停或低通气综合征、合并其他先天或重症疾病患儿。②本指南所获得证据的研究人群，很少包括14~18岁的大龄儿童/青少年，大龄儿童/青少年的生长发育已接近于成年人，而与小年龄儿童相差甚大，因此对于符合成人发病特点的大龄儿童/青少年可参考成人OSA诊疗原则进行处理。③本指南拟纳入白三烯受体拮抗剂治疗儿童OSA的疗效和安全性的临床问题，在所获得临床证据中主要评价的是孟鲁司特钠，未获取到评价其他白三烯受体拮抗剂的证据。

（十）指南的更新

指南制订组计划在指南发布后3~5年更新本指南，更新方法依据国际指南更新流程进行。

（十一）版本说明

本指南共2个版本，即中文版和英文版。中文版将由《中华耳鼻咽喉头颈外科杂志》《中国循证医学杂志》共同发布，英文版将由 *Journal of Evidence-based Medicine*、*Pediatric Investigation* 和 *World Journal of Otorhinolaryngology-Head and Neck Surgery* 共同发布。指南配套的支撑数据保存于国家儿童医学中心/首都医科大学附属北京儿童医院。

执笔专家：倪鑫（国家儿童医学中心首都医科大学附属北京儿童医院）

专家组成员（按姓氏拼音排序）：

指导委员会成员：高志强（中国医学科学院北京协和医学院北京协和医院）、韩德民（首都医科大学附属北京同仁医院）、倪鑫（国家儿童医学中心 首都医科大学附属北京儿童医院）、王辰（中国医学科学院）、王强（国家卫生健康委员会）、魏均民（中华医学会杂志社）、吴皓（上海交通大学医学院附属第九人民医院）、杨克虎（兰州大学基础医学院循证医学中心GRADE中国中心）、詹思延（北京大学循证医学中心 北京大学公共卫生学院）

制订工作组成员：蔡晓红（温州医科大学附属第二医院 育英儿童医院儿童睡眠医学科）、曹玲（首都儿科研究所附属儿童医院呼吸科）、陈洁（国家儿童医学中心上海交通大学医学院附属儿童医学中心耳鼻咽喉头颈外科）、陈波蓓（温州医科大学附属第二医院 育英儿童医院耳鼻喉科）、陈耀龙（兰州大学基础医学院循证医学中心GRADE中国中心）、房玉新（中华医学会杂志社中华耳鼻咽喉头颈外科杂志编辑部）、高雪梅（北京大学口腔医院正畸科）、葛文彤（国家儿童医学中心 首都医科大学附属北京儿童医院耳鼻咽喉头颈外科）、韩芳（北京大学人民医院呼吸科）、黄燕（中国科学院大学医学院呼吸科）、江帆（国家儿童医学中心 上海交通大学医学院附属上海儿童医学中心发育行为儿科）、李兰（深圳市儿童医院耳鼻咽喉头颈外科）、刘大波（南方医科大学深圳医院儿童耳鼻咽喉科）、卢晓峰（上海交通大学医学院附属第九人民医院口腔颅颌面科）、米杰（国家儿童医学中心 首都医科大学附属北京儿童医院慢病管理中心）、彭晓霞（国家儿童医学中心 首都医科大学附属北京儿童医院临床流行病学与循证医学中心）、沈翎（福建省福州儿童医院耳鼻咽喉头颈外科）、申昆玲（国家儿童医学中心 首都医科大学附属北京儿童医院呼吸科）、邰隽（首都儿科研究所附属儿童医院耳鼻喉科）、徐佩茹（新疆医科大学儿科学院呼吸科）、许志飞（国家儿童医学中心 首都医科大学附属北京儿童医院呼吸科）、杨兴华（首都医科大学公共卫生学院 流行病与卫生统计学系）、叶京英（清华大学附属北京清华长庚医院耳鼻咽喉头颈外科）、张杰（国家儿童医学中心 首都医科大学附属北京儿童医院耳鼻咽喉头颈外科）、张亚梅（国家儿童医学中心 首都医科大学附属北京儿童医院耳鼻咽喉头颈外科）

秘书组（证据合成与评价组）成员：杜江南（国家儿童医学中心 首都医科大学附属北京儿童医院儿外科）、房孝莲（国家儿童医学中心 首都医科大学附属北京儿童医院耳鼻咽喉头颈外科）、高淑蔚（国家儿童医学中心 首都医科大学附属北京儿童医院呼吸科）、姬婷婷（国家儿童医学中心 首都医科大学附属北京儿童医院耳鼻咽喉头颈外科）、李建荣（北京大学循证医学中心 北京大学公共卫生学院）、李昆（国家儿童医学中心 首都医科大学附属北京儿童医院临床流行病学与循证医学中心）、李晓丹（国家儿童医学中心 首都医科大学附属北京儿童医院耳鼻咽喉头颈外科）、刘雅莉（国家儿童医学中心 首都医科大学附属北京儿童医院临床流行病学与循证医学中心）、刘雨薇（国

家儿童医学中心 首都医科大学附属北京儿童医院耳鼻咽喉头颈外科)、卢婷婷(兰州大学基础医学院循证医学中心)、罗旭飞(兰州大学基础医学院循证医学中心)、马艳芳(兰州大学基础医学院循证医学中心)、马圆(兰州大学基础医学院循证医学中心)、梅林(国家儿童医学中心 首都医科大学附属北京儿童医院耳鼻咽喉头颈外科)、牟家宁(国家儿童医学中心 首都医科大学附属北京儿童医院儿外科)、聂晓璐(国家儿童医学中心 首都医科大学附属北京儿童医院临床流行病学与循证医学中心)、邱悦(国家儿童医学中心 首都医科大学附属北京儿童医院耳鼻咽喉头颈外科)、孙凤(北京大学循证医学中心 北京大学公共卫生学院)、万真(国家儿童医学中心 首都医科大学附属北京儿童医院)、吴盼婷(国家儿童医学中心 首都医科大学附属北京儿童医院呼吸科)、武泽昊(国家儿童医学中心 首都医科大学附属北京儿童医院临床流行病学与循证医学中心)、严惠(郑州大学附属儿童医院)、周奇(兰州大学基础医学院循证医学中心)

外审专家(按姓氏拼音排序):靳英辉(武汉大学中南医院循证与转化医学中心)、黎海芪(重庆医科大学附属儿童医院儿童保健科)、李庆云(上海交通大学医学院附属瑞金医院呼吸与危重症医学科)、尚云晓(中国医科大学附属盛京医院小儿呼吸内科)、徐文(首都医科大学附属北京同仁医院耳鼻咽喉头颈外科)、曾祥龙(北京大学口腔医学院口腔正畸科)、张铁松(昆明市儿童医院耳鼻咽喉科)

扫描二维码观看本文通信作者倪鑫教授对指南特点、制订背景等相关内容的介绍。

参考文献从略

(通信作者:倪 鑫)
(本文刊载于《中华耳鼻咽喉头颈外科杂志》2020年第55卷第8期第729-747页)

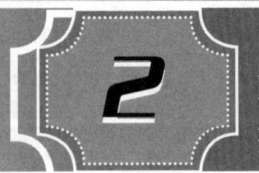

中国幼年型复发性呼吸道乳头状瘤病诊断与治疗指南（2024）

中国幼年型复发性呼吸道乳头状瘤病诊断与治疗指南制订工作组
中华医学会耳鼻咽喉头颈外科学分会小儿学组
中华耳鼻咽喉头颈外科杂志编辑委员会

幼年型复发性呼吸道乳头状瘤病（juvenile-onset recurrent respiratory papillomatosis，JORRP）是一种儿童最常见的呼吸道上皮组织增生性良性病变，由低危型人乳头瘤病毒（human papilloma virus，HPV）6/11慢性感染引起[1]。JORRP患者初次就诊年龄通常为2~3岁[2-3]，男女比例相当。不同国家报道的发病率差距较大，美国儿童中的发病率为4.3/100 000[4]，或（80~1500）人/年[5]，南非报道的发病率为1.34/100 000[6]，而欧洲报道的仅为0.17/100 000[7]，我国尚无明确报道。与成人型复发性呼吸道乳头状瘤病（adult-onset recurrent respiratory papillomatosis，AORRP）不同，JORRP一般没有癌变风险，且随年龄增长有一定的自限性，但复发率更高[2]。据统计，美国患有复发性呼吸道乳头状瘤病（recurrent respiratorypapillomatosis，RRP）的儿童每年平均手术次数为4.4次，终生总手术次数可多达40余次[8]。此外，疾病具有的侵袭性可能导致病灶向下呼吸道播散，甚至累及肺部，造成死亡。及时的诊断和科学、有效的干预措施，有助于延缓疾病进展，避免严重并发症的发生。

我国在JORRP的诊断方式和治疗策略方面存在诸多争议，各地区医院、基层医生对于该疾病的认识程度较低，不同医院对于该病的治疗方案缺乏统一的规范，制约了我国JORRP诊疗水平的提升。目前国内外尚缺乏RRP相关指南。

2020年发表的国际儿童耳鼻咽喉科小组（International Pediatric Otolaryngology Group，IPOG）：JORRP专家共识（以下简称2020年IPOG专家共识）[9]，对临床工作有一定的指导意义，但不是基于多学科循证证据支持的诊疗路径或规范。因此，亟须制订符合我国国情的、循证临床实践指南，以指导和规范JORRP患者临床诊疗决策，促进新治疗方法的研发，提高我国JORRP患者的整体诊治水平。本指南制订的目的是为JORRP的诊断治疗提供决策依据，指导广大相关医务工作者的临床实践。

指南的目标人群

本指南适用于0~18岁，确诊为JORRP的患者。

指南的使用人群

从事耳鼻咽喉头颈外科专业疾病相关工作的临床医生及科研工作人员，其他医务人员可参考。

缩略语表

见表1。

指南临床问题、推荐意见、证据概述和推荐说明

本指南采用推荐意见分级的评估、制订及评价（grading of recommendations assessment, development and evaluation, GRADE）方法（http://www.gradeworkinggroup.org/）对证据体的证据质量和推荐意见的推荐强度分级，GRADE证据质量和推荐强度分级的含义见表2。本指南包括诊断和治疗两方面，共12个临床问题、形成24条推荐意见，其汇总见表3。

表1 缩略语表

英文缩写	英文全称	中文
AORRP	adult-onset recurrent respiratory papillomatosis	成人型复发性呼吸道乳头状瘤病
JORRP	juvenile-onset recurrent respiratory papillomatosis	幼年型复发性呼吸道乳头状瘤病
GRADE	grading of recommendations assessment, development and evaluation	推荐意见分级的评估、制订及评价
RRP	recurrent respiratory papillomatosis	复发性呼吸道乳头状瘤病
HPV	human papilloma virus	人乳头状瘤病毒
FFL	flexible fiberoptic laryngoscopy	软性咽喉内镜
DLB	direct laryngoscopy and bronchoscopy	直接喉镜和支气管镜
IPOG	International Pediatric Otolaryngology Group	国际儿童耳鼻咽喉科小组
ASA	American society of Anesthesiologists	美国麻醉医师协会
CI	confidence interval	置信区间
OR	odds ratio	比值比
ROC	receiver operating characteristic	受试者工作特征
AUC	area under curve	曲线下面积
RR	relative risk	相对危险度
RCT	randomized controlled trial	随机对照试验
CTCAE	Common Terminology Criteria for Adverse Events	常见不良事件评价标准
ICU	Intensive Care Unit	重症监护病房
AMSTAR	A MeaSurement Tool to Assess systematic Reviews	系统评价方法学质量评价工具
THRIVE	transnasal humidified rapid insufflation ventilatory exchange	经鼻湿化快速通气交换技术
GPS	good practice statement	良好实践主张

表2 GRADE证据质量与推荐强度分级

类别	具体描述
证据质量分级	
高（A）	非常有把握观察值接近真实值
中（B）	对观察值有中等把握：观察值有可能接近真实值，但也有可能差别很大
低（C）	对观察值的把握有限：观察值可能与真实值有很大差别
极低（D）	对观察值几乎没有把握：观察值与真实值可能有极大差别
推荐强度分级	
强（1）	明确显示干预措施利大于弊或弊大于利
弱（2）	利弊不确定或无论质量高低的证据均显示利弊相当
GPS（good practice statement）	基于非直接证据或专家意见/经验形成的推荐

注：GRADE为推荐意见分级的评估、制订及评价；GPS为良好实践主张

指南相关临床问题

临床问题1：JORRP的诊断中，哪些临床症状和体征需要重点关注？

【推荐意见】症状方面，推荐关注声音嘶哑，症状持续2个月以上者，声音嘶哑进行性加重者需重点关注（证据等级：A；推荐级别：强推荐）；建议关注吸气性呼吸困难及喘鸣（证据等级：B；推荐级别：弱推荐）。

体征方面，病情严重者/累及下气道病变者建议关注紫绀、三凹征、呼吸音异常（证据等级：B；推荐级别：弱推荐）。

【证据概述】本指南制订工作组进行的定性研究共纳入描述JORRP患者相关症状和体征的研究29项（$n=852$）[10-38]，包括14项病例系列研究（$n=717$），1项回顾性队列研究（$n=112$），1项病例对照研究（$n=10$）及13项个案报道（$n=13$）。出现频率最高的症状为声音嘶哑（88.0%，750/852）；750例患

表 3 幼年型复发性呼吸道乳头状瘤病（JORRP）指南问题及推荐意见

问题	推荐意见
诊断问题	
1. JORRP 的诊断中，哪些临床症状和体征需要重点关注？	症状方面，推荐关注声音嘶哑，症状持续 2 个月以上或声音嘶哑进行性加重者需重点关注（1A）；建议关注吸气性呼吸困难及喘鸣（2B）。体征方面，需要重点关注者/累及下气道病变者建议关注紫绀、三凹征、呼吸音异常（2B）。
2. 是否需要对所有声嘶、合并喘鸣、喉梗阻或呼吸困难的儿童进行软性喉内镜检查？	推荐对所有声嘶、合并喘鸣、喉梗阻或呼吸困难的儿童，在生命体征平稳时，进行软性咽喉内镜检查（1A）。
3. JORRP 患者需要按照哪种分级/分期标准进行评价？	推荐 Derkay 评分作为主要工具评估病变范围及疾病严重程度（1A）。推荐对病史超过 1 年的 JORRP 患者，根据其临床特征区分侵袭性及非侵袭性。侵袭性 JORRP 定义为：总手术次数≥10 次、年平均手术次数≥4 次、下气道远处播散，需要或已进行气管切开的患者（GPS）。
4. JORRP 易复发的高危因素有哪些？	低龄发病、HPV11 型阳性患者更易复发，推荐重点关注（1B）。低social经济地位、母亲妊娠期尖锐湿疣病史者更易复发，建议关注（2C）。
治疗问题	
5. 应如何选择 JORRP 患者术前气道评估方案？	推荐 JORRP 患者均应进行术前气道评估（GPS）。推荐以喉梗阻程度作为 JORRP 患者术前气道评估的主要指标（2C）。建议同时参考病变范围及既往手术次数，并进行 ASA 分级评估全身情况（GPS）。

续表

问题	推荐意见
6. 应如何选择JORRP患者的麻醉通气方案？	推荐选择气管插管机械通气作为JORRP患者手术时全身麻醉的通气方式（1B）。可考虑将喷射通气作为麻醉的补充通气方式（2B）。
7. 如何确定手术时机（如肿瘤部位、大小，或喉梗阻分度）？	推荐出现喉梗阻症状时尽快手术治疗（1C）。建议病变累及气管内时应积极手术（2C）。
8. 如何把握手术治疗中病变切除的原则（广度、深度）？	建议病变切除深度应在黏膜下层（肿瘤基底部），注意保护声切带，木中注意保护前连合，术中的手术方式决定是否同期行双侧手术（GPS）。建议根据病变具体范围及具体的手术方式决定是否同期行双侧手术（GPS）。
9. 如何选择手术治疗的器械（传统冷器械/微动力切吸钻，CO_2激光，低温等离子）？	推荐根据各机构条件及患者情况使用CO_2激光和/或微动力切吸钻进行JORRP手术治疗（1B）。
10. JORRP患者行气管切开术的适应证是什么？	对于JORRP患者，推荐尽可能避免气管切开术（1B）。对已行气管切开术的JORRP患者，推荐在病情平稳且充分评估病情/呼吸情况后尽早拔管（1C）。建议短期内无法缓解症状的Ⅱ度及以上喉梗阻JORRP患者行气管切开术（2B）。
11. 如何确定JORRP患者术后随访的时机和周期？	建议出现喉梗阻时立即就诊，出现声嘶、呼吸窘迫及打鼾等呼吸道症状时及时就诊评估病情（GPS）。建议JORRP患者定期随访，临床上可根据患者具体情况（如年龄、HPV分型，既往手术次数等）个性化确定随访周期（GPS）。
12. 贝伐珠单抗辅助治疗JORRP的适应证、有效性及安全性	对于疾病进展迅速，手术干预频繁，有下气道播散的JORRP患者可考虑使用贝伐珠单抗辅助治疗（2D）。

者中，明确记录声嘶病程的有473例，其中症状持续2个月以上占80.5%（381/473）。其他较常提及的临床症状包括：不同程度的呼吸困难（25.7%，219/852）、喘鸣（10.2%，87/852）、慢性咳嗽（7.3%，62/852）；部分个案报道提到患者出现咯血、胸痛、发热、咯瘤样组织、吞咽困难、失声/声弱、言语发育迟缓、夜间憋醒症状。JORRP患者体征常不易被观察，在219例不同程度呼吸困难的患者中仅部分（16.4%，36/219）出现紫绀、三凹征、桶状胸、呼吸音异常等吸气性呼吸困难的典型体征。2020年IPOG专家共识描述JORRP最常见的症状是进行性声音嘶哑、喘鸣和呼吸窘迫[9]。2008年1项描述JORRP肺部受累发生率的系统评价指出病变可侵犯下呼吸道，在该研究中28.9%（22/76）的患者出现咳嗽、咯血、胸痛等症状[39]。

【推荐说明】本推荐意见基于定性研究证据及既往共识中出现频率较高的症状和体征获得。在症状方面，特别提出应重点关注声音嘶哑持续2个月以上或声音嘶哑进行性加重的患者，但结合以往临床经验，无论何种病变，当患者出现持续性声音嘶哑，且病史较长时，都应及时就诊。儿童患者声音嘶哑与呼吸困难程度相关性更强，因此，以上症状需结合患者具体情况分析，避免漏诊。在体征方面提出应重视吸气性呼吸困难、喘鸣和三凹征、紫绀体征的患者。结合专家访谈结果及指南制订工作组专家意见，JORRP患者累及下气道病变比例较低，下气道的体征（如桶状胸、呼吸音异常）并非JORRP的特异性体征，进行诊断时应结合病史及辅助检查。本指南认为单一或联合多个症状和体征均应结合喉镜检查及病理活检以提高诊断的准确性。

临床问题2：是否需要对所有声嘶，合并喘鸣、喉梗阻或呼吸困难的儿童进行软性咽喉内镜检查？

【推荐意见】推荐对所有声嘶，合并喘鸣、喉梗阻或呼吸困难的儿童，在生命体征平稳时，进行软性咽喉内镜检查（证据等级：A；推荐级别：强推荐）。

【证据概述】指南制订工作组进行了定性研究，纳入可提取到"声嘶，喘鸣或呼吸窘迫症状儿童行软性咽喉内镜检查（即电子/纤维喉镜）"的相关文献，共19篇（$n=4542$），其中包括专家共识1篇，病例系列研究11项（$n=4534$）[23,31,40-48]，个案报道7项（$n=8$）[20-21, 25-26, 49-51]，结果如下：临床表现为单纯声嘶的儿童共3790例（3790/4542，83.44%），行电子/纤维喉镜检查诊断为JORRP的患者为117名（117/3790，3.09%）；声嘶合并有喘鸣、喉梗阻、呼吸困难等儿童共752例，经检查后诊断为JORRP的患者共82例（82/752，10.90%），其中经电子/纤维喉镜检查诊断的有27例，经全身麻醉下直达喉镜检查诊断的有55例。对比单纯声嘶的儿童，有声嘶合并喘鸣或呼吸窘迫症状的儿童，其JORRP的患病率更高（10.90%对3.09%）。2020年IPOG专家共识中同样建议对于声音嘶哑、喘鸣、呼吸窘迫的患者，在确定其生命体征平稳后，应使用软性咽喉内镜（FFL）进行初步诊断，之后可通过直接喉镜/支气管镜（direct laryngoscopy and bronchoscopy，DLB）进行病理活检以进一步明确诊断[9]。

【推荐说明】本推荐意见基于已获得证据，并参考2020年IPOG专家共识推荐建议得出[9]；结合专家访谈结果及指南制订工作组专家意见，共识度为95.24%。对于临床症状表现为声音嘶哑、喘鸣、呼吸窘迫的儿童（包括婴幼儿），仅依据病史不能明确诊断，需要辅助检查加以鉴别。而软性咽喉内镜作为耳鼻咽喉头颈外科专科查体的基础检查设备，具有可视、直观、立体、易于操作等优点，普及性高，能够辅助医生对出现这类临床表现的患者进行诊断，因此可作为JORRP诊断的首选检查方式。对于部分配合不佳、声带暴露不满意或情况紧急的儿童可选择全身麻醉下直达喉镜检查，以避免延误诊断。对于基层医院医生，应根据患者病情及本机构医疗条件及时进行转诊。

临床问题3：JORRP患者需要按照哪种分级/分期标准进行评价？

【推荐意见】推荐Derkay评分作为主要工具评估病变范围及疾病严重程度（证据等级：A；推荐级别：强推荐）。

推荐对病史超过1年的JORRP患者，根据其临床特征区分侵袭性及非侵袭性。侵袭性JORRP定义为：总手术次数≥10次、年平均手术次数≥4次、下气道远处播散、需要或已进行气管切开的患者（GPS）。

【证据概述】指南制订工作组进行了文献检索，共纳入描述JORRP患者分级/分期评价方式相关文献23篇，包括专家共识1篇、回顾性队列研究17项（$n=1018$），个案报道3项（$n=4$），随机对照试验1项（$n=34$），综述1篇。并总结出6种分期/分级评价方法，包括：1986年Kashima等[52]、1987年Lusk等[53]、1998年Derkay等[54]、2003年Pasquale等[55]、2008年Buchinsky等[56]，及2019年Moreddu等[57]。

除提出以上6种评价方法的6篇文献及1篇专家共识之外，指南制订工作组对其余16篇原始文献中应用以上6种分级/分期方法的情况进行总结。结果显示：1998年Derkay评价方法在文献中使用频次最多，共有8篇[58-65]；其次是2008年Farrel提出的评价方式，包括5项回顾性队列研究（$n=520$），1项个案报道（$n=2$）使用此方法[3, 58-59, 66-68]。其中，Farrel将JORRP分为侵袭性与非侵袭性两组，进而对药物的治疗效果或相关危险因素进行研究。

使用Derkay评分的文献中有2项回顾性队列研究对Derkay评分与疾病严重程度的关系进行了评价。一篇2023年的文献显示[59]：Derkay评分与年平均手术次数呈中等强度正相关（$r=0.588$，$P=0.001$），与总手术次数呈弱正相关（$r=0.280$，$P<0.01$）；受试者工作特征（receiver operating characteristic，ROC）曲线分析结果显示，Derkay评分的最佳临界值为14.55，其曲线下面积（area under curve，AUC）为0.768［95%置信区间（confidence interval，CI）为0.672～0.864］；Derkay评分每增加1分，侵袭性的概率将增加约0.2倍（95% CI为2.237～2.645）。另一项发表于2004年的研究中Derkay等[62]对17例患者的评分与手术间隔时间进行数据分析比较，结果提示：Derkay评分每增加1分，手术间隔时间缩短4天，评分大于等于20分组与小于20分组相比，平均手术间隔时间缩短120天（$P=0.005$）。

2020年IPOG专家共识中指出，Derkay评分是目前最常使用的RRP严重程度评价方式，并可依据其评分结果计划随访时间，共识中有37%的专家总是或经常应用此评分；同时，共识参考了2008年Farrel提出的评价方式，将年平均手术次数≥4次或有下气道远处播散作为是否应用全身辅助治疗的标准之一[9]。

【推荐说明】对JORRP患者的病情进行分期、分级评价有利于医生对患者疾病严重程度进行准确评估，对不同JORRP患者手术时间选择、手术方案制订及随访时间的安排进行个体化方案制定。由于药物治疗和手术技术的不断提高，各地区医院医疗水平的差异，以及不同地区、医院的手术时机标准不同，对于手术次数分级也存在一定争议，极个别医院以手术次数≥3次作为侵袭性与非侵袭性的分组标准[69-70]，但更多的文献中以手术次数≥4次作为划分标准，因此本指南建议以2008年Farrel提出的标准将JORRP分为侵袭性或分侵袭性两组。Derkay评分尽管在既往研究中使用次数最多，但评分时要求对病变暴露彻底，因此一般在术中或术后回顾手术录像时进行打分，而不适用于术前软性咽喉内镜下评分。

临床问题4：JORRP易复发的高危因素有哪些？

【推荐意见】低龄发病、HPV11型阳性患者更易复发，推荐重点关注（证据等级：B；推荐级别：强推荐）。

低社会经济地位、母亲妊娠期尖锐湿疣病史患者更易复发，建议关注（证据等级：C；推荐级别：弱推荐）。

【证据概述】指南制订工作组基于队列研究制订的系统评价（$n=3435$，17项回顾性队列研究[3, 58, 66, 69-82]，3项前瞻性队列研究[56, 83-84]）报告了与JORRP疾病复发相关的4类危险因素。结果发现：（1）初次发病年龄（16项研究，$n=2702$）：所有研究均认为低发病年龄为疾病的高危因素，其中可提取数据进行Meta分析的研究有2项，均以4岁作为年龄分界进行分组，结果显示初次发病年龄小于4岁组的侵袭性比年龄大于等于4岁组更强［相对危险度（relative risk，RR）$=2.40$，$95\% \ CI$为$1.39 \sim 4.15$，$P=0.002$］[69]、手术间隔时间更短（$RR=-123.80$，$95\% \ CI$为$-168.72 \sim -78.88$，$P<0.000\ 01$）[78]。（2）HPV分型（10项研究，$n=1509$）：所有研究均认为HPV11型阳性是疾病易复发的高危因素；其中4项可提取相关结局指标进行Meta分析，结果显示与HPV6型阳性患者相比，HPV11型阳性患者侵袭性更强（$RR=1.24$，$95\% \ CI$为$1.12 \sim 1.37$，$P<0.0001$）[3, 56, 66]、气管切开率更高（$RR=6.74$，$95\% \ CI$为$0.84 \sim 53.84$，$P=0.07$）[84]、气管播散率更高（$RR=5.39$，$95\% \ CI$为$1.72 \sim 16.93$，$P=0.004$）[84]。（3）社会经济地

位（3项研究，$n=132$）：研究分别以医疗保险类型、居住区域分布、问卷调查自我评估经济地位来代表社会经济地位，并以Derkay评分、手术次数/频率、下气道播散情况或其两者或三者的组合作为疾病严重程度/侵袭性的评价指标，结果均提示低社会经济地位是疾病易复发的高危因素[77,81,84]。（4）母亲妊娠期尖锐湿疣病史（4项研究，$n=377$）：纳入的4项研究结局指标定义不同，但均提示母亲妊娠期尖锐湿疣病史为疾病易复发的高危因素；结果分别为：母亲有尖锐湿疣病史的患者与母亲无此类病史的患者相比，其疾病严重程度更高（$OR=12.05$，95% CI 为 $0.97\sim149.85$，$P=0.05$）[77]，Derkay评分更高（$P<0.006$）[84]，手术频率更高（$P<0.001$）[73]，侵袭性病程的发生概率为2.2倍（$P=0.06$，即病程有更具侵袭性的趋势）[3]。因此，工作组制订的系统评价结果提示低发病年龄、HPV11型阳性是JORRP复发的重要危险因素，同时低社会经济地位、母亲妊娠期尖锐湿疣病史与JORRP复发有关。

2014年1项系统评价（共32项研究）显示[85]：发病年龄、HPV基因型、社会经济地位、母亲妊娠期间尖锐湿疣病史、宿主遗传和免疫反应是JORRP复发的危险因素。其中低发病年龄和HPV11型阳性是影响JORRP严重程度的最重要危险因素；低社会经济地位与病情严重程度相关。以上3个因素与指南制订工作组的系统评价结论一致。而对于母亲妊娠期尖锐湿疣病史与JORRP的关系，研究中仅提出母亲在妊娠期间患有尖锐湿疣时，JORRP的患病风险增加了230倍（$OR=231$，95% CI 为 $135.3\sim395.9$），但未提及其与严重程度的相关性。

【推荐说明】 低发病年龄及HPV11型阳性是疾病易复发的主要高危因素。研究表明JORRP的临床病程与患者初次发病年龄的关系比与HPV分型的关系更密切[3,56]，临床医生需更加关注低发病年龄患者，持续随诊患者有无疾病复发。同时，可将HPV分型纳入术后常规检测以评估患者术后复发风险。此外，低社会经济地位也是疾病易复发的高危因素，但当患者能够及时获得医疗救治时，其临床病程可不受社会经济地位的影响[85]。母亲妊娠期间有尖锐湿疣病史也会增加复发的风险，预防育龄妇女尖锐湿疣可能是减轻疾病负担的有效手段[85]。

临床问题5：应如何选择JORRP患者术前气道评估方案？

【推荐意见】推荐JORRP患者均应进行术前气道评估（GPS）。推荐以喉梗阻程度作为JORRP患者术前气道评估的主要指标（证据等级：C；推荐级别：弱推荐）。建议同时参考病变范围及既往手术次数，并进行美国麻醉医师协会（American society of Anesthesiologists，ASA）体格情况分级评估全身情况（GPS）。

【证据概述】指南制订工作组制作的系统评价共纳入2项关于JORRP患者术前麻醉插管的回顾性队列研究（$n=51$）[86-87]，比较有喉梗阻和无喉梗阻患者的一次气管插管成功率，结果显示：无喉梗阻患者的一次插管成功率高于喉梗阻患者（$RR=0.66$，95% CI为0.47~0.92，$P=0.01$）。这提示喉梗阻对于麻醉风险评估十分重要。

指南制订工作组开展定性研究，结果如下：（1）共纳入与JORRP患者术前气道评估方式相关的28项研究（$n=2646$）[86-113]，包括1项RCT研究（$n=40$），2项交叉随机对照试验（$n=132$），1项前瞻性队列研究（$n=23$），4项回顾性队列研究（$n=153$），1项横断面研究（$n=1225$），18项回顾性病例系列报道（$n=1072$），1项个案报道。（2）研究中共报告了4种术前麻醉评估指标，包括喉梗阻程度、病变分布情况、ASA分级和既往手术次数，其中应用最多的气道评估方式为喉梗阻程度，其次为ASA分级与既往手术次数（表4）。

指南制订工作组设计JORRP临床问题相关问卷，对28所医疗单位的麻醉科高级职称医生发放，共回收34份。问卷调查结果显示：（1）JORRP患者全身麻醉前的气道评估非常重要（专家支持率100%，34/34）。（2）对JORRP术前气道评估指标的支持情况如下：喉梗阻程度（100%，34/34）、既往手术次数（91.18%，31/34）、ASA分级（88.24%，30/34）、病变范围（88.24%，30/34）、预计手术时间（76.47%，26/34）。麻醉科医生普遍认为气道评估在JORRP患者术前具有重要作用，其中喉梗阻程度被认为是最主要的评估内容，同时ASA分级、既往手术次数及病变范围可以作为参考。

表4　JORRP术前麻醉评估指标在28项研究中的使用情况

JORRP术前麻醉评估指标	研究项目[项(%)]	样本量[例(范围)]
喉梗阻程度	6(20.7)	460(28~142)
ASA分级	2(6.9)	59(23~36)
喉梗阻程度+病变分布	4(13.8)	345(23~202)
喉梗阻程度+ASA分级	6(20.7)	1395(20~1225)
喉梗阻程度+既往手术次数	2(6.9)	19(1~18)
病变分布+ASA分级	1(3.4)	25　—
喉梗阻程度+病变分布+ASA分级	1(3.4)	28　—
喉梗阻程度+病变分布+既往手术次数	2(6.9)	180(32~148)
喉梗阻程度+ASA分级+既往手术次数	3(10.3)	95(9~58)
喉梗阻程度+病变分布+ASA分级+既往手术次数	1(3.4)	40　—

注：28项研究中有25项均采用喉梗阻程度作为JORRP患者术前麻醉评估指标，采用率为89.3%(25/28)，ASA为美国麻醉医师协会，JORRP为幼年型复发性呼吸道乳头状瘤病，—表示无数据

【推荐说明】本推荐意见主要基于指南工作组的定量及定性研究，结合专家临床问卷结果及指南工作组专家意见，推荐所有JORRP患者均应进行术前气道评估，并以喉梗阻程度作为评估的主要方法。既往文献中，对于JORRP患者术前气道评估的方法尚无统一标准，喉梗阻程度可一定程度上反映病变阻塞气道的情况，对麻醉插管风险有一定提示作用。此外，2022 ASA困难气道管理实践指南推荐确保在对所有患者进行气道管理之前、期间和之后立即按照ASA基础麻醉监测标准进行监测，气道评估时需要结合个体情况与当地医院临床需求，可结合ASA分级、病变范围及既往手术次数为参考[114]。

临床问题6：应如何选择JORRP患者的麻醉通气方案？

【推荐意见】推荐选择气管插管机械通气作为JORRP患

者手术时全身麻醉的通气方式（证据等级：B；推荐级别：强推荐）。

可考虑将喷射通气作为麻醉的补充通气方式（证据等级：B；推荐级别：弱推荐）。

【证据概述】指南制订工作组进行了定性研究，共纳入JORRP患者麻醉通气方式相关的文献57篇（$n=3285$），包括2项前瞻性随机交叉对照试验[101,113]（$n=132$），5项RCT研究[108,115-118]（$n=180$），2项回顾性队列研究[95,110]（$n=102$），1项前瞻性队列研究[88]（$n=23$），2项横断面研究[99,119]（$n=1250$），35项回顾性病例系列报道（$n=1588$），10项个案报道（$n=10$）。文献中共提及5种麻醉通气方式（喷射通气、机械通气、自主呼吸通气、间歇正压通气、经鼻湿化快速通气交换技术），其中术中全程使用机械通气是出现频率最高的全身麻醉通气方式（22/57，38.6%），其次是喷射通气（11/57，19.3%），见表5；3类气道工具（气管插管、鼻导管、其他气道导管类），气管插管是出现频率最高的全身麻醉气道工具（45/57，78.9%）。

2项研究进行了气管插管机械通气与自主呼吸或高频通气的安全性比较：1项前瞻性随机交叉对照试验（$n=104$）结果显示[101]，自主呼吸组（$n=52$）手术结束时的血氧饱和度低于气管插管组（$n=52$）[（97.13±3.25）%比（99.63±0.68）%]，呼气末CO_2分压及喉痉挛率高于气管插管组[（42.06±4.59）mmHg（1 mmHg=0.133 kPa）比（39.33±1.61）mmHg，19.2%比0]，且自主呼吸组中部分患者术后出现呼吸暂停现象，气管插管组并无此现象（28.8%比0）；另1项回顾性队列研究（$n=40$）结果显示[95]，高频通气组（$n=20$）中30%（6/20，$OR=18.38$，95% CI 为0.96～352.57）患者出现呼吸暂停、喉痉挛、血氧饱和度下降等并发症，而气管插管组（$n=20$）无上述并发症的发生。

1项RCT研究（$n=40$）描述了喷射通气作为JORRP的麻醉通气方式[108]，发现喷射通气组（$n=20$）手术结束时血氧饱和度明显高于间歇正压通气组（$n=20$）[（99.3±0.9）%比（94.8±2.5）%]，呼气末CO_2分压低于间歇组[（48.9±2.5）mmHg比（64.5±4.9）mmHg]，苏醒时间短于间歇组[（14.9±2.8）min

表5 不同通气方式的组合在57项研究中的使用情况

通气方式	研究项目[项（%）]	样本量[例（范围）]
喷射通气（全程）	12（21.1）	466（1～142）
机械通气（全程）	22（38.6）	534（1～148）
机械通气（经鼻湿化快速通气交换技术）[a]	1（1.8）	28 —
间歇正压通气（全程）	5（8.8）	192（22～52）
自主呼吸通气（全程）	3（5.3）	232（1～202）
机械通气（全程）或自主呼吸（全程）	6（10.5）	333（28～104）
机械通气（全程）或喷射通气（全程）	3（5.3）	78（11～40）
机械通气（喷射通气）[b]或间歇正压通气（全程）	2（3.5）	1265（40～1225）
机械通气（间歇正压通气+自主呼吸）[c]	1（1.8）	70 —
机械通气（全程）、机械通气（自主呼吸）[d]或自主呼吸（全程）	2（3.5）	87（25～62）

注：[a]手术中仅在清除声门区、声门上区肿瘤时采用机械通气，在清除声门下肿瘤时采用经鼻湿化快速通气交换技术；[b]手术中仅在清除声门区、声门上区肿瘤时采用机械通气，在清除声门下肿瘤时采用喷射通气；[c]手术中仅在清除声门区、声门上区肿瘤时采用机械通气，在清除声门下肿瘤时采用间歇正压通气，在清除后连合肿瘤时采用自主呼吸；[d]手术中仅在清除声门区、声门上区肿瘤时采用机械通气，在清除声门下肿瘤时采用自主呼吸，—表示无数据

比（20.8±2.5）min]。

【推荐说明】基于现有证据、指南制订工作组专家意见及我国国情，本指南制订工作组建议将气管插管机械通气作为JORRP患者全身麻醉的通气方式；并根据各机构条件，可考虑喷射通气作为补充通气方式。美国、加拿大、澳大利亚等国家参与的2020年IPOG专家共识指出[9]，麻醉通气方式的选择差异较大，可根据个人偏好选择。JORRP全身麻醉手术过程中麻醉医生和耳鼻咽喉医生共用气道，麻醉通气方式需要同时满足麻醉深度以及空间自由度。气管插管通气相较于自主呼吸通气以及喷射通气，可直接到达下气道，氧气供给更直接、稳

定；气管插管是我国所有开展外科手术医院的常规操作，接近完全普及，可为大部分医院开展JORRP手术提供相对安全的麻醉保障。尽管气管插管会占据一定的视野范围及操作空间，但选择合适插管型号及位置会极大减少对手术操作的影响。喷射通气最早应用于成人的喉外科手术[120]，随着该技术及设备的日臻完善，目前已在一些儿童手术包括气道相关疾病治疗中得到广泛应用，其优点在于无气管插管、完全暴露手术视野并保障氧气供给，但也存在二氧化碳潴留、心率血压增高、术中出血易呛入下气道等缺点[121-122]。近年来，虽有高频-常频叠加喷射通气的出现，与传统喷射通气方式相比，其通气与氧合作用更好、并发症更少[123]，，但目前国内只有极少数机构可开展，尚缺少规范的、大样本的多中心研究支持。而传统的高频喷射通气又因其并发症和可能存在的致下气道播散风险而不被大部分专家所选择，指南制订工作组讨论认为喷射通气不作为常规通气方式推荐，但在特定条件下可作为联合通气方式的选择之一。

此外，2023年1项前瞻性随机交叉对照试验报道了一项新技术[113]，即经鼻湿化快速通气交换技术（transnasal humidified rapid insufflation ventilatory exchange，THRIVE）在JORRP患者全身麻醉手术中的应用，结果提示术中应用THRIVE可显著延长患者全身麻醉期间的呼吸暂停时间（$P<0.001$），并降低CO_2的增加速度（$P<0.001$），显示出一定应用前景。但尚缺乏大样本数据支持其应用价值及安全性。

临床问题7：如何确定手术时机（如肿瘤部位、大小、或喉梗阻分度）？

【推荐意见】推荐出现喉梗阻症状时尽快手术治疗（证据等级：C，推荐级别：强推荐）。

建议病变累及气管内时应积极手术（证据等级：C，推荐级别：弱推荐）。

【证据概述】指南制订工作组进行文献检索共纳入可提取描述JORRP手术时机的9项回顾性队列研究（$n=664$）和1项个案报道（$n=1$）。3项回顾性队列研究（$n=211$）描述了喉梗阻与手术时机的关系[60, 95, 124]；其中2014年的回顾性队列研究（$n=73$）结果显示[60]，在289例次手术中Ⅲ、Ⅳ度喉梗阻患者围手术期不良事件发生率（19/60，31.7%）明显高于Ⅰ、Ⅱ度（5/229，2.18%），建议在喉梗阻症状不超过Ⅱ度时进行手术治疗；2016年的一项回顾性队列研究（n=118）发现[124]，喉梗阻严重程度是术后气管切开的高危因素（χ^2=32.369，$P<0.001$）。2012年的一项回顾性队列研究（n=208）中报道病变累及气管的JORRP患者较未气管累及者的手术间隔时间更短、手术次数更多、气管切开率更高（χ^2=98.144，$P<0.001$）[125]，因此建议病变累及气管时积极手术。

【推荐说明】临床症状的解决是手术时机把握的关键点，本指南根据循证证据，推荐以"出现喉梗阻症状"和"病变累及气管"作为手术时机。既往文献认为感染初期HPV病毒可能潜伏于上皮细胞基底层，当机体免疫功能下降或出现黏膜损伤时激活表皮细胞生长因子，抑制相关肿瘤抑制蛋白活性，导致感染细胞过度增殖、上皮细胞变异增殖[126]，较多频次的手术也可能成为刺激肿瘤生长的因素。因此应在保证患者安全的情况下尽量控制手术次数，减少手术创伤。反复发作的JORRP患者仅有声嘶无呼吸相关症状时，是否需要手术仍然存在争议；2020年IPOG专家共识提出应重视患者的声音质量[9]，并对声嘶进行相关治疗。结合指南制订工作组专家讨论意见，对年龄较大、有社交需求的患者，当肿瘤导致声嘶影响生活且家长治疗意愿强烈时可考虑手术治疗。关于Derkay评分是否可以作为手术时机依据，共有4项回顾性队列研究（n=210）和1项个案报道（n=1）提及[59, 61-63, 127]。研究发现Derkay评分结果与手术频率相关，而与手术时机的选择无明确相关性，且术前喉镜下评估病变暴露不彻底会导致Derkay评分不准确，因此不建议使用Derkay评分等解剖学评分评估手术时机。

临床问题8：如何把握手术治疗中病变切除的原则（广度、深度）？

【推荐意见】建议病变切除深度应在黏膜下层（肿瘤基底部），注意保护声韧带（GPS）。

建议根据病变具体范围及具体的手术方式决定是否同期行双侧手术，术中注意保护前连合，尽可能减少术后声带粘连（GPS）。

2 中国幼年型复发性呼吸道乳头状瘤病诊断与治疗指南（2024）

【证据概述】 指南制订工作组进行文献检索后纳入涉及 JORRP 病变切除广度及深度的研究共 16 项，其中 5 项回顾性队列研究（$n=476$），8 项病例系列研究（$n=349$），1 项横断面研究（$n=112$），2 篇综述。有 4 篇文献提及病变切除范围，建议病变累及前连合时分次手术，其中 2 篇限定为 CO_2 激光手术[128-129]，另 2 篇未限定手术方式[130-131]。13 篇文献提到手术切除深度，其中 11 篇（84.6%，11/13）建议深度到达黏膜下层（肿瘤基底部）[132-141]，手术方式包括冷器械、微动力吸钻、CO_2 激光以及任意两者的结合，其中 1 篇文献强调切除深度要在基底层以浅[142]；另外 2 篇（16.67%，2/12）建议切除深度到达黏膜层[129,143]，手术方式均为 CO_2 激光。

结合文献检索情况，工作组向相关专家发放了 2 轮德尔菲问卷，第 1 轮回收问卷 21 份：病变切除广度推荐意见中，仅"累及喉部及气管内瘤体一次清除（共识度 80%）"达成共识，其余推荐意见"累及前连合病变分次手术（共识度 55%）"和"累及前连合和双侧声带病变一次手术（共识度 40%）"均未达成共识；病变切除深度推荐意见中，"病变切除深度应在肿瘤基底部（黏膜下层），注意保护声韧带（共识度 100%）"达成共识。结合专家意见修改相关推荐意见后发放第 2 轮问卷，回收 23 份："根据病变具体范围及具体的手术方式决定是否同期行双侧手术，术中注意保护前连合，尽可能减少术后声带粘连（共识度 91.3%）"达成共识。

【推荐说明】 JORRP 手术中病变切除的广度及深度存在较大争议，且缺乏可靠临床数据支持，本推荐意见主要基于专家问卷结果结合指南制订工作组专家意见形成。考虑 JORRP 的复发性和侵袭性，手术应尽可能彻底切除肿瘤以减少复发，同时尽量避免术后粘连和发声功能损伤。声带的分层结构中任克间隙纤维母细胞较少，产生细胞外基质少，在任克间隙浅层完成手术能最大限度地减少瘢痕形成[132]；并且术中需要特别保护声韧带，以避免其受损，从而维持患者的基本发声功能[144]。对于已形成喉粘连的患者，应在术前及术中充分评估粘连程度，结合家属意愿，综合考虑后决定是否同期行粘连松解术。

临床问题9：如何选择手术治疗的器械（传统冷器械/微动力切吸钻、CO_2激光、低温等离子）？

【推荐意见】推荐根据各机构条件及患者情况使用CO_2激光和/或微动力切吸钻进行JORRP手术治疗（证据等级：B；推荐级别：强推荐）。

【证据概述】指南制订工作组制作的系统评价纳入14项研究，均应用CO_2激光、传统冷器械或微动力切吸钻中2种及以上方式治疗JORRP，同时分析其治疗效果。其中有3项研究无法提取原始数据进行统计学分析，故共纳入11项研究（9项回顾性队列研究[110, 134, 137, 145-150]，2项随机对照研究[55, 151]；$n=499$）。4项研究纳入Meta分析比较CO_2激光与传统冷器械的治疗结局（$n=266$）：CO_2激光较传统冷器械治疗JORRP的复发间隔时间更长（$P<0.05$）[148]，复发率更低（$RR=0.60$，95% CI为0.46~0.79，$P=0.0003$）[134, 148, 150-151]，治愈率更高（$RR=1.41$，95% CI为1.14~1.76，$P=0.002$）[134, 150-151]。4项研究比较了CO_2激光与微动力切吸钻的治疗结局（$n=86$）：其中3项回顾性队列研究纳入Meta分析结果提示2种手术器械治疗JORRP的复发率（$RR=1.08$，95% CI为0.65~1.80，$P=0.76$）[147]、并发症发生率（$RR=13.44$，95% CI为0.85~211.95，$P=0.06$）差异无统计学意义[145-146]；1项RCT研究结果显示[55]，2种手术方式术后声音质量改善（$P<0.388$）差异无统计学意义，但微动力切吸钻的手术时间较CO_2激光明显缩短（$P<0.05$）、总手术费用也更低（\$899.15比\$1446.85）。3项研究纳入Meta分析比较微动力切吸钻与传统冷器械的治疗结局（$n=147$）[110, 137, 149]：两者复发率（$RR=0.92$，95% CI为0.84~1.01，$P=0.09$）、治愈率（$RR=2.41$，95% CI为0.78~7.43，$P=0.13$）差异均无统计学意义[110, 137, 149]，但微动力切吸钻较传统冷器械治疗JORRP的缓解率更高（$RR=5.76$，95% CI为1.74~19.02，$P=0.004$）[149]，并发症发生率更低（$RR=0.16$，95% CI为0.07~0.37，$P<0.0001$）[137, 149]，术后声音质量改善率更高（$RR=2.31$，95% CI为1.49~3.60，$P<0.0002$）[137]。

2020年IPOG专家共识中未形成手术方式选择的推荐意见[9]，建议在去除病变最大程度保留喉部结构的基础上，根据临床医生的偏好选择手术方式。

注：治愈定义为所纳入研究的特定随访期内患者肿瘤无复发；缓解定义为所纳入研究的特定随访期内患者复发次数降低、肿瘤范围缩小或声嘶减轻；以上定义中随访期均大于6个月。

【推荐说明】 手术治疗是JORRP患者首选治疗方式。目前国内外尚缺乏手术器械选择的推荐共识或指南。本推荐意见经系统评价证实，在治疗JORRP的手术器械选择中CO_2激光或微动力切吸钻均优于传统冷器械，但两者的治疗结局无明显差异，故各机构可根据自身医疗条件及患者情况选择相应的手术器械进行临床诊疗。此外，尽管1项美国的研究提出微动力切吸钻较CO_2激光的手术费用更低，但其费用是基于设备费与手术室使用时间收费总和计算，与我国国情不完全相符。关于低温等离子的手术方式，本工作组进行系统评价时共检索到8项描述RRP患者接受低温等离子治疗的研究，但无法完整提取儿童患者使用低温等离子进行治疗的临床数据，故未获得应用低温等离子治疗JORRP的高质量证据；2020年IPOG专家共识中提到70%专家从不（almost never）使用低温等离子[9]。目前，低温等离子在治疗JORRP患者的应用中尚缺乏独立且高质量证据，需进一步研究明确其应用价值。

临床问题10：JORRP患者行气管切开术的适应证是什么？

【推荐意见】 对于JORRP患者，推荐尽可能避免气管切开术（证据等级：B；推荐级别：强推荐）。

对已行气管切开术的JORRP患者，推荐在病情平稳且充分评估病情/呼吸情况后尽早拔管（证据等级：C；推荐级别：强推荐）。

建议短期内无法接受手术或手术无法缓解症状的Ⅱ度及以上喉梗阻JORRP患者行气管切开术（证据等级：B；推荐级别：弱推荐）。

【证据概述】 指南制订工作组进行了定性及定量研究，共纳入文献9篇（$n=1013$），其中描述性研究5项（$n=687$），回顾性队列研究3项（$n=268$），病例对照研究1项（$n=58$）。

工作组制作系统评价，共纳入4篇文献（3项回顾性队列研究，1项病例对照研究，$n=394$）[38, 152-154]。3项研究（$n=202$）比较了接受气管切开与未接受气管切开的JORRP患者肿瘤下气道播散情况[152-154]，结果显示：有气管切开的JORRP患者肿瘤下气道播散率更高（$RR=4.33$，$95\% CI$ 2.03～9.23，$P=0.0002$）。另1项研究比较了有肺累及和无肺累及患者的既往气管切开情况（$n=192$）[38]，结果显示：有肺部累及的患者既往气管切开率更高（$RR=0.20$，$95\% CI$ 0.14～0.28，$P<0.001$）。综上，JORRP患者行气管切开术可能会加速肿瘤的下气道播散。

工作组进行定性研究，共7篇文献（1项回顾性队列研究，1项病例对照研究，5项描述性研究，$n=909$）可提取JORRP患者行气管切开术后肿瘤远处播散的人数情况[38, 152-153, 155-158]，结果显示：行气管切开的患者术后气管内播散率较未气切患者显著增高，差异有统计学意义（$\chi^2=98.388$，$P<0.001$）。此外，已行气管切开术的患者带管时间越长，肿瘤的下气道播散率可能越高。1项回顾性队列研究中报告了行气管切开术后长期带管的患者，其下气道播散率高达81%（17/21）[152]。1项描述性研究中报告[158]，31例JORRP患者共行32例次气管切开术，其中3例次为气管切开术后1个月内拔除气管套管，气管内未见肿瘤；其余29例次气管内均有不同程度的乳头状瘤生长（29/32，90.6%），因此提出建议当患者行气管切开术后应尽快拔管，避免肿瘤播散。共4篇文献（$n=614$）提及气管切开的原因[154, 156-157, 159]，包括1项回顾性队列分析（$n=18$）和3项描述性研究（$n=596$），结果显示：91例行气管切开的JORRP患者，气管切开时喉梗阻Ⅱ度以上者32例（32/91，35.16%）、有喉梗阻但分度不明者12例（12/91，13.18%），余患者未描述。除喉梗阻外，行气管切开的患者常伴有其他原因，如术中创面大、出血多、组织水肿等因素，而行预防性切开（9/44，20.45%）；复发频繁（手术间隔时间1～2个月）且多次手术无法缓解症状（9/44，20.45%）；因经济、居住地偏远等因素导致随访困难或短期内无法手术（21/44，47.72%）。

【推荐说明】对于JORRP患者行气管切开术的指征及其术后拔管的时机尚存在争议。2020年IPOG专家共识中也提出气管切开术是最早描述的RRP干预措施之一[9]，对于有下气道播散或伴阻塞性疾病的RRP患者，可能仍需进行气管切开术。但气管切开术可能促进RRP病变的远端扩散，这种担忧尚存争议。结合文献中的证据及指南制订组专家意见，提出以下补充意见：（1）尽量避免对JORRP患者行气管切开术，需严格限制手术适应证，在特定情况下（如：短期内无法解除喉梗阻症状或手术后无法较长时间缓解症状的JORRP患者）可进行气管切开；（2）推荐已行气管切开术的JORRP患者，结合医疗条件、病情、年龄等因素尽早拔管；（3）病情稳定、评估复发风险较低时再行拔管；（4）病变播散至下气道且不可切除的患者可使用贝伐珠单抗控制病情，避免气管切开。

临床问题11：如何确定JORRP患者术后随访的时机和周期？

【推荐意见】建议出现喉梗阻时立即就诊，出现声嘶、呼吸音粗及打鼾等呼吸道症状时及时就诊评估病情（GPS）。

建议JORRP患者定期随访，临床上可根据患者具体情况（如年龄、HPV分型、既往手术次数等）个性化确定随访周期（GPS）。

【证据概述】工作组进行文献检索后共纳入5项描述性研究（$n=174$）[160-164]。所有文献仅在研究方法/结论部分针对JORRP术后随访相关问题基于临床经验提出作者或单中心的观点，认为JORRP患者需严格定期随访：其中1项研究提到该中心每6个月进行定期随访；1项研究建议术后前3年每3个月随访1次，若病变累及前后连合，则术后前5周每周进行随访；1项研究建议患者术后随访的关键时间为术后第1年，尤其是术后6个月内。其余无针对该问题的高质量研究证据支持。

工作组设计了德尔菲问卷并向本指南制订工作组内专家进行发放，共回收21份，结果显示：门诊术后随访时机问题中，70%专家选择出现喉梗阻症状时门诊随访，65%专家选择出现声嘶症状时门诊随访；65%专家选择无其他呼吸道症状时固定时间窗随访；55%专家选择出现呼吸音粗及打鼾等呼吸相关症状时门诊随访；术后随访周期问题中，75%专家选择根据患者个体情况如年龄、HPV分型、既往手术次数等制订；55%专家选择术后1个月门诊随访；45%专家选择术后3个月门诊随访；

30%专家选择术后2周门诊随访；25%专家选择不固定时间窗随访。

【推荐说明】目前国内外文献中针对随访时机和周期问题意见不一，且均为基于临床经验提出的作者或单中心的观点，尚缺乏对该问题的高质量研究证据。本推荐意见主要基于德尔菲问卷数据获得的专家意见，问卷共设置2个问题，即JORRP术后门诊随访时机及随访周期，向15所三甲医院获得高级职称的耳鼻咽喉医生发放，问卷回收率100%。专家建议出现喉梗阻时立即就诊，出现声嘶、呼吸音粗及打鼾等呼吸道症状时及时就诊评估病情；建议JORRP患者定期随访，临床上可根据患者具体情况（如年龄、HPV分型、既往手术次数等）个性化确定随访周期。

临床问题12：贝伐珠单抗辅助治疗JORRP的适应证、有效性及安全性？

【推荐意见】对于疾病进展迅速、手术干预频繁、有下气道播散者，可考虑使用贝伐珠单抗作为辅助治疗（证据等级：D；推荐级别：弱推荐）。

【证据概述】指南制订工作组共纳入评价贝伐珠单抗辅助治疗JORRP的文献5篇，其中包括1部专家共识和4项系统评价研究。

贝伐珠单抗治疗RRP时，有静脉输注或肿瘤局部注射两种方式。2021年发表的国际专家共识[165]，主要针对全身性应用贝伐珠单抗治疗JORRP，其中适应证方面达成的共识包括：手术频率高、病变累及下气道、有喉外播散且进展迅速、手术难以清除病变、多次发生呼吸窘迫及需要紧急抢救。

共有2项系统评价针对全身性应用贝伐珠单抗治疗RRP的适应证、有效性及安全性进行描述。2021年的1项系统评价（共12项研究，$n=20$，均为个案报道或回顾性病例系列研究，AMSTAR2=9）[166]，以及2022年的1项系统评价（包括15项研究，$n=34$，均为个案报道或回顾性病例系列研究，AMSTAR2=5）[167]，在适应证选择方面，2项系统评价中均为确诊JORRP且需频繁手术的患者，大部分患者病变累及喉外结构（占比分别为80%及83%）；在有效性方面，所有患者用药后临床症状得以改善、手术间隔延长或手术干预次数减少，且2021年的系统评价中报道随访2个月～5年，疗效维持良好；在安全性方面，2个评价中均报道在治疗时出现1～2级不良反应［根据常见不良事件评价标准（Common Terminology Criteria for Adverse Events，CTCAE）标准分级］，具体包括：蛋白尿、高血压、轻度咯血、痤疮，不良反应发生率分别为30%和29%。

2022年1项系统评价（包括3项回顾性病例系列研究，$n=21$，AMSTAR2＝11）针对局部应用贝伐珠单抗的有效性和安全性进行描述[168]。在有效性方面，经病灶内注射贝伐珠单抗后，19例患者（19/21，90%）Derkay评分较用药前降低，13例患者（13/21，62%）手术次数较前减少；在安全性方面，所有患者均未报告药物不良反应。

关于贝伐珠单抗辅助治疗JORRP的治疗方式选择，2022年1项系统评价（包括15项研究，$n=64$，均为个案报道或回顾性病例系列研究，AMSTAR2＝9）针对全身及局部应用贝伐珠单抗治疗RRP的适应证、有效性及安全性进行描述[169]。研究共纳入JORRP患者54例。（1）适应证：33例全身性应用贝伐珠单抗的病例中，23例（23/33，70%）病变累及喉外结构，21例局部应用患者病变位置未报告。（2）有效性：全身性应用时所有患者均有手术间隔时间延长或手术次数减少，而局部应用中仅有13例患者（13/21，62%）用药后手术间隔时间较前延长。（3）安全性：全身性应用时，13例患者（13/33，39%）出现轻度蛋白尿、鼻出血、咯血、高血压、肌酐水平升高、头痛、血小板减少、甲状腺功能亢进、味觉障碍、恶心、过早绝经等不良反应；而局部注射时，未报告不良反应。该研究并未对两者数据进行统计学比较，仅为数据描述。考虑局部应用贝伐珠单抗需在全身麻醉下进行，且现阶段局部或全身用药均缺乏远期疗效与不良反应证据，故全身性应用贝伐珠单抗可作为首选方式。全身性应用贝伐珠单抗用法为静脉注射，但具体用量现有临床研究并未达成一致，初始剂量多为5～10 mg/kg，初始注射间隔时间为后续根据患者情况个性化用药。

【推荐说明】 基于已获得证据并参考2021年国际专家共识，疾病进展迅速、手术干预频繁、有下气道播散者可考虑使用贝伐珠单抗作为辅助治疗。本条目推荐意见虽有以上证据支持,但由于缺乏高水平的研究和临床试验,远期的安全性和疗效数据尚不清楚,建议未来研究关注该临床问题,以便提供论证强度更高、更全面的证据。目前贝伐珠单抗治疗JORRP属于超说明书用药,因此在药物应用前需获得本单位伦理委员会的批准,以及取得患者及其监护人的知情同意。此外,结合指南制订专家组意见,应用贝伐珠单抗辅助治疗JORRP需在特定的三级医疗机构进行,该机构需具备有治疗JORRP经验的耳鼻咽喉科团队,以及多学科联合诊疗条件,包括儿科、肿瘤科、呼吸科、麻醉科、病理科、影像科和重症监护病房(Intensive Care Unit,ICU)等团队的共同参与;同时,治疗机构应严格把控贝伐珠单抗的用药指征,有使用贝伐珠单抗治疗肿瘤的临床经验,并能够评估和及时处理并发症或不良反应。

指南的制订过程与方法

一、指南制订的方法学、注册及工作组设立情况

本指南基于临床实践指南构建方法学,符合美国医学科学院(Institution of Medicine,IOM)概念[170],参考2015年发布的《世界卫生组织指南制订手册》的制订流程及相关方法学标准进行本指南制订[171]。指南制订工作开始前,在国际实践指南注册平台(International Practice Guidelines Registry Platform)(http://guidelines-registry.cn/)完成注册(注册号PREPARE-2022CN652)。并于2022年9月成立指南工作组,下设4个小组,包括指南指导委员会、指南制订工作组、指南秘书组、指南外部评审小组,分别负责:指南制订过程监督及审核;指南范围及临床问题的确定、推荐意见共识、全文的起草和修订;指南临床问题和结局指标的收集遴选、证据合成与评价、制订过程协调和记录;评审已形成的指南推荐意见。工作组成员由来自多领域、多地域的临床专家、肿瘤免疫学专家、指南方法学、临床流行病学、专业期刊编辑等专家组成;临床专家包括耳鼻咽喉头颈外科、呼吸科及麻醉科等学科,其中耳鼻咽喉头颈外科医生占比约74%。在结局指标遴选和推荐意见形成过程中考虑了患者(监护人)的价值观和意愿。

本指南方法学支持与指导由首都医科大学附属北京儿童医

院临床流行病学与循证医学中心完成。

二、利益冲突声明

本指南编写小组声明，所有参与指南制订相关人员，未见与本指南直接相关的经济和非经济利益冲突。指南依托国家呼吸系统疾病临床医学研究中心呼吸专项（HXZX-20210201）、国家自然科学基金（81970867）及北京市医院管理中心儿科学科协同发展中心儿科专项（XTCX201823），承诺未接受企业任何形式赞助。本指南形成的各项推荐意见具有独立性，不受资助方任何影响。

三、临床问题和结局指标的收集和遴选

指南制订秘书组系统检索了已发表的JORRP相关专家共识和系统评价，并与各级别耳鼻咽喉专业临床医生进行一对一访谈，对结果进行归类、去重及合并，初步拟定本指南相关临床问题及结局指标。先后开展了2轮德尔菲调查，召开了1次线上线下相结合的共识会议，由指南制订工作组多次讨论，基于PICO（Population，Intervention，Comparison，Outcome）原则构建并确定最终本指南所关注的12个临床问题，包括4个诊断和8个治疗相关临床问题。同时，通过查询文献和深度访谈拟定了结局指标清单，并经过指南制订工作组多次讨论，最终确定4个有效性指标和1个安全性指标。

四、证据的检索、合成与评价

本指南在指南主题和范围确定、证据合成与评价不同阶段，进行了RRP（包括JORRP+AORRP）相关指南、专家共识、系统评价/Meta分析的检索与评价；在回答临床问题阶段，检索了相应的原始研究并进行了定性/定量系统评价。

（一）纳入和排除标准

纳入标准：（1）研究对象：符合JORRP诊断的患者，初次发病年龄0~18岁；（2）干预措施和对比措施：在药物干预方面只纳入贝伐珠单抗相关，其余措施不限定；（3）结局指标：不限定；（4）研究类型：纳入临床指南、专家共识、系统评价、Meta分析，相关临床研究，及部分基础研究（仅限问题4）。排除标准：（1）仅纳入AORRP患者的文献；（2）护理相关文献；（3）干预措施和对比措施为中医药的文献（如中草药、中成药、针灸等）；（4）重复发表文献及计划书。

（二）数据来源与检索策略

数据来源包括：（1）英文数据库检索包括：PubMed、Embase、The Cochrane Library、Web of Science，检索时限为从建库到2023年8月。（2）中文数据库检索包括：CBM、CNKI、VIP和WanFang数据库。检索时限为从建库至2023年5月。检索词主要为复发性呼吸道乳头状瘤或复发性呼吸道乳头状瘤病的不同表达方式。其中PubMed检索RRP相关文献的检索主要为疾病检索词，包括Recurrent Respiratory Papillomatosis，Laryngeal Papillomatosis，Respiratory Papillomatosis，JORRP，根据不同数据库要求采用主题词和自由词相结合方式进行检索。

（三）文献筛选和资料提取

文献筛选阶段：至少2名评价员一组，根据纳入和排除标准，各自独立进行文献筛选。首先通过阅读题目、摘要和关键词排除不相关的文献，再阅读剩余文献的全文，确定符合纳排标准的文献。2名评价员筛选的文献重复率≥85%则认为筛选合格。资料提取阶段：制订个性化的资料提取表，由至少2名评价员对纳入的文献进行相关资料的提取。以上过程不同意见小组内讨论解决或咨询第三方意见协商确定。

（四）证据评价

本指南纳入的系统评价均使用AMSTAR2工具进行方法学质量评价[172]。若系统评价和/或Meta分析发表时间大于2年则加以更新。部分临床问题目前尚缺乏已发表的系统评价和/或Meta分析，指南制订工作组重新制订了相关的系统评价/Meta分析。该环节用纽卡斯尔-渥太华量表（Newcastle-Ottawa scale，NOS）评价纳入队列研究和病例对照研究的方法学质量；用诊断准确性研究的质量评价工具（Quality Assessment of Diagnostic Accuracy Studies 2，QUADAS-2）评价纳入诊断试验的方法学质量；用Cochrane偏倚风险评估工具（risk of bias，ROB）评价纳入RCT的偏倚风险。评价过程由2人独立完成，若存在不一致，共同讨论或咨询第三方协商解决。

本指南使用GRADE对各临床问题的证据体进行分级（表2）。证据质量分为高、中、低、极低四个等级；推荐意见的推荐强度分为：强推荐和弱推荐（http://www.gradeworkinggroup.org/）。GRADE证据质量分级过程考虑5个降级因素（偏倚风险、一致性、精确性、发表偏倚、间接性）以及3个升级因素（效应量大、混杂因素偏倚、剂量效应），并制作证据总结表和概要表呈现证据。

（五）形成推荐意见

指南制订工作组基于各临床问题相关的国外系统评价证据、指南制订工作组制订的系统评价证据，同时考虑了干预措施的成本等利弊平衡后，拟定了37条推荐意见征求专家意见。通过共2轮德尔菲问卷调查以及2023年11月3日在广东省珠海市召开的面对面专家共识会议，前后共收集203条反馈意见，指南工作组讨论和审定了所有推荐意见和证据质量，对推荐意见进行修改、合并，共识度≥80%视为共识通过，最终形成24条推荐意见。

（六）指南的外审

指南征求意见稿由5名外部同行专家评审，根据其反馈意见和建议进行完善。最后由指南制订工作组将指南提交指南指导委员会批准。

传播与实施

在本指南发布后，指南发起单位将通过学术会议报告、各地宣讲、微信公众号等途径进行传播。

指南实施中的有利因素和不利因素预估如下。有利因素：提高疾病的诊断准确率，加深对JORRP治疗的了解和规划，以减少疾病复发及不良反应的发生。不利因素：（1）本指南临床问题纳入冷器械、CO_2激光、低温等离子三种方法治疗JORRP，拟对其安全性及有效性进行比较，但文献收集过程中并未获得评价低温等离子治疗的相应证据。（2）关于贝伐珠单抗治疗JORRP的有效性及安全性，尽管2021年已发表国际专家共识，但仍缺少高质量证据和远期随访数据，因此临床应用时需严格把控适应证、谨慎开展，避免损害患者利益。（3）基层等一些医疗机构医生对我国JORRP诊疗的认知程度低，可能影响本指南在该范围的传播和应用。

指南更新

指南制订组计划在指南发布后3～5年进行更新,更新方法依据国际指南更新流程进行。

版本说明

本指南共2个版本,即中文版和英文版,中文版将由《中华耳鼻咽喉头颈外科杂志》发布,英文版将由 Pediatric Investigation 和 World Journal of Otorhinolaryngology-Head and Neck Surgery 共同发布。指南配套的支撑数据保存于国家儿童医院中心/首都医科大学附属北京儿童医院。

执笔专家:张杰(国家儿童医学中心 首都医科大学附属北京儿童医院/河南省儿童医院耳鼻咽喉头颈外科)、王军(首都医科大学附属北京同仁医院耳鼻咽喉头颈外科)、倪鑫(国家儿童医学中心 首都医科大学附属北京儿童医院耳鼻咽喉头颈外科)

指导委员会成员(按姓氏拼音排序):黄志刚(首都医科大学附属北京同仁医院耳鼻咽喉头颈外科)、倪鑫(国家儿童医学中心 首都医科大学附属北京儿童医院耳鼻咽喉头颈外科)、郑宏良(海军军医大学第一附属医院 上海长海医院耳鼻咽喉头颈外科)、张亚梅(国家儿童医学中心 首都医科大学附属北京儿童医院耳鼻咽喉头颈外科)

制订工作组成员(按姓氏拼音排序):陈波蓓(温州医科大学附属第二医院 育英儿童医院耳鼻咽喉头颈外科)、陈彦球(广州市妇女儿童医疗中心耳鼻咽喉头颈外科)、房玉新(中华医学会杂志社 中华耳鼻咽喉头颈外科杂志编辑部)、桂晋刚(国家儿童医学中心 首都医科大学附属北京儿童医院 北京市儿科研究所肿瘤与免疫研究室)、焦安夏(国家儿童医学中心 首都医科大学附属北京儿童医院介入肺科)、雷文斌(中山大学附属第一医院耳鼻咽喉头颈外科)、李兰(深圳市儿童医院耳鼻咽喉头颈外科)、李磊(上海交通大学医学院附属新华医院耳鼻咽喉头颈外科)、李晓艳(上海市儿童医院耳鼻咽喉头颈外科)、李赟(湖南省儿童医院耳鼻咽喉头颈外科)、刘雅莉(国家儿童医学中心 首都医科大学附属北京儿童医院临床流行病学与循证医学中心)、鲁媛媛(南京医科大学附属明基医院耳鼻咽喉头颈外科)、马静(昆明市儿童医院耳鼻咽喉头颈外科)、马丽晶(首都医科大学附属北京同仁医院耳鼻咽喉头颈外科)、彭晓霞(国家儿童医学中心 首都医科大学附属北京儿童医院临床流行病学与循证医学中心)、任晓勇(西安交通大学第二附属医院耳鼻咽喉头颈外科)、唐亮(新疆维吾尔自治区人民医院耳鼻咽喉头颈外科)、王桂香(国家儿童医学中心 首都医科大学附属北京儿童医院耳鼻咽喉头颈外科)、王军(首都医科大学附属北京同仁医院耳鼻咽喉头颈外科)、吴海涛(复旦大学附属眼耳鼻喉科医院)、肖洋(首都医科大学附属北京同仁医院耳鼻咽喉头颈外科)、杨慧(四川大学华西医院耳鼻咽喉头颈外科)、杨力实(中华医学会杂志社 中华耳鼻咽喉头颈外科杂志编辑部)、于振坤(南京医科大学附属明基医院耳鼻咽喉头颈外科)、张杰(国家儿童医学中心 首都医科大学附属北京儿童医院耳鼻咽喉头颈外科/河南省儿童医院耳鼻咽喉头颈外科)、张铁松(昆明市儿童医院耳鼻咽喉头颈外科)、赵靖(国家儿童医学中心首都医科大学附属北京儿童医院耳鼻咽喉头颈外科)、赵欣(国家儿童医学中心 首都医科大学附属北京儿童医院麻醉科)

秘书组(证据合成与评价组)成员：李诗兰(国家儿童医学中心 首都医科大学附属北京儿童医院耳鼻咽喉头颈外科)、张丰珍(国家儿童医学中心 首都医科大学附属北京儿童医院耳鼻咽喉头颈外科)、段清川(国家儿童医学中心 首都医科大学附属北京儿童医院耳鼻咽喉头颈外科)、郭丽宁(国家儿童医学中心 首都医科大学附属北京儿童医院耳鼻咽喉头颈外科)、刘宇昕(国家儿童医学中心 首都医科大学附属北京儿童医院耳鼻咽喉头颈外科)、张圣楠(国家儿童医学中心 首都医科大学附属北京儿童医院耳鼻咽喉头颈外科)、甄浚松(国家儿童医学中心 首都医科大学附属北京儿童医院耳鼻咽喉头颈外科)、牛子捷(首都医科大学附属北京同仁医院耳鼻咽喉头颈外科)、宋佳露(首都医科大学附属北京同仁医院耳鼻咽喉头颈外科)、郭奕荟(首都医科大学附属北京同仁医院耳鼻咽喉头颈外科）、庞威（国家儿童医学中心 首都医科大学附属北京儿童医院耳鼻咽喉头颈外科）、田恩霞（国家儿童医学中心 首都医科大学附属北京儿童医院耳鼻咽喉头颈外科）、刘艺凡（国家儿童医学中心 首都医科大学附属北京儿童医院耳鼻咽喉头颈外科）

外审专家（按姓氏拼音排序）：陈耀龙（兰州大学基础医学院循证医学中心 GRADE中国中心）、雷大鹏（山东大学齐鲁医院耳鼻咽喉头颈外科）、李进让（解放军总医院第六医学中心耳鼻咽喉头颈外科）、吴皓（上海交通大学医学院附属第九人民医院耳鼻咽喉头颈外科）、徐文（首都医科大学附属北京同仁医院耳鼻咽喉头颈外科）

参考文献从略

（通信作者：倪　鑫）

（本文刊载于《中华耳鼻咽喉头颈外科杂志》2024年第59卷第7期第676-695页）

3 儿童咽喉疾病低温等离子手术临床技术规范专家共识（2021）

中华医学会耳鼻咽喉头颈外科学分会小儿学组
中华医学会耳鼻咽喉头颈外科学分会咽喉学组
中华耳鼻咽喉头颈外科杂志编辑委员会咽喉组

低温等离子技术是一种低温切割消融技术，近年来被广泛应用于儿童咽喉疾病的手术治疗领域。等离子技术以其切割消融、凝血、冲洗、吸引一体的优势，提高手术效率，并减少术中出血。与此同时，该技术的使用也导致了传统手术方式没有或罕见的手术并发症的出现。为进一步发挥低温等离子技术优势，降低并发症发生率，中华医学会耳鼻咽喉头颈外科学分会小儿学组联合中华医学会耳鼻咽喉头颈外科学分会咽喉学组以及中华耳鼻咽喉头颈外科杂志编辑委员会咽喉组，组织相关领域专家结合临床实践经验，针对儿童咽喉疾病低温等离子手术的应用，形成临床技术规范专家共识，以期规范此类手术的临床应用，发挥等离子手术技术优势，减少并有效处理并发症。

一、低温等离子技术原理

低温等离子技术（COBLATION）是微创手术技术中具有创新性意义的新型技术[1]。1997年耳鼻咽喉科医生将该技术应用于扁桃体切除术[2-3]。其工作原理是通过双极射频能量和持续盐水灌注相结合，产生稳定的等离子体层，用于组织切除。其优势在于：①将切割消融、凝血、冲洗及吸引集于一体，便于手术操作；②在较低温度下（40～70℃）进行组织切除，对周围组织的热损伤少；③100～200 μm等离子体层可以精确切除组织，同时尽量减小对非目标组织的热损伤[4]。低温等离子手术系统有消融和凝固两种模式：①消融模式下，等离子体与组织接触时，通过分子解离，导致组织崩解；②凝固模式下，主机控制器使用的电压较低，当电压低于产生等离子场所需的能量阈值时，电流直接作用于导电介质和组织，大量的能量被导电介质和组织吸收，并转换为热能作用于血管，从而实现凝血功能。

低温等离子手术器械主要由主机、脚踏、流量控制阀以及等离子刀头组成。当等离子刀头与主机控制器连接时，等离子刀头的默认档位将出现在低温消融（COBLATE）和凝血（COAG）显示器上。临床医师可根据需要进行上下调整，数值越大代表功率越大。

低温等离子设备使用的注意事项：①等离子手术系统利用重力和流量控制阀输送生理盐水，生理盐水为低温系统的导电介质，术中应保证充足的流量以利于等离子刀头作用的发挥，并始终保持刀头通道的畅通，以利视野清晰；②术中应保持吸引负压压力，操作过程中，尽量避免使用等离子刀头直接吸引血凝块，以免造成堵塞；③术前需检查设备连接准确以及等离子刀头的完好性，调整出水流速，手术结束后应妥善放置脚踏和等离子刀头，避免误操作。此外，术前还应选择合适的刀头，尽量减少刀头折弯，以免引起堵塞吸引管道、生理盐水管路以及损坏刀杆的绝缘层。

二、儿童咽喉疾病低温等离子技术的应用（经口入路）

儿童经口咽喉手术是临床手术的难点。此类手术由于受空间的限制，以及对患儿手术体位、手术过程中的麻醉气道管理要求较高，临床医师在术前应做好评估，术中应调整合适的体位以充分暴露术野，围手术期应做好气道管理，尤其是颅面畸形困难气道、中重度阻塞性睡眠呼吸暂停综合征（OSA）等患儿[5-6]。

咽喉部手术体位多为仰卧头后仰位，置Davis开口器或支撑喉镜或其他工具暴露术区，针对不同手术可选用其适用的等离子刀头，如扁桃体腺样体刀头、喉部手术刀头、喉部手术精细刀头等。术前应注意手术设备的检查校对。

（一）扁桃体切除术

与传统手术相同，对符合扁桃体切除术适应证和禁忌证的患儿[7-9]，可使用低温等离子刀进行手术。

1. 扁桃体全部切除术的手术步骤和技术要点：①术中掌

握手术的层次是完整切除扁桃体及避免肌肉、血管损伤的关键;切开腭舌弓黏膜至扁桃体外侧被膜时需逐层缓慢切开,暴露扁桃体上极,沿扁桃体周围隙与扁桃体之间进行切割,刀面朝向扁桃体,既要避免深入到扁桃体被膜内组织,又要避免深达肌层;②若扁桃体与周围组织粘连严重,需注意紧贴被膜操作,防止损伤周围正常组织,尤其是应减少腭弓、咽缩肌、悬雍垂等组织的损伤;③术中小量渗血时需及时止血,保持术野清晰,扁桃体下极的处理应谨慎,切勿过度牵拉,以防止外侧血管内移而造成手术损伤;④等离子凝血档无法有效止血时可以采用双极电凝或结扎/缝扎止血。术中如观察到术区明显的动脉搏动时,应警惕有无颈内动脉畸形的可能,需谨慎处理。

2. 扁桃体部分切除术的手术步骤和技术要点[10-11]:需要首先明确切除的扁桃体范围,如果肥大明显,可以沿预定的切割线自上而下或自下而上进行切除或消融,使残留的扁桃体组织接近Ⅰ度扁桃体大小,一般不超过腭舌弓,且不暴露扁桃体被膜层。其他注意事项同扁桃体全部切除术。

(二)腺样体手术

腺样体手术指征遵循常规手术的指征[9],对于腭裂或隐形腭裂的患儿,实施腺样体手术前应注意评估软腭情况,并慎重对待。

手术步骤及技术要点:①患儿取仰卧垫肩体位;②根据患儿年龄及体重选择合适的Davis开口器撑开口腔,为更好地暴露术野,可于鼻腔置入导管,并从口腔中引出,使悬雍垂与软腭被吊起,增加鼻咽部手术空间,充分暴露术区,悬吊软腭时需注意悬吊的力度,如果悬吊过度或者时间过长,会增加软腭悬雍垂术后水肿和瘢痕形成的可能;③手术可经口或经鼻内镜下进行,等离子刀头经口腔伸入鼻咽部,进行操作;④术中应辨清腺样体、咽鼓管圆枕、咽隐窝及咽鼓管咽口等解剖结构,使用等离子切割消融档位准接触腺样体组织,分块或逐层消融切除;⑤术中操作时需注意刀头的切割消融方向,勿朝向圆枕或软腭鼻咽侧黏膜[12];⑥处理圆枕处的淋巴组织时,避免热传导引起咽鼓管咽口的损伤;⑦处理突入后鼻孔处的腺样体组织时,选择合适的刀头;⑧手术界限,下缘为腺样体与口咽交界处腺样体侧,上缘至双侧后鼻孔缘及鼻中隔后缘,两侧到咽鼓管圆枕，底壁以不损伤肌层浅层为限。切除后需要充分止血，并注意周围组织黏膜的保护。

（三）喉软化症手术（声门上成形术）

手术适应证和禁忌证与CO_2激光声门上成形术相同[13-14]。

手术步骤及技术要点：①根据患儿年龄及体重选择适当的支撑/悬吊喉镜暴露术区，在显微镜或内镜辅助下进行手术；②选择喉部手术的等离子刀头或喉部等离子精细刀头；③进行消融操作时，要求高度精准，并注意功率档位控制，可适当降低档位；④避免过度切除，同时注意喉刀头较长，需避免刀头不稳致误伤他处。

根据喉软化症的不同类型，需要采取不同的术式或综合术式[15-16]，具体如下。

1. 杓突减容成形术：适用于Ⅰ型喉软化症。术者操作时刀头与手术部位保持合适距离，将冗余黏膜吸引至刀头，并将其消融。术者还应注意刀头不能过深，以免伤及软骨，同时消融范围不能过大，避免伤及杓间区黏膜，以防术后粘连和瘢痕挛缩致声门上狭窄的严重并发症。

2. 杓会厌襞切开术：适用于Ⅱ型喉软化症。术者操作时应使用喉部精细刀头，以尽可能减少黏膜损伤，避免术后出现瘢痕挛缩，影响喉部功能。

3. 会厌成形术/会厌固定术：适用于Ⅲ型喉软化症。术者使用等离子操作时，可用低档位消融会厌舌面近舌根部的1/3黏膜及对应的舌根黏膜，术后短期可使黏膜皱缩、继而水肿，长期可致黏膜瘢痕化，产生向前牵拉固定会厌的效果。该术式需严格控制低温等离子功率档位，刀头吸引黏膜进行浅度消融，应有一定的悬空感，避免会厌软骨损伤、穿孔、坏死等并发症。

（四）舌会厌囊肿切除术

应用低温等离子进行舌会厌囊肿切除术，具有较好的手术操作性，手术应充分暴露术区[17-18]。

1. 完整切除术的手术步骤及技术要点：囊肿体积较小，位置表浅，可尝试完整切除囊肿。沿囊肿边缘仔细切开黏膜，并沿囊肿边缘逐渐剥离囊肿，直至完整切除肿物。切除时尽量进行囊壁外切除，但应避免切除过多囊外周围组织。

2. "揭盖法"的手术步骤及技术要点：如囊肿体积较大，位置较深，可以用"揭盖法"处理。自囊肿隆起处切开黏膜，并切开囊壁，吸除囊液，暴露囊腔。按照囊肿范围尽量切除囊肿外侧壁，切除囊壁需超过最大径，底壁可用等离子刀电凝功能处理，以减少复发。当囊壁与会厌软骨毗邻紧密，进行软骨膜间分离时，刀头应朝向囊壁侧切除，避免损伤会厌软骨。也可结合喉显微器械剥离残留黏膜，最大限度地切除囊壁黏膜，防止复发。

无论完整切除或揭盖法，均需注意功率不宜过大，局部接触时间不能过长，避免损伤会厌致穿孔或坏死。

（五）喉囊肿切除术

手术适应证和禁忌证与传统手术相同，操作要求较高，同时应充分熟悉解剖结构。

手术步骤及技术要点：①根据患儿年龄及体重选择适当的支撑/悬吊喉镜，在显微镜或内镜辅助下暴露术区进行手术；②以喉等离子刀头在室带侧方，于囊肿表面切开黏膜，配合喉钳、喉剪及剥离子等冷器械逐渐分离囊肿；③彻底剥离并切除囊肿，修剪多余黏膜[19-20]；④操作需要轻柔，避免损伤声带；⑤囊肿外侧壁有时会延伸至毗邻甲状软骨板及喉上动脉分支，剥离囊肿外侧时，应避免损伤；⑥尽量完整切除囊壁，必要时可切除室带黏膜及喉室黏膜以避免复发；⑦因喉部结构精细，空间狭小，需注意等离子刀头的操作空间，避免损伤正常组织[21-22]。

（六）咽喉部脉管性肿瘤切除术

1. 淋巴管瘤（畸形）切除消融术：适用局限于咽后间隙的淋巴管瘤（畸形）。喉咽部较为弥漫的淋巴管瘤（畸形），如微囊型淋巴管瘤（畸形）等应谨慎选择手术适应证，充分评估气道风险，并宜分次手术，以免手术创面过大至局部瘢痕粘连狭窄。淋巴管瘤（畸形）虽然占据咽后或咽旁间隙，但是颈部有明显隆起的，不建议经口手术。

手术步骤及技术要点：①置Davis开口器，暴露咽后壁，判断瘤体界限；②用镰状刀纵行切开黏膜（此时应以冷器械为宜，以利黏膜保护），根据瘤体范围，切口最高上界可达鼻咽顶，下界至食道入口上方；③先以剥离子于黏膜下分离瘤体，用等离子刀在黏膜下进行淋巴管瘤（畸形）切割消融，消融切除过程中需要边切除边识别肿物外界，左右外界不应超过颈动脉鞘内侧；④切除肿物后，术腔可用博来霉素或平阳霉素浸润，减少复发；⑤缝合切口不宜间隙过密[23]。

2. **血管瘤切除消融术**：对于药物治疗无效的且有明显症状的咽喉部血管瘤，可选择等离子手术方案，可有效增加手术中出血的可控性。对于合并有血小板减少的 Kasabach-Merritt 现象、血管瘤病变过大时，不宜采用等离子手术方案。病变累及声带或杓状软骨者需要谨慎选择。

手术步骤及技术要点：①根据瘤体所在的部位选择合适的器械暴露术区；②刀头的选用需要根据瘤体所在部位和瘤体大小而定，口咽部血管瘤选用扁桃体刀头，舌根、喉咽和声门下血管瘤选用喉部刀头；③咽喉部血管瘤常累及声门区及声门下区，在治疗过程中需要重视呼吸道的管理；④手术方法与咽喉部微囊型淋巴管瘤（畸形）的消融方法相似；⑤对于基部较广泛并且瘤体体积较大的血管瘤，可采用药物注射联合等离子手术综合治疗方案。

术后需警惕创面渗血或出血，防止误吸以及因误吸引发呛咳加重出血。应严密观察呼吸情况，做好应急抢救准备。对于儿童咽喉部脉管性肿瘤，多需反复多次治疗方能达到理想效果。术中还应注意正常组织的保护。

（七）低温等离子梨状窝瘘消融术

对于儿童梨状窝瘘，可采用内镜辅助下暴露位于梨状窝的内瘘口，以低温等离子射频消融内瘘口。对于诊断明确的梨状窝瘘，急性感染期和炎性反应静止期均可采用等离子方法进行手术治疗。

1. **炎性反应静止期的手术步骤及技术要点**：①支撑/悬吊喉镜至病侧梨状窝暴露瘘口，用喉部等离子刀消融内瘘口及周围黏膜，内下界不要超过食管入口的外侧缘；②止血时应注意悬空感，提高凝血效能；③对于瘘管前内方，应减少操作，以防损伤喉返神经；④手术应注意瘘管黏膜的消融深度，以退出喉镜时，梨状窝瘘口黏膜自然闭合为宜，消融过深会增加喉返神经损伤风险。

2. **急性感染期的手术步骤及技术要点**：如有伴发咽旁脓

肿，术中可从口咽部进行切开排脓；进行梨状窝瘘口消融与炎性反应静止期方法相同。如果颈部有脓肿形成，可自颈外同期行脓肿切开引流术[24]。

三、儿童咽喉疾病低温等离子手术的并发症与预防

实施儿童咽喉部的低温等离子手术时，由于手术部位、低温等离子刀的特殊性，除常见的出血、疼痛的手术并发症外，还可出现呼吸、吞咽、发音等方面的问题[25]，需引起重视，做好防范。

（一）出血[26-27]

对于扁桃体腺样体的等离子手术，术中及术后出血是最常见并发症。可分为原发性（手术后24 h内）出血及继发性（手术后24 h以上）出血，发生率分别为0.2%~2.2%和0.1%~5.5%[28-29]。术中出血多因切除过深，损伤供血血管导致。继发性出血多因纤维性焦痂（伪膜）过早脱落而发生，通常发生于术后5~10 d，可能与感染、营养状况有关，个别患儿在术后2周甚至以上出现出血。术前评估凝血功能，术中注意解剖层次、保护正常组织结构、合理使用凝血档止血是避免原发性出血的关键。对于局部组织（小血管）的出血，可以用局部血管收缩剂如1:10 000肾上腺素棉片或止血材料局部压迫止血。同时合理使用等离子止血档，必要时辅助双极电凝止血。对于大血管出血，常规止血无效，考虑是否有颈内动脉或颈外动脉分支出血，可行缝扎止血甚至数字减影血管造影（digital subtract angiography，DSA）血管栓塞[30]，以防止意外发生。对于腺样体术中出血，多可使用等离子刀的凝血功能进行处理，原位止血不佳，可将周围残余的腺样体组织切割彻底，创面平整，显露出血点再止血。当出现术后继发性出血时，需及时处理，积极止血、补液，多数情况可通过压迫进行止血。如腺样体术区出血，可进行后鼻孔填塞。上述方法无法控制出血时，应进行全身麻醉下止血（电凝止血、缝扎血管止血）。出血过多，可引起误吸，危及生命。

对于喉软化症、舌会厌囊肿、喉囊肿等喉部手术的出血问题，需格外小心。由于深部手术、视野以及操作空间的限制，手术前应充分了解局部解剖结构、病变与周围血管的关系，并做好手术出血处理预案，以防极端情况出现。

（二）结构损伤

由于手术空间的限制，肿物过大、与周围组织界限不清及刀头的热辐射等原因，极少数情况可出现组织结构损伤，如软腭损伤、声带损伤、会厌损伤等。手术中应充分重视解剖结构的分辨、保护，注意刀头的运用以及消融档、凝血档的使用，以最大限度减少周围组织损伤，避免功能障碍。

（三）瘢痕、组织粘连

1. 鼻咽部、口咽部粘连：此并发症少见但后果严重，多因手术创面较大、术中损伤软腭背侧及鼻咽侧壁黏膜导致。因此在腺样体切除及鼻咽部其他手术操作时应遵循手术操作规范，重视保护周围正常组织，避免此类并发症发生。鼻咽部粘连及狭窄出现后可导致鼻塞、打鼾等上气道梗阻症状，严重影响正常呼吸、吞咽功能和发音，一旦发生应进行相应的处理[31]。

2. 咽鼓管咽口粘连、闭锁：此为进行腺样体手术时发生的少见但后果严重的并发症，多因术中损伤咽鼓管口周围黏膜所致，进而引起组织粘连及瘢痕闭锁，并导致功能障碍，患儿术后可出现听力下降、鼓室积液等分泌性中耳炎的症状。切除腺样体时，应注意刀头方向，避免损伤咽鼓管口黏膜。如圆枕增生明显患者，可于圆枕中线侧，即远离咽鼓管咽口处进行消融，切勿范围过大过深。

3. 声带粘连、瘢痕化：由于儿童喉腔较小，手术操作具有挑战性。操作不当或切除创面过大，有导致声带损伤致声带表面瘢痕或声带粘连的可能[32-33]。尤其是声带区域的手术，一旦损伤声带或术后发生炎性水肿、肉芽增生、声带粘连或瘢痕化等均可引起发音功能障碍，严重者可出现不同程度的呼吸困难。视野的暴露、结构的辨识、等离子刀头的正确应用以及操作的精准把控可有效减少此类并发症发生。对于声带良性病变，应谨慎选择等离子手术。

4. 声门上狭窄：此并发症多因术中切除过多的声门上黏膜引起[34]。术中尽量保留喉部正常黏膜组织，避免切除范围过广、过深，同时避开杓间区中线操作，有助于减少术后声门上狭窄的发生。

（四）神经损伤

应用低温等离子射频消融梨状窝内瘘口可出现暂时性声音

嘶哑,可能是由于等离子刀头工作时的热损伤喉返神经所致。术中应注意刀头消融的方向,予糖皮质激素及营养神经药物治疗后多可恢复[35]。术后应定期随访评估声带运动情况。此类手术喉上神经损伤鲜有报道,鉴于解剖邻近也应予以关注。

(五)功能损伤

1. 开放性鼻音、鼻咽反流[36]:其原因可能与患儿先天畸形或术中软腭及咽后壁损伤有关。部分腺样体扁桃体过度肥大的患儿术后可有一过性开放性鼻音出现构音变化,多可自行缓解。未缓解者可通过功能训练改善,个别患儿需要进行结构性的手术。腺样体切除术前,需仔细评估患儿软腭情况,对于软腭较短、腭裂术后、腭隐裂的患儿,需严格评估腺样体手术的适应证,应慎重选择手术,避免腺样体术后鼻咽部过度开放导致的开放性鼻音。

2. 颈痛、颈部活动受限[37-38]:少数患儿术后出现颈部疼痛,颈部活动受限,可发生在术后1周左右。多在腺样体切除术后发生,原因可能是椎前筋膜受损或局部感染扩散,引起椎前淋巴结肿大,肿大的淋巴结可牵拉韧带,造成寰枢关节运动受限[39]。因此,在使用等离子切除腺样体时,应注意避免过大功率,并注意手术层面不能过深,避免头部过度后仰。

个别报道扁桃体手术后出现霍纳(Horner)综合征[40],腺样体术后出现腭漏[41]。

四、低温等离子手术培训

为保证儿童咽喉疾病低温等离子手术的安全、规范进行,切实提高手术技能,减少并发症,提高诊疗质量,应遵循相关的培训流程。

参与手术的医生需要接受相应的手术培训,掌握咽喉部相关解剖,熟悉低温等离子手术的设备、技术参数及使用方法。掌握等离子手术的适应证,术前各项操作应接受强化训练,学习并掌握手术并发症的预防与处理。规范的培训是等离子手术顺利实施的保证。

儿童咽喉疾病低温等离子手术在广泛应用于临床的同时,既要规范、科学的开展,又要临床医师严格把握此技术的适应证,精准操作,减少并发症的发生,这样才能充分发挥等离子手术技术在儿童咽喉手术领域的优势。

起草执笔专家：张杰（国家儿童医学中心 首都医科大学附属北京儿童医院）、李兰（深圳市儿童医院）、李晓艳（上海市儿童医院）、倪鑫（国家儿童医学中心 首都医科大学附属北京儿童医院）

参与讨论专家：陈波蓓（温州大学第二医院育英医院）、陈洁（上海交通大学医学院附属上海儿童医学中心）、成琦（安徽省儿童医院）、陈雄（武汉大学中南医院）、陈彦球（广州妇女儿童医学中心）、崔鹏程（第四军医大学唐都医院）、樊孟耘（西安市儿童医院）、付勇（浙江大学医学院附属儿童医院）、高雪梅（北京大学口腔医学院）、高源（哈尔滨市儿童医院）、黄冬雁（解放军总医院第六医学中心 解放军总医院耳鼻喉科头颈外科医学部国家耳鼻咽喉疾病临床医学研究中心）、黄琦（上海交通大学医学院附属新华医院）、雷文斌（中山大学附属第一医院）、李进让（解放军总医院第六医学中心 解放军总医院耳鼻喉科头颈外科医学部国家耳鼻咽喉疾病临床医学研究中心）、李兰（深圳市儿童医院）、李五一（北京协和医院）、李湘平（南方医科大学南方医院）、李晓艳（上海市儿童医院）、刘大波（南方医科大学深圳医院）、刘玉欣（青岛市儿童医院）、柳萌（徐州市儿童医院）、倪鑫（国家儿童医学中心首都医科大学附属北京儿童医院）、潘宏光（深圳市儿童医院）、任晓勇（西安交通大学医学院第二附属医院）、僧东杰（河南省儿童医院，郑州大学附属儿童医院，郑州儿童医院）、宋伟［大连妇女儿童医疗中心（集团），大连市儿童医院］、田秀芬（郑州大学第一附属医院）、王剑（北京协和医院）、王丽萍（中国医科大学附属盛京医院）、王学勤（山西省儿童医院）、肖水芳（北京大学第一医院）、徐文（首都医科大学附属北京同仁医院）、闫燕（北京大学第三医院）、杨慧（四川大学华西医院）、叶京英（清华大学附属北京清华长庚医院）、于萍（解放军总医院耳鼻咽喉头颈外科医学部）、张杰（国家儿童医学中心首都医科大学附属北京儿童医院）、张立红（北京大学人民医院）、张庆丰（深圳大学总医院）、张庆泉（烟台毓璜顶医院）、张亚梅（国家儿童医学中心 首都医科大学附属北京儿童医院）、张铁松（昆明市儿童医院）、赵斯君（湖南省儿童医院）、郑宏良（海军军医大学附属长海医院）、周成勇（解放军总医院第四医学中心 解放军总医院耳鼻喉科头颈外科医学部国家耳鼻咽喉疾病临床医学研究中心)、庄佩耘(厦门大学附属中山医院)

参考文献从略

(通信作者：倪　鑫)

(本文刊载于《中华耳鼻咽喉头颈外科杂志》2021年第56卷第10期第1028-1034页)

中国儿童气管支气管异物诊断与治疗专家共识

中华医学会耳鼻咽喉头颈外科学分会小儿学组

气管支气管异物是儿童常见的急重症之一。该病起病急、病情重，甚至可危及生命。尽早诊断和取出异物是减少并发症和降低病死率的关键。虽然近年由于防范意识逐渐增强，气管支气管异物发病率有所下降，但由于该病临床表现的多样性，在诊断和鉴别诊断上仍有一定的难度，因此漏诊、误诊时有发生，并可导致严重后果。针对该病提出系统规范的指导性建议十分必要。制订本专家共识的目的是规范气管支气管异物的诊断和治疗流程，指导快速确诊、准确鉴别、及时取出异物以及有效处理围手术期并发症从而保障患儿的生命安全。同时对儿童气管支气管异物需要进行宣传和科普教育，提高全民的预防意识，降低气管支气管异物给儿童造成的意外伤害。

流 行 病 学

一、发病率及好发年龄

在我国，气管支气管异物占0~14岁儿童意外伤害的7.9%~18.1%，约80%的患儿好发年龄在1~3岁[1-2]。异物的发生具有明显性别、城乡和季节分布特征，男性多于女性，农村远高于城市，冬春季节多于夏秋季节[3]。

二、异物的种类

按异物的来源，绝大多数为外源性异物，占99%[3]，内源性异物仅占1%。按异物的性质，植物性异物最常见，约占92%，以可食性异物为主，其中花生米、瓜子和豆类等坚果类约占80%；动物性异物约占3%，以骨头最常见，其次为肉类；其他异物约占5%[3]，如弹簧和金属丝、塑料笔帽、纸片和口哨等异物亦可出现。

三、异物的位置

异物的大小决定了异物的位置，综合文献报道，气管异物约占呼吸道异物的10.6%～18%[3-5]，右侧支气管异物约占45%，左侧支气管异物约占36%，双侧支气管异物约占1%[3, 5]。

病 因 病 理

一、病因

气管支气管异物的病因与儿童生理心理发育、家庭看护、医源性等多种因素有关[4, 6-10]。如3岁以下儿童磨牙未萌出，咀嚼功能不完善，吞咽协调功能和喉的保护功能不健全，喜欢口含玩物，以上均可导致本病的发生。看护不当时，可以造成昏迷患儿误吸内源性异物，如塑形支气管炎、肉芽等也是本病的成因。

二、病理生理

病理反应取决于异物在气道所处的位置，阻塞程度、异物种类、异物存留时间等因素[7, 11]。声门或气管异物可立即出现气道痉挛、呼吸困难、窒息等；在术前、术中和术后的围手术期，均可因胸膜腔极度负压引起负压性肺水肿。支气管异物可分为气体能进能出的部分阻塞型，该型症状不明显；气体只进不出的活瓣阻塞型，该型可出现肺气肿；气体只出不进的活瓣阻塞型，该型可早期出现肺不张；气体不能进出的完全阻塞型，该型可出现阻塞性肺不张。异物移位可突然出现呼吸困难加重。异物的类型不同所致的病理反应不同，植物性异物刺激性强，早期全身症状重，局部炎性反应渗出明显；尖锐异物可导致出血、气肿或气胸；化学腐蚀性异物容易导致气管食管瘘及全身中毒症状等。异物存留时间长可引起肉芽增生、肺炎、肺不张、呼吸窘迫、心力衰竭等。据报道气管异物延误诊断超过24 h的病例约占全部病例数的40%，其中15%可引起严重并发症[10]。

临 床 表 现

一、气管异物

异物进入期，症状剧烈，突然发生剧烈呛咳、憋气、作呕、呼吸困难甚至窒息；特征性症状有撞击声、拍击感，哮鸣音。常有持续性或阵发性咳嗽。

查体：活动性异物于颈部气管可听到异物拍击音和喘鸣音；肺部听诊双侧呼吸音对称、减弱，可闻及干湿啰音及哮鸣音；颈部触诊，可有异物碰撞振动感（拍击感）。

二、支气管异物

症状变化较大，有的异物在支气管内数年可无症状，但若堵塞双侧支气管，可短时间内出现窒息死亡。

查体：患侧胸部视诊可有呼吸动度减低，单侧肺不张者可有胸廓塌陷；触诊语颤减低；有阻塞性肺气肿者，叩诊呈鼓音；有肺不张者，叩诊呈浊音；听诊一侧肺部呼吸音减弱，可闻及啰音或哮鸣音。

三、病程分期

（一）异物进入期

患儿有呛咳、喉喘鸣、憋气、作呕和痉挛性呼吸困难等症状。

（二）无症状期

时间长短不一，与异物性质、感染程度有关，此时由于症状不典型易漏诊、误诊。

（三）症状再发期

异物刺激和感染引起炎性反应，分泌物增多，咳嗽加重，出现呼吸道炎性反应或高热症状。

（四）并发症期

表现为肺炎、肺不张、哮喘、支气管扩张、肺脓肿等。

辅 助 检 查

一、胸部透视

胸部透视可动态观察肺部情况。X线透视下可观察到纵隔摆动和心影反常大小，如右支气管异物可以出现吸气时纵隔右摆表现，这是支气管异物的间接证据。

二、胸部X线片

胸部X线片可将异物分为不透X线和透X线两大类。直接征象：是不透X线的异物本身显影，多见于金属、鱼刺、骨块等异物。间接征象：透X线的异物可通过间接征象来确定，如阻塞性肺气肿、肺不张、肺部片状影等。X线片对气管支气管异物的检出率为73.9%[12-13]，是气管支气管异物诊断的间接证据。

三、CT扫描

CT检查见气管内异物影、高密度影、肺气肿、肺不张等认为是阳性结果[14-15]。三维重建能显示支气管树的连贯性，异物所在位置表现为连续性中断。CT仿真模拟成像可显示异物轮廓、大小、部位[16]，也可以显示与支气管黏膜、支气管周围组织的关系。多层螺旋CT（multi-slice CT，MSCT）对气管支气管异物诊断的准确率高达99.8%[17-18]。

四、可弯曲支气管镜检查

可弯曲支气管镜检查为诊断气管支气管异物的金标准之一[19-23]，可直接明确诊断并了解异物大小、形态、性状及所处位置。

（一）气管支气管黏膜表现

可弯曲支气管镜检查可见异物所致局部黏膜有不同程度的充血肿胀、糜烂、肉芽增生等表现，肉芽增生是异物最常见的间接征象[21-23]，其深部常可发现异物。局部黏膜假腱索或假性支气管嵴样改变也是异物长期存在的特征表现之一。

（二）气管支气管管腔或结构改变

异物阻塞时间长者，镜下可见支气管扩张征象，严重者可见管腔结构破坏，远端亚支或段支气管管腔狭窄闭塞。

诊断及鉴别诊断

主要根据异物吸入病史或可疑病史及典型症状，辅以必要的体格检查和影像学检查确诊；对疑难病例，可行诊断性内镜（硬质或可弯曲内镜）检查确诊。

一、诊断

（一）病史

1. 异物吸入史：是诊断呼吸道异物最重要的依据[24-25]。具有采集便利、诊断灵敏度高的特点[13]，是快速诊断的关键。

2. 咳嗽病史：当出现突发咳嗽或慢性咳嗽，经治疗无效或治疗有效但病情反复时[26]，以及同一部位的反复肺炎或肺脓肿也需注意异物吸入的可能。

（二）体格检查

1. 气管异物：肺部听诊双侧呼吸音粗而对称，可闻及喘鸣音；气管内活动异物时，颈部触诊有拍击感；气管前听诊可闻及拍击音。

2. 单侧支气管异物：肺部听诊常有一侧呼吸音减弱，或可闻及单侧哮鸣音。

3. 双侧支气管异物：常有双侧呼吸音减低，阻塞程度不一致时，呼吸音也可不对称[27]。

4. 并发症期：并发症期有对应体征，如并发肺炎，听诊可闻及干湿啰音；并发肺气肿，叩诊呈鼓音；并发肺不张，叩诊呈浊音，呼吸音可消失。

（三）辅助检查

详见上文辅助检查部分

二、鉴别诊断

（一）呼吸道感染性疾病

常见呼吸道感染性疾病如急性喉炎[28]、肺炎等有咳嗽、气促、声嘶、喉鸣甚至呼吸困难等表现，需与气管支气管异物鉴别，但此类疾病多有呼吸道感染病史，无明显异物吸入史，积极抗炎治疗多可获得满意疗效。胸部影像学检查（如CT）[29]、支气管镜检查有助于鉴别。

（二）喘息性疾病

罹患哮喘等喘息性疾病的患儿，以反复发作的喘息、咳嗽为主要临床表现[30]，肺部查体可闻及哮鸣音，呼吸音减低，影像学表现可有纵隔心影反常大小、肺气肿，常易与气管异物混淆。需注意喘息诱因，若经平喘治疗有效，可以进行鉴别。

（三）呼吸道占位性病变

如喉乳头状瘤[31]、气管及支气管肿瘤[32]。呼吸道占位性病变可引起声音嘶哑、喉鸣、气促、吸气性呼吸困难等临床表现，进行鉴别时需注意有无明确异物吸入病史，是否症状逐渐加重。通过纤维支气管镜和胸部CT等影像学检查可鉴别。

（四）喉部、气管及支气管结构性畸形

喉蹼[33]、气管及支气管狭窄等先天性畸形[34]、喉、气管支气管继发瘢痕狭窄[35]，可导致患儿出现声音嘶哑、喉鸣、气促、呼吸困难等，需与气管支气管异物进行鉴别，相应的病史是鉴别要点之一。喉镜、支气管镜及影像学检查可助鉴别。

手术前评估

气管支气管异物治疗前应进行恰当准确的术前评估，制订治疗方案，选择手术时机，减少并发症。主要进行生命体征、呼吸状态、并发症和麻醉前评估。

一、生命体征评估

包括患儿神智、呼吸、血压、脉搏、血氧饱和度的评估等。除常规体格检查外，可辅助心电监测。

二、呼吸状态评估

评估患儿就诊时呼吸状态，是否有呼吸困难，呼吸困难的程度，确定患儿的危急程度。

三、并发症的评估

评估患儿是否合并心血管、神经系统等基础疾病；评估患儿是否有肺炎、肺不张、气胸、纵隔和/或皮下气肿等术前并发症及其严重程度；结合症状变化、实验室检查、影像学检查判断是否存在呼吸功能衰竭、心脏功能衰竭等。

四、麻醉评估

术前需要评估患儿的麻醉耐受情况，是否为困难气道以及已有的并发症对麻醉的影响。

五、手术时机选择及危重程度评估[28]

（一）危症病例

气管或双侧支气管异物，手术前已有Ⅲ度或Ⅳ度呼吸困难的为危症病例，应进行紧急处理。

（二）重症病例

手术前已出现高热、皮下气肿、胸膜炎、气胸、纵隔气肿、肺炎、肺不张、胸腔积液、心功能不全等并发症但未出现明显呼吸困难的为重症病例。针对并发症先予以控制性治疗，病情平稳后实施手术，在此过程中应密切观察患儿病情变化并随时做好手术准备，一旦加重，应紧急手术。

（三）一般病例

尚未出现明显并发症的为一般病例。准备手术时需注意异物变位的发生，应完善术前检查后及时实施手术。

治　疗

一、紧急处理[24, 36]

（一）Ⅲ度和Ⅳ度呼吸困难的患儿

应立即给予镇静、吸氧、心电监护（必要时气管插管辅助机械通气），开放静脉通路，建立绿色通道，急诊手术。

（二）支气管异物活动变位引起呼吸困难的患儿

应立即将患儿头位向上竖抱扣背，促使异物落于一侧支气管，立即准备急诊手术。

（三）出现皮下气肿、纵隔气肿或气胸等并发症的患儿

麻醉术前评估存在影响麻醉安全风险的，需先治疗肺气肿或气胸，实施胸腔闭式引流或皮下穿刺排气，待积气消失或明显缓解后，再行异物取出术；如果气肿继续加重且患儿出现呼吸衰竭，应在矫正呼吸、循环衰竭的同时，立即实施手术取出异物。

（四）伴发高热、脱水、酸中毒或处于衰竭状态的患儿

评估异物尚未引起明显阻塞性呼吸困难者，应先改善全身情况，待病情好转后再实施手术[25, 37]。

（五）意识丧失、呼吸心跳骤停患儿

应立即就地实施心肺复苏，开放静脉通路，复苏成功后立即行异物取出术。

二、麻醉方法及气道管理

气管异物取出术的麻醉难点在于麻醉医生和手术操作医生共享气道，如何在维持足够麻醉深度的同时保持气道通畅，保证患儿氧合，一直是摆在麻醉科医生面前的棘手问题。

影响麻醉管理安全性的主要因素有：（1）患儿年龄：小于3岁的婴幼儿氧耗大，对缺氧的耐受能力差。（2）异物类型：花生、瓜子等植物类异物，油脂大，更易刺激气道产生较多分泌物，增加麻醉管理的难度。当异物为笔帽、纽扣、玩具配件等时，多与气管壁间有一定缝隙，尚能保证部分通气。（3）病程及炎性反应程度：病程长，肺部炎性反应重，术中容易发生支气

管痉挛、严重缺氧等麻醉风险。(4)异物所在部位：异物较大，位于气管或隆突附近，对气道通气影响大，麻醉风险明显增高。(5)手术医生操作：医生进行手术操作的时间与通气中断的时间直接相关[38-39]，通气中断时间越长，麻醉的风险越大。

（一）麻醉方法的选择

均选用全身麻醉（全麻），可保留自主呼吸或给予肌松药[40]。明确异物在一侧支气管内，没有呼吸困难的患儿可给肌松药；当异物位置特殊，预估取出困难，有呼吸窘迫表现时，要尽量保留自主呼吸。

硬质气管镜手术和纤维支气管镜手术麻醉方法不同。

1. 硬质气管镜手术：(1)全凭静脉麻醉方案：①术前需要开放静脉，面罩吸氧，麻醉诱导后可经直接喉镜给予喉部表面麻醉，以保证置镜顺利。②血氧饱和度（SPO_2）维持稳定后，可开始手术。术中应经气管镜侧管连接呼吸回路供氧，采用容量控制通气模式。麻醉维持视异物取出难易程度而设定给药方式，间断或持续给药。③当异物取出后，对于呼吸不规则的患儿可面罩给氧或行气管插管，置入喉罩，辅助通气至清醒。(2)静脉加吸入复合麻醉方案：①先采用七氟烷吸入快速诱导麻醉，后辅以复合静脉麻醉，既减少吸入麻醉药浓度，又可保证术中平稳。②在SPO_2维持稳定后，置入气管镜并于侧管连接呼吸回路供氧，采用容量控制通气模式。术中吸入浓度为3%～4%七氟烷维持麻醉，但由于呼吸回路并非完全密闭，七氟烷会有部分泄漏而影响麻醉效果，因此术中患儿有体动、呛咳时可辅助静脉麻醉用药。③术毕的处理方法同全凭静脉麻醉方案。

2. 纤维支气管镜手术：麻醉方法可以采用全凭静脉麻醉方法。与硬质气管镜相比，纤维支气管镜具有材料及管径方面的优势，因此麻醉方法上可以采用喉罩辅助通气，术中结合通气三通接头，在保证通气的条件下同时满足镜下异物取出操作。从手术刺激的强度上对比，纤维支气管镜及硬质气管镜并无明显差别，因此纤维支气管镜异物取出术中也要维持足够的麻醉深度，以避免术中出现呛咳情况，影响手术操作及麻醉安全。

（二）麻醉监测

无论病情危重与否，患儿入室后需要立即监测SPO_2、心电图及无创血压。并严密观察气道压力及胸廓起伏情况，由于术中呼吸回路并非完全密闭，呼气末二氧化碳（$PETCO_2$）测量数值仅供参考。

（三）围手术期并发症及麻醉处理

1. 支气管痉挛：发生支气管痉挛时，如加深麻醉痉挛不能缓解，则需撤镜行面罩加压通气，待SPO_2回升（不一定达到100%）并维持稳定后由经验丰富的手术医生再次手术，并注意尽量缩短操作时间。

2. 二氧化碳（CO_2）蓄积：非密闭呼吸回路可造成患儿术中通气不足，肺部炎症较重的患儿肺换气功能较差，以上两点都可引起术中CO_2蓄积。术毕置入喉罩后，如发现$PETCO_2$较高，应适当调节呼吸机参数予以纠正。

3. 声门水肿：麻醉诱导时需给予地塞米松减轻水肿程度，术毕可使用喉罩辅助通气以避免声门水肿进一步加重。

4. 气胸：异物本身、手术操作、正压通气压力过高都可能会造成气胸。一旦确诊气胸，应该避免正压通气，行胸腔穿刺减压术或胸腔闭式引流术。

5. 肺不张：异物取出后需要听诊排除肺不张，如果发现肺不张，可应用$20\sim 30\ cmH_2O$（$1\ cmH_2O=0.098\ kPa$）的气体压力进行鼓肺，促使萎陷肺泡复张。

（四）表面麻醉的选择

完善的表面麻醉可有效减轻气道高反应。表面麻醉操作本身很容易引起屏气、喉痉挛等不良事件发生，因此必须在足够的麻醉深度下完成。具体方法：全麻诱导后，麻醉达到一定深度时用喉镜暴露声门，以2%利多卡因（$3\sim 4\ mg/kg$）在声门上和声门下喷雾行表面麻醉。

三、手术方法

（一）直接喉镜下异物取出

1. 适应证：适用于在喉咽、喉前庭、声门区的气道异物。

2. 局限性：有诱发迷走神经兴奋，导致心跳骤停风险[41-42]。可以通过表面麻醉减少局部刺激。

3. 操作方法：取仰卧位，使口腔、喉、气管成一直线。左手持镜，暴露声门，用异物钳直视下取出异物。如果嵌顿无法取出，应行气管切开，保证气道通畅，再分次或经直接喉镜和气管切开口，上下联合取出异物。取出异物后，常规行支气管镜检查,以防异物残留。

(二)硬质支气管镜下异物取出

1. 适应证:硬质支气管镜可提供良好的气道保障,维持足够的视野,对于大型、嵌顿、特殊异物的暴露及钳取更具有优势。适用于气管、支气管及段支气管异物。

2. 局限性:段支气管及段支气管以下的异物,以及存在气管、支气管、段支气管狭窄的患儿,该方法取出异物相对困难。

3. 操作方法:具体操作方法如下。

(1)体位:患者取仰卧垫肩位,保持口腔、喉、声门、气管在同一直线上,便于支气管镜的进入,减少气管支气管黏膜的摩擦及损伤可能。也可采用助手抱头的方式来达到并稳定适宜体位。

(2)置镜方法:气管镜选择见表1。①直接喉镜技术协助置入:用喉镜暴露声门,将硬质支气管镜远端斜面朝向任意一侧声带,当硬质支气管镜通过声门后,即将喉镜撤出,然后缓慢置入气管再将硬质支气管镜推进更深的部位[39]。该方法对头部固定的要求不高,有利于声门区的保护。但因患儿口中需同时放置喉镜和支气管镜,在麻醉深度不够或年龄过小开口较小的患儿,可能会损伤其牙齿或口腔黏膜。②硬质支气管镜直接置入:右手持硬质支气管镜及可视接头部分,左手大拇指放在患者的唇/牙龈处稳定硬质支气管镜远端插入口咽部,推进抵达舌根部,用硬质支气管镜前端斜面挑起会厌的前部,将声带暴露出来,此后与直接喉镜技术协助插入法相同。该方法视野较小,需要头部更好地固定或头位的辅助变动,操作相对困难,但对患儿开口程度要求较小。

表1 年龄与支气管镜适用规格

年龄[a]	支气管镜内径与长度(mm×mm)
≤3个月	3.0 mm×(200~250) mm
4~6个月	(3.0~3.5) mm×250 mm
7个月~2岁	(4.0~5.0) mm×300 mm
3~5岁	(5.0~6.0) mm×300 mm
6~12岁	(6.0~7.0) mm×300 mm
13~17岁	(7.0~8.0) mm×(300~400) mm

注:[a]患儿年龄以整月或整岁计

(3) 异物的钳取：异物钳的选用及手术策略如下。①选用合适的异物钳：抱钳适用于类圆形、硬度不高或较脆的异物，如花生、黄豆等；抓钳对片状方便着力的异物或硬度较高、嵌顿的异物较为适用，如瓜子、塑料片、笔帽等；杯状钳对于肉芽组织或其他异常组织的钳取比较适用。②采取合适的手术策略：对较大、易碎，又易滑脱而有发生窒息危险的异物，可采用"化整为零"分次取出的方法；不能通过支气管镜管腔的异物，夹稳异物取出时，需将异物牵引至镜口端，将内镜及异物钳，连同异物一并取出，若通过声门有阻力需适当旋转，谨防异物滑脱或嵌顿于声门发生窒息；对于无法取出的，联合纤维支气管镜，气管切开或开胸取出异物。异物取出后，常规再行支气管镜检查，避免异物残留。

（三）可弯曲支气管镜（纤维/电子支气管镜）下异物取出

1. 适应证：可弯曲支气管镜具有灵活、可视的特点，对位于深部支气管、上叶支气管和下叶后基底段支气管异物的取出具有优势。随着可弯曲支气管镜技术的发展，其适应证已由深部支气管异物扩展到气管、左右主支气管异物。可弯曲支气管镜处理异物的成功率约为76%～98.5%[19-23]。

2. 局限性：可弯曲支气管镜本身会占据相对较窄的儿童气道，在维持通气方面不如硬质支气管镜。气管异物体积较大或形状不规则，有阻塞声门导致窒息风险者，推荐使用硬质支气管镜[43]。中心气道嵌顿、肉芽包裹的异物[42]，推荐硬质支气管镜处理或备硬质支气管镜应急。

3. 操作方法：麻醉及操作方法如下。(1)置入途径及麻醉选择：根据气管支气管异物大小、性状、位置、病程及手术难易程度等，选择局部麻醉或全身麻醉下进行异物取出术，有条件的建议全身麻醉。置入途径可经鼻、经口或人工气道。(2)具体操作：随支气管镜进入途径，应顺序探查咽喉部、声门下、气管、左、右主支气管以及各叶、段支气管、段亚支气管等。通常先探查健侧，后探查患侧；异物取出后，常规再次探查支气管；患侧阻塞严重者，应先取异物改善梗阻，再探查健侧。(3)辅助配件的选择：①网篮形异物钳（螺旋篮形、平行蓝形、网套形等）；多数气管支气管异物均可试用网篮形异物钳钳取[21, 43-44]，其中果仁类、球形异物更适宜采用网篮形异物钳。其优点是可完整取出异物，异物不易在声门处滑脱，从而减少声门嵌顿的危险。②有齿异物钳：适用于钳取片状、条状、筒状、不规则或纤细异物等[21, 23, 44]。若异物过大嵌顿时，可与网篮形异物钳配合使用。③球囊导管：部分异物嵌顿的情况下，可将管径适宜的球囊导管送至异物的底部，加压使球囊膨胀托住异物底部拉出。④细胞刷：适用于血栓、痰栓、支气管塑型等钳取效果不佳者，可使用细胞刷缠绕结合深部支气管灌洗取出。⑤冷冻探头：适用于有一定含水量的异物，如植物性异物、动物性异物、内生性异物、活体动物（如水蛭）异物等；也可用于形态不规则的异物[45-48]。⑥激光光纤：对于嵌顿的质地坚硬的异物，使用上述配件取异物失败时，有条件者可试用激光分割异物或打孔[49]，再使用其他适宜配件取出。

（四）经气管切开异物取出[36, 50]

以下3种情况需要经气管切开取出异物。异物取出后，根据术中气道损伤情况，选择放置气管套管或直接关闭气管切开口。

1. 异物体积大：无法有效钳取异物通过声门（如大珍珠等，经过声门区时反复滑脱），估计再取有窒息危险。

2. 异物大且形态特殊：难以在支气管镜下通过声门取出（如义齿等），出声门困难。

3. 异物形态特殊：通过声门取出异物时会对声门区造成严重损伤。

（五）经胸腔镜或开胸手术取异物[51]

以下3种情况在内镜下取异物危险性高于开胸手术，需要经胸腔镜或开胸手术取出异物，并按胸科手术进行常规术后护理。

1. 位于肺内，支气管镜无法到达又非取不可的异物。

2. 异物形态不规则，无法在支气管镜下移动异物（如义齿、铁钉等金属异物），或在支气管镜下移动异物时会造成严重损伤时（如玻璃、刀片、骨片等异物）。

3. 异物在支气管内停留时间过长，或大量炎性肉芽组织阻塞气管腔，或包裹异物，或异物粘连严重，内镜试取失败，强行钳取会有严重并发症。

扫描二维码观看支气管异物取出术视频（包括术前器械准备、麻醉准备、体位摆放及手术操作过程）。

扫描二维码
观看手术视频

四、气管异物的处理

气管异物可采用直接喉镜法和硬质支气管镜下取异物两种方法。

（一）直接喉镜法

直接喉镜挑起会厌，暴露声门，将异物钳置入气管内取出异物[24]。

（二）硬质支气管镜下钳取

在硬质支气管镜下以异物钳夹取，尽量避免异物破碎造成双侧支气管异物或变位。异物位于气管隆嵴或异物一次不能完全取出者，则建议把异物推向一侧支气管，分次取出[7]。

五、双侧支气管异物的处理

多发性及双侧支气管异物的发生率约占呼吸道异物的11%[52]，呼吸困难较重，双肺听诊呼吸音减低，需要尽快行气管镜下异物取出手术。

处理原则为：（1）先取大后取小；在手术中，由于较大的异物往往位置浅容易夹取，故应先取出大的异物。（2）对于有一侧肺不张或肺实变的双侧支气管异物，先检查阻塞轻的一侧，快速取出异物，吸净分泌物，尽快恢复一侧的肺通气功能，保证手术中气体交换，再检查肺不张或实变的一侧，必要时需进行纤维支气管灌洗[36]。

六、特殊异物的处理

（一）锐性异物

对于尖锐异物，如缝衣针、大头针、别针或注射器针头等，要观察清楚异物尖端的方向、位置及与周围气管壁的关系。取出时应将异物尖端拉入硬质气管镜内或使尖端朝向远端，尽可能使异物长轴与气道长轴保持一致，利于取出异物。注意绝不可夹住针的其他部位即急于取出，否则异物尖端易伤及气管引起张力性气胸或喉损伤[24]。

（二）球形异物

球形异物表面光滑，质地硬，常与支气管壁嵌顿，支气管被完全堵塞，普通异物钳常常无能为力[28]。需借助特殊的设备及方法方能取出，如钩针钩取法、电磁铁法及气囊法，以及网篮形异物钳钳取[21]。

如果上述方法仍不能取出异物，推荐胸腔镜或开胸手术取出。

（三）笔帽类异物

笔帽类异物多为内中空的圆柱形或圆锥形，一侧盲端或有一小孔，常发生在学龄期儿童，容易嵌顿于一侧支气管。取此类异物时尽可能选择较粗的气管镜。其优点为：管径较粗，视野清晰，能充分了解异物与周边组织的情况，利于夹取；同时粗的气管镜能较好地保护异物顺利出喉。

操作方法有两种：（1）钳夹法：用硬质支气管镜抵住一侧，暴露一侧边缘，用鳄鱼嘴钳夹住异物边缘取出，过声门时尽量从声门三角裂隙的后半部出喉；若病程久，局部负压较大可用血管收缩剂进行灌洗后夹取，夹住后需旋转异物释放负压，再取出。（2）内撑式反张钳法：笔帽类或管状异物均可采用此法。内撑反张钳固定异物后，可做旋转释放局部负压，钳取过程中使异物与气管镜长轴方向一致，以利异物出喉。使用反张钳时需要注意观察异物及周边气管壁的情况，避免造成气管、支气管的医源性损伤。

（四）粉末状异物

粉末状异物以吸入钡剂多见，多为医源性[53]。少见的报道有面粉、铜粉、石灰粉等[22, 54-55]。治疗原则是清除吸入物，维持气道畅通，减少吸入物的吸收，减轻吸入物对气道黏膜的局部刺激，预防及治疗并发症[56]。

1. 非腐蚀性粉末状异物：如钡剂、面粉等，经可弯曲支气管镜行支气管肺泡灌洗是快捷有效的清除方法，常需要多次灌洗至灌洗液清亮。

2. 腐蚀性粉末状异物：如石灰粉等，除异物本身阻塞气道外，还可造成呼吸道黏膜上皮细胞的损伤及腺体分泌增加，产生大量分泌物，甚至导致呼吸衰竭。建议硬质气管支气管镜下吸除石灰异物，联合可弯曲支气管镜毛刷除残存粉末，并行支气管肺泡灌洗至灌洗液清亮，尽量使气管支气管腔畅通。

(五)内源性异物

内源性异物有伪膜、血块、痰痂、结石、干酪样坏死组织、肉芽、支气管塑型等[47, 57-61]。治疗原则是快速解除气道梗阻,积极治疗原发病。由于内源性异物可以不断形成,尤其是痰痂、干酪样坏死组织及支气管塑型等,常需反复多次治疗,可弯曲气管镜较硬质支气管镜更有优势。

1. 支气管肺泡灌洗:支气管肺泡灌洗是清除内源性异物最常用的方法,可单独或联合其他介入方法使用。尤其适用于支气管深部内源性异物的清除[57]。

2. 细胞刷刷取/异物钳钳取:对于伪膜、支气管塑型、痰痂、干酪样物等,单纯支气管肺泡灌洗难以清除,可结合细胞刷缠绕刷取或异物钳钳取予以清除[58, 60]。

3. 冷冻冻取:含水量高的内源性异物很适于冷冻冻取,尤其是对于中心气道的内源性异物,可安全高效地解除气道梗阻[47-48]。

4. 激光消融:支气管结石在儿童少见,游离的支气管结石可用异物钳钳取,嵌顿于管壁的结石或巨大结石,可用激光消融碎石,再以异物钳钳取[49]。

(六)其他异物

其他异物有化学性异物、膏状异物、植物性厚皮异物、水蛭。

1. 化学性异物:最常见的化学性异物为造影剂的误吸,如硫酸钡[62],少见的如小苏打粉、面粉、石灰粉、药片等[54, 63-65],处理方法同粉末状异物。腐蚀性化学性异物除造成气道阻塞外,短期内即可造成呼吸道黏膜损伤,气道黏膜充血、水肿及溃疡形成[56],需要尽快处理并抗感染及支持治疗。

2. 膏状异物:是特殊的化学性异物,如石灰水[56]、502胶水等。在段支气管形成膏状栓塞,局部肺不张,灌洗无法清除栓塞,可用细胞刷刷洗或异物钳夹取[57]。

3. 植物性厚皮异物:如蚕豆[36]。蚕豆壳易与蚕豆分离,钳取时需特别注意在气道内脱落致异物变位阻塞气道,突然出现窒息。也可在内镜下壳内注水冷冻后随镜拖出[23]。

4. 水蛭:水蛭误入呼吸道罕见[66],采用冷冻探头,使其吸盘失去吸附着力,可完整取出虫体[45]。

（七）异物后肉芽的处理

1. 短期内形成的肉芽：异物取出后多可在1周内自行消失，无须特殊处理[21-23]。

2. 肉芽增生明显：遮挡异物，影响异物取出时，需清理局部肉芽以暴露视野，但易出血。

3. 异物长时间存留合并感染：局部肉芽增生阻塞气道时，异物取出后可使用钳取、冷冻冻切等方法清除肉芽[67]。

4. 清理肉芽时有明显出血：可局部喷洒1∶10 000肾上腺素1～2 ml，辅以局部灌洗，出血可基本控制。不推荐常规使用热消融清理肉芽及止血。

围手术期并发症的表现及处理

一、喉水肿

喉水肿是常见并发症[4, 39, 68]，围手术期均可出现。高危因素包括声门异物直接刺激，手术时间长，操作粗暴，支气管镜反复进出等。术前给予糖皮质激素，熟练轻柔操作，可有效预防。出现喉水肿时，立即给予糖皮质激素、氧疗、雾化等治疗，出现重度喉梗阻保守治疗无效时，需及时行气管插管或气管切开术。

二、喉、支气管痉挛

异物刺激、反复气道操作、缺氧和CO_2潴留等均可导致喉、支气管痉挛。保持自主呼吸的麻醉方式痉挛发生率相对较高[39, 68-69]。表现为喉鸣、呼吸困难，严重的出现窒息。需立即解除病因，加深麻醉，托起下颌，经面罩或气管插管行正压通气缓解呼吸困难。

三、气胸、纵隔气肿和皮下气肿

气胸、纵隔气肿是危险并发症，早期识别，评估严重程度，及时处理非常重要。若不影响手术安全，尽快取出异物。若出现呼吸困难、心力衰竭、气胸时立即锁骨中线第2肋间穿刺，同时请胸外科会诊，及时行胸腔闭式引流；纵隔气肿、皮下气肿时可行皮下穿刺或纵隔切开引流。术中避免使用正压通气或高频通气，术后常需住院观察，避免Valsalva动作，并给予氧疗、止痛等治疗[70]。

四、急性肺水肿和心衰

气道异物致机体缺氧,长时间低氧血症可导致肺水肿发生;肺毛细血管内皮损伤,通透性增加,血液可渗入肺泡,最后可导致右心衰竭。手术前后均可能出现肺水肿和心衰,尤其术后更应关注。肺水肿和心衰表现为面色灰白,口唇发绀,大汗,常咯出泡沫痰,严重时口鼻腔可涌出大量粉红泡沫痰。两肺内可闻及广泛的水泡音和哮鸣音,心尖部可听到奔马律[71-72]。X线片可见典型蝴蝶形大片阴影由肺门向周围扩展。

治疗及处理原则:(1)及时采取强心利尿等措施,如增加左心室心搏出量、减少肺泡内液体渗入,以保证气体交换,必要时行气管插管。(2)气道异物取出后继续心电监护,一旦病情变化及时处理并请相关科室会诊协助诊治。

五、肺炎

气管支气管异物可导致肺炎发生:一是异物本身刺激引起局部炎性反应;二是异物堵塞气道使分泌物无法排出而导致支气管肺炎发生[73-74]。表现为咳嗽、咳痰,间断或持续发热。

治疗及处理原则:(1)对于婴幼儿反复肺炎,可通过X线、CT或纤维支气管镜检查等排除异物协助诊断。(2)如异物导致肺炎,应尽早手术取出异物。术中脓性分泌物较多时,可在异物取出后进行肺泡灌洗,术后按支气管肺炎继续治疗。

六、肺气肿

当异物进入支气管造成不完全性阻塞时,可出现肺气肿。表现为咳嗽、呼吸困难、呼吸音降低等[73-74],X线胸片提示肺透亮度增高。

治疗及处理原则:(1)行CT或纤维支气管镜检查以明确有无异物。(2)异物诊断明确后,尽早手术,解除阻塞。异物取出后,肺气肿可自行缓解。

七、肺不张

异物阻塞支气管,可导致不同程度的肺不张,表现为胸闷、气促、呼吸困难等,一侧肺不张可表现为患侧肋间隙变窄,气管及心脏向患侧移位。X线胸片提示肺实变。需要及时行支气管镜检取出异物[75],多数肺不张可自行缓解。对于缓慢形成或存在时间较久的肺不张,引起频繁感染和咯血者,考虑手术切除不张的肺叶或肺段。

八、支气管扩张

异物导致支气管扩张的主要症状有慢性咳嗽、咳脓痰和反复咯血,高分辨率CT扫描是主要的诊断方法。对异物导致的支气管扩张症需及时取出支气管异物,改善支气管阻塞,积极控制感染,清除气道分泌物,对于受损严重的肺段或肺叶导致频繁咯血且保守治疗无效的需行手术治疗[76]。

九、脓胸

支气管异物所致脓胸的治疗首先要及时清除异物,控制感染,引流脓液,促使肺复张。及时正确、有效引流胸膜腔脓液是主要措施。仍然不能控制可考虑经胸腔镜或开胸行胸膜剥离术[77],同时给予足够的营养支持。

十、气管食管瘘

呼吸道异物出现气管食管瘘并发症比较罕见[78],需注意是术后出现的并发症。主要表现为反复咳嗽、咳痰,进饮食后咳嗽加剧、发绀或哽气,瘘口较大可咳出食物残渣;常并发支气管炎、肺炎。但瘘口很小或不通畅时,可无症状或数年后出现症状[24];行气管或食管造影、纤维/电子支气管镜或食道镜检查,胸部CT可了解瘘口的部位、大小及与周围组织的关系。

处理原则为:(1)停止经口进食水,留置鼻胃管、肠内营养或深静脉肠外营养支持。(2)足量、敏感的抗生素控制肺部感染。(3)保守治疗无效时,请呼吸介入科置入支架,内镜下烧灼治疗,或者请胸外科开胸手术治疗。

十一、支气管出血

支气管出血是常见的并发症。少量出血可局部以肾上腺素棉片或硬质支气管镜唇局部压迫止血;如果无效可采用氩等离子体凝固(APC)治疗。氩等离子体凝固,是一种应用高频电流将电离的氩气流无接触地热凝固组织的方法,纤维/电子支气管镜或硬质支气管镜下均可应用,尤其适用于弥漫性出血的止血[79]。

十二、窒息或心脏骤停

窒息、心脏骤停是最危险的并发症,是造成死亡的主要原因,需争分夺秒立即抢救,维持气道畅通,进行心肺复苏。

处理原则为:(1)异物取出前出现窒息,应立即面罩加压给氧,直接喉镜下迅速钳取异物;异物取出困难,立即经气管插管将异物从主气道推入一侧,加压给氧,改善机体缺氧状况;气管插管后仍然持续低氧的需行气管切开术。(2)异物取出过程中出现窒息,需判断出现原因,对症处理同时给予心肺复苏。(3)心肺复苏成功后视全身状况尽快行手术治疗,术后转入重症监护室(ICU)继续治疗。

气管、支气管异物护理

气管、支气管异物的围手术期护理十分重要,正确的护理可减少并及时发现危急状况,减少突发意外情况的发生。

一、术前护理

密切观察生命体征,避免剧烈哭闹和跑动,避免异物移位引起窒息。交代家属气管支气管异物可能发生的突发情况,及时报告医护人员,并积极做好术前准备。

二、术后护理

气管异物常为急诊手术,术后并发症发生率相对较多,及时发现并有效处理是保证患儿生命安全,有效治愈的重要环节。术后护理需要了解患儿手术中的情况,及时发现并发症并通知医生及时处理。

健 康 教 育

一、预防宣教

(一)家庭教育

教育儿童不要养成口内含物的习惯;当口含食物时,不要引逗儿童哭笑;发生呕吐时,应把头偏向一侧,避免误吸;咽部有异物时设法诱导其吐出,不可用手指挖取;小于3岁儿童应尽量少吃干果、豆类。

(二)家庭物品的安全摆放

小件物品应放在儿童拿不到的地方,年幼儿童需在监护下玩耍。

二、院前紧急处理

气管异物的院前急救,对挽救患儿生命,缓解窒息,为异物取出赢得时间,具有重要意义。

（一）徒手急救

适用于误吸异物出现呼吸困难、窒息时。

1. 上腹部拍挤法：（海姆立克式法[80]，图1）：适用于1岁以上的儿童，注意操作的力度，可反复5～10次。用力过猛或操作不当有导致腹腔和胸腔脏器损伤的风险。

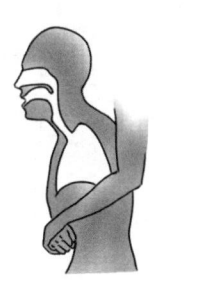
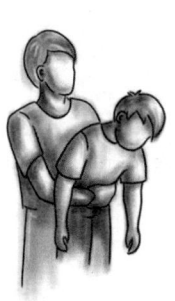

图1 上腹部拍挤法

2. 拍背法（图2）：适用于1岁以下的婴儿。注意头低于躯体，可重复多次。

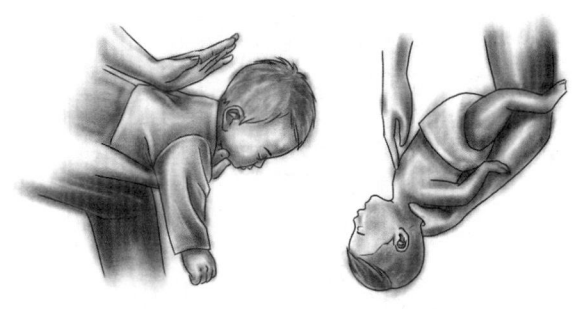

图2 拍背法

（二）转运

一旦发生异物吸入则应迅速将患儿送至有条件取气管异物的医院。途中注意减少各种刺激，避免患儿哭闹、咳嗽，保持安静。若患儿出现严重性呼吸困难、发绀、意识障碍，可用16号针头环甲膜穿刺，暂时缓解窒息状态。

诊疗流程见附件。

附件：诊疗流程

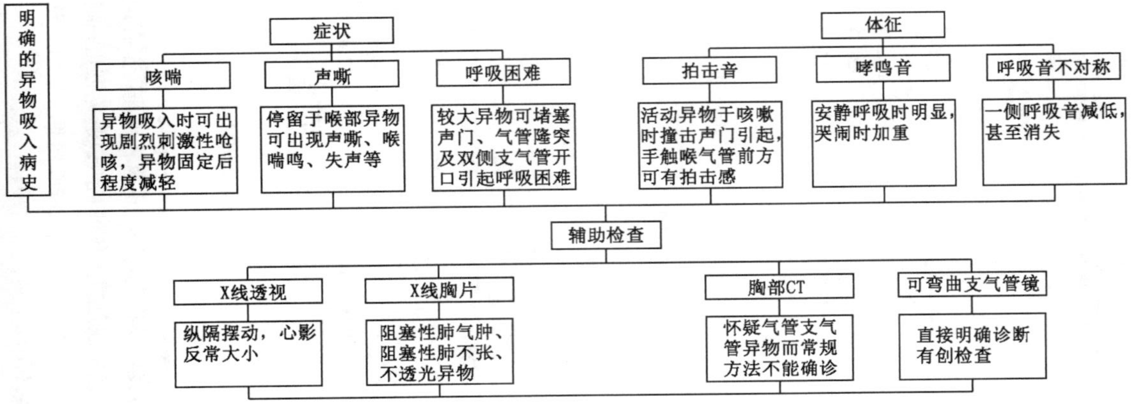

```
明确的异物吸入病史
│
├── 症状
│   ├── 咳嗽：异物吸入时可出现剧烈刺激性呛咳，异物固定后程度减轻
│   ├── 声嘶：停留于喉部异物可出现声嘶、喉喘鸣、失声等
│   └── 呼吸困难：较大异物可堵塞声门，气管突及双侧支气管开口引起呼吸困难
│
├── 体征
│   ├── 拍击音：活动异物干咳嗽时撞击声门引起，手触喉气管前方可有拍击感
│   ├── 呼鸣音：安静呼吸时明显，哭闹时加重
│   └── 呼吸音不对称：一侧呼吸音减低，甚至消失
│
└── 辅助检查
    ├── X线透视：纵隔摆动，心影反常大小
    ├── X线胸片：阻塞性肺气肿、阻塞性肺不张、不透光异物
    ├── 胸部CT：怀疑气管支气管异物而常规方法不能确诊
    └── 可弯曲支气管镜：直接明确诊断有创检查
```

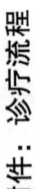

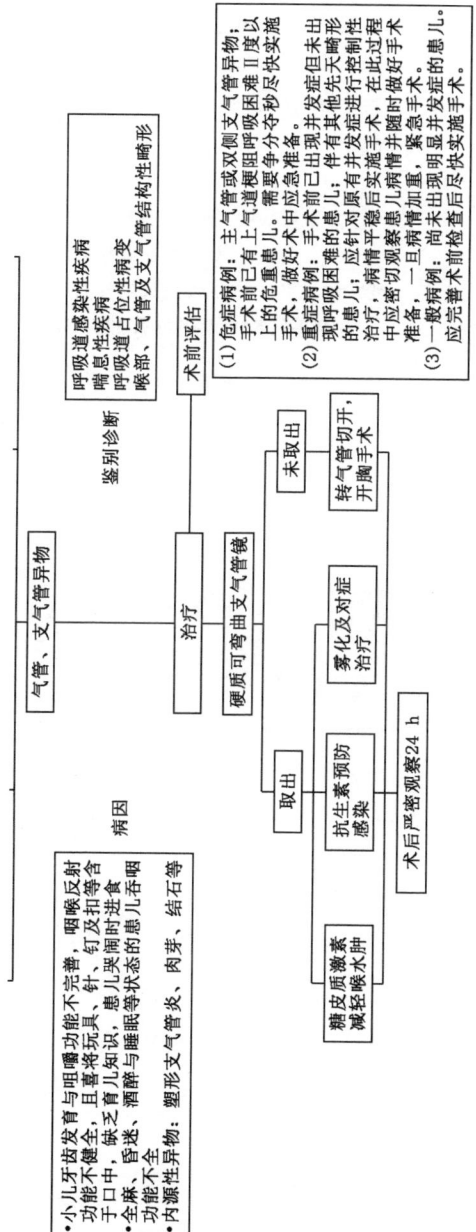

执笔起草专家（按姓氏拼音排序）：陈彦球、成琦、窦训武、付勇、焦安夏、李兰、刘海霞、刘原虎、马静、马星钢、倪鑫、僧东杰、沈蓓、文连姬、吴海涛、夏忠芳、姚红兵、叶乐平、张建敏、张杰、张亚梅、赵斯君

秘书：吴泽斌、张丰珍

参考文献从略

（通信作者：倪　鑫）

（本文刊载于《中华耳鼻咽喉头颈外科杂志》2018年第53卷第5期第325-338页）

5 儿童分泌性中耳炎诊断和治疗指南（2021）

中华耳鼻咽喉头颈外科杂志编辑委员会
中华医学会耳鼻咽喉头颈外科学分会小儿学组

前　言

分泌性中耳炎（otitis media with effusion，OME）是儿童期最常见的耳科疾病，是儿童听力损失的主要病因之一，学龄前儿童是高发人群[1-4]。其病因学与病理生理机制复杂，临床表现多样，急性期可出现耳痛、耳鸣、耳闷、自听过强、耳内异常声响等症状。患儿言语表达能力有限，家长很难及时发现，故多就诊延迟。OME长期不愈可造成患儿言语发育迟缓、学习成绩下降等危害。

针对儿童OME，国外相继推出相应的临床诊疗指南并不断更新[5-12]，我国曾于2008年刊出《儿童中耳炎诊断和治疗指南（草案）》[13]。鉴于目前国内儿童OME检测策略、诊断标准与干预措施等方面的现状，亟须一部适合国情的儿童OME诊疗指南，指导并规范其临床实践。为此，中华耳鼻咽喉头颈外科杂志编辑委员会联合中华医学会耳鼻咽喉头颈外科学分会小儿学组组织相关领域专家，在综合国内外临床资料和研究成果的基础上制订本指南。

本指南适用于12岁及以下儿童，涵盖OME的基本概念、流行病学、病因、临床表现和检查、诊断与鉴别诊断、治疗策略及OME高危患儿的诊疗方案等，旨在为临床医生提供明晰的指导与建议，规范诊疗流程，降低医疗成本，提高我国儿童OME的整体诊疗水平。

定义与临床分期

分泌性中耳炎（OME）是指不伴有急性炎性表现的中耳积液，曾被泛称为非化脓性中耳炎、渗出性中耳炎、卡他性中耳炎、浆液性中耳炎、浆液黏液性中耳炎、中耳积液以及胶耳等[6, 12]。

根据病程长短OME可分为急性OME（<3个月）和慢性OME（≥3个月）两种类型[12-13]。病程计算：（1）从发病时开始（如能明确发病时间）；（2）从诊断之日开始（如不能明确发病时间）[11, 14-15]。

流行病学

儿童OME的发病情况在不同地区和不同年龄段之间存在差异。我国部分地区的流行病学调查显示，儿童OME的检出率为1.16%～30.7%[16-22]。据统计，约90%的学龄前儿童至少罹患过一次OME，其中50%发生在1岁之前，到2岁时该比例升至60%以上[23-24]。3岁以内儿童OME的发病率为11.7%～20.8%，7岁时发病率则降至2.68%～8.13%[25]。OME高危儿童（如唐氏综合征）的发病率明显增高，在1岁和6～7岁两个年龄段的发病率均高于60%[26]。

儿童OME具有自限性，多数可在3个月内自行好转，约半数以上患儿的中耳积液可在6～10周内吸收；约40%可反复发作，5%～10%病程可能持续超过1年或更长[4, 14, 27]。3月龄婴儿OME随访4～18个月痊愈率为80.4%，约2/3的患儿随访半年时多已痊愈。

病因与发病机制

儿童OME的病因及发病机制尚未完全阐明，目前认为与多种因素导致的咽鼓管功能障碍有关。其他可能的致病因素包括感染、免疫、环境和遗传因素等。

一、咽鼓管功能障碍

1. 解剖学因素：与成人相比，儿童咽鼓管具有短、平、宽、直等形态学特点，出生时长约15～16 mm，与水平面角度≤10°，1～4岁可达20 mm，与水平面角度≤20°，至7岁左右逐渐发育成熟。因此，儿童鼻咽部炎症等易经咽鼓管进入鼓室引发OME[14, 28]。

2. 咽鼓管阻塞：腺样体增生或肥大可压迫咽鼓管咽口，影响中耳引流与气体交换，导致鼓室负压与渗液。此外，鼻咽部肿物压迫亦可继发引起OME。

3. 咽鼓管黏膜病变：咽鼓管管腔由假复层纤毛柱状上皮覆盖，纤毛与局部黏液毯共同组成"黏液纤毛输送系统"，不断向鼻咽部排出病原体和分泌物。各种原因引起的黏膜水肿、肥厚或炎性增生均可导致管腔狭窄。此外，黏液分泌异常与纤毛运动障碍亦可引起管腔内的分泌物阻塞[12, 14]。

先天性纤毛不动综合征和细菌外毒素可导致咽鼓管纤毛运动障碍。中耳腔及咽鼓管的炎性分泌物也将影响纤毛运动与输送功能。此外，慢性鼻窦炎伴鼻息肉亦被认为是引发OME的重要因素之一[29]。

4. 局部发育异常：腭裂患儿由于腭帆提肌发育异常，不能有效收缩，使中耳长期处于负压状态，易发生积液导致OME[30]。此外，由于腭帆张肌肌纤维发育不良，使咽鼓管引流与调压作用减退，亦可导致OME[31]。

二、感染因素

OME曾被认为是中耳的无菌性炎症，近年发现本病与感染有关。最常见的细菌为肺炎链球菌、流感嗜血杆菌和卡他莫拉菌，其次为金黄色葡萄球菌等。最常检出的病毒为呼吸道合胞病毒、腺病毒、鼻病毒和冠状病毒[32-34]。

细菌生物膜（biofilm）：研究发现，多数复发性中耳炎和慢性化脓性中耳炎患者的鼻咽部和中耳黏膜表面存在细菌生物膜。咽鼓管口细菌生物膜检出率及病原菌种类均高于鼻咽顶部。目前认为，中耳炎迁延不愈与细菌生物膜在局部周期性释放浮游菌有关，但OME患者细菌生物膜的检出率存在较大差异[35]。

三、免疫因素

1. 变态反应：对鼓室积液中蛋白质和酶类分析提示，其为分泌物而非渗出物，可能属于免疫复合物（Ⅲ型）疾病[36]。变应性鼻炎患者OME发病率较高，但其发病系因鼻炎导致咽鼓管咽口黏膜水肿而继发，或是速发型变态反应（Ⅰ型），抑或T细胞介导的迟发性变态反应（Ⅳ型），尚无定论[32]。

2. 免疫球蛋白缺乏：儿童OME高发可能与免疫系统未发育成熟有关。上呼吸道黏膜产生的分泌型抗体IgA可以防止病原体黏附，清除鼻咽部定居菌群，分泌型IgA缺乏可能与OME复发有关[6, 12]。

四、其他因素

婴幼儿OME可能与胃食管反流有关[37-39]，此外被动吸烟、肥胖、内分泌疾病、哺乳姿势不当或过度使用安抚奶嘴也可能是诱发因素。

影响与危害

一、对中耳结构及功能的影响

OME患儿鼓室负压和积液可影响鼓膜、蜗窗、听骨链的活动度，鼓室积液使传声结构质量增加而影响声波传导，同时圆窗膜的张力与劲度亦可受到黏稠积液的影响，最终导致听力下降[40-41]。OME早期以负压为主，影响低频听力，随病程进展，当以积液为主时，低频、高频听力均可受累[42]。

不同的中耳积液量可导致不同程度的听力损失，当鼓膜整体接触积液时，会导致20～40 dB的听力损失[40-41]。长期罹患OME可继发粘连性中耳炎，由于持续鼓室负压，会引起鼓膜内陷袋形成，最终可能导致中耳胆脂瘤[6, 12, 43]。

二、对听觉与言语发育的影响

1. 听力损失：OME多为传导性听力损失，约50%的患儿听阈在20 dB HL，20%患儿听阈>35 dBHL，约5%～10%患儿听阈达40～50 dB HL，平均听阈约28 dB HL[12, 44-45]。除传导性听力损失外，亦可有感音神经性听力损失[46]。

2. 言语发育迟缓：听力损失导致OME患儿对环境声和言语声识别能力下降，表现为言语发音模糊，或出现与年龄不相称的语音错误[47-48]，而且这种影响与患儿听力损失程度及持续时间密切相关[49]。与听力损失相比，家庭教育对OME患儿言语发育的影响更大，恰当的言语指导可改善患儿言语交流能力[11,44]。良好的照护可减轻OME对患儿言语发育的影响[50-51]。

三、对前庭功能的影响

长期罹患OME可能影响患儿前庭外周系统，前庭功能检测结果出现异常[52-53]，部分患儿平衡能力下降[54-55]。随着中耳积液的消退，平衡与运动能力多可恢复正常[56]。

四、对行为与学习能力的影响

OME迁延不愈可导致患儿出现反应迟钝、注意力不集中、阅读和交流能力下降等行为问题，甚至不能独立完成任务和家庭作业[57-58]。当经过有效治疗后，上述表现可明显改善[55]。

五、对生活质量的影响

听力损失、置管后耳漏、睡眠紊乱、行为问题及平衡障碍可影响患儿健康相关生活质量（health-related quality of life，HRQL），影响程度与OME的严重程度及发作频次相关[11,55,57-58]。

临 床 表 现

一、症状

儿童OME临床表现各异，约半数患儿可无明确主诉，多数为单耳发病。

1. 听力异常：（1）部分患儿可主诉听力下降，但多数学龄前患儿不典型，也可出现耳内异响、自听增强和/或随体位改变的听力变化；（2）病程较长者可有行为异常或注意力不集中等表现；（3）婴幼儿患者可表现出对言语和环境声应答迟缓。

2. 耳部不适：少数患儿可有耳闷、不适感等非特异性表现。

3. 耳痛：多为一过性。

4. 头昏不适和走路不稳：少数患儿可有前庭症状和平衡异常。

二、体征

1. 早期鼓膜松弛部或紧张部周边血管呈放射状扩张。

2. 鼓膜内陷，光锥分散或消失，锤骨柄向后上方移位，锤骨短突外凸。

3. 鼓膜色泽发暗或呈琥珀色，反光增强。

4. 可见气液平面或气泡形成，积液量较多时可表现为鼓膜膨隆。

5. 部分患儿可见鼓膜前上象限内陷袋或呈现锤骨柄轮廓化。

6. 长期鼓室负压或合并粘连时可见鼓膜凹陷，甚至与鼓岬粘连。

检 查

一、耳镜检查

1. 电耳镜、耳内镜或显微镜：观察鼓膜形态、位置、色泽、透明度，有无气泡或气液平面；还可观察鼓膜有无内陷袋、萎缩或角化物聚集。

2. 鼓气耳镜：用配有橡皮球的耳镜观察鼓膜，通过挤压橡皮球改变外耳道内压力，观察鼓膜动态变化。

二、行为测听

应根据患儿年龄选择适合的行为测听：7月龄～2.5岁婴幼儿可采用视觉强化测听，2.5～5岁儿童可采用游戏测听，5岁以上儿童可行纯音听阈测试[12,50]。纯音测听以500、1000、2000、4000 Hz四个频率的气导听阈平均值来判断听力损失程度。

三、声导抗测试

声导抗测试是OME诊断和预后判断的重要检测手段，下列情形首选鼓室声导抗测试：（1）不耐受或不配合耳镜检查；（2）鼓气耳镜无法密封外耳道；（3）外耳道狭窄无法窥及鼓膜（如唐氏综合征）；（4）鼓气耳镜检查结果不确定；（5）OME

高危患儿；(6)治疗前后的客观评估。

四、客观测听

对于难以配合主观听阈测试的患儿可行听性脑干反应（ABR）测试，观察 ABR 气导与骨导反应阈，计算骨气导 ABR 阈值之差。

五、鼻及鼻咽部检查

观察鼻腔、鼻咽部、咽鼓管咽口及腺样体情况。

六、影像学检查

不常规推荐，必要时可行颞骨CT检查。

听力学特点与评估

一、声导抗测试

通过分析鼓室压力与顺应性之间的关系，对鼓膜活动度、咽鼓管功能和声反射进行客观评估。

（一）鼓室导纳图

根据探测音的不同可分为低频、高频及宽频声导抗测试[59]。

226 Hz探测音：该探测音对于检出6月龄以下婴儿的中耳积液不敏感，建议用于6月龄以上的儿童。Liden/Jerger分类法将226 Hz鼓室导纳图分为3个主要类型：A型，中耳功能正常；B型，鼓室积液或中耳明显粘连者；C型，中耳负压或咽鼓管功能障碍。一般认为，B型鼓室图是OME的典型表现，诊断OME的阳性预测值为86%～96%[60-61]。

1000 Hz探测音：该探测音对于检出6月龄以下婴儿的OME更敏感[62]。鼓室图可分为单峰型、双峰型、平坦型和不确定型，以单峰型和双峰型作为判定声导抗正常的标准，可有效排除婴幼儿OME[63-66]。

因此，为减少假阴性率，建议6月龄以下婴儿使用1000 Hz探测音检查，7～12月龄婴儿使用226 Hz和/或1000 Hz探测音，12月龄以上幼儿使用226 Hz探测音。有条件者可行宽频声导抗测试。

（二）声反射

声反射是评价鼓室功能正常与否的指标之一，通常能引出镫骨肌反射，即可排除传导性听力损失，但某些轻度病变，如咽鼓管通气不良、OME早期等，亦可引出镫骨肌反射[43, 61]。结合纯音听阈测试更能准确判断是否存在传导性听力损失。

二、纯音听阈测试

（一）临床意义

OME的典型表现为中耳传声功能障碍，通过分析纯音气骨导阈值和气骨导差有助于OME的诊断。由于该检查的非特异性，其结果不宜单独作为OME的诊断依据，但可用于评估听力损失的程度及疗效评价。

（二）结果判断

基于患儿平均纯音听阈水平，听力损失程度可分为以下级别。

1. 临界听力：平均听阈15～25 dB HL，必要时复查听力。

2. 轻度听力损失：平均听阈26～40 dB HL，这一程度的听力损失会影响患儿言语-语言的发育，如随访3个月OME持续存在、且未行鼓膜置管，需重新评估其听力。

3. 中度听力损失：平均听阈41～60 dB HL，应进行综合听力学评估。

超过50 dB HL的听力损失很少由OME单独引起，通常与其他中耳或内耳病变有关[11, 67]。诊断儿童OME，当鼓室导纳图与纯音测听结果一致时，即可做出诊断；而当二者出现矛盾时，应选择其他相关辅助检查，如骨气导ABR，必要时可考虑颞骨CT检查，综合分析以得出正确结论[32, 68]。

三、ABR

对于难以配合的患儿，可在镇静下进行ABR测试，观察ABR骨气导反应阈值及其差值等。OME患儿可表现为ABR阈值升高，Ⅰ-Ⅴ波潜伏期延长，骨气导阈值差>10 dB[58]。当ABR气导反应阈和骨气导阈值差升高并伴有Ⅰ波潜伏期延长时，高度提示中耳异常[69-70-72]，这对于婴儿中耳功能的鉴别诊断具有重要意义[73-74]。

四、耳声发射（OAE）

OAE不是诊断OME的特异性指标，但由于OAE受外、中耳功能的直接影响，故在OME治疗过程中，可借助OAE结果辅助评估病情和疗效。

综上所述，听力学检查结果可为明确诊断、疗效评估以及预后分析提供参考依据[69, 75-77]。

诊断与鉴别诊断

一、诊断

依据病史和临床表现，结合耳科查体及相关听力学检查，即可确立OME的诊断[12, 32]，其要点如下。

1. 出现听力下降、自听增强，或随体位改变的听力变化（与鼓室积液黏度及液量有关）。

2. 不伴急性中耳感染的耳部症状和体征（如急性耳痛、耳溢液等）。

3. 耳镜检查发现中耳积液表现。

4. 声导抗检查鼓室图呈B或C型曲线，6月龄以下患儿1000 Hz探测音检测无正向峰。

5. 纯音听阈测试通常提示患耳轻或中度传导性听力损失。

6. ABR检查Ⅰ-Ⅴ波潜伏期延长，气导反应阈升高、存在气骨导差。

二、鉴别诊断

1. 急性化脓性中耳炎：由致病微生物（细菌和/或病毒）侵犯中耳黏膜所导致的中耳急性感染，表现为发热、耳痛，耳部检查有鼓膜充血等感染征象。急性化脓性中耳炎和OME均能导致中耳腔积液，但OME积液多为非感染性，且耳痛较轻或无。

2. 先天性中耳畸形：包括听骨链畸形（如缺失、中断、固定）等。对于鼓膜完整的传导性听力损失患儿，排除OME后需考虑本病，颞骨CT有助于鉴别，确诊需手术探查。

3. 先天性中耳胆脂瘤：常为传导性听力损失，耳镜检查可见鼓膜完整，多可见鼓膜内侧白色团块影，既往无耳部手术、耳溢液史，可有急性中耳炎、OME病史。诊断依赖于影像学检查及手术探查。

4. 脑脊液耳鼻漏：对于鼓膜完整的脑脊液漏，可出现类似OME鼓室积液的临床表现。根据头部外伤史、有或无反复脑膜炎病史、实验室及相关影像学检查可加以鉴别。

5. 胆固醇肉芽肿：通常为OME的后遗疾病，鼓膜呈蓝色或蓝黑色（亦称特发性血鼓室），可通过颞骨MRI或CT鉴别。

6. 急性耳气压损伤：多在感冒未愈或咽鼓管功能不良时乘飞机或潜水时发生，表现为耳痛、鼓膜充血、鼓室积液以及暂时性听力下降，病史有助于鉴别。

7. 粘连性中耳炎：通常为OME的后遗疾病，可与慢性OME并存，但其病史较长，听力损伤较重，且伴有鼓室粘连表现。

8. 其他：鼓室积血、颈静脉球高位、鼓室球体瘤等可有蓝鼓膜表现，除常规耳镜、听力学和声导抗检查外，应根据病史和影像学诊断加以鉴别。

治疗及干预

一、医学观察

OME为自限性疾病，有较高自愈率[11, 32, 67]。病史在3个月以内且不伴高危因素的患儿应避免不必要的医学干预。重点观察鼓膜形态、结构有无异常，鼓室有无积液，是否对日常交流产生影响及其程度，嘱其定期复诊。

二、药物治疗

1. 糖皮质激素：局部或全身使用激素治疗OME存在争议，但确有变态反应表现时可考虑酌情使用。鉴于口服激素的不良反应，更推荐鼻用剂型[78]。

2. 抗生素：考虑到抗生素的不良反应、耐药性以及OME的自限性，在无明确合并感染证据时，不推荐常规使用[79-81]。

3. 抗组胺药：可抑制炎性介质释放，减轻鼓室和咽鼓管黏膜水肿及渗出。OME患儿缺少变态反应证据时，不推荐常规使用[82]。

4. 黏液促排剂：可促进咽鼓管类表面活性物质合成和分泌，调节黏膜表面黏液毯溶胶层和凝胶层比例，促进黏膜纤毛运输与中耳液体排出。OME患儿鼻腔及鼻咽部分泌物增多或较黏稠时，可酌情使用[83-85]。

5. 减充血剂：虽可减轻鼻黏膜肿胀，但对改善OME症状并无确切效果,且有不良反应,不推荐使用。

三、手术治疗

(一)鼓膜置管

1. 适应证:单侧或双侧OME病程超过3个月,鼓室图呈B型或C型,符合下列情况之一可行鼓膜置管。(1)患耳听力损失≥25 dB HL,有气骨导差,或影响言语交流与学习;(2)检查发现鼓膜明显内陷、粘连和/或积液;(3)6个月内发作≥3次,或1年内发作≥4次。

2. 通气管的选择:临床常用的通气管包括T型管和钮扣管等,选择时不仅要考虑OME复发的可能性,还需考虑患者随访的依从性[67, 86-87]。建议:(1)患儿≤6岁选择T型管,>6岁可选择钮扣管[88];(2)无法按时复诊者建议选用钮扣管;(3)伴有变应性鼻炎者初次置管时可采用T型管;(4)鼓膜内陷者应首选钮扣管;(5)鼓膜完全内陷,鼓室空间窄小者可选用T型管[89-90]。

3. 安放位置:通常置于鼓膜紧张部前方或后下方,避免鼓膜后上方置管,且不应靠近鼓环[91]。

4. 并发症及处理:并发症包括耳漏、鼓膜穿孔、内陷和胆脂瘤形成及鼓室硬化[27],处理原则如下。(1)术后保持耳道清洁干燥。(2)出现耳漏可使用抗生素滴耳液滴耳,亦可将糖皮质激素滴耳液与抗生素滴耳液联合使用;不推荐常规全身应用抗生素;不建议有耳漏时即取出通气管。(3)长期不愈的鼓膜穿孔可择期行鼓膜修补术[92-95]。(4)鼓膜内陷袋和胆脂瘤形成应择期手术。(5)鼓室硬化一般不予处理[27, 92, 96-98]。

5. 术后随访:置管后每3个月复诊一次,观察通气管是否通畅、有无移位或脱落。

6. 留置时间:通气管应留置12~18个月[27, 88, 99],低龄儿童或多次复发者留置时间应酌情延长。部分通气管可自然脱落,逾期未脱落者需取管。

7. 再次置管:鼓膜置管术后复发、通气管堵塞或提前脱出但疾病未愈者,需再次置管[12, 67, 86, 100]。

(二)腺样体切除

腺样体切除可降低通气管提前脱管率、缩短中耳积液持续时间、降低重复置管的概率[97-98, 101-102]。

1. 适应证：≥4岁患儿符合下列条件之一，建议鼓膜切开或置管同期行腺样体切除：（1）伴有反复发作的鼻窦炎、鼻咽炎；（2）OME反复发作；（3）再次鼓膜置管；（4）其他符合腺样体切除的指征[12, 67, 90]。<4岁患儿腺样体切除的临床获益较差，除非具备腺样体手术指征（如腺样体肥大、阻塞性睡眠呼吸暂停或伴有鼻窦炎等），一般不推荐手术[11, 100, 103-104]。

2. 禁忌证：（1）先天性腭咽闭合功能不全（如腭裂、腭咽部括约肌麻痹以及肌张力减退等）；（2）后天性腭咽闭合功能不全（如外伤、肿瘤等造成口咽部损伤等）；（3）某些神经系统病变（如腭麻痹、面神经麻痹、多发性神经纤维瘤病等）为相对禁忌证[12, 105]。

（三）鼓膜穿刺与切开[106]

1. 鼓膜穿刺（抽吸积液）：可快速排出鼓室积液，对OME有一定的治疗作用，但穿刺孔道保留时间短，且难以无痛操作，故不推荐用于治疗儿童OME。

2. 鼓膜切开：旨在引流中耳积液，提供短期通气[85, 106-107]。单纯鼓膜切开因造孔多于7~10 d愈合，不建议常规用于儿童OME[79, 108]。激光鼓膜造孔可使造孔边缘创面凝固，短期内不易愈合，可选择性使用[109]。

（四）术后随访

1. 观察内容：（1）检查鼓膜通气管位置是否正常，有无脱落、堵塞；（2）术后听力及言语交流情况。

2. 随访间隔：建议置管术后至少每3个月复诊1次[110]。

四、咽鼓管吹张

波氏球法、自动吹张法等可不同程度地改善咽鼓管功能，是OME临床干预措施之[5, 45, 111-114]。>2岁患儿可由家长协助使用波氏球或自动咽鼓管吹张器吹张[115-116]，治疗2~4周后复诊。当合并急性上呼吸道感染、慢性鼻窦炎和急性中耳炎时应避免咽鼓管吹张。

五、助听器

通常OME患儿不建议验配助听器，如果伴有其他相关疾病，经过规范治疗无法改善听力，患儿存在影响言语发育的潜在风险时，可酌情考虑佩戴助听器。

六、随访与评估

1. OME高危患儿：应每间隔1~2个月随访1次。（1）观察鼓膜有无内陷、不张，是否存在内陷囊袋等；（2）听力学检查（包括声导抗、行为测听等）；（3）必要时观察鼻咽部情况。

2. 非OME高危患儿：建议每3个月随访评估1次，观察内容同上。

OME高危儿童的医学干预

OME高危儿童指：（1）伴或不伴相关综合征的腭裂；（2）颅面部发育异常；（3）可能导致认知、言语发育迟缓的综合征（如唐氏综合征、特纳综合征等）；（4）自闭症谱系障碍以及其他发育障碍；（5）可疑或确定的言语和语言发育迟缓或障碍；（6）失明或无法纠正的视力损害；（7）存在与OME无关的永久性听力下降；（8）生长发育迟缓。

OME对高危儿童生活质量和发育的影响远大于无高危因素的儿童[11, 67, 117]。对于生长发育异常的高危患儿，OME导致的听力损失所产生的影响远大于听力下降本身[12]。OME可能会加重与其不相关的永久性听力损失，加剧言语和/或语言发育迟缓[118-119]。对于失明或伴有无法纠正的视力损害的患儿，他们对听觉的依赖性较视力正常儿童更大，更容易出现OME后遗症（如平衡失调、声源定位困难、言语和/或语言发育延缓以及交流障碍等）[120]。

一、医学观察

仔细观察高危患儿的发育状态，咨询相关专业人员（如儿科、言语矫治、听力康复等）。对发育迟缓者，给予适合认知发育水平的听力测试和言语评估。疑有OME以及听力、言语发育障碍时，应缩短观察间隔时间，及时干预[12]。

（一）患儿识别

根据病史和全身情况（包括基本感觉、发育、认知或行为）评估患儿是否为高危状态，应在初诊时或12~18月龄时评估该患儿是否患有OME[11]，并根据听力和言语评估结果判断OME是否存在影响其言语、语言发育以及学习能力的风险。

（二）听力评估

高危患儿一旦出现言语、语言发育迟缓，学习能力不佳以及任何原因引起的听力障碍，应及时进行耳科检查和听力学评估，尤其是唐氏综合征和其他颅面部畸形的患儿。

高危患儿应在首诊时进行听力评估，随后每1~2个月重复1次。外耳道狭窄患儿应每1~2个月进行耳镜检查并清理耳聍，判断是否存在OME[121-122]。

（三）言语评估

12~18月龄是幼儿言语、语言及平衡发育的关键期，患儿对言语的反应能力从单音节进展到多音节，继而可理解多种单词并接受简单指令。应在18月龄以前进行言语评估及时发现言语和语言发育迟缓，以免影响患儿的言语发育[123-125]。

二、相关处理

（一）鼓膜置管

OME高危儿童的自愈性较小，单侧或双侧声导抗为B型曲线，或发现鼓室积液应及时行鼓膜置管。

1. 唐氏综合征：（1）可选择单纯鼓膜置管，为改善OME相关听力损失提供即时和短期疗效，通常置管后患儿的言语-语言发育迟缓及OME症状可明显改善[126]；（2）如置管后听力无改善，应寻找其他潜在的传导性或感音神经性听力损失的病因[127-128]；（3）部分重复置管者，术后鼓膜穿孔、不张、胆脂瘤的发生率较高[120,127,129]。

2. 腭裂：常见畸形之一，发生比例约占存活新生儿的1/700。（1）由于腭帆张肌异常导致咽鼓管开放受限，几乎所有腭裂患儿均存在OME[127-128]；（2）OME腭裂患儿均有传导性听力损失，即使腭裂已修复，OME发病率仍然很高；（3）腭裂伴颅面或颅骨畸形的遗传性疾病患儿更容易发生（OME[130-131]；（4）腭裂儿童如患有OME，持续听力下降，在修复腭裂同时，尽早置管以改善听力，预防远期并发症；（5）通常腭成形术后2年，咽鼓管功能才逐渐恢复，在此期间OME易复发，约20%患儿需再次置管；（6）与保守治疗相比，鼓膜置管后存在鼓膜内陷和鼓室硬化的风险（发生率11%~37%）[128,130,132]。

3. 特纳综合征：患儿易患OME（约60%），可导致听力障碍,严重影响言语和语言发育,颅面异常引起的咽鼓管功能障碍可能是病因之一,推荐尽早行鼓膜置管[117]。

(二)助听器

因唐氏综合征OME患儿存在麻醉风险、外耳道狭窄等情况,如监护人不接受鼓膜置管时,可推荐佩戴助听器。

(三)人工听觉植入

当常规助听器效果不佳时,可考虑植入式骨导助听器,其耐受度与助听效果较好[133-134],但低龄OME高危患儿的听觉植入仍具有挑战性。

三、随访与观察

参照前面"治疗及干预"部分"六、随访与评估"相关内容。

健 康 教 育

由于儿童OME具有发病率高、病因多样、起病隐匿、病程迁延、危害明显等特点,应在诊治的同时做好相关知识普及,做到早发现、早诊治、早康复。

一、控制病因

告知家长OME的发生与变应性鼻炎、腺样体肥大、上呼吸道感染、空气污染、被动吸烟及咽喉反流等多种因素有关,应积极治疗原发疾病,减少复发。

二、配合随访

1. 多数患儿经过3个月的观察可自行缓解或痊愈,但仍有部分需跟踪随访,尤其是OME高危患儿。

2. 已行鼓膜置管的病例,需告知避免污水入耳引起感染,定期复诊,了解通气管是否通畅,有无脱落及康复情况。

三、提供咨询

告知家长,患儿可因听力损失导致言语发育迟缓、学习交流困难和行为异常。随访时应询问治疗过程及有关听力、言语变化及生活质量等情况,并提供相应咨询。

附件为涵盖儿童OME诊疗全过程的核心条款与推荐意见。

附件 儿童分泌性中耳炎（OME）诊疗建议

序号	项目	诊疗建议	推荐程度
1	耳镜检查	包括鼓气耳镜、耳内镜、显微镜等，判断OME患儿有无中耳积液	强烈推荐
2	听力学检查	（1）声导抗测试：对拟诊的OME患儿应进行声导抗测试，≤6月龄使用1000 Hz探测音，7～12月龄使用226 Hz和/或1000 Hz探测音，>12月龄使用226 Hz探测音	强烈推荐
		（2）听阈检查：对拟诊的OME患儿进行适合年龄特点的行为测听	推荐
3	鼻/鼻咽镜检查	观察鼻腔、鼻咽部、腺样体与咽鼓管咽口状况	可选项
4	影像学检查	常规颞骨CT检查	不推荐
5	药物治疗	（1）常规全身使用糖皮质激素、抗生素、抗组胺药以及局部使用鼻用减充血剂	不推荐
		（2）鼓室积液伴有鼻腔及鼻咽部黏稠分泌物，可酌情使用黏液促排剂	可选项
6	咽鼓管吹张	应用波氏球或自动吹张器改善咽鼓管功能	推荐
7	手术治疗	（1）OME患儿符合手术适应证者，应考虑鼓膜置管	推荐
		（2）≥4岁需手术治疗的OME患儿，可于鼓膜置管同时切除腺样体；<4岁的OME患儿，除非有明确指征，否则不建议常规切除腺样体	推荐
		（3）OME反复发作、重复鼓膜置管的同时，应切除腺样体	推荐
8	观察与随访	（1）OME患儿自发病之日起，应连续观察3个月	推荐
		（2）OME患儿术后至少每3个月重新评估1次	推荐
9	高危儿童	应在发现时或12～18月龄时进行OME评估，及时干预并适当缩短观察间隔	推荐
10	健康教育	告知患儿家长有关OME的自然病程、可能的后遗症以及随访的必要性	推荐

执笔专家（按姓氏拼音排序）：龚树生（首都医科大学附属北京友谊医院）、黄治物（上海交通大学附属第九人民医院）、金昕（中华医学会杂志社）、李兰（汕头大学附属深圳儿童医院）、刘博（首都医科大学附属北京同仁医院）、罗仁忠（广州市妇女儿童医疗中心）、倪鑫（首都医科大学附属北京儿童医院）、孙建军（北京大学国际医院）、肖红俊（华中科技大学同济医学院附属协和医院）、杨军（上海交通大学附属新华医院）、张杰（首都医科大学附属北京儿童医院）

学术指导专家（按姓氏拼音排序）：戴朴（解放军总医院耳鼻咽喉头颈外科医学部）、高志强（北京协和医院）、韩东一（解放军总医院耳鼻咽喉头颈外科医学部）、孔维佳（华中科技大学同济医学院附属协和医院）、李华伟（复旦大学附属眼耳鼻喉科医院）、马秀岚（中国医科大学附属盛京医院）、倪道凤（北京协和医院）、邱建华（空军军医大学附属西京医院）、王海波（山东省耳鼻喉医院）、王秋菊（解放军总医院耳鼻咽喉头颈外科医学部）、殷善开（上海交通大学附属第六人民医院）、杨仕明（解放军总医院耳鼻咽喉头颈外科医学部）、吴皓（上海交通大学附属第九人民医院）、张亚梅（首都医科大学附属北京儿童医院）

其他参与起草和讨论的专家（按姓氏拼音排序）：刁明芳（解放军总医院耳鼻咽喉头颈外科医学部）、杜政德（首都医科大学附属北京友谊医院）、李姝娜（上海交通大学附属新华医院）、刘娅（解放军总医院耳鼻咽喉头颈外科医学部）、王小亚（广州市妇女儿童医疗中心）、吴泽斌（汕头大学附属深圳儿童医院）

秘书：刁明芳（解放军总医院耳鼻咽喉头颈外科医学部）

受邀提供意见和建议的基层医院医生（按姓氏拼音排序）：曹先友（中国人民解放军海军安庆医院）、李海洋（北京市大兴区人民医院）、宋任东（河北保定市第二中心医院）、卫元峡（河南省三门峡市中心医院）

参考文献从略

（通信作者：孙建军、倪　鑫）

（本文刊载于《中华耳鼻咽喉头颈外科杂志》2021年第56卷第6期第556-567页）

儿童助听器验配临床实践指南（2024）

中华医学会耳鼻咽喉头颈外科学分会听力学组
中华医学会耳鼻咽喉头颈外科学分会小儿学组
中华耳鼻咽喉头颈外科杂志编辑委员会

背 景

听力损失儿童由于理解、配合和主观反馈能力等方面的局限，导致其与成人助听器（hearing aid，HA）验配各个环节均有显著差异[1-11]。我国《助听器验配技术指南（草案）》发布至今已有10余年[12]，随着国内新生儿听力和耳聋基因联合筛查工作的全面推进，儿童听力损失的诊断呈现出显著的低龄化特征，与此同时，我国听力学和HA技术发展突飞猛进，临床听力诊断新方法、儿童听力损失干预新理念以及HA新技术不断涌现，故亟须出台一部基于HA科学规范验配且与临床实践相符合的儿童HA验配指南，以指导和规范我国儿童HA的验配。为此，中华医学会耳鼻咽喉头颈外科学分会听力学组及小儿学组与中华耳鼻咽喉头颈外科杂志编辑委员会共同组织国内儿童HA验配领域的耳科医师、听力师、助听器验配师、听觉言语康复教师等相关专家，经过多次讨论，最终完成儿童助听器验配临床实践指南（2024）的撰写。

本指南在引入儿童听力学系统性、规范性诊断和干预新理念、新技术的基础上，兼顾我国听力损失儿童发育特点和个性化需求，进一步细化儿童HA验配原则，突出儿童HA验配的听力学评估、验证和跟踪随访等关键环节，注重对临床验配实践的指导作用，促进我国儿童HA验配科学化、规范化、精准化发展。

儿童HA验配原则

一、听力学诊断的测试组合、交叉验证原则

儿童听力学诊断应包含适合个体的不同独立测试项目（涵盖主观和客观听力测试），且不同的测试结果要进行交叉验证[13-15]，即某一项听力学测试结果应被另一独立的测试结果验证。

二、早期验配原则

早期验配是儿童HA验配的基本原则，我国《新生儿听力筛查技术规范（2010版）》中指出，新生儿听力损失应在出生后6个月内接受干预[16]。近年来的研究显示，3~6月龄先天性听力损失婴幼儿的皮层功能已经和同龄听力正常婴幼儿表现出明显差异[17-18]，早期干预对婴幼儿的皮层和听觉言语发育至关重要[19]。由此，永久性听力损失一旦确诊，应尽早进行HA验配。对于早期诊断显示达到重度或极重度听力损失，但尚未达到人工耳蜗（cochlear implant，CI）植入适宜月龄的婴幼儿，应先进行早期HA验配，适龄后进行CI植入。

三、双耳干预原则

双耳听力损失的儿童应进行双耳干预。双耳干预可改善聆听方向性，有利于声源定位。此外，双耳聆听可实现听觉整合和叠加，利用双耳总和效应、静噪效应，改善儿童在噪声下的言语识别能力。若长期单侧干预，未干预耳可发生听觉处理障碍和听觉剥夺，出现听觉和言语处理能力下降。对于一侧已进行CI植入，对侧具有残余听力的儿童，建议对侧进行HA验配[20]，为实现双模式干预或改善序贯CI植入的效果发挥积极作用[21]。

儿童HA验配适应证

HA验配适宜群体包括轻度至重度感音神经性听力损失儿童。对以下群体应给予关注。

一、轻度听力损失

轻度感音神经性听力损失儿童往往表现出聆听和学习困

难、注意力集中困难等[22-23],然而在临床实践中由于没有明确的指南指导以及家长对轻度听力损失造成的影响认识不足,导致部分儿童未接受干预或干预年龄较晚。因此,应充分认识到轻度听力损失早期干预的必要性,鼓励尽早验配HA并坚持佩戴。

二、单侧听力损失

单侧听力损失具有隐匿性特征,新生儿和儿童听力筛查的有效开展使单侧听力损失得以早期发现。研究证实单侧听力损失可影响儿童的学习和社交表现[24-25]。针对不同听力损失程度可选择佩戴气导HA或植入CI;无法进行听力重建(如单侧耳蜗未发育等)或单侧干预效果不佳者,可验配信号对传式(contralateral routing of signal,CROS)HA或骨导HA[26]。

三、永久性传导性听力损失

若耳廓和外耳道具备佩戴HA的条件,永久性传导性听力损失儿童建议验配气导HA。若儿童外耳道闭锁、狭窄、耳廓畸形无法制取耳印模或外耳道有脓性分泌物无法长期佩戴气导HA等,建议验配骨导HA。

四、重度-极重度听力损失

确诊为重度-极重度感音神经性听力损失的婴儿,在尚未达到CI植入的适宜月龄前应接受HA干预。CI植入前HA的规范验配,一方面可以预估CI植入后听觉言语康复效果,另一方面可充分利用其残余听力获得听觉刺激,促进儿童听觉言语发育。因此,重度-极重度听力损失的婴幼儿,也应在出生后的6个月内接受HA干预,待适龄后进行CI植入。

五、听神经病

听神经病(auditory neuropathy,AN)儿童验配HA应在行为测听(或纯音测听)显示阈值升高的前提下进行。此外,HA效果评估应侧重于听觉言语识别能力的改善,而非助听听阈的改善。AN对儿童的影响和干预效果呈现出较大的个体差异。因此,AN儿童较常规听力损失儿童的干预需要更为严谨的诊断、更为及时和密切的跟踪随访以及对AN的全面认识。除上述因素外,及时科学的听觉言语康复训练、与家长充分的沟通、向家长提供持续的支持与鼓励,对AN儿童的成功干预至关重要[27]。

儿童HA验配人员要求

从事儿童HA验配的专业人员应进行过听力学、耳鼻咽喉科学及儿科学等相关学科系统学习，且至少应具有3年以上成人HA验配经验，并在儿童HA验配专家指导下具备1年以上临床实践经历。

儿童HA验配流程

儿童HA验配流程包括验配前听力学评估、预选、验配与验证、评估及随访等环节。

一、验配前听力学评估

验配前，HA验配师需要首先确认儿童听力损失的类型、程度、侧别、听力图构型以及听觉言语分辨能力等信息。科学规范的听力学评估是儿童HA精准验配的基础。依据儿童年龄、认知水平和发育状况，应选择包含主、客观测试并可交叉验证的测试组合。在听力学评估环节中，需要注意对AN等特殊情况的鉴别诊断。

（一）听觉电生理测试预估听力阈值

6月龄以内婴儿以电生理测试为主[听性脑干反应（ABR），听觉稳态反应（ASSR）等]，结合儿童行为测听预估听力阈值是临床常用方法。ABR的诱发刺激声包括短声和短纯音，其中短声为宽频带信号，频率特异性较差，相比之下，短纯音具备较好的频率特异性[3]，由其诱发的ABR被称为频率特异性ABR（frequency specific ABR，fs-ABR）。研究显示，fs-ABR反应阈与行为听力阈值有较好的相关性，二者之间的修正值在0~20 dB，通常情况下，低频的修正值大于高频，具体修正值与频率、设备等因素有关。ASSR也是预估听力的重要方法，多数ASSR测试系统可同时给出各频率与纯音听阈的修正值。需要注意的是，轻中度、高频陡降型、低频下降型等听力损失，ASSR与真实听力阈值之间可存在较大误差。由于听觉电生理测试反应阈值往往高于行为阈值，临床上通常采用电生理测试反应阈值减去修正值的方法来估算婴幼儿行为听力阈值，称为预估听力级，即 eHL（estimated hearing level）。这种方法在儿童 HA 验配中非常重要，以避免出现增益过高而引发的潜在风险。除以上电生理测试外，临床上需结合耳镜检查、耳声发射、声导抗测试（鼓室图、声反射阈）以及影像学检查等结果综合判断。

（二）儿童行为测听

在完整的病史、耳镜检查、中耳功能检查以及听觉电生理测试的基础上，应开展儿童行为测听。根据儿童实际发育情况，可考虑行为观察测听（behavioral observation audiometry，BOA）、视觉强化测听（visual reinforcement audiometry，VRA）和游戏测听（play audiometry，PA）。测试中要根据儿童的年龄、认知理解水平和发育情况选择适当的方法。另外，因行为测听的阈值会随患儿的发育成长逐步精确，故 HA 验配后定期评估随访中的听力复查十分重要。儿童行为测听具有良好的频率特异性，对于特殊构型听力损失（如高频陡降型，尤其是 4000~8000 Hz、6000~8000 Hz 听力陡降，低频下降型、谷型、山型等），仅依赖听觉电生理测试，由于频率特异性和测试频率的局限，容易导致听力损失的漏诊、过低或过高估计听力损失程度，此时，儿童行为测听具有重要的参考价值。

（三）儿童行为测听和听觉电生理测试联合预测听力阈值

儿童行为测听受儿童的发育状况、认知能力、听力损失水平等多方面因素影响，而听觉电生理测试由于所反映听觉系统部位、刺激声等局限性，导致上述两类测试方法预估听力阈值均可能存在局限性，故应采用儿童行为测听和听觉电生理测试相结合的方式联合预测听力阈值[6, 28-29]。

（四）言语识别能力评估

言语识别能力是全面评价听觉功能和言语水平不可缺少的测试项目。言语测听结果可与儿童行为听力测试结果进行交叉验证。临床常采用言语觉察阈（speech awareness threshold，SAT 或 speech detection threshold，SDT）、言语识别阈（speech recognition threshold，SRT）和言语识别率（speech recognition scores，SRS）等指标进行评估。言语觉察阈是使用言语信号作为刺激声，受试者能察觉到 50% 信号时的最小给声强度值。

言语察觉阈测试只需要受试者察觉到言语声的存在，不需要对有意义声音进行识别，仅在无法进行其他言语测试时使用，如在低龄儿童不具备足够的词汇量，或词汇识别能力较差等情况下使用。言语识别阈是受试者能够识别50%言语声信号的最小强度值。言语识别阈所使用的测试材料应是受试者熟悉的内容，标准化的言语识别阈测试材料多使用扬扬格词（具有相同重音的双音节词）。言语识别率是受试者对指定言语信号强度的测试项正确识别的百分数。儿童言语识别率测试方法可分为开放式和闭项式，测试结果的分析需了解所使用测试材料的临界差值指标，从而判断儿童言语识别能力的改善和提高是否有显著意义。使用闭项式测试方法需注意测试材料任务项目本身的机会值，如四选一测试的机会值为25%。上述测试通常采用标准化测试材料，对于词汇量较少、配合能力受限的低龄儿童，可以通过指认图片、实物或指身体部位等方式进行。

二、HA预选

预选环节验配师需和家长结合儿童的听力损失程度、年龄、聆听需求、HA类型（外观）、功率、信号处理策略、性能选项、耳模和辅助聆听设备等因素综合考虑，制定个性化验配方案。

（一）HA类型

耳背式HA是儿童最常选用的类型，通过导声管将耳钩和耳模相连。为防止HA掉落，可以采用安全挂绳将其固定在衣服上。结合婴幼儿特点设计的HA一般还包括防止儿童误吞电池的安全电池仓（电池仓锁）、辅助家长和老师监测HA工作状态的LED指示灯等。

近年来，受话器置于耳道内的HA日益受到欢迎，该类HA外形小巧，且不易发生声反馈。但临床验配中需结合儿童年龄、佩戴安全性、稳固性和听力特征综合考虑，不建议年龄过小的婴幼儿选择。对于大龄儿童，可结合儿童和家长的需求考虑定制式HA。需要注意的是，儿童外耳道随年龄增长不断发育，验配定制式HA需结合儿童耳道发育情况及时更换外壳。

针对外耳道闭锁、小耳畸形的患儿，在进行手术干预前如不具备佩戴耳背式HA的条件，可考虑选择骨传导HA。

对传式HA分为CROS和BiCROS（bilateral contralateral routing of signal）。CROS适用于一侧极重度听力损失或全聋，另一侧听力正常的患儿，差耳侧的辅听HA将采集的声信号传递至健耳侧的主听HA受话器输出。BiCROS适用于一侧极重度听力损失或全聋，另一侧轻度或中度听力损失的患儿，差耳侧的辅听HA与CROS辅听设备相同，较好耳侧是一台具有CROS连接功能的常规HA，同步接收双侧HA麦克风采集到的声音，处理后输出至较好耳。

（二）HA性能选项

1. 声反馈抑制：当HA的放大信号从耳道、耳模中泄漏出来，被麦克风再次接收和放大，即可能发生声反馈，也称为啸叫。声反馈不仅影响聆听舒适度，还可能掩蔽声音信号的输入。目前声反馈抑制一般通过以下两种方式实现：一是降低HA在声反馈发生频率带的增益，但降低增益可导致HA响度不足和清晰度下降；另一种方式是通过HA自带的反馈抑制算法，在发生声反馈的相位处加入一个反向相位抑制声反馈。在选择声反馈抑制选项进行声反馈处理前，应首先确保儿童耳模合适和佩戴正确，由于耳模密封性差导致的声反馈应首先解决耳模与耳廓和外耳道耦合密封性问题。

2. 方向性麦克风：方向性麦克风可提高信噪比，改善噪声环境下的言语识别。儿童方向性麦克风是否开启尚未达成一致观点。支持全向性模式主要基于两点原因：一是当说话人在儿童侧方或后方时，方向性麦克风可能会降低声音信号强度；二是方向性麦克风的开启可能影响不经意学习，或称偶然学习（incidental learning），这在声音从非正面发出的情况下更为突出。支持开启方向性模式的原因在于：目前的自适应方向性模式仅在方向性麦克风的信噪比优于全向性时才会自动开启，只要儿童能够准确地寻找声源和谈话对象，多数情况下对于大于6个月龄的婴幼儿，可以开启自适应方向性麦克风功能。

3. 数字噪声抑制：各类数字噪声抑制（digital noise reduction，DNR）功能的有效性研究主要来自于成人和大龄儿童，关于低龄儿童的报道较为有限，且差异性较大。针对学龄儿童和成人的研究显示，DNR对噪声下言语理解既无显著改善，也无显著负面影响，仅对聆听舒适度有所改善，可能改善听配能/听努力度（listening effort）。DNR对低龄儿童的作用尚未明确，在明确有效性证据前，对低龄儿童应谨慎开启DNR功能。

4. 移频：是将某一特定频率区域的声信号能量转移到另一频率区域进行输出。由于大部分听力损失构型呈现出高频听力损失更严重的特点，因此移频通常是指将高频部分的信号能量转到中频区域输出，通过调节起始频率，使经HA放大后仍不能听到的高频声音信息被听到。目前常用的移频信号处理方式包括以下三种：①频率换位（frequency transposition），将高频能量的峰值线性地降低到一个或两个倍频程的频率点位置并和没有转移的低频信息混合在一起出现；②频率压缩（frequency compression），这种处理方式和宽动态范围压缩（wide dynamic range compression，WDRC）形式相似，将高频区的输入信息压缩到相对狭窄的中高频输出范围；③频率转化（frequency translation），指的是频谱包络弯曲，使用自适应运算法则，只在目标高频输入被探测到的时候，才启动移频。国外对于大龄儿童的研究表明，部分儿童可以通过移频提升言语感知，但不适合所有儿童；成人研究表明开启移频功能6～8周后言语识别显著提高，但患者对于新的声音需要重新认识[3]。对于儿童HA验配，在高频增益能满足聆听需求的情况下，不建议开启移频。在必要开启的情况下，移频起始点应尽可能高，即被转移的频率应尽可能少。

5. 辅助聆听设备：辅助聆听设备可以改善较远距离、背景噪声、混响等复杂条件下的聆听效果，帮助儿童提高信噪比，增加偶然学习的机会，提高言语识别率。辅助聆听设备包括：①听觉环路系统（hearing loop systems），说话者的语音由其佩戴的麦克风拾取，通过围绕在房间内（或会议室、剧场等）的线圈转换为电磁信号发送，再由HA内感应线圈接收并传入儿童耳内；②无线调频系统（frequency modulation，FM），包含FM发射器和FM接收器，适合学龄期儿童进行语言训练、课堂聆听时使用；③无线蓝牙系统，可兼容手机/固定电话/电视适配器、远程麦克风等，满足儿童远距离聆听、线上学习、接听电话等需求。

（三）耳模

耳模将HA放大后的声音传送至外耳道，具有固定HA、改善声学效果、防止声反馈和佩戴舒适的作用。

1. 耳印模制取：耳印模制取前应详细地采集病史和检查耳道。耳印模制取过程需在外耳道第二弯曲处放置棉障，并避免耳印膏越过棉障，防止损伤鼓膜或将印模材料注入到中耳腔内。由于儿童外耳道较窄，在制作耳印模时往往需要采用特制堵耳棉障。对于接受过鼓膜置管、外中耳手术儿童的耳印模制取需格外注意。

2. 耳模制作：为保障安全和避免声反馈，儿童的耳模通常制作为软耳模，采用生物相容性好的医用硅橡胶材料，导声管通常选用硬度较好的高分子防潮材料。

三、HA验配与验证

（一）验配

在验配环节，基于选择的处方公式，通过HA验配软件可完成初始验配。理想感觉级（the desired sensation level，DSL）处方公式和澳大利亚国家声学实验室（National Acoustics Laboratory，NAL）开发的NAL-NL2处方公式广泛应用于儿童非线性压缩数字HA。与NAL-NL2处方公式相比，DSL处方公式能提供更多的整体增益。尽管二者在增益上有所区别，但研究显示二者均可满足听力损失儿童听觉言语发展的需求[3]。

（二）验证

验证主要包括增益和最大输出两方面内容。

1. 真耳测试：由于真耳测试（real ear measurement，REM）客观、可重复性强、体现个性化外耳道声学特征的特点，目前已经成为国内外推荐的HA验证的首选方法[30-31]。REM在儿童HA验证中的应用主要基于两种方式：大龄儿童采用REM；婴幼儿及低龄儿童采用基于真耳-耦合腔差值（real ear to coupler difference，RECD）的耦合腔测试。REM是在儿童真耳近鼓膜处进行的声学测量，由于该方法可以实时、客观地测量出声音经HA放大后传入耳道内不同频率的输出声级，可直接判断HA佩戴个体近鼓膜处的增益是否符合目标值。该方法测试结果可重复性好，能为调整HA提供个性化客观依据。RECD是在同一输入信号条件下，外耳道近鼓膜处声压级与2cc耦合腔中测得的声压级之差，即从真耳到耦合腔的变换函数。低龄儿童常难以配合完成REM，采用RECD只需进行一次测试,后续可在2cc耦合腔中进行助听响应测试和调节验证。

目前,大多数HA验配软件中提供的RECD平均值主要基于国外人群建立,由于不同人种外耳道解剖结构存在差异,尽管已经有多项研究报道了国人的RECD值,但还未形成标准并纳入到HA验配软件中,因此对于儿童HA验配,建议测量个体RECD数据。由于REM方法需要进行多次、较长时间的探管麦克风测量,对于不能配合的婴幼儿和儿童,基于RECD个体数值的验配方法具有较高的临床实用价值。

为确保HA各频率最大输出响应不超过不舒适阈,儿童HA需验证最大输出。对于可以配合完成REM的儿童,可测试90 dBSPL输入下的真耳饱和响应(real ear saturation response,RESR),RESR90应低于儿童的不适阈。对于不能配合REM的儿童,可以测试HA在2cc耦合腔中的饱和声压级曲线,然后可通过以下公式换算出HA在真耳中的最大输出限制,其中OSPL90为90dBSPL输入声获得的输出声压级(output sound pressure level,OSPL)。

$$RESR = OSPL90 + RECD$$

由于儿童RECD值较成人大,因此相同设置的HA在儿童外耳道内产生的RESR要比成人更大,验配师应格外关注儿童HA最大声输出的验证,避免输出过大的声音对听力造成损伤。对于能够表述声音响度的儿童,可采用上述方法结合主观表述进行综合验证,对于不能表述的儿童可结合听觉行为表现进行验证。如验证结果提示HA需要调节,则调节后需再次进行不同强度下的真耳助听响应测试以保证增益不受影响。

在更换耳模、复查时均应进行HA验证(扫描文后二维码,可查看附件中具体验证步骤)。

2. 言语可懂度指数测试:言语可懂度指数(speech intelligibility index,SII)是指HA佩戴者通过一定传声系统听到的言语信号的百分率。SII量化可听并可用的言语信息,将可听度和可懂度联系起来,预测对言语的理解程度。SII介于0和1之间,或以百分比的形式出现;0表示在给出的设置下,没有任何言语信息可以被听到和/或被利用来帮助提高言语理解；1表示在给出的设置下，所有言语信息都可以被听到并被有效利用。通过增加HA的增益可以获得更高的SII，当听力损失为重度以上时，可懂度逐渐达到饱和，即较高的可听度可使患者感受响度增强但却不能改变可懂度，随着听力损失的加重，可听度对于可懂度的作用会变小。目前部分真耳测试仪在测试助听响应时会自动计算出SII，可以为儿童HA验证提供参考，需要注意的是，不能一味追求通过调高增益来提高SII，更应关注患儿对响度的感受情况。

四、评估与随访

评估与随访包括听力复查、HA佩戴及使用情况、HA性能检查和维护、耳模/定制机外壳检查及重制、助听效果验证与评估、听力言语康复进展评估以及康复指导等。在HA验配初期的1~2年内，每1~3个月应进行一次复查，随后可每6个月进行一次。婴幼儿比大龄儿童及成人的外耳道共振曲线的共振峰频率和幅值均更高，随儿童外耳的发育，外耳道共振峰频率和幅值也会随之改变，复查中建议进行REM或RECD测试。

（一）听力复查

听力复查的目的是监测儿童听力变化，完善行为听阈，掌握听力损失动态变化特征。听力复查前必须查看耳道，避免耵聍等因素影响检查结果。复查时应结合主客观组合听力测试结果和听觉言语发育情况综合考虑进行HA调节。对于早产、低出生体重、高胆红素血症、遗传学检查提示有迟发性或波动性听力损失风险的儿童，应尤其重视听力复查，及时掌握听力变化情况。在随访过程中出现聆听效果明显下降，经治疗和HA调试无法达到理想效果时，需及时考虑CI植入。

（二）HA佩戴及使用情况

正确掌握HA佩戴和使用方法，并坚持长期规律佩戴是取得良好效果的前提。对于婴幼儿和低龄儿童，验配师可通过与家长访谈的形式了解儿童佩戴HA的情况，例如可以询问家长"每天佩戴HA几个小时""佩戴HA后对声音的反应""大声音是否有害怕"等，并指导家长如何正确观察儿童的反应，解答家长提出的问题。学龄儿童要询问课上与课间佩戴HA的情况，视嘈杂环境聆听困难程度可酌情开启降噪功能。检查家长或儿童对HA的操作是否正确，每天晨起检查HA工作是否正常、在助听条件下双耳分别进行林氏六音测试。让家长或儿童演示电池更换、程序和音量调节，以及其他音频设备使用情况。对于具备无线功能的助听器，可教会家长通过APP掌握电池电量监测、音量调节等功能。指导家长儿童佩戴HA应遵循循序渐进的原则：佩戴时间由短到长，逐渐过渡到全天佩戴；佩戴环境由安静环境逐渐过渡到嘈杂环境；交流对象由熟悉的家庭成员逐渐过渡到陌生人。

（三）HA性能检查和维护

HA性能检查和维护是儿童有效聆听的重要保证。复查时需要对HA进行清洁、保养，检测HA各项性能指标。检查干燥剂是否失效并提示家长定期更换，必要时使用电子干燥盒。指导家长如何排除HA常见故障，例如麦克风挡板是否有堵塞物，导声管或耳聍挡板是否有异物（耳聍、水珠等）等。

（四）耳模检查及重制

与家长沟通了解耳模使用情况，包括耳模是否完整、导声管有无老化、佩戴是否舒适、耳道及耳甲腔周围是否有红肿、是否发生声反馈等。由于儿童发育迅速的特点，为了防止声反馈，耳模需定期更换。更换频次在低龄阶段较为频繁，随年龄增长，耳道发育变缓，更换频次随之减少。此外，更换频次也与听力损失程度相关。

（五）REM复测

对于能够配合REM的儿童，应进行REM复测；不能配合的儿童，行RECD测试。由于婴幼儿耳道处于生长发育阶段，建议在HA验配后的第1～2年内，每1～3个月进行一次RECD测试并根据结果调节HA。

（六）功能增益评估

功能增益是指在声场中裸耳（unaided）听阈和助听（aided）听阈的差值，是评估助听效果的常用方法。采用该方法进行评估时，验配师应对儿童行为测听技术有深入的理解并具备相应的临床经验，测试环境、设备满足相关要求，并定期进行校准，以保障结果的准确性。

（七）听觉言语能力发育评估

HA效果评估应包括适合儿童年龄的听觉言语能力发育评估[32-34]。对于婴幼儿可选用与年龄相适应的问卷，如小龄儿童听觉发展问卷（Littlears® Auditory Questionare, LEAQ）[35-37]、婴幼儿有意义听觉整合量表（Infant-Toddler Meaningful Auditory Integration Scale, IT-MAIS）、有意义听觉整合量表（Meaningful Auditory Integration Scale, MAIS）、有意义言语使用量表（the Meaningful Use of SpeechScale, MUSS）、父母评估孩子听说能力量化表（Parents Evaluation of Aural/oral Performance of Children, PEACH）、改良版汉语沟通发展量表短表（Simplified Short Form of Mandarin Communicative Development Inventory, SSF-MCDI）等[38-40]。对于具备配合言语识别测试能力的儿童，需采用难度与年龄相符的言语测试材料，如简易版普通话早期言语感知测试（Low Verbal Mandarin Early Speech Perception Test, LV-MESP）、普通话早期言语感知测试（Mandarin Early Speech Perception Test, MESP）、普通话词汇相邻性测试（Mandarin Lexical Neighborhood Test, M-LNT）、听力障碍儿童听觉语言能力评估、嘈杂语噪声下汉语识别测听材料（Mandarin Bench-Koval-Bam-ford Speech in Noise Test, MBKB-SIN）、普通话版噪声下言语识别速测表（Quick Speech In Noise, Quick SIN）等[41-47]，可扫描文后二维码，查看关于评估材料简介的附件。近年来，听觉皮层诱发电位（cortical auditory evoked potential, CAEP）技术在揭示低龄婴幼儿大脑听觉察觉、辨别和理解等相关处理方面得到日益广泛的应用，成为探索儿童听觉皮层通路发育规律的有效方法和客观评估干预后效果的有效途径[48-51]。

（八）康复指导

家庭和专业机构康复的有机结合是康复的基本方式。对于低龄婴幼儿，倡导以家庭为中心的早期听觉言语康复，指导家长制定适宜的听觉言语康复目标，并让家长掌握听觉言语发育的基本阶段和每阶段相应的训练内容。家长是听力损失儿童康复的重要实施者，不仅要使其掌握听觉言语康复中的基本知识，还应将相关理论知识应用于日常生活中，积极承担HA儿童听觉、言语、认知和沟通的康复训练。

特殊儿童的HA验配

一、早产、低体重婴幼儿

随医疗水平的不断发展，早产、低体重等新生儿的存活率显著提高，但这些新生儿也是听力损失的高风险群体。早产、低体重婴幼儿的听力损失可能与中枢听觉系统、内耳感音系统和外中耳传导系统发育不完善有关，在HA验配中要考虑到发育迟缓的问题，以及听觉系统功能有随发育改善的可能性[52-54]。因此对于诊断有感音神经性听力损失的早产、低体重婴幼儿，应及时进行HA干预，并密切监测其听力，通过跟踪评估及时发现婴幼儿听力的动态变化，及时调整HA设置，保障上述婴幼儿在听力损失存在期间听觉言语得以最佳发育，将听力损失对婴幼儿发育的影响降到最低[55]。

二、AN儿童

AN儿童的干预需要家庭参与下的多学科专业人员共同完成，较常规听力损失儿童的干预需要更为严谨的诊断、跟踪评估，以及对AN的全面认识。AN儿童HA验配在以下环节有别于常规听力损失儿童。

（一）验配前听力评估

听力评估是AN儿童HA验配的一项重要挑战。ABR和行为听阈相关性差是AN儿童的一个重要特点，HA验配应基于行为听力阈值，即HA验配应在反复测试得到可靠的、升高的行为听阈基础上进行。

（二）低频避免过度放大

低频听力下降是AN的一个重要特征，约有30%~40% AN儿童的最差听力频率发生在250~500 Hz。由于AN儿童在低频部分的时域处理和频率分辨能力更差，因此AN儿童对于助听器的放大需求与常规听力损失儿童不尽相同，且目前尚不清楚低频信息对AN儿童的利弊，因此HA验配中应避免低频的过度放大[27]。

（三）随访

AN儿童的一个显著特点是听力呈现波动性，行为听力阈值可表现为稳定、波动、下降或改善，因此，定期随访监测听力非常重要[27, 56-58]。此外，部分AN婴幼儿呈现出听功能改善，甚至可恢复至正常的特点，这种暂时性AN在HA验配中应特别引起注意。通常情况下，暂时性AN往往出现于代谢异常和神经系统发育尚未成熟的新生儿，如高胆红素血症、缺氧、感染、低体重、早产等，这种恢复常常发生在12～18月龄内。因此，对于低龄AN婴幼儿，定期复查和监护人的日常观察非常重要。此外，HA验配后的随访中，HA效果评估应聚焦于听觉言语识别能力的改善，而不是助听听阈的改善，如果经HA干预后听觉言语能力无明显改善，即便助听听阈达到较好的水平，也应考虑CI植入。

（四）和家长（看护人）的沟通

AN儿童的预后具有明显的异质性，HA干预效果个体差异显著。AN儿童言语识别能力可从正常到完全没有改善，噪声环境下言语识别困难更为突出。验配师和家长的沟通在AN儿童的HA干预和管理中非常重要。沟通内容不仅包括对儿童听力状态、听觉言语发育水平的解释，还应指导家长观察儿童听觉行为的技巧和方法，建议尽早开展听觉言语康复训练。科学规范的听觉言语康复训练，持续的沟通、支持与鼓励，同时为家长提供关于AN的详尽信息对HA的干预至关重要。

三、外中耳畸形儿童

耳廓缩小或缺如、外耳道狭窄或闭锁以及听骨链畸形等外中耳畸形儿童，言语发育和生活质量常因外观异常和听力障碍受到影响。骨传导听觉装置在我国外中耳畸形儿童中已得到广泛应用，骨传导听觉装置分为植入式和非植入式两大类。外中耳畸形婴儿在尚未达到进行外科植入骨传导听觉植入系统的年龄前，可选择非植入式骨传导HA重建听力，如软带式骨传导HA，若软带较紧，可使用软垫来改善佩戴舒适度，骨导振子的位置首选乳突处。随年龄增长，在儿童6～7岁以后，可实施整形手术改善外耳形态，并通过骨传导听觉植入系统进一步改善听觉增益和使用体验[59]。

四、大前庭水管综合征儿童

大前庭水管综合征（large vestibular aqueduct syndrome，LVAS）多为儿童时期发病，目前可以根据听力学、影像学、基因检测对其进行早期诊断。LVAS儿童的听力往往表现为低频存在明显的气骨导差，中高频气骨导差减小，ABR在2～4 ms位置出现声诱发短潜伏期负反应波[60-61]。进行性、波动性听力损失是LVAS儿童听力的显著特征[62-64]，因此在HA验配预选环节需要考虑到听力下降的可能性，选择足够的预留增益或者可更换具备不同增益受话器的HA，且需要定期复查以密切关注儿童听力变化。LVAS儿童如出现听力下降，应首先积极进行药物治疗，治疗期间HA的设置可保持不变，待听力稳定后再进行HA调试。如果经过规范治疗后，听力仍下降到重度或极重度水平则要及时考虑CI植入。对于一侧已经进行CI植入的LVAS儿童，在对侧有功能性残余听力的条件下，应尽早采用HA干预。目前，双模式的干预方式已经被证实有助于改善言语识别。

五、中耳炎儿童

分泌性中耳炎一般会导致轻至中度的听力损失，通常情况下经过数周听力可逐渐恢复，如儿童的听力损失持续3个月以上，且经过积极的药物、手术治疗听力仍不能改善者，就需要验配HA以免影响听觉言语发育。需要注意的是，此类儿童需进行密切的医学监测，跟踪随访过程中验配师与耳科医师密切合作，关注儿童中耳炎和听力的变化，一旦听力好转，要及时调节HA。如果儿童有一定的反馈和调节能力，可以开通音量调节功能以适应听力的波动。对于患有慢性中耳炎的儿童，在验配HA时要慎重，尽可能开放耳道，以免加重感染。若选择气导HA，耳模尽可能制作较大的通气孔，以保证外耳道的空气流动，也可选择骨传导HA。

执笔专家：刘海红（国家儿童医学中心 首都医科大学附属北京儿童医院耳鼻咽喉头颈外科）、陈雪清（首都医科大学附属北京同仁医院耳鼻咽喉头颈外科）、马秀岚（中国医科大学附属盛京医院耳鼻咽喉头颈外科）、倪鑫（国家儿童医学中心 首都医科大学附属北京儿童医院耳鼻咽喉头颈外科）

讨论专家（按姓氏拼音首字母排序）：曹永茂（武汉大学人民医院耳鼻咽喉头颈外科）、陈颖（上海交通大学医学院附属第九人民医院耳鼻咽喉头颈外科）、刁明芳（中国人民解放军总医院耳鼻咽喉头颈外科医学部）、耿江桥（河北省儿童医院耳鼻咽喉科）、黄丽辉（首都医科大学附属北京同仁医院耳鼻咽喉头颈外科）、黄治物（上海交通大学医学院附属第九人民医院耳鼻咽喉头颈外科）、冀飞（中国人民解放军总医院耳鼻咽喉头颈外科医学部）、李蕴（上海交通大学医学院附属第九人民医院耳鼻咽喉头颈外科）、刘莎（首都医科大学附属北京同仁医院耳鼻咽喉头颈外科）、刘玉和（首都医科大学附属北京友谊医院耳鼻咽喉头颈外科）、倪道凤（中国医学科学院北京协和医学院 北京协和医院耳鼻咽喉科）、孙喜斌（中国听力语言康复研究中心）、王硕（首都医科大学附属北京同仁医院 北京市耳鼻咽喉科研究所）、王云峰（上海复旦大学附属眼耳鼻喉科医院耳鼻咽喉头颈外科）、郗昕（中国人民解放军总医院耳鼻咽喉头颈外科医学部）、张杰（国家儿童医学中心 首都医科大学附属北京儿童医院耳鼻咽喉头颈外科；北京儿童医院郑州医院 河南省儿童医院耳鼻咽喉头颈外科）

征求意见专家（按姓氏首字母拼音排序）：段吉茸（上海交通大学医学院附属新华医院耳鼻咽喉头颈外科）、冯艳梅（上海交通大学医学院附属第六人民医院耳鼻咽喉头颈外科）、广华平（武汉金华之声听力技术有限公司）、李晓璐（江苏省人民医院耳鼻咽喉头颈外科）、梁巍（中国听力语言康复研究中心）、林颖（空军军医大学第一附属医院耳鼻咽喉头颈外科）、龙墨（中国听力语言康复研究中心）、卢伟（郑州大学第一附属医院耳科）、孟照莉（四川大学华西医院耳鼻咽喉头颈外科）、商莹莹（中国医学科学院 北京协和医学院 北京协和医院耳鼻咽喉科）、史文迪（浙江中医药大学）、田宏斌［博聆助听器（上海）有限公司］、王树峰（北京听力协会）、徐磊（山东省耳鼻喉医院听觉植入科）、张建一（北京协和医学院基础医学院）

学术秘书：金欣（国家儿童医学中心 首都医科大学附属北京儿童医院耳鼻咽喉头颈外科）、李颖（国家儿童医学中心 首都医科大学附属北京儿童医院耳鼻咽喉头颈外科）、胡佳盈（国家儿童医学中心 首都医科大学附属北京儿童医院耳鼻咽喉头颈外科；南京特殊教育师范学院）、周欣（国家儿童医学中心 首都医科大学附属北京儿童医院耳鼻咽喉头颈外科；中国人民解放军总医院第六医学中心耳鼻咽喉头颈外科医学部耳鼻咽喉内科，中国人民解放军医学院）

参考文献从略

(通信作者:马秀岚、倪 鑫)

(本文刊载于《中华耳鼻咽喉头颈外科杂志》2024年第59卷第11期第1126-1135页)

推荐扫码阅读:儿童助听器验配临床实践指南(2024)